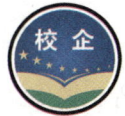医药卫生类高等职业教育校企合作"双元规划"精品教材

人体解剖生理学

孙秀玲　周庆辉　刘艳文　主编

天津出版传媒集团

天津科学技术出版社

内容提要

本书主要内容包括：绪论、细胞、基本组织、运动系统、血液、脉管系统、呼吸系统、消化系统、泌尿系统、感觉器官、神经系统、内分泌系统、生殖系统、能量代谢与体温和生理学实验。

本书可作为医学院校的教学用书，也可作为相关专业人员的参考用书。

图书在版编目（CIP）数据

人体解剖生理学 / 孙秀玲，周庆辉，刘艳文主编 . —天津：天津科学技术出版社，2023.6（2025.1重印）

ISBN 978-7-5742-0917-6

Ⅰ.①人… Ⅱ.①孙… ②周… ③刘… Ⅲ.①人体解剖学—人体生理学—职业教育—教材 Ⅳ.①R324

中国国家版本馆CIP数据核字（2023）第041629号

人体解剖生理学

RENTI JIEPOU SHENGLIXUE

责任编辑：孟祥刚

责任印制：赵宇伦

出　　版：	天津出版传媒集团 天津科学技术出版社
地　　址：	天津市西康路35号
邮　　编：	300051
电　　话：	(022) 23332390
网　　址：	www.tjkjcbs.com.cn
发　　行：	新华书店经销
印　　刷：	廊坊市国彩印刷有限公司

开本 889×1194　1/16　印张 20　字数 576 000

2025年1月第1版第2次印刷

定价：69.00元

PREFACE 前言

人体解剖生理学是医学相关专业重要的课程，对学生未来职业能力和综合素质的培养起着关键作用。本教材的编写根据《教育部关于全面提高高等教育教学质量的若干意见》，以培养高素质的技能型人才为主要任务，坚持以医学专业人才培养目标为方向，注重教学内容与职业准入的有效衔接。由我们组织在对全国多所高等院校深入调研的基础上，并且邀请多位具备丰富教学经验的一线教师参与，精心编写了这部针对性很强的《人体解剖生理学》教材。

本教材的编写，本着"实用、够用、必需"的原则，以"易学易懂"为理念，在编写过程中特别注意了以下几点：（1）对于基础知识，力求简单化和条理化，帮助学生搭建人体知识的框架，为后续学习打下基础；（2）在解剖学和生理学的内容安排上，特别注重两者的互相联系，突出"结构"和"功能"的相互关系，使解剖和生理融合为一体，便于学生理解记忆；（3）在体例上，每个章节设"学习目标""知识链接""自我测评"，这些内容可以指导学生有目标、有重点地进行预习和复习，增加知识面，及时复习并消化课堂知识，检查学习效果。

本书共 15 章，包括绪论、细胞、基本组织、运动系统、血液、脉管系统、呼吸系统、消化系统、泌尿系统、感觉器官、神经系统、内分泌系统、生殖系统、能量代谢与体温、生理学实验等内容。

本教材在编写、审定和出版过程中得到了参编单位和专家的热情指导和帮助，在此深表谢意！尽管在教材编写过程中参阅了大量文献，对编写内容也进行了反复斟酌和调整，由于编者水平有限，书中难免存在疏漏和不当之处，敬请各位专家、读者批评指正。

编　者

编委会

主　编　孙秀玲　周庆辉　刘艳文
副主编　（排名不分先后）
　　　　　江秀玲　李广智　燕佳宁　邵　刚
　　　　　蒋孝东　阮志燕　伍媛媛　韩廷廷
编　委　（排名不分先后）
　　　　　孙秀玲（山东中医药高等专科学校）
　　　　　周庆辉（右江民族医学院）
　　　　　刘艳文（江苏经贸职业技术学院）
　　　　　林　飘（梧州医学高等专科学校）
　　　　　李广智（江苏护理职业学院）
　　　　　燕佳宁（宝鸡职业技术学院）
　　　　　邵　刚（济南护理职业学院）
　　　　　蒋孝东（郑州卫生健康职业学院）
　　　　　阮志燕（广州食品药品职业学院）
　　　　　邵佳甲（长春职业技术学院）
　　　　　伍媛媛（梧州医学高等专科学校）
　　　　　江秀玲（扬州市职业大学）
　　　　　林俊华（广西科技大学）
　　　　　房俊楠（山东中医药高等专科学校）
　　　　　蔡科军（广西科技大学）
　　　　　许险艳（泉州医学高等专科学校）
　　　　　廉春容（右江民族医学院）
　　　　　韩廷廷（长春健康职业学院）
　　　　　刘剑波（晋中市卫生学校）
　　　　　马　蓉（江西工商职业技术学院）
　　　　　张翠翠（山东中医药高等专科学校）
　　　　　谢明琦（扬州市职业大学）
　　　　　黎　昀（右江民族医学院）
　　　　　邵晓阳（梅河口康美职业技术学院）

目 录

第一章 绪 论 ··· 1
 第一节 概 述 ··· 1
 第二节 人体的基本结构 ··· 3
 第三节 生命活动的基本特征 ··· 5
 第四节 人体体液与内环境 ·· 6
 第五节 人体生理功能的调节 ··· 7

第二章 细 胞 ··· 11
 第一节 细胞的基本结构 ··· 11
 第二节 细胞的基本功能 ··· 13
 第三节 细胞的生物电现象 ·· 18
 第四节 骨骼肌的收缩功能 ·· 21

第三章 基本组织 ·· 28
 第一节 上皮组织 ·· 28
 第二节 固有结缔组织 ·· 31
 第三节 肌组织 ·· 33
 第四节 神经组织 ·· 36

第四章 运动系统 ·· 42
 第一节 骨和骨连结 ··· 42
 第二节 骨骼肌 ·· 55

第五章 血 液 ··· 62
 第一节 血液的组成和理化特性 ··· 62
 第二节 血细胞 ·· 65
 第三节 血液凝固和纤维蛋白溶解 ·· 70
 第四节 血型与输血原则 ··· 74

第六章 脉管系统 ·· 79
 第一节 脉管系统解剖 ·· 79

第二节	心脏生理	103
第三节	血管生理	114
第四节	心血管活动的调节	121

第七章　呼吸系统　129

第一节	呼吸系统的解剖	129
第二节	肺通气	137
第三节	气体交换	143
第四节	气体在血液中的运输	145
第五节	呼吸运动的调节	149

第八章　消化系统　155

第一节	消化系统的解剖结构	155
第二节	各段消化管的消化	168
第三节	吸　收	177
第四节	消化器官活动的调节	180

第九章　泌尿系统　185

第一节	泌尿系统的解剖结构	185
第二节	尿的生成过程	191
第三节	尿生成的调节	197
第四节	尿液及其排放	200

第十章　感觉器官　204

第一节	概　述	204
第二节	眼	205
第三节	耳	211

第十一章　神经系统　218

第一节	神经系统的解剖结构	218
第二节	神经元与反射活动的一般规律	233
第三节	神经系统的感觉功能	237
第四节	神经系统对躯体运动的调节	240
第五节	神经系统对内脏活动的调节	242
第六节	脑的高级功能	244

第十二章　内分泌系统　249

第一节	概　述	249

第二节　下丘脑与垂体 251

　　第三节　甲状腺及甲状旁腺 254

　　第四节　肾上腺 257

　　第五节　胰　岛 259

　　第六节　其他激素 260

第十三章　生殖系统 263

　　第一节　男性生殖系统 263

　　第二节　女性生殖系统 266

　　第三节　妊娠、分娩与避孕 270

第十四章　能量代谢与体温 275

　　第一节　能量代谢 275

　　第二节　体　温 280

第十五章　生理学实验 287

　　总　论 287

　　实验项目一　反射弧分析 290

　　实验项目二　出血时间和凝血时间测定 291

　　实验项目三　ABO 血型的鉴定 292

　　实验项目四　蛙心起搏点的观察与分析 294

　　实验项目五　家兔动脉血压的调节 295

　　实验项目六　人体心音听诊 297

　　实验项目七　人体动脉血压的测定 298

　　实验项目八　人体心电图描记 300

　　实验项目九　人体肺通气功能的测定 302

　　实验项目十　人体体温的测定 304

　　实验项目十一　影响尿生成的因素 306

　　实验项目十二　去大脑僵直 308

选择题参考答案 310

参考文献 312

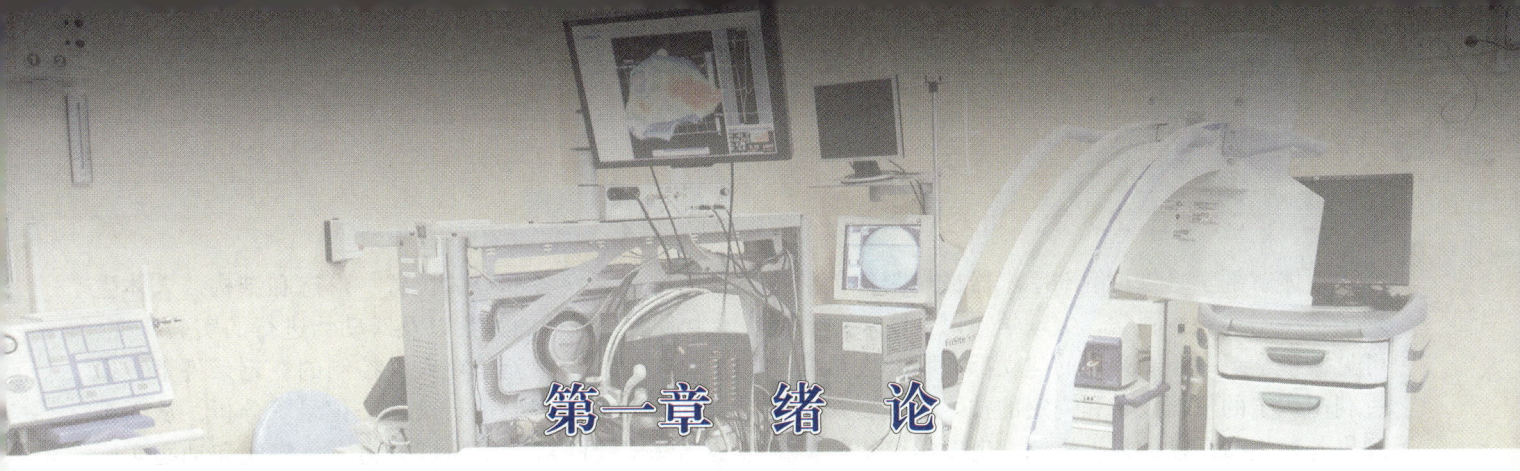

第一章 绪 论

学习目标

掌握：兴奋性、阈值、内环境、稳态的概念，负反馈的概念和意义，生理功能的调节方式；常用的解剖学术语。

熟悉：阈刺激、阈上刺激、阈下刺激的概念，体液的正常分布，正反馈的概念和意义。

了解：人体解剖学的研究对象和方法；生理学的研究内容；新陈代谢、生殖的概念。

第一节 概 述

一、人体解剖生理学的研究内容

人体解剖生理学包括人体解剖学和人体生理学两门学科。人体解剖学是研究正常人体形态结构的科学，人体生理学是研究人体生命活动规律的科学。人体由不同的系统、器官、组织和细胞所组成，各系统和器官具有不同的结构和功能，如呼吸、消化、排泄、循环、肌肉收缩等，并在神经和内分泌系统的调节下相互协调，相互配合，相互制约，共同维持整个机体的生命活动。一般所指的解剖学是指系统解剖学，其按照功能系统阐述人体器官的形态结构；生理学则负责阐述正常人体生命活动现象、规律及其产生机制以及机体内、外环境变化对机体的影响和机体所进行的相应调节，并揭示各种生理功能在整体生命活动中的意义。

由于人体功能十分复杂，人体结构又分为许多层次（细胞→组织→器官→系统→整体），因此，对人体功能的全面研究，大致可分为以下三个不同水平。

（一）细胞和分子水平

细胞是组成机体最基本的结构和功能单位，而细胞及其亚微结构又由多种生物大分子所构成。因此，细胞和分子水平的研究在于探索生命现象最本质的基本规律。例如，骨骼肌收缩时的肌丝滑行；细胞兴奋时，细胞膜上通道蛋白通透性的改变和离子的跨膜移动。

（二）器官和系统水平

器官和系统水平的研究主要是各个器官和系统的活动规律、影响因素及其调节机制等。如心脏的泵血、肺的呼吸、小肠的消化和吸收、肾的泌尿功能等。该水平的研究在于揭示各器官、系统的活动规律，有利于把握整个机体生命活动的规律。

（三）整体水平

整体水平的研究主要包括机体内各个器官、系统之间的相互联系，内外环境变化对机体生理功能的影响等。例如，体内神经系统、内分泌系统对其他器官和系统活动的调节；机体在环境急剧变化时所产生的应急反应。该水平研究意义在于揭示整体活动规律。

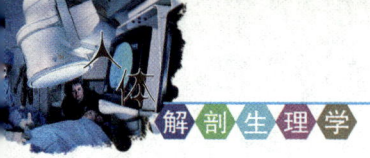

二、人体解剖生理学的研究方法

人体解剖学是借助解剖手术器械切割尸体的方法，用肉眼观察各部分的位置、形态和结构。人体生理学是一门实验性科学，生理学知识主要来源于对人体生命活动进行的观察以及对动物进行的实验研究，可见生理学每一项新理论的建立都离不开大量的动物实验。生理学实验是在人工控制的一定条件下，通过利用一定的仪器设备和一定的技术方法，对实验对象的生命活动现象进行观察、记录、分析，从而推理出各种生命活动的发生机制。生理学实验的类型很多，就实验的对象不同可分为人体实验和动物实验两大类。

（一）人体实验

由于大多数实验会对人体造成不同程度的伤害，受到伦理学的限制，能够直接在人体进行的实验数量很少。目前主要是在不损伤人体健康的前提下，进行一些人体生理指标的测定，例如，动脉血压、心率、心电、肺通气功能、体温、视力和视野等。随着科技的发展，越来越多的无创检测技术逐渐运用于人体功能活动的研究。即便如此，通过人体实验获得的知识仍然有限，因此，生理学实验主要是在动物身上进行。

（二）动物实验

由于人与动物在结构和功能上具有诸多相似之处，因此，利用动物实验研究的结果来探讨人体的大部分生命活动的现象、功能及其机制是符合逻辑的。同时，仍须注意的是人与动物存在结构和功能上的差异，不能简单地将动物实验的结果直接套用于人体。

1. 急性实验

急性实验是以完整动物或动物材料为研究对象，在人工控制的实验环境条件下，短时间内对动物某些生理活动进行观察和记录的实验。可分为离体和在体实验两种方法。

（1）离体实验：离体实验是从活着的或刚处死的动物身上取出所需要的器官、组织、细胞或细胞中的某些成分，置于一个人工环境以维持其正常功能活动，观察某些人为的干预因素对其功能活动的影响。例如，通过对离体蛙心进行灌流的方法，用于研究某些体液因素或药物对心肌生理活动的影响；制备蛙的坐骨神经-腓肠肌标本，引导并观察单收缩和复合收缩的曲线。

（2）在体实验：在体实验是一般在动物麻醉条件下，手术暴露出所需研究的器官、组织，观察在人为干预条件下某些生理功能的变化。例如，暴露小肠，通过在小肠表面滴洒乙酰胆碱和肾上腺素，观察药物对小肠平滑肌舒缩活动的影响。

急性实验的优点是时间短，条件较易控制，便于直接、细致地观察和分析；其中离体实验已经深入到细胞和分子水平，有助于揭示生命现象中最为本质的基本规律。但急性实验往往带给动物麻醉或创伤，这种环境下可能会使机体的功能活动有所改变，尤其是离体实验时研究对象已经脱离整体，实验结果与在整体中的真实情况相比，可能会有很大的差异。

2. 慢性实验

实验前一般需对动物作某些预处理，例如通过手术暴露、破坏或摘除要研究的器官或组织，待动物从手术中恢复后，在较长时间内观察和记录某些生理功能的改变。例如，研究某种内分泌功能时，常先摘除动物某个内分泌腺，进而观察相应激素缺乏时动物的生理功能改变，从而了解该激素的生理作用。

慢性动物的优点是实验动物机体完整，生存环境没有改变，所观察到的结果更符合正常的生理活动规律。其缺点是时间长，干扰因素较多，实验条件较难控制，故在生理学实验教学中较少安排。

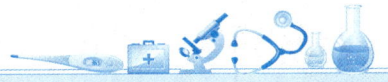

> **小贴士**
>
> **生理学发展简史**
>
> 早在两千多年前，我国最早的医学著作《黄帝内经》中就有对经络、脏腑、七情六淫、营卫气血等生理学理论的记载。古希腊医师和医学理论家 Galen 曾对多种动物进行活体解剖，并用解剖学的知识来推断人体生理功能。生理学真正成为一门实验性科学是从 17 世纪开始的。1628 年，英国医生 Harvey 所著的《心与血的运动》一书出版，是历史上第一部基于实验证据的生理学著作。Harvey 首次在若干种动物身上应用活体解剖的方法，并经反复多次实验观察，推断出血液循环的途径：心脏是循环系统的中心，血液由心脏射入动脉，再由静脉回流入心脏而不断循环。随后显微镜的发明和毛细血管的发现，证实了 Harvey 对循环系统结构的正确推论。

三、人体解剖生理学与医药学的关系

在现代医学课程体系中，人体解剖生理学是一门重要的基础医学课程，是药理学、病理学等后续课程的基础。不具备人体解剖生理学的基本知识，就不能正确认识疾病，只有了解人体正常的结构和功能，才能理解人体异常时的生命活动规律。药物的作用对象是人体，其作用途径、机制和效果均与人体的生命活动密切相关，只有不断研究人体正常的结构和功能，才能为药物运用、新药开发、防病治病等提供科学的理论依据。

第二节 人体的基本结构

一、人体的组成和分部

细胞是人体形态结构、生理功能和发育分化等生命现象的基本单位。了解人体的形态结构和生命活动过程应从细胞开始。人体的细胞数量巨大，形态多种多样，功能千差万别，但细胞的基本结构是相同的，其由细胞膜、细胞质和细胞核三个主要部分组成。

组织是细胞的集合群体。参与构成组织的细胞既可是单一类型的细胞也可是功能相关的多种类型细胞。一些组织有明显的细胞间质，其是由细胞产生的非细胞物质，有纤维、基质和组织液等，它们构成了细胞生存的微环境，有支持、保护、联结和营养细胞的功能，并对细胞的分裂、分化、运动和通讯具有重要作用。人体的组织有多种，较普遍存在的是上皮组织、结缔组织、肌组织和神经组织。每一类型组织在发生来源、细胞与细胞间质组成及功能上有一定的共同特点，但由于所处环境和功能状态不同，即使同一种组织，其组织结构方式、参与组成的细胞种类、形态与功能、细胞间质的组成与数量等均有一定差异。

器官是由几种不同的组织按一定的方式结合，且具有一定的形态特征和一定生理功能的人体结构。器官可以单独或者与其他器官共同完成某些生理功能。人体的器官众多，如脑、肝、肺、心脏、胃肠、肾、皮肤等。

系统由各种器官组成，它们的发生、形态结构和功能存在一定的内在联系，并能协同完成某种连续性的生理过程。人体主要分为：运动系统、消化系统、呼吸系统、泌尿系统、生殖系统、脉管系统、神经系统、内分泌系统及感觉系统等。在《人体解剖生理学》的学习过程中，将按系统逐一学习各系统和器官的形态与结构。

二、常用的解剖学术语

为正确描述人体器官的位置关系和形态结构，必须使用国际认可的统一标准姿势和描述用语，这些标准术语是学习人体结构学必须首先要掌握的。

（一）标准姿势

标准姿势又称解剖学姿势，为身体直立，两眼向前平视，两腿并拢，足尖向前，上肢下垂于躯干两侧，掌心向前。在描述任何结构时，无论所描述的人体、标本、模型处于何种位置，均应按标准姿势描述方位。

（二）轴和面

依据标准姿势，人体任何部位均可设置三个相互垂直的轴和面（图1-1）。

1. 轴

（1）垂直轴：为上下方向与人体长轴平行，且垂直于地面的轴。

（2）矢状轴：为前后方向与垂直轴垂直，且与地面平行的轴。

（3）冠（额）状轴：为左右方向与上述两轴垂直的轴。

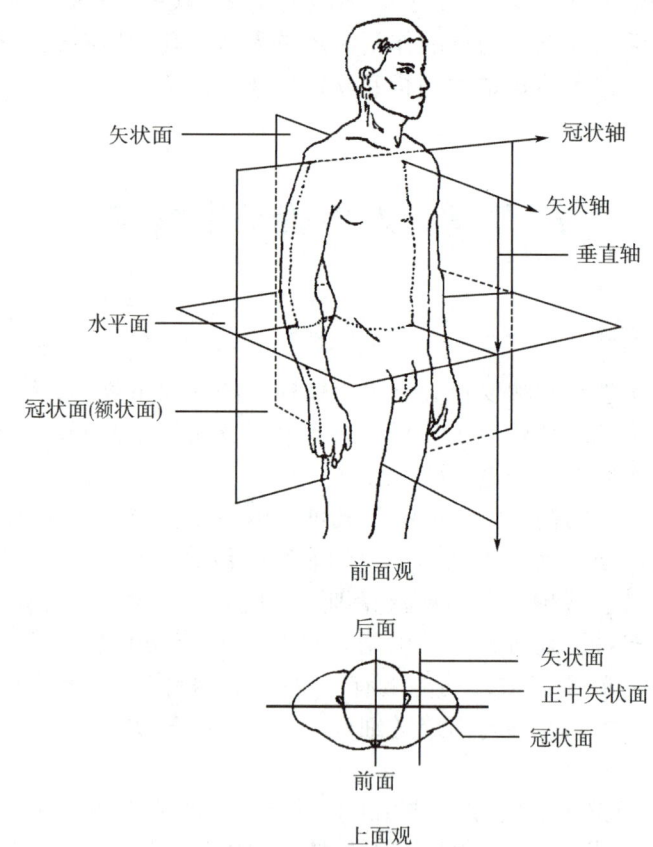

图1-1 解剖学姿势及人体的轴和面

2. 面

（1）矢状面：是沿矢状轴，按前后方向将人体或器官纵切为左右两部分的断面。其中正中矢状面将人体分为左右对等的两半。

（2）冠（额）状面：是沿冠状轴，按左右方向将人体纵切为前后两部分的断面。

（3）水平面：又称横断面，为与垂直轴垂直，将人体分为上、下两部分的断面。

（三）常用方位术语

(1) 上和下：近头者为上或颅侧，近足者为下或尾侧。
(2) 前和后：近腹侧者为前或腹侧，近背侧者为后或背侧。
(3) 内侧和外侧：近正中矢状面者为内侧，反之为外侧。
(4) 内和外：凡空腔器官，近内腔者为内，远离者为外。
(5) 浅和深：以体表为准，近浅面者为浅，远离者为深。

描述四肢各部结构时，常采用下列术语代替上下、前后和内外侧。

近侧和远侧：接近躯干者为近侧，远离者为远侧。
尺侧和桡侧：为前臂的内侧和外侧。
胫侧和腓侧：为小腿的内侧和外侧。

第三节 生命活动的基本特征

生物学家通过研究发现，生命活动至少包括四种共同的现象，即新陈代谢、兴奋性、生殖和适应性。这些现象是具有生命活动的个体所特有的，是生命活动的基本特征。

一、新陈代谢

新陈代谢是指机体与周围环境之间不断地进行物质交换和能量交换，以实现自我更新的过程。它包括合成代谢（同化作用）和分解代谢（异化作用）两个方面。为了维持生命，机体需要不断地从外界摄取营养物质，将其合成、转变为自身的物质，并且储存能量（合成代谢）；同时，机体需要不断地分解自身的物质，释放能量，从而供生命活动的需要，并将分解的代谢产物排出体外（分解代谢）。可见，新陈代谢不仅有物质的合成和分解，也有能量的储存和释放，前者称为物质代谢，后者称为能量代谢。新陈代谢是生命活动的最基本特征。新陈代谢一旦停止，生命也随之终止。

二、兴奋性

兴奋性是指机体接受刺激后产生反应的能力或特性。兴奋性能使机体对环境的变化做出适当的反应，因此它是机体生存的必要条件。

（一）反应

反应是指机体接受刺激后产生的变化。如手被开水烫了会立刻缩手；外界气温过高时，汗腺分泌汗液。不同组织对刺激的反应不同，但基本表现形式有两种，即兴奋和抑制。兴奋是指机体接受刺激后，由相对静止转为活动状态，或活动由弱变强。如剧烈运动时，心跳加强加快，呼吸加深加快。抑制是指机体接受刺激后，由活动变为相对静止状态，或活动由强变弱。如运动后休息片刻，心跳和呼吸逐渐减弱减慢。组织接受刺激引起的反应是兴奋还是抑制，取决于刺激的质和量以及机体所处的功能状态。例如，刺激交感神经使妊娠子宫收缩，而使非妊娠子宫舒张。

（二）刺激

刺激是指作用于机体的环境变化。刺激按其性质可分为：①物理性刺激，如声、光、电、机械、温度及放射线等；②化学性刺激，如酸、碱、药物等；③生物性刺激，如细菌、病毒、寄生虫等；④社会心理性刺激，如社会环境改变、情绪波动等。

实验表明，任何刺激要引起机体产生反应均必须具备三个条件，即足够的刺激强度，足够的刺激作用时间和足够的强度与时间变化率。如果将刺激作用时间和强度与时间变化率保持固定不变，刺激必须达到一定的强度，才能引起组织产生反应。这种能引起组织产生反应的最小刺激强度被称为阈强度，又称阈值。强度等于阈强度的刺激，称为阈刺激；强度大于阈强度的刺激，称为阈上刺激；强度小于阈强度的刺激，称为阈下刺激。

不同组织或同一组织在不同的功能状态下，兴奋性均有不同，可以用阈强度衡量。阈强度越大，说明组织的兴奋性越低；阈强度越小，说明组织的兴奋性越高。可见，阈强度与兴奋性呈反比关系。神经、肌肉和腺体三种组织的兴奋性较高，生理学习惯称其为可兴奋组织。

三、生殖

生物体生长发育到一定阶段后，能产生与自己相似的子代个体，这种功能称为生殖。任何生物个体的寿命都是有限的，只有通过生殖活动产生新的个体来延续种系。所以，生殖是生命活动的基本特征之一。

四、适应性

机体根据外部环境的变化来调整自身活动以保持自身生存的能力称为适应性。例如，当外界气温升高时，机体就会产生适应性的反应，皮肤血管舒张，以增加散热量，甚至汗腺分泌汗液增加蒸发散热，从而维持体温的相对稳定，这些属于生理性适应。此外，人体还可以通过减少衣着，安装降温设备等措施，有意识地进行体温调节，这些属于行为性适应。因此，人体不仅有被动适应环境的能力，还有主观改造环境的能力，从而使环境更适合人体生命活动的需要。

适应性是以兴奋性为基础的，同时适应性有一定限度，超过此限度，机体就会出现适应不全，甚至完全不能适应。

第四节 人体体液与内环境

一、体液

人和动物体都内含有大量液体，机体内的液体总称为体液。成人的体液约占体重的60%，其中，约2/3（约占体重的40%）存在于细胞内，称为细胞内液；约1/3（约占体重的20%）存在于细胞外，称为细胞外液。细胞外液中，3/4分布于组织间隙内，称为组织液；1/4在血管中不断循环流动，即为血浆。此外，还有少量的淋巴液和脑脊液等。

体液的各部分彼此隔开但又相互沟通。细胞内液与组织液之间通过细胞膜进行物质交换；血浆与组织液之间通过毛细血管壁进行物质交换。血浆的组成与性质不仅可反映机体与外环境之间的物质交换情况，而且成为沟通各部分体液与外界环境进行物质交换的媒介，并能反映组织代谢与内环境诸多部分之间物质交换情况。

二、内环境与稳态

（一）内环境

人体内绝大多数细胞并不直接与外界环境相接触，而是生活于体内的细胞外液中。细胞代谢所需的营养物质由细胞外液提供，并且细胞代谢产生的代谢产物也直接排到细胞外液中。因此，细胞外液是细胞直接接触和赖以生存的环境，称为机体的内环境。

（二）稳态

作为细胞直接生活的场所，内环境必须给细胞创造一个适宜的环境，提供细胞正常生存和维持正常的生理功能所必需的理化条件。因此，即使外环境的各种因素经常发生变化，内环境的各种理化因素也总是相对稳定的。这种内环境的理化性质（如温度、pH、渗透压和各种液体成分等）保持相对稳定的状态，称为稳态。例如，外环境的温度有春夏秋冬的变化，但机体的体温总是维持在37℃左右。同时，内环境理化性质的相对稳定并非固定不变,而是在一定范围内变动。例如,机体的正常体温可在37℃上下波动,但每天的波动幅度不超过1℃。稳态是生理学中最重要的基本概念之一。

机体生存过程中,内环境的稳态时刻受到双重干扰:一方面受外环境多种因素变化的影响,如高温或严寒可以影响体温;另一方面受细胞自身代谢活动的影响,通过不断消耗氧和营养物质,并不断产生CO_2和H^+等代谢产物来破坏内环境的稳态。但机体可通过多个系统和器官的活动,使遭受破坏的内环境及时得到恢复,从而维持其相对稳定。例如,通过呼吸系统的活动摄入O_2并排出CO_2;依靠消化系统的活动补充各种营养物质;通过泌尿系统的活动将机体的代谢产物排出体外。因此,稳态的维持需要全身各系统和器官的共同参与和相互协调。总之,内环境稳态是一种动态平衡。机体的正常生命活动正是在稳态的不断被破坏和不断调整恢复中得以维持和进行的。如果稳态不能维持,就会影响人体的正常生理功能,疾病就会随之发生,甚至危及生命。

实际上,关于稳态的概念已不仅仅指内环境的理化性质,也可泛指从细胞和分子水平、器官和系统水平到整体水平的各种生理功能保持相对稳定的状态。

第五节 人体生理功能的调节

正常情况下,机体能够保持其自身的稳态和对环境的适应,这是有赖于机体调节机构对各种生理功能的调节作用。

一、人体功能的调节方式

人体对各种生理功能的调节方式主要有三种,即神经调节、体液调节和自身调节。

(一) 神经调节

神经调节是指通过神经系统的活动对机体生理功能进行的调节。神经调节的基本方式是反射。所谓反射,是指在中枢神经系统的参与下,机体对内、外环境刺激做出的规律性应答。反射活动的结构基础是反射弧,它由感受器、传入神经、中枢、传出神经和效应器五个部分组成(图1-2)。反射活动的完成有赖于反射弧的结构完整以及功能正常。反射弧任何一部分受到破坏或出现功能障碍,该反射活动就会不能完成。反射活动按其形成过程,可分为非条件反射和条件反射两类(见第十一章)。神经调节是机体最主要的调节方式,具有迅速、短暂而精确的特点。

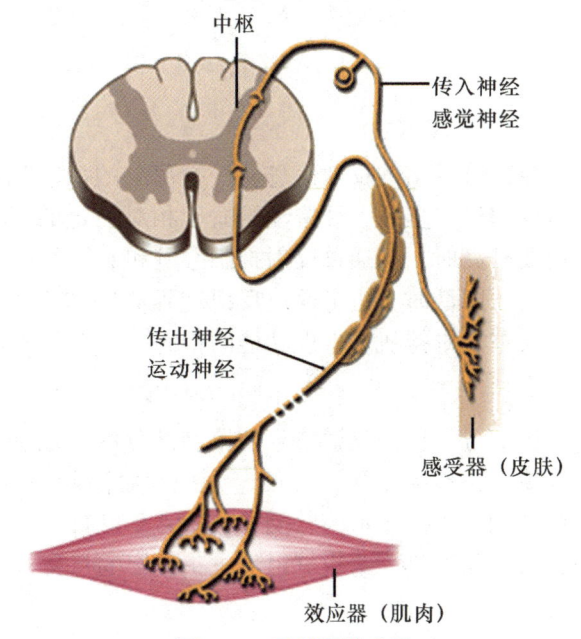

图1-2 反射弧模式图

(二) 体液调节

体液调节是指体内某些化学物质(激素、代谢产物等)通过体液途径对生理功能进行的调节。上述化学物质(如激素)可通过血液途径作用于全身各处的靶细胞,产生一定的调节作用,这种方式称为全身性体液调节。有些化学物质(如代谢产物)通过在组织液中扩散,作用于邻旁细胞,这种方式称为局部性体液调节。体液调节的特点是缓慢、持久和广泛。

机体大多数内分泌腺或内分泌细胞接受神经的调控,在这种情况下,体液调节成为神经调节反射弧的传出部分来发挥作用,称为神经-体液调节。如肾上腺髓质受交感神经节前纤维的支配,交感神经兴奋时,可引起肾上腺髓质释放肾上腺素和去甲肾上腺素，从而使神经与体液因素共同参与机体的调节活动。

（三）自身调节

自身调节是指组织、细胞在不依赖于神经或体液因素的情况下，自身对刺激产生的一种适应性反应。例如，肾动脉灌注压在80～180mmHg范围内变动时，肾血管可通过舒缩活动来改变血流阻力，使肾血流量基本保持稳定，从而保证生成尿量的相对稳定。自身调节的幅度和范围都较小，反应比较局限，也不十分灵敏，但对于某些生理功能的调节仍有一定意义。

二、人体功能调节的控制系统

人体生理功能的调节效果如何，往往需要受控部分发出信息并返回到控制部分，从而随时纠正调整控制部分的活动。由受控部分发出的信息反过来影响控制部分的活动，称为反馈（图1-3）。反馈有负反馈和正反馈两种形式。反馈控制系统是一个闭环系统，因而具有自动控制的能力。

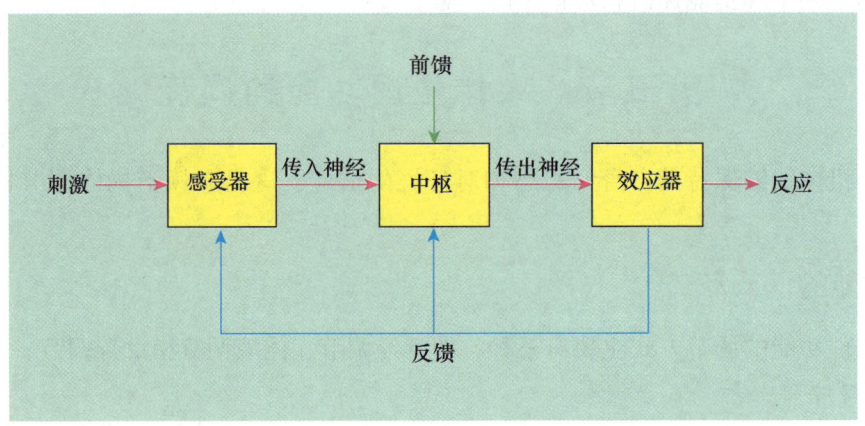

图1-3 人体功能调节的自动控制示意图

（一）负反馈

受控部分发出的反馈信息使控制部分的活动朝着与它原先活动相反的方向改变，称为负反馈。人体内的负反馈极为多见，维持动脉血压相对恒定的压力感受性反射就是以负反馈的形式发挥重要作用。当动脉血压升高时，可通过反射抑制心脏和血管的活动，使心脏活动减弱，血管舒张，血压便回降；相反，当动脉血压降低时，也可通过反射增强心脏和血管的活动，使血压回升，从而维持血压的相对稳定。可见，负反馈在维持机体生理功能的稳态中具有重要意义。

（二）正反馈

受控部分发出的反馈信息使控制部分的活动朝着与它原先活动相同的方向改变，称为正反馈。正反馈比较少见，包括排尿、排便、分娩和血液凝固等过程。如排尿反射过程中，当排尿中枢发动排尿后，由于尿液刺激了后尿道的感受器，后者不断发出反馈信息进一步加强排尿中枢的活动，使排尿反射一再加强，直至尿液排完为止。可见，正反馈的意义在于使某项生理功能一旦启动便在短时间内迅速完成。

> **小贴士**
>
> **前馈控制系统**
>
> 控制部分在反馈信息尚未到达前已受到纠正信息的影响，及时纠正其指令可能出现的偏差，这种自动控制形式称为前馈。体内前馈控制的例子有很多。例如，食物的外观、气味等有关信号在食物进入口腔之前就能引起唾液、胃液分泌等消化活动；运动员在到达运动场地尚未开始比赛之前，循环和呼吸活动就已发生改变等。这都属于条件反射，也属于前馈控制。

自我测评

一、单选题

1. 关于兴奋性，不正确的是（   ）。
A. 是生命的基本特征
B. 指可兴奋细胞对刺激产生兴奋的能力
C. 阈强度是衡量兴奋性的指标
D. 阈强度越大，组织兴奋性越高
E. 不同组织的兴奋性不相同

2. 机体对刺激所产生的反应，由相对活动状态转变为相对静止状态，称为（   ）。
A. 兴奋　　　　　　B. 抑制　　　　　　C. 正反馈　　　　　　D. 双向性反应
E. 兴奋性

3. 机体内环境稳态是指（   ）。
A. 细胞内液理化性质保持不变　　　　　　B. 细胞内液化学成分相对稳定
C. 细胞外液理化性质相对稳定　　　　　　D. 细胞内代谢水平稳定
E. 细胞外液化学成分保持稳定

4. 正常成人的体液约占体重的（   ）。
A. 40%　　　　　　B. 50%　　　　　　C. 60%　　　　　　D. 70%
E. 80%

5. 关于反射，下列哪项是错误的（   ）。
A. 是机体在中枢神经参与下发生的反应　　　　B. 可分为条件反射和非条件反射
C. 没有大脑，就不能发生反射　　　　　　　　D. 其结构基础是反射弧
E. 机体通过反射，对内外环境变化做出适应性反应

6. 有关神经调节，错误的是（   ）。
A. 反应迅速　　　B. 作用范围局限　　　C. 持续时间较长　　　D. 反应准确
E. 对刺激敏感性高

7. 下列（   ）属于反射弧的环节
A. 中枢　　　　　　B. 效应器　　　　　　C. 传入神经　　　　　　D. 传出神经
E. 以上都是

8. 关于负反馈，错误的是（   ）。
A. 反馈信息与控制信息的作用方向相反　　　　B. 体内大量存在
C. 减压反射属于负反馈　　　　　　　　　　　D. 维持内环境理化因素相对稳定
E. 适于调节一旦发动即需尽快完成的生理过程

9. 下列生理过程中，属于正反馈调节的是（   ）。
A. 排尿反射　　　　B. 排便反射　　　　C. 分娩　　　　D. 血液凝固
E. 以上都是

10. 下列（   ）活动属于条件反射。
A. 看到酸梅时引起唾液分泌
B. 食物进入口腔后，引起胃液分泌
C. 大量饮水后尿量增加

D. 寒冷环境下皮肤血管收缩

E. 炎热环境下出汗

二、名词解释

1. 兴奋性 2. 阈值 3. 内环境 4. 稳态 5. 反射 6. 负反馈

三、问答题

1. 人体生理功能有哪些调节方式，各有何特点？
2. 举例说明负反馈及其生理意义。

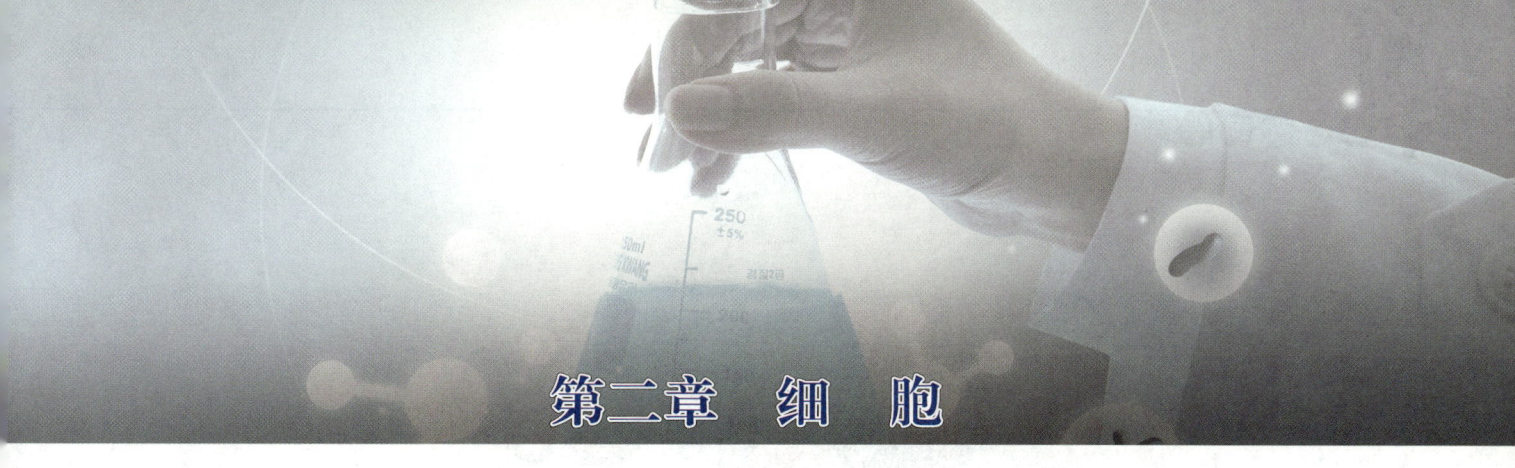

第二章 细胞

❖学习目标

掌握：细胞的液态镶嵌模型，细胞膜跨膜物质转运方式，静息电位和动作电位的概念与形成机制，动作电位的引起及兴奋在同一细胞上的传导机制，神经-肌肉接头处的兴奋传递。
熟悉：静息电位和动作电位的特点，负荷与肌肉收缩能力的改变对肌肉收缩的影响。
了解：细胞的跨膜信号转导功能，生物电现象的观察和记录方法，骨骼肌的收缩机制。

除病毒以外，绝大多数生物都由细胞构成，细胞是构成机体的基本结构和功能单位。每种细胞都分布于不同的部位，具有不同的形态，执行不同的功能，但对所有细胞而言，它们有许多共同的结构和功能活动。本章主要介绍细胞的这些共同的基本结构和功能，包括细胞的跨膜物质转运功能、信号转导功能、细胞的生物电现象和肌细胞的收缩功能。

第一节 细胞的基本结构

人体的细胞依据不同的结构和功能分类，可达两百余种。尽管每种细胞的形态各异，大小不同，但都是由细胞膜、细胞质和细胞核组成。

一、细胞膜

从原始生命物质向细胞进化所获得的重要特征之一，是生命物质外面出现一层膜性结构即细胞膜，又称质膜。细胞膜不但是细胞和环境之间的屏障，也是细胞和环境之间进行物质交换、信息传递的门户。

细胞膜主要由脂质、蛋白质和少量糖类物质组成。在电子显微镜下，细胞膜呈现为三层，即在膜的靠内外两侧各有一条2.5nm的电子致密带，中间夹有一条厚约2.5nm的透明带。这种结构不仅见于各种细胞的细胞膜，亦见于各种细胞器的膜性结构，如线粒体膜、内质网膜等。因而它被认为是一种细胞中普遍存在的基本结构形式，称为生物膜。

目前人们普遍认可的细胞膜结构模型（图2-1）是Singer和Nicholson于1972年提出的液态镶嵌模型。其基本内容是：细胞膜是以有极性的液态脂质双分子层为基本骨架，其中镶嵌着具有不同分子结构、不同生理功能的蛋白质。①脂质分子排列成双层，主要由磷脂、胆固醇和少量糖脂构成。每层的脂质分子亲水性基团分别朝向细胞膜的内外两侧，疏水性基团相互靠近位于膜的内部。脂质的熔点较低，在体温条件下呈液态，因此膜具有流动性；②蛋白质分子有的附着在膜的内或外表面，有的半镶嵌在膜的内或外表面，有的贯穿整个脂质双分子层，两端暴露在膜的内外两侧。它们发挥着受体、载体、通道和离子泵等作用。

糖和细胞膜上的脂质或蛋白质结合，形成糖脂和糖蛋白。糖脂和糖蛋白的糖链部分，几乎都裸露于膜的外表面，作为细胞的特异性标志，具有受体或抗原的功能。

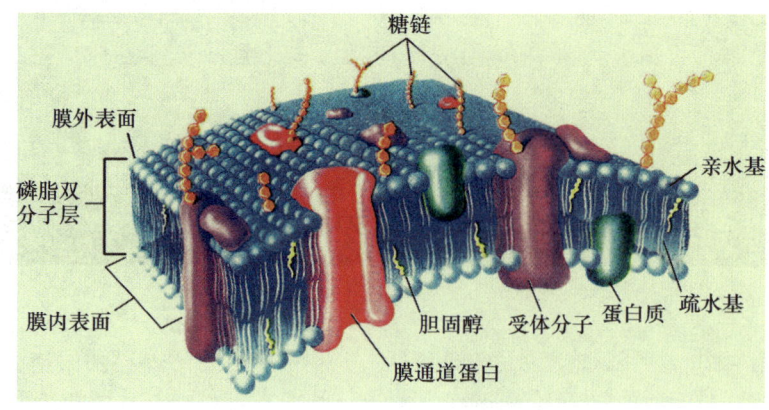

图 2-1 细胞膜液态镶嵌模型

二、细胞质

细胞膜和细胞核之间的部分称为细胞质，包括细胞基质、细胞器、包含物和细胞骨架。细胞基质呈透明的胶状，主要由水、无机盐、核糖核酸、蛋白质和糖类等组成，构成细胞的内环境。细胞器是具有一定形态结构和生理功能的结构，包括线粒体、核糖体、内质网、高尔基复合体、溶酶体和中心体等，各自的功能既相对独立，又相互协调。

1. 线粒体

线粒体是由内外两层单位膜形成的圆形或椭圆形的囊状结构。线粒体中存在着催化物质代谢和能量转化的各种酶和辅酶，因而供能物质在线粒体内能得到彻底氧化分解，生成更多高能磷酸化合物 ATP 以备细胞其他生命活动需要。细胞生命活动中所需要能量约有95%来自线粒体，因此，线粒体的主要功能是进行细胞的氧化供能，故有细胞内"动力工厂"之称。

2. 核糖体

又称核蛋白体，是由核蛋白体核糖核酸（简称 rRNA）和蛋白质构成的椭圆形颗粒小体。核蛋白体是细胞内蛋白质合成的主要场所，因此有人喻之为"装配蛋白质的机器"。有的核糖体附着在内质网壁外，称为附着核糖体，主要合成输送到细胞外面的分泌蛋白，如酶原、抗体和蛋白质类的激素等。另一些核糖体散在于细胞质中，称为有粒核糖体，主要合成结构蛋白，如分布于细胞质基质或供细胞本身生长所需要的蛋白质分子。

3. 内质网

内质网是分布在细胞质基质中的膜性管道系统。呈小管状或小囊状，彼此相通联络成网。内质网膜可与核膜、高尔基复合体膜和细胞膜等相连，这说明整个细胞的膜性结构是互相连接的一个整体。内质网膜表面附着有许多核糖体的称为粗面内质网，没有核糖体附着的称为滑面内质网。①粗面内质网：是蛋白质的合成、储存和运输的场所。②滑面内质网：其功能比较复杂。例如，肝细胞内的滑面内质网可能与糖原的合成和贮存有关，骨骼肌细胞内的滑面内质网又称"肌质网"，与骨骼肌细胞的兴奋-收缩耦联机制有关等。

4. 高尔基复合体

高尔基复合体是由数层重叠的扁平囊泡、若干小泡及大泡三部分组成的膜性结构。主要功能与细胞内一些物质的积聚、加工和分泌颗粒的形成密切相关。此外，高尔基体也参与溶酶体酶的形成。

5. 溶酶体

溶酶体是一种囊状小体，内含多种水解酶，可分解细胞内衰老的细胞器和被吞噬到细胞内的细菌等物质，因此是细胞内重要的消化器。

6. 中心体

中心体是由 1~2 个中心粒组成，位于细胞核附近，靠近细胞中心，故名中心体。在电子显微镜下观察，中心粒呈圆筒状结构。当细胞有丝分裂时，中心粒四周有呈放射状的微管出现，形成纺锤丝，参与细胞分裂。

7. 细胞骨架

细胞骨架是由蛋白质纤维组成的网状结构，包括微管、微丝和中间丝等结构。其功能与细胞运动、细胞内物质的运输、细胞结构的支持和固定等密切相关。

三、细胞核

细胞核，在形态上是核物质的集中区域，一般靠近细胞中央部分，在功能上是遗传信息传递的中枢及细胞主要遗传物质的所在地，并控制细胞内蛋白质合成的数量和质量，从而调节细胞的各种生命活动。结构上包括核膜、核仁、染色质、染色体和核液等。

1. 核膜

核膜是位于细胞核表面的薄膜，由两层单位膜组成。核膜的特殊作用就是把核物质集中在靠近细胞中央的一个区域内，核物质的区域化有利于实现其功能。核膜上还有许多散在的孔，称为核孔，核孔是核与细胞质进行物质交换的孔道。在核内形成的核糖核酸（RNA）可经核孔进入细胞质。

2. 核仁

绝大多数真核细胞的细胞核内部有一个或一个以上的核仁，它通常只出现于间期的细胞核中，在有丝分裂期则消失。其化学成分主要是蛋白质和核酸（主要是核糖核酸）。

3. 染色质和染色体

间期细胞核中，能被碱性染料着色的物质即染色质。染色质的基本化学成分是脱氧核糖核酸（简称 DNA）和组蛋白，二者结合形成染色质结构的基本单位——核小体。在细胞有丝分裂时，若干核小体构成的染色质纤维反复螺旋、折叠，最后组装成中期染色体。因此，染色质和染色体实际上是同一物质在间期和分裂期的不同形态表现。DNA 分子的功能主要有：①贮藏、复制和传递遗传信息；②控制细胞内蛋白质的合成。

由上可知，细胞各组成部分在结构和功能方面都有各自的特点。同时它们也是密切联系，相互配合，相互统一的整体，从而保证细胞生命活动的正常进行。

第二节　细胞的基本功能

一、细胞膜的物质转运功能

细胞在新陈代谢过程中，需要与周围环境之间进行活跃的物质交换。因此，细胞膜作为细胞与周围环境之间的屏障，必须帮助膜两侧物质有选择性地通过，方能维持细胞正常的新陈代谢。然而细胞膜的结构组成特点，决定了其对于不同理化性质的溶质具有不同的转运机制：脂溶性的和少数分子很小的水溶性物质可直接穿越细胞膜；大部分水溶性溶质分子和所有离子的跨膜转运需要由膜蛋白介导来完成；大分子物质或物质团块则以复杂的入胞或出胞的方式整装进出细胞。

（一）单纯扩散

单纯扩散是指脂溶性小分子物质由膜的高浓度一侧向低浓度一侧移动的过程。由于细胞膜的基本骨架是脂质双分子层，因此只有 O_2、CO_2 和乙醇等脂溶性物质才能以单纯扩散的方式通过。扩散的速度取决于该物质在膜两侧的浓度差和膜对该物质的通透性。膜两侧该物质的浓度差越大，单纯扩散的速度越快，膜本身对该物质的通透性越大，单纯扩散的速度越快。

（二）易化扩散

易化扩散是指脂溶性很低或非脂溶性的小分子物质或离子，借助特殊膜蛋白的帮助，由膜的高浓度一侧向低浓度一侧移动的过程。根据参与帮助转运的膜蛋白不同，可分为以下两种类型。

1. 载体转运

载体转运是在细胞膜上载体蛋白帮助下完成的。载体蛋白能与某些物质结合，并发生构型改变，将物质由膜的高浓度一侧转运至低浓度一侧后，载体与被转运物质分离并恢复原来构型（图2-2）。葡萄糖和氨基酸等小分子亲水物质就是依靠载体通过细胞膜转运的。

载体转运具有以下特点：①相对特异性：一种载体只能转运一种或几种结构相似的物质；②饱和现象：由于载体数量有限或载体上能与被转运物质结合的位点数目是相对固定的，因此当膜一侧物质浓度增加到一定限度时，转运速度就不再随浓度差的增加而增大；③竞争性抑制：一个载体同时对A和B两种结构相似的物质都有转运能力，增加A物质的浓度，将会使该载体对B物质的转运减少，这是由于一定数量的结合位点被A物质竞争性占据的结果。

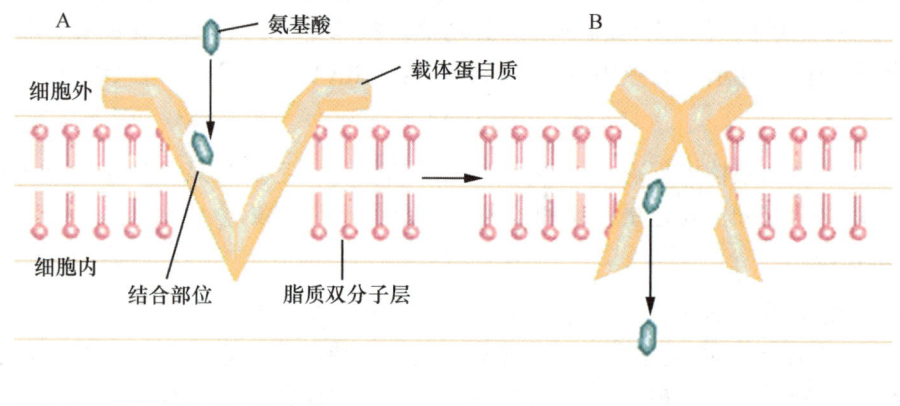

A. 载体蛋白质在膜的一侧与被转运物结合
B. 载体蛋白质在膜的另一侧与被转运物分离

图2-2 载体转运示意图

2. 通道转运

通道转运是在细胞膜上通道蛋白的帮助下完成的。通道蛋白贯穿于整个细胞膜，其中心具有亲水性通道。通道开放时，物质由膜的高浓度一侧通过通道向低浓度一侧转运，通道关闭时，物质转运停止（图2-3）。Na^+、K^+、Cl^-和Ca^{2+}等离子顺浓度差转运就是依靠通道完成的。

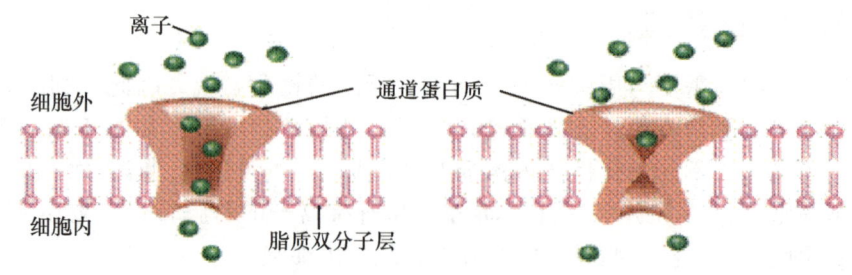

图2-3 通道转运示意图

通道转运具有以下特点：①离子选择性：通常一种通道只允许一种或几种离子通过；②门控性：通道开放是暂时的，并且是有条件的。根据通道开放条件的不同，通常分为受膜电位调控的电压门控通道、受膜外或膜内化学物质调控的化学门控通道，以及受机械刺激调控的机械门控通道等；③有相应的通道阻断剂：通道可被某些药物或毒物选择性阻断，这些物质称为通道阻断剂，如河豚毒可阻断 Na^+ 通道，四乙胺可阻断 K^+ 通道。

上述单纯扩散和易化扩散两种转运方式，由于被转运物质都是顺浓度差跨膜移动的，不需要消耗机体的能量，因此均属于被动转运。

（三）主动转运

主动转运是指借助特殊膜蛋白的作用，通过耗能过程，将小分子物质或离子逆着电-化学梯度跨膜转运的过程。这种逆浓度差的转运方式就像水泵泵水一样，因此也称为"泵"转运。"泵"是镶嵌在膜脂质双分子层上的有 ATP 酶活性的特殊蛋白质，按其转运物质不同可分为钠-钾泵，钙泵，碘泵等。

钠-钾泵简称钠泵，又称 Na^+-K^+ 依赖式 ATP 酶。当细胞内的 Na^+ 浓度升高或细胞外的 K^+ 浓度升高时，钠泵就被激活，可分解 ATP，为 Na^+ 和 K^+ 的逆浓度差转运提供能量。一般情况下，钠泵每分解 1 分子 ATP 可将 3 个 Na^+ 移出胞外，同时将 2 个 K^+ 移入胞内（图 2-4）。细胞膜上的钠泵不断将 ATP 储存的化学能转变为维持 Na^+、K^+ 跨膜梯度的势能，其消耗的能量占机体代谢产能的 20%~30%。

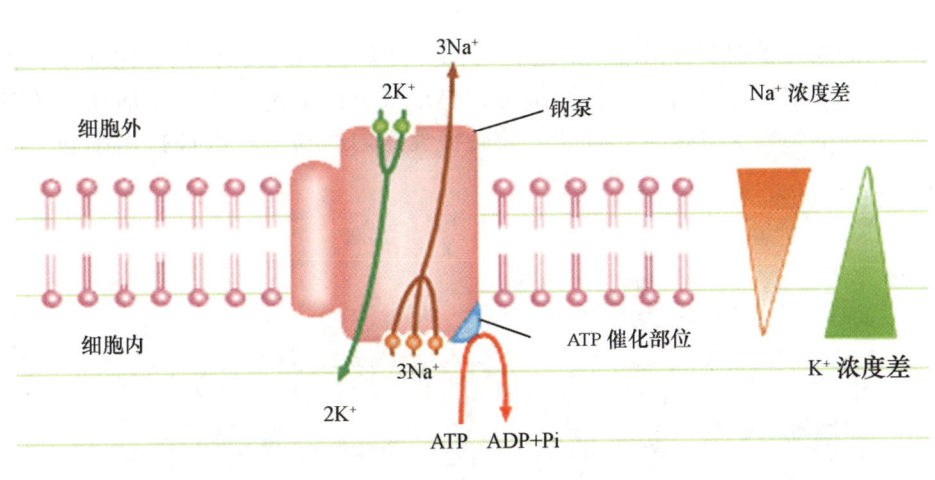

图 2-4 钠泵主动转运示意图

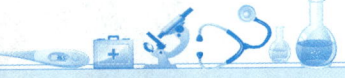

小贴士

钠-钾泵的发现

20 世纪 50 年代，科学家在用枪乌贼巨大神经轴突进行的实验中，直接证实了 Na^+ 逆浓度梯度的跨膜转运。同时还证实这一转运过程必须在细胞外 K^+ 存在时才能发生，表明 Na^+ 的外流与 K^+ 的内流是相耦联的，并计算出耦联比例是 $3Na^+:2K^+:1ATP$，即在分解 1 分子 ATP 时，将细胞内的 3 个 Na^+ 逆着浓度差转运到细胞外，同时将两个 K^+ 逆着浓度差转运到细胞内，这是一个主动转运过程，因此称之为钠-钾泵。此外还证明，钠泵可被强心苷特异性抑制。1957 年，丹麦的 Skou 在蟹的外周神经膜上分离出一种 ATP 酶，这种酶在同时存在 Na^+ 和 K^+ 的条件下被激活，此酶的活性还可被强心苷所抑制。根据这些结果，他提出这种 Na^+-K^+ 依赖式 ATP 酶就是钠-钾泵的设想，并在以后的大量实验中得到证实。Skou 因此于 1997 年获得诺贝尔化学奖。

钠泵活动的生理意义：①建立并维持细胞内外的 Na^+、K^+ 浓度梯度，可使细胞内的 K^+ 浓度约为细胞外液中的 30 倍，而细胞外液中的 Na^+ 浓度约为胞内的 10 倍；②细胞内外的 Na^+、K^+ 浓度梯度是细胞发生生物电活动的前提条件；③细胞内高 K^+ 是细胞许多代谢反应进行的必要条件；④维持细胞正常的渗透压和容积，钠泵及时把进入胞内的 Na^+ 不断转运出去，稳定细胞内的渗透压，防止细胞水肿；⑤建立 Na^+ 的跨膜浓度梯度，为继发性主动转运提供势能储备；⑥钠泵活动是生电性的，可直接影响膜电位，使膜内电位的负值增大。

（四）入胞和出胞

大分子物质或团块状物质进出细胞的过程称为出胞或入胞。

1. 入胞

入胞是指大分子物质或团块状物质（如细菌、细胞碎片等）从细胞外进入细胞内的过程（图 2-5）。固态物质的入胞过程称为吞噬，如巨噬细胞将异物（如细菌、病毒等）吞噬到细胞内部的过程。首先是异物先被细胞识别，然后细胞向异物周围伸出伪足逐渐将异物包裹起来，形成吞噬小体，再通过细胞膜的融合断裂，最终将吞噬物连同包裹它的细胞膜一起移入细胞内。液态物质的入胞过程称为吞饮，如小肠上皮细胞对营养物质的吸收过程。该过程与吞噬过程相似，由细胞膜包裹液态物质而内陷形成吞饮泡，从而进入细胞。

2. 出胞

出胞是指胞质内的大分子物质排出细胞的过程（图 2-5）。例如，腺体的分泌活动，神经递质的释放过程等。大分子物质在细胞内合成后，由膜性结构包裹形成分泌囊泡。当分泌活动开始时，这些囊泡开始向细胞膜移动，并与细胞膜发生融合、破裂，最后将囊泡内的物质一次性排出细胞，而囊泡膜随即成为细胞膜的组分。

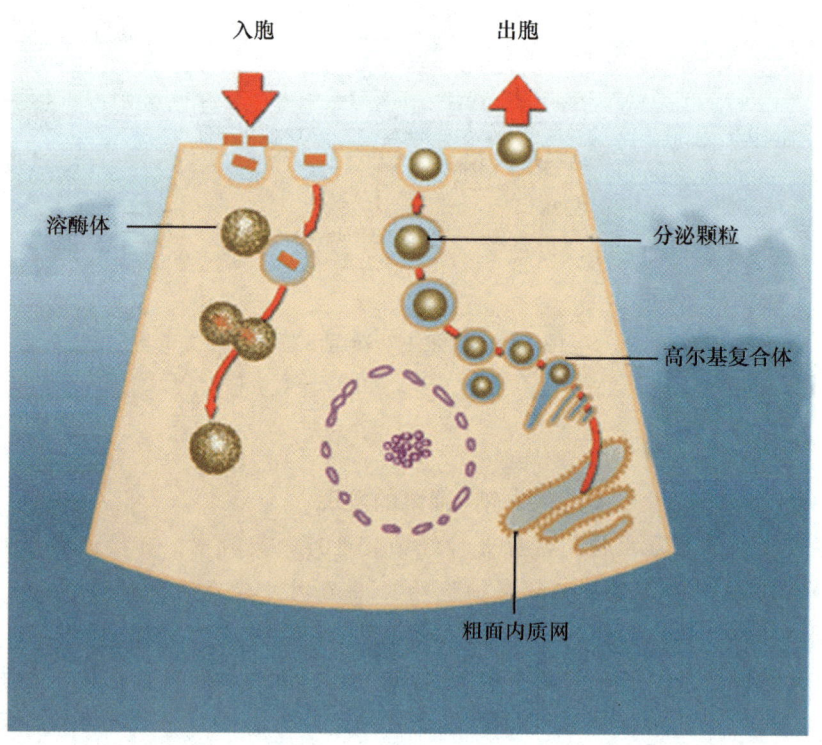

图 2-5 入胞与出胞示意图

二、细胞膜的受体功能

机体所完成的任何一种生命活动，都需要其中许多细胞相互协调，相互配合。细胞外的各种信息，大部分作用于细胞膜表面引起膜结构中的数种特殊蛋白质分子发生变构作用，从而对细胞的代谢、功能、分化、生长、形态结构、生存状态等方面产生影响。上述过程，称为细胞的跨膜信号转导过程。所有细胞外信息都是与受体结合，通过几种方式将信号传递到细胞内。

（一）受体的概念及分类

受体是能够识别和选择性结合某种特定信号，通过信号转导作用将细胞外信号传递到细胞内，从而引起细胞的生物学效应。能与受体发生特异性结合的活性物质称为配体。根据受体的存在部位，分为细胞表面受体和细胞内受体；根据受体的功能特征分为离子通道受体、G蛋白耦联受体和酶耦联受体。

（二）受体与配体结合的主要特征

1. 特异性

配体和受体的结合是一种分子识别过程，通常一种受体只与一种配体结合，保证了信号转导的精确性。

2. 饱和性

细胞表面受体数量有限，较低浓度的配体就能使受体处于饱和状态。

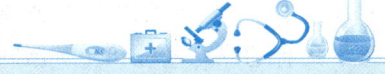

小贴士

受体分子的确定

药物和毒素的使用对受体的确定十分关键，人类利用药物和毒素来影响神经系统功能的历史一直可以追溯到人类起源时期。1857年，法国著名生理学家 Claude Bernard 就对箭毒产生肌肉麻痹的效应进行了实验研究，他指出箭毒并不损伤肌肉，也不损伤神经，而是阻断了运动神经与骨骼肌相连接的神经-肌接头。1905年，英国生理学家 John Newport Langley 在 Bernard 工作的基础上，推测在神经末梢下方的肌肉表面存在可与烟碱和箭毒相结合的物质，这是人类历史上第一次提出受体分子的概念。

3. 可逆性

受体与配体结合引起生物学效应后，二者便解离，受体恢复到原来状态，可再次被利用。

三、细胞的跨膜信号转导过程

（一）离子通道受体介导的跨膜信号转导

离子通道受体本身又是离子通道。例如，骨骼肌终板膜上的 N_2 型 ACh 受体与神经末梢释放的 ACh 结合后，通道的构象发生改变，离子通道开放，Na^+ 和 K^+ 发生跨膜流动，引起终板电位，并进一步引发肌细胞的兴奋和收缩。该信号转导的特点是路径简单，速度快，从递质结合至产生电效应的时间仅约 0.5ms，这与神经电信号的快速传导是相适应的。

（二）G蛋白耦联受体介导的跨膜信号转导

G蛋白耦联受体位于细胞膜表面，当外来配体（又称第一信使）与之结合后，引起细胞内第二信使生成增加或减少，而第二信使影响着细胞的代谢、功能等方面，最终完成细胞的跨膜信号转导。根据第二信使不同分为以下两类。

1. cAMP 信号通路

激素或递质（第一信使）与 G 蛋白耦联受体结合，激活 G 蛋白，激活腺苷酸环化酶，催化细胞内的 ATP 转化为 cAMP（第二信使），激活蛋白激酶 A，实现细胞内生物学效应，完成跨膜信号转导。

2. 磷脂酰肌醇信号通路

激素或递质（第一信使）与G蛋白耦联受体结合，激活G蛋白，激活磷脂酶C，催化二磷酸磷脂酰肌醇转化为三磷酸肌醇（IP_3）和二酯酰甘油（DG）两个第二信使，IP_3动员细胞的内源性钙离子释放，使细胞内的Ca^{2+}浓度升高；DG激活蛋白激酶C，实现细胞内生物学效应，完成跨膜信号转导。

（三）酶耦联受体介导的跨膜信号转导

酶耦联受体是指细胞膜上的此类受体同时又有酶的作用。例如酪氨酸激酶受体和鸟苷酸环化酶受体。如酪氨酸激酶受体的胞外端一旦与胰岛素分子结合，即会引起胞内端酪氨酸激酶的活化，随即引起一系列的磷酸化反应，最终产生生物效应。

第三节　细胞的生物电现象

一切活细胞在进行生命活动时都存在电活动，这种电活动称为生物电。临床上，借助于仪器可以将这种电信号引导并记录下来，如心电图、脑电图、肌电图等临床诊断用的体表电图。人体和各个器官表现出来的这些电现象，均是以细胞水平的跨膜电位为基础的。细胞的跨膜电位有两种表现形式，分别是安静状态下具有的静息电位和受刺激时产生的动作电位。

一、静息电位

1. 静息电位的概念

静息电位是指细胞在静息状态下（未受刺激时），存在于细胞膜内外两侧的电位差。

将记录电极插入细胞内，参考电极置于细胞外并接地，记录到的电位是以细胞外为零电位的膜内电位。例如，骨骼肌细胞的静息电位约-90mV，神经细胞约-70mV，平滑肌细胞约-55mV，红细胞约-10mV，说明膜内电位比膜外电位低，膜外相对为正而膜内相对为负。通常把这种内负外正的电荷分布状态称为极化。

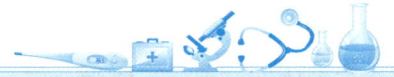

> **小贴士**
>
> **生物电现象的记录方法**
>
> 细胞内微电极记录法是将连有记录指示装置的仪器上的一个电极放在细胞膜表面，另一个则由毛细玻璃管加热拉制而成，管内充有KCl溶液，尖端直径通常小于0.5μm的微型记录电极刺入细胞膜内，测量细胞在不同功能状态时膜内与膜外之间的电位差。因为微型记录电极只有尖端导电，故用此法记录到的电变化只与该细胞有关，几乎不受其他细胞电变化的影响。

在静息电位基础上，膜内外电位差增大的过程称为超极化；膜内外电位差减小的过程称为去极化；膜电位去极化后，向静息电位恢复的过程，称为复极化；膜内电位由负值转为正值时，称为反极化。

2. 静息电位的形成机制

形成静息电位的原因是离子的跨膜流动。产生离子流动的条件有两个：一是细胞膜内外两侧各种离子分布不均衡，存在膜内、外离子的浓度差（表2-1）；二是静息状态时，细胞膜对某些离子，主要是对K^+具有一定的通透性。于是细胞内的K^+就顺着浓度差向膜外扩散，细胞外的正电荷便随之增多。同时，细胞内带负电荷的蛋白质在电荷异性相吸的作用下，也有外流的倾向，但由于蛋白质分子量较大，膜对其基本没有通透性，蛋白质就被阻隔在膜的内侧面，因此形成了细胞膜内负外正的电荷分布状态。

表 2-1　哺乳动物骨骼肌细胞外和细胞内主要离子的浓度

离子	胞外浓度（mM）	胞内浓度（mM）
Na^+	145	12
K^+	4.5	155
Cl^-	116	4.2
Ca^{2+}	1.0	10^{-4}

随着 K^+ 外流的增多，细胞外的正电荷也就越多，根据同性相斥的原理，其反而阻碍细胞内 K^+ 的进一步外流，成为阻止 K^+ 外流的阻力。因此，随着 K^+ 外流的增多，阻碍其外流的阻力（电位差）逐渐增大，促进其外流的动力（K^+ 浓度差）逐渐缩小，当阻力与动力平衡时，K^+ 外流就会停止，K^+ 净外流为零。此时，膜内外的电位差就保持在一个相对稳定的状态，就是静息电位。可见，静息电位主要是由 K^+ 外流形成的 K^+ 的电-化学平衡电位。

二、动作电位

（一）动作电位的概念

动作电位是指细胞膜在静息电位的基础上受到有效刺激时，产生的一次快速的、可逆的、可扩步的电位变化。

图 2-6 是神经纤维动作电位。膜电位首先从 -70mV 迅速去极化至 +30mV，形成动作电位的上升支，随后迅速复极化至接近静息电位水平，形成动作电位的下降支，两者共同形成尖峰状的电位变化，称为锋电位。锋电位是动作电位的主要组成部分，具有动作电位的主要特征。锋电位持续约 1ms，在锋电位后出现的膜电位缓慢而微小的波动，称为后电位。后电位包括两个部分，前一部分的膜电位仍小于静息电位，称为去极化后电位，后一部分大于静息电位，称为超极化后电位。

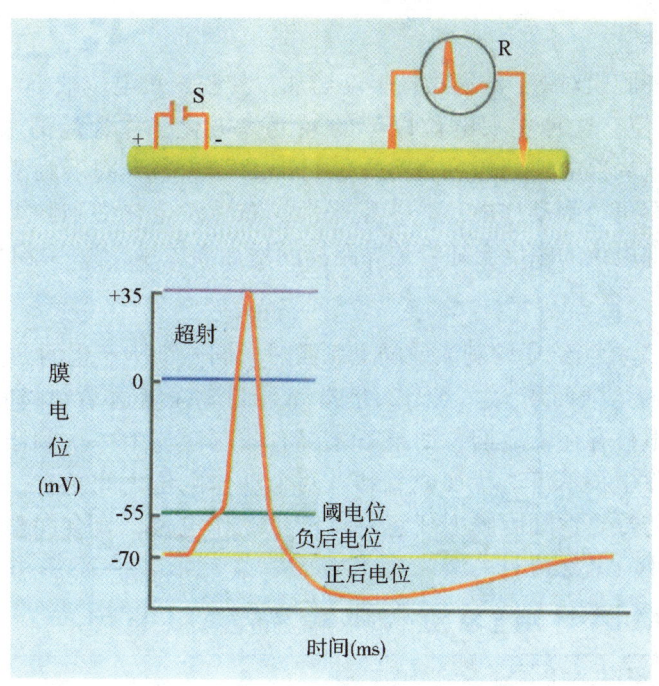

图 2-6　单一神经纤维动作电位示意图

（二）动作电位的形成机制

动作电位的形成机制与静息电位相似，都是离子跨膜流动引起。

1. 去极化过程

当细胞受到有效刺激时，膜对 Na^+ 通透性增大，于是细胞外的 Na^+ 便会顺其浓度差和电位差（两个动力）向膜内扩散，导致膜内正电荷逐渐增多，膜内负电位逐渐减小，直至膜内电位比膜外高，形成内正外负的反极化状态。此时随着 Na^+ 内流的增多，细胞内的正电荷也就越多，反而阻碍 Na^+ 的进一步内流，成为阻止 Na^+ 内流的阻力。可见，促进 Na^+ 内流的动力（浓度差）逐渐减小，阻碍其内流的阻力逐渐增大，当二者平衡时，Na^+ 内流就会停止，此时 Na^+ 净内流为零。因此，动作电位的去极化过程是由 Na^+ 内流所形成的 Na^+ 的电-化学平衡电位。

2. 复极化过程

当细胞膜去极化到锋电位时，细胞膜的 Na^+ 通道迅速关闭，而对 K^+ 的通透性增大，于是细胞内的 K^+ 便顺其浓度差和电位差向膜外扩散，导致膜内负电位逐渐增大，直至恢复到静息时的数值。因此，动作电位的复极化过程是由 K^+ 外流所形成的 K^+ 的电-化学平衡电位。

细胞每发生一次动作电位，总会少量 Na^+ 扩散到细胞内，并有少量 K^+ 扩散到细胞外，于是钠-钾泵加速运转，将进入膜内的 Na^+ 泵出，同时把逸出膜外的 K^+ 泵入，以恢复静息状态的离子分布，保持细胞正常的兴奋性。如果说静息电位是细胞产生兴奋的基础，那么，动作电位是细胞产生兴奋的标志。

（三）动作电位的引起

1. 阈电位

细胞受到有效刺激后，首先是膜上 Na^+ 通道少量开放，出现 Na^+ 少量内流，使膜内负电位减小。当膜内电位减小到某一临界值时，受刺激部分的 Na^+ 通道大量开放，使 Na^+ 快速大量内流，形成动作电位的去极化过程。这个引起细胞膜对 Na^+ 通透性突然增大的膜电位临界值，称为阈电位。阈电位与静息电位相差 10~20mV，如果两者差距越小，则细胞的兴奋性越高。反之，则越低。

2. 局部电位

细胞在受阈下刺激时细胞膜对 Na^+ 的通透性轻度增加，使膜内负电位减小，发生去极化但达不到阈电位，所以不能产生动作电位。这种在阈电位以下的轻度去极化，称为局部电位或局部反应。其特点：①等级性：刺激强度越强，局部电位的幅度越大。②可以总和：多个阈下刺激引起的局部电位可叠加起来，如果达到阈电位水平即可产生动作电位。③紧张性扩布：发生在细胞膜上某一点的局部电位，可向邻近细胞膜传导，但是局部电位的幅度会随着传导距离的增加而减小，故不能做远距离的传播。

3. 动作电位的特点

①"全或无"："全"是指当给予阈刺激或阈上刺激时，同一细胞产生的动作电位的幅度都是相同的，其幅度不会随着刺激强度的增强而增大；"无"是指如果刺激强度达不到阈值，就无法产生动作电位。②脉冲式发放：因为动作电位存在不应期，如果第二次有效刺激与上一次刺激时间间隔太短，细胞就不会产生反应，因此多个动作电位不可能叠加或总和，两个动作电位之间总有一定的间隔，故其传导时就像脉冲一样。③不衰减性传导：在细胞膜上任意一点产生动作电位，就会向整个细胞膜传导，其幅度不会因传播距离的增加而减小（表2-2）。

表 2-2 动作电位和局部电位特点比较

局部电位特点	动作电位特点
等级性	"全或无"
可以总和	脉冲式
紧张性扩布	不衰减性传导

（四）动作电位的传导

细胞膜上某一点产生动作电位，就会沿着细胞膜向周围传导，使整个细胞膜依次产生动作电位，此现象称为动作电位的传导。所谓神经冲动，就是在神经纤维上传导的动作电位。

动作电位在同一细胞上的传导机制可以用局部电流学说来解释。当无髓神经纤维产生动作电位时，该处膜电位由内负外正的电荷分布状态变为内正外负的状态，而邻近的细胞膜仍处于内负外正的状态，于是兴奋部位和未兴奋部位之间出现了电位差，导致局部电荷的流动，这种电荷流动，称为局部电流。此电流的方向是膜外电流由未兴奋部位流向兴奋部位，膜内电流由兴奋部位流向未兴奋部位，这就造成未兴奋部位膜内电位发生去极化而达到阈电位，从而爆发动作电位。新产生的动作电位又会以同样方式作用于它的邻点。这个过程依次逐点传导下去，就使兴奋传至整个细胞。不论在哪一点上，动作电峰值都是由离子流动决定的。而同一细胞的离子成分及其电化学梯度都是一致的。所以动作电位传导时，其幅度绝不会因传导距离增大而减小。因此，动作电位传导的特点是不衰减的。

有髓神经纤维，由于髓鞘具有绝缘性，只能在郎飞结之间形成局部电流，故动作电位在有髓神经纤维上呈现跳跃式传导，传导速度较无髓神经纤维快得多，并且可以减少能量消耗（图2-7）。

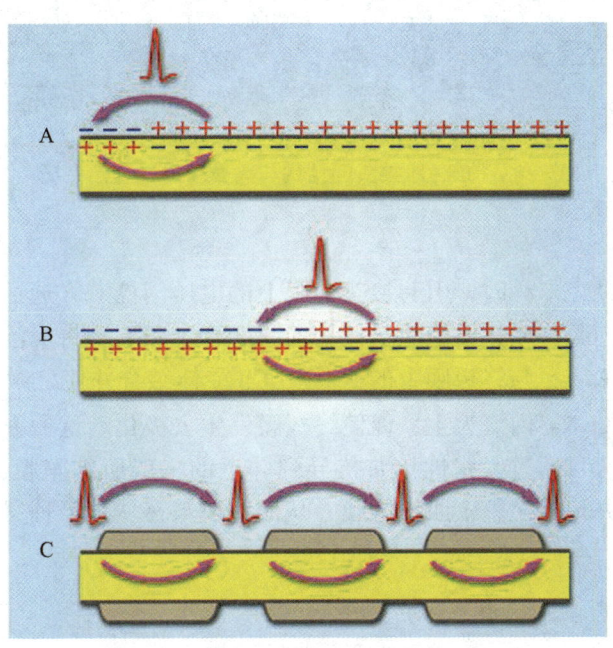

图 2-7　动作电位在神经纤维上的传导

第四节　骨骼肌的收缩功能

根据肌肉的功能特性，将肌肉可分为骨骼肌、心肌和平滑肌。不同的肌细胞在结构和功能上各有其特点，本节主要讨论骨骼肌细胞的收缩功能。

骨骼肌的收缩是在中枢神经系统控制下完成的，每个肌细胞都受到来自运动神经元轴突分支的支配；只有当支配肌肉的神经纤维发生兴奋时，动作电位经神经-肌接头传递给肌肉，才能引起肌肉的兴奋和收缩。

一、神经-肌接头处兴奋的传递

（一）神经-肌接头的结构

运动神经末梢和与它接触的骨骼肌细胞膜构成神经-肌接头。它由接头前膜、接头间隙和接头后膜三部分组成（图2-8）。运动神经末梢在接近肌细胞处失去髓鞘，其末梢部位膨大，半嵌入与之相对的肌细胞膜的凹陷处，这部分轴突末梢膜称为接头前膜，与其相对的肌细胞膜，称为接头后膜或终板膜，二者之间存在约20nm的接头间隙，其中充满细胞外液。终板膜进一步向内凹陷形成许多皱褶，增加了接头后膜的面积。神经轴突末梢中含有许多囊泡，囊泡内含有大量的乙酰胆碱（ACh）。在终板膜上有能与ACh发生特异性结合的N_2型ACh受体，以及胆碱酯酶，它可将ACh分解为胆碱和乙酸。

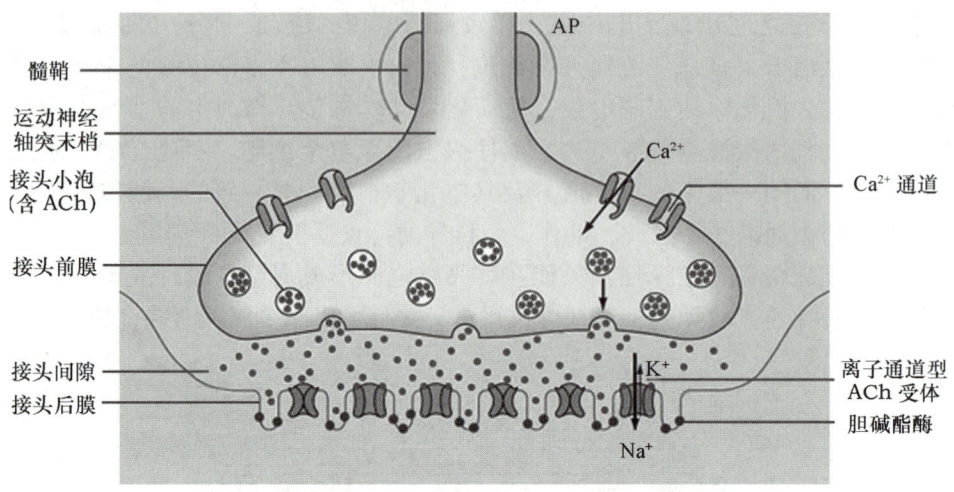

图2-8　神经-肌接头的结构与兴奋传递过程示意图

（二）神经-肌接头处的兴奋传递过程

当动作电位传导到运动神经末梢时，引起接头前膜上的电压门控Ca^{2+}通道瞬间开放，Ca^{2+}流入神经末梢内，促使大量囊泡向接头前膜移动，囊泡膜与接头前膜融合、破裂，将囊泡内的ACh释放到接头间隙。ACh在接头间隙内扩散至终板膜，与终板膜上的N_2型ACh受体结合并使之激活，于是离子通道开放，导致Na^+内流和K^+外流，其中以Na^+内流为主，促使终板膜发生去极化。这一去极化的电位变化称为终板电位。终板电位属于局部电位，可通过紧张性扩布传到邻近的一般肌细胞膜，终板电位多个总和达到阈电位，使之产生动作电位，并传播至整个肌细胞膜，从而完成兴奋从神经轴突末梢到肌细胞的传递。

（三）神经-肌接头兴奋传递的特征

1. 单向传导

兴奋只能从神经末梢传向肌细胞膜，而不能反向传递。这是因为神经轴突的囊泡中有ACh，接头后膜上有N_2型ACh受体。

2. 时间延搁

神经-肌接头的兴奋传递与单根神经纤维兴奋传导相比，耗时较长，这与递质的释放、扩散以及递质与受体结合等化学过程有关。

3. 一对一

通常运动神经末梢每产生一次动作电位，所释放的ACh量，超过引起肌细胞动作电位需要量的3~4倍，可以保证一次神经冲动都能使肌细胞兴奋一次，进而骨骼肌收缩一次；同时，ACh在发挥作用后，立即被终板膜表面的胆碱酯酶迅速分解，这样就保证了一次神经冲动仅引起一次肌细胞兴奋，产生一次骨骼肌收缩。如果乙酰胆碱发挥作用后不能及时清除，而在神经-肌接头处蓄积，将使肌细胞持续地兴奋而发生痉挛。例如有机磷农药中毒，由于有机磷农药抑制了胆碱酯酶的活性，造成ACh在接头间隙内大量蓄积，引起中毒症状；新斯的明等胆碱酯酶抑制剂，可通过抑制胆碱酯酶增加ACh在接头间隙的浓度，因而能改善肌无力病人的症状。

4. 易受环境因素变化的影响

神经-肌接头兴奋传递的过程受到很多因素的影响，包括细胞外液的 pH 值、温度和某些药物等。例如，筒箭毒碱可与 ACh 竞争终板膜上的 N_2 型 ACh 受体，使神经-肌接头传递的过程受到影响，从而抑制肌细胞兴奋，肌肉表现为松弛，因而临床上常用筒箭毒碱作为肌松剂，应用于外科手术。

二、骨骼肌细胞的微细结构

详见第三章第三节。

三、骨骼肌细胞的收缩机制

1. 肌丝的滑行过程

骨骼肌细胞的收缩机制用肌丝滑行学说解释。该学说认为，肌肉收缩并不是肌丝本身长度的缩短或卷曲，而是肌节两端细肌丝向粗肌丝内滑行，从而引起肌节长度缩短。

肌肉滑行的主要过程如下（图 2-9）：肌细胞兴奋时，终池膜对 Ca^{2+} 的通透性增大，Ca^{2+} 由终池释放入肌浆，Ca^{2+} 与细肌丝上的肌钙蛋白结合，使其构型发生变化，牵拉原肌凝蛋白滚动移位，暴露肌动蛋白与横桥的结合位点，横桥立即与细肌丝中的肌动蛋白结合。它们的结合导致横桥上 ATP 酶活性被激活，分解 ATP，释放能量，使横桥扭动，牵拉肌节两端的细肌丝向中间的粗肌丝中央（M 线）滑行，肌节缩短，出现肌肉收缩。当肌浆中的 Ca^{2+} 浓度下降时，Ca^{2+} 与肌钙蛋白脱离，肌钙蛋白恢复安静时的构型，原肌凝蛋白恢复原位，把肌动蛋白上的结合位点掩盖起来，横桥脱离了肌动蛋白，细肌丝滑出，肌节恢复原长，出现肌肉舒张。

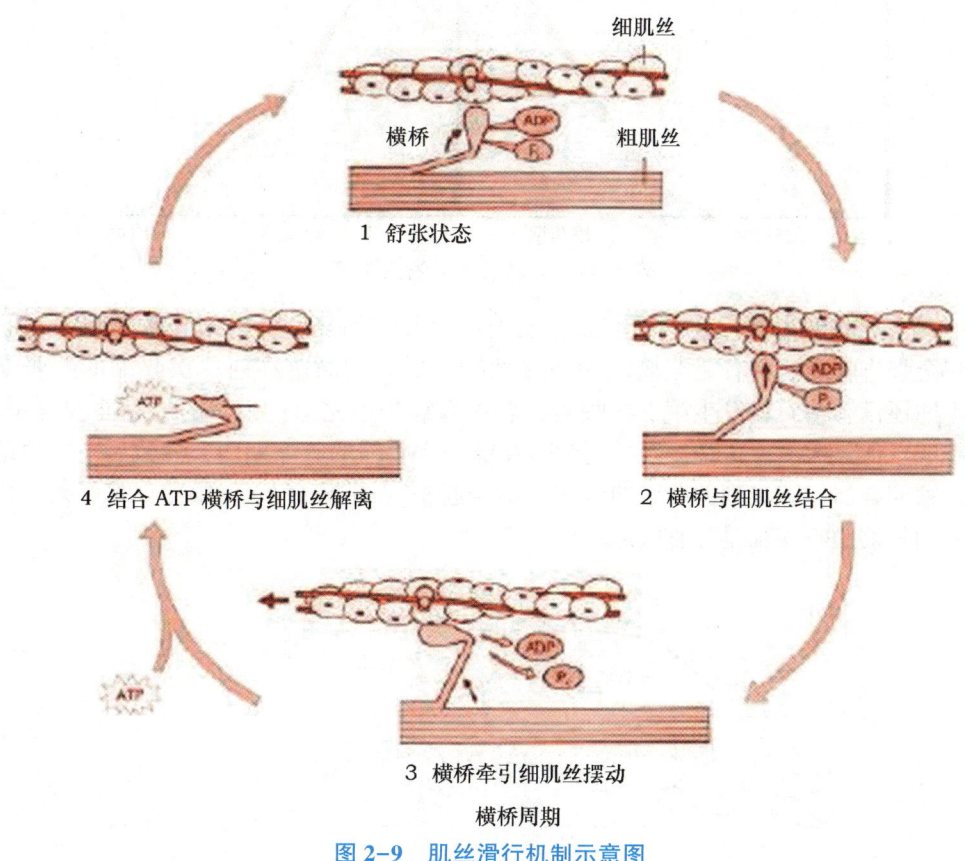

图 2-9　肌丝滑行机制示意图

2. 骨骼肌的兴奋-收缩耦联

把肌细胞兴奋的电活动与肌肉收缩的机械活动联系起来的中介过程，称为兴奋-收缩耦联。基本过程包括：①肌细胞膜上的动作电位沿横管系统传向肌细胞深部；②三联体把横管的电变化转变为终池释放Ca^{2+}，触发肌丝滑行；③肌质网上的钙泵将胞质中的Ca^{2+}回收入肌质网，使胞质中Ca^{2+}浓度降低，肌肉舒张。可见，在这个中介过程中发挥关键作用的耦联物质是Ca^{2+}，结构基础是三联体。

四、骨骼肌收缩的外部表现

（一）骨骼肌的收缩形式

1. 等长收缩与等张收缩

（1）等长收缩：是指肌肉收缩时只表现为张力的增加而无长度的缩短。由于没有肌肉长度的缩短，被作用的物体不会发生移动，故肌肉并没有做功。等长收缩的意义在于维持人体一定的位置和姿势。

（2）等张收缩：是指肌肉收缩时只有长度的缩短而张力保持不变。等张收缩的意义在于使被作用物体产生位移，对物体做功。人的肢体特别是上肢在一般情况下的运动主要是等张收缩，如提起重物等。

2. 单收缩和强直收缩

（1）单收缩：肌细胞接受一次有效刺激时，产生一次动作电位，引起一次收缩，称为单收缩（图2-10）。其可分为潜伏期、缩短期和舒张期。

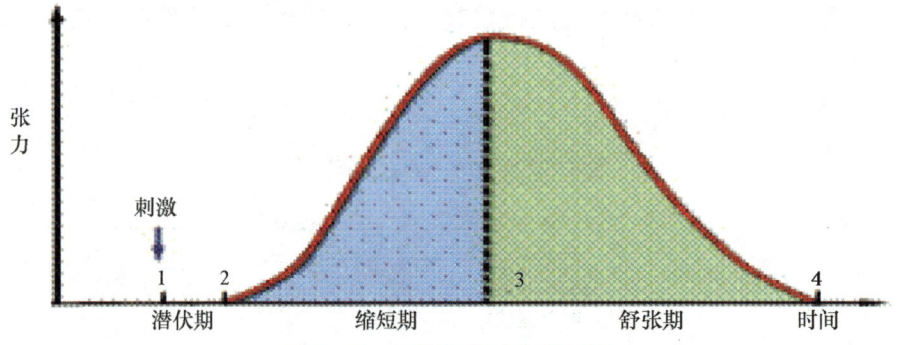

图2-10　骨骼肌的单收缩曲线

（2）强直收缩：是指肌细胞连续接受刺激，肌肉产生收缩的复合。根据刺激的频率不同可分为不完全强直收缩和完全强直收缩。前者是当刺激频率较低时，后一刺激落在前一次收缩的舒张期内，导致前一次收缩的舒张期还没有结束就发生第二次收缩，表现为舒张不完全，记录的收缩曲线是锯齿状（图2-11B、C）。后者是当刺激频率较高时，后一刺激落在前一次收缩的收缩期内，导致后一次收缩的收缩期与前一次收缩的收缩期叠加，记录到的收缩曲线完全融合起来（图2-11A）。强直收缩可以产生更大的收缩效果，正常体内的骨骼肌收缩都是强直收缩。

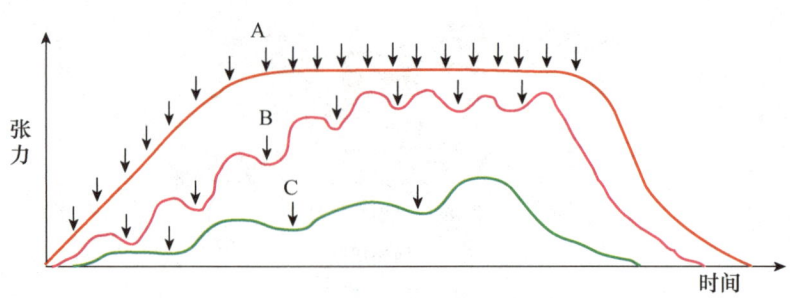

图2-11　骨骼肌的强直收缩曲线

（二）影响骨骼肌收缩的因素

骨骼肌的收缩受多种因素的影响，主要包括前负荷、后负荷和肌肉收缩能力。

1. 前负荷

是指肌肉在收缩前所承受的负荷。前负荷决定了肌肉的初长度，故可以用初长度来代表前负荷。在一定限度内，肌肉的初长度越长，肌肉的收缩产生的张力就越大，但当超过一定限度时二者则呈反比关系。使肌肉产生最大收缩力时的肌肉初长度称为最适初长度，此时的前负荷称为最适前负荷。

2. 后负荷

后负荷是指肌肉在收缩过程中所承受的负荷。后负荷阻碍肌肉的缩短，是肌肉做功的对象。后负荷越大，肌肉开始出现缩短的时间越晚，缩短的速度和长度也越小，产生的张力越大。因此，在一定范围内，后负荷与肌肉收缩产生的张力呈正比关系，与收缩速度呈反比关系。

3. 肌肉收缩能力

肌肉收缩能力是指与负荷无关的影响肌肉收缩效果的肌肉本身的内在特性。显然，肌肉收缩能力提高时，收缩时产生的张力的大小、肌肉缩短的程度，以及产生张力或肌肉缩短的速度均将提高；肌肉收缩能力降低时则发生相反的改变。肌肉这种内在的收缩特性与多种因素有关，如兴奋-收缩耦联过程中胞质内 Ca^{2+} 浓度的变化、肌球蛋白的 ATP 酶活性、细胞内各种功能蛋白及其亚型的表达水平等。许多神经递质、体液因子、病理因素和药物，都可通过上述途径来调节和影响肌肉收缩能力。

自我测评

一、单选题

1. 氧气和二氧化碳通过细胞膜的转运方式是（　　）。
   A. 入胞和出胞　　　　B. 通道扩散　　　　C. 单纯扩散　　　　D. 载体扩散
   E. 主动转运

2. 能以易化扩散方式进入细胞的是（　　）。
   A. 氧气　　　　B. 二氧化碳　　　　C. 钠离子　　　　D. 钾离子
   E. 细菌

3. 关于细胞内外离子的分布，正确的是（　　）。
   A. 细胞内高 Na^+，细胞外高 Cl^-　　　　B. 细胞内高 K^+，细胞外高 Na^+
   C. 细胞内高 Na^+，细胞外高 K^+　　　　D. 细胞内高 Cl^-，细胞外高 K^+
   E. 细胞内高 Cl^-，细胞外高 Na^+

4. 关于钠泵的论述不正确的是（　　）。
   A. 又称为 Na^+-K^+ATP 酶
   B. 从细胞排出 K^+，摄入 Na^+
   C. 对细胞膜内 Na^+、膜外 K^+ 浓度变化敏感
   D. 一次转运排出 3 个 Na^+，摄入 2 个 K^+
   E. 转运 Na^+-K^+ 过程是耦联过程

5. 下列（　　）不是主动转运的特点。
   A. 消耗能量　　　　　　　　　　B. 逆浓度梯度进行
   C. 可以转运离子　　　　　　　　D. 需要通道蛋白帮助
   E. 逆电位梯度进行

6. 细胞膜内外电位差减小的现象称为（　　）。

A. 超极化   B. 去极化   C. 复极化   D. 反极化

E. 极化

7. 大多数细胞产生和维持静息电位的主要原因是（   ）。

A. 细胞内高 K^+ 浓度和安静时细胞膜主要对 K^+ 有通透性

B. 细胞内高 K^+ 浓度和安静时细胞膜主要对 Na^+ 有通透性

C. 细胞外高 Na^+ 浓度和安静时细胞膜主要对 K^+ 有通透性

D. 细胞内高 Na^+ 浓度和安静时细胞膜主要对 Na^+ 有通透性

E. 细胞外高 K^+ 浓度和安静时细胞膜主要对 K^+ 有通透性

8. 神经和骨骼肌细胞发生动作电位去极化时，钠离子以（   ）方式（   ）细胞。

A. 单纯扩散，进   B. 单纯扩散，出   C. 易化扩散，进   D. 易化扩散，出

E. 主动转运，进

9. 神经和骨骼肌细胞动作电位的复极化主要是由于（   ）。

A. Na^+ 外流   B. Na^+ 内流   C. K^+ 外流   D. K^+ 内流

E. 泵蛋白转运

10. 能阻断 Na^+ 通道的物质是（   ）。

A. 肾上腺素   B. 乙酰胆碱   C. 阿托品   D. 维拉帕米

E. 河豚毒

11. 神经细胞在绝对不应期中，钠通道处于（   ）。

A. 失活状态   B. 备用状态   C. 激活状态   D. 复活状态

E. 适应状态

12. 大多数可兴奋细胞接受刺激发生反应的共有表现是（   ）。

A. 神经冲动   B. 收缩   C. 分泌   D. 动作电位

E. 代谢增强

13. 有关局部电位的叙述，不正确的是（   ）。

A. 紧张性扩布   B. 无不应期

C. 电位的幅度随刺激强度而变化   D. 不衰减性传播

E. 可以总和

14. 当神经冲动到达运动神经末梢时，引起接头前膜（   ）。

A. Na^+ 通道关闭   B. Ca^{2+} 通道开放   C. K^+ 通道开放   D. Cl^- 通道开放

E. Cl^- 通道关闭

15. 兴奋通过神经-肌接头时，乙酰胆碱与受体结合使终板膜（   ）。

A. 对 Na^+、K^+ 通透性增加，发生超极化   B. 主要对 Na^+ 通透性增加，发生去极化

C. 仅对 K^+ 通透性增加，发生超极化   D. 仅对 Na^+ 通透性增加，发生超极化

E. 对 Ca^{2+} 通透性增加，发生超极化

16. 有机磷农药中毒时（   ）。

A. 乙酰胆碱释放增多   B. 乙酰胆碱释放减少

C. 胆碱酯酶活性增强   D. 胆碱酯酶活性减弱

E. 终板膜上的受体结构发生变化

17. 骨骼肌细胞收缩和舒张的基本功能单位是（   ）。

A. 肌管系统   B. 肌小节   C. 终池   D. 粗肌丝

E. 细肌丝

18. 肌细胞兴奋-收缩偶联的中介因子是（   ）。

A. Na^+ B. K^+ C. Ca^{2+} D. H^+

E. Cl^-

19. 骨骼肌兴奋时肌浆中的 Ca^{2+} 浓度升高，Ca^{2+} 主要来自（　　）。

A. 横管系统　　　　　　B. 终池　　　　　　C. 细胞外　　　　　　D. 线粒体

E. 粗肌丝

20. 骨骼肌发生强直收缩时，肌细胞的动作电位（　　）。

A. 幅度变大　　　　　　B. 幅度变小　　　　　C. 幅度不变　　　　　D. 发生叠加

E. 频率变慢

二、名词解释

1. 易化扩散　2. 钠钾泵　3. 静息电位　4. 动作电位　5. 阈电位

三、问答题

1. 细胞膜的物质转运方式有哪些，各有何特点？
2. 静息电位和动作电位的形成机制如何？
3. 试述神经-肌接头处的兴奋传递过程，举例说明该过程的主要影响因素。

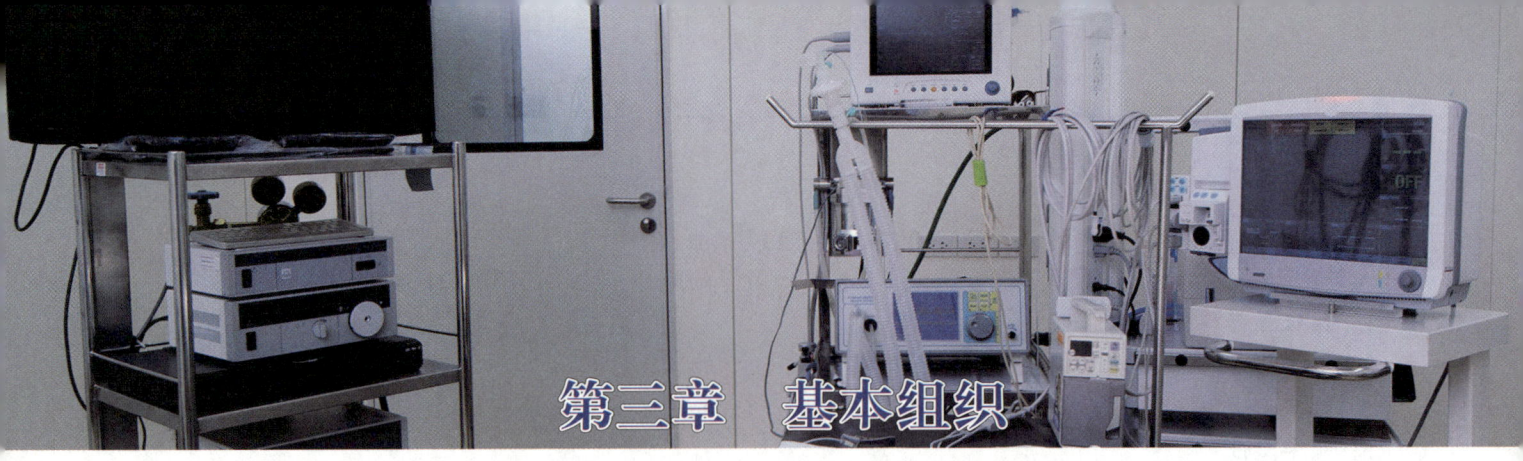

第三章 基本组织

◈ 学习目标

> **掌握**：上皮组织的一般特点和分类，疏松结缔组织的特点和组成成分，三种肌组织的光镜结构和功能特点，神经组织的构成，神经元的光镜结构、分类与功能，神经纤维的结构，几种神经末梢的结构与功能。
> **熟悉**：腺上皮和腺的概念，腺的分类及特点，神经胶质细胞的分类、结构特点与功能。
> **了解**：致密结缔组织、网状组织、脂肪组织的基本结构和功能，心传导系统的细胞类型。

组织是由细胞和细胞间质构成，是构成器官的基本成分。根据其结构和功能特点，人体的组织可分为四种基本类型：上皮组织、结缔组织、肌组织和神经组织。

第一节 上皮组织

上皮组织由大量细胞和少量细胞间质组成。上皮细胞分布有极性，分游离面和基底面。游离面朝向身体表面或有腔器官的腔面；基底面与游离面相对，朝向深部的结缔组织，附着在基膜上。上皮组织中没有血管，细胞所需的营养由结缔组织内的血管透过基膜供给。上皮组织主要分为被覆上皮和腺上皮两大类，具有保护、吸收、分泌和排泄等功能。

一、被覆上皮

被覆上皮覆盖于身体表面或体内某些管、腔、囊的内表面，根据构成细胞的层次和细胞的形状，被覆上皮可分为以下几种类型（表3-1，图3-1）。

表3-1 被覆上皮的类型及分布

类型		分布
单层上皮	单层扁平上皮	内皮：心、血管及淋巴管腔面
		间皮：胸、腹膜及心包膜表面
		其他：肺泡上皮及肾小囊壁层等
	单层立方上皮	肾小管及甲状腺滤泡等
	单层柱状上皮	胃、肠、子宫、输卵管及胆囊等腔面
	假复层纤毛柱状上皮	呼吸管道等腔面

续表

类型		分布
复层上皮	复层扁平上皮	未角化的：口腔、食管及阴道等腔面
		角化的：皮肤的表皮
	复层柱状上皮	眼结膜及男性尿道等腔面
	变移上皮	肾盂、肾盏、输尿管及膀胱等腔面

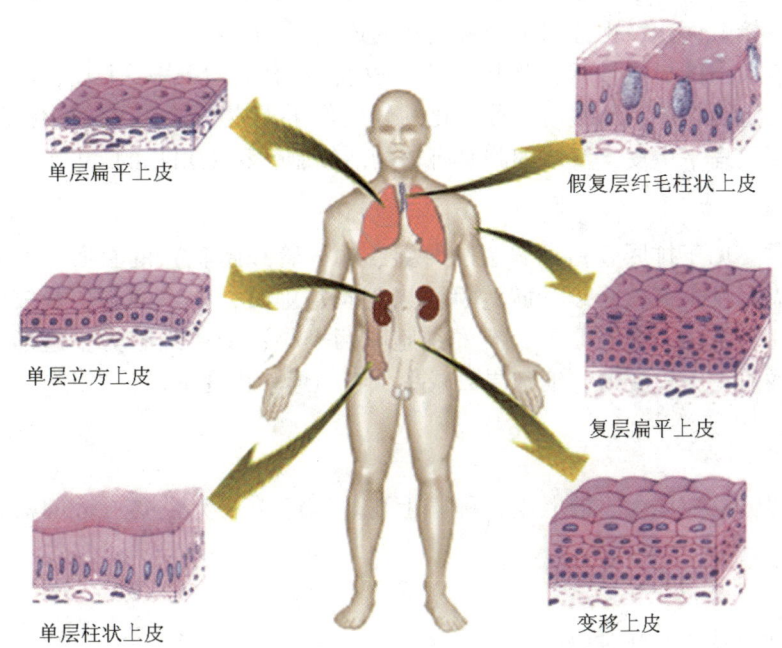

图 3-1　被覆上皮模式图

1. 单层扁平上皮

仅由一层扁平细胞组成。从表面看：细胞呈不规则或多边形，边缘呈锯齿状或波浪状，互相嵌合；核椭圆形，位于细胞中央。从垂直切面看：细胞核呈扁椭圆形，胞质菲薄，有核的部分略厚。

衬贴在心、血管和淋巴管腔面的单层扁平上皮，称内皮。内皮很薄，游离面光滑，有利于血液和淋巴液流动及物质通过；被覆于胸膜、腹膜和心包膜表面的单层扁平上皮，称间皮。间皮表面湿润光滑，利于脏器之间的运动。

2. 单层立方上皮

由一层立方形细胞组成。从表面看：细胞呈六角形或多角形。从垂直切面看：细胞呈立方形；细胞核圆形，位于细胞中央。单层立方上皮主要见于肾小管、甲状腺滤泡等处，有吸收和分泌功能。

3. 单层柱状上皮

由一层棱柱状细胞组成。从表面看：细胞呈六角形或多角形。从垂直切面看：细胞呈柱状，细胞核长椭圆形，多位于近基底部。在肠的单层柱状上皮中，柱状细胞间有散在的杯状细胞。杯状细胞形似高脚酒杯，顶部膨大，基底部较窄；细胞顶部充满黏液性分泌颗粒，在常规切片中分泌颗粒常溶解，胞质顶部呈空泡状。胞核位于基底部，呈倒三角形或扁椭圆形，着色较深。杯状细胞分泌黏液，滑润和保护上皮。单层柱状上皮主要见于胃、肠、子宫和输卵管等腔面，有吸收或分泌功能。

4. 假复层纤毛柱状上皮

是一种特殊的单层上皮，由柱状细胞、杯状细胞、梭形细胞和锥体形细胞组成。柱状细胞较多，游离面有纤毛，能摆动。几种细胞高矮不等，只有柱状细胞和杯状细胞的顶端伸到上皮游离面，细胞核的位置深浅不一，看上去很像复层上皮，但这些细胞的基底面都附着在基膜上，故仍为单层上皮。此种上皮主要分布在呼吸管道的腔面。

5. 复层扁平上皮

由多层细胞组成，是最厚的一种上皮。表层为几层扁平细胞；中间是数层多边形细胞，胞体较大，染色浅；基底面是一层立方形或矮柱状细胞，胞质呈强嗜碱性，此层细胞有较强的分裂增殖能力，可分化形成上皮中的其他细胞并向表层移动，以补充表层脱落的细胞。上皮与深部结缔组织的连接面凹凸不平，扩大了两者之间的接触面积，也加固了两者之间的连接。

复层扁平上皮具有很强的机械性保护作用。位于皮肤表面的复层扁平上皮，浅层细胞无核，胞质中充满硬韧的角蛋白，细胞死亡、不断脱落，称角化的复层扁平上皮，具有更强的保护作用。衬贴在口腔、食管和阴道等腔面的复层扁平上皮，浅层细胞是有核的活细胞，称未角化的复层扁平上皮。

6. 变移上皮

又称移行上皮，主要见于排尿管道（肾盂、肾盏、输尿管和膀胱）的腔面，上皮细胞形状和层数可随所在器官的功能状态而发生变化。以膀胱为例：当膀胱空虚时，上皮细胞层数较多，表层细胞呈大立方形，顶部胞质较厚密，可防止尿液侵蚀；有的细胞有两个核；中层细胞为多边形；基底细胞为矮柱状或立方形。当膀胱充盈时，上皮变薄，细胞层数减少，细胞形状也变扁。

二、腺上皮和腺

由腺细胞构成，以分泌功能为主的上皮，称腺上皮。以腺上皮为主要成分的器官，称腺，分为外分泌腺和内分泌腺。

（一）外分泌腺的结构

外分泌腺由分泌部和导管两部分组成。

1. 分泌部

也称腺泡。根据构成腺泡的细胞的不同，可分为三种类型。浆液性腺泡由浆液性腺细胞组成。腺细胞呈锥体形；核圆形，位于中央或近细胞基底部；细胞顶部充满嗜酸性的酶原颗粒，基部胞质呈嗜碱性。黏液性腺泡由黏液性腺细胞组成。腺细胞呈锥体形或柱状；核扁椭圆形，位于细胞基底部；胞质内充满粗大的黏原颗粒。在HE染色切片中，颗粒不易被保存，故胞质呈泡沫状。混合性腺泡由浆液性腺细胞和黏液性腺细胞共同组成。以黏液性腺细胞为主，几个浆液性腺细胞位于腺泡的底部，在切片中呈半月形结构，称浆半月。

2. 导管

导管与分泌部相连，由单层或复层上皮构成，将分泌物排到体表或器官腔内。有的导管还有分泌或吸收水和电解质的功能。

（二）外分泌腺的分类

（1）按组成腺的细胞数目，可分为单细胞腺（杯状细胞）和多细胞腺。大多数腺为多细胞腺。

（2）按导管有无分支，可分为单腺和复腺。导管无分支为单腺；导管有分支为复腺。

（3）按分泌部的形状，可分为管状腺、泡状腺和管泡状腺。通常是把分泌部的形状和导管是否分支两个因素结合一起分类。

（4）按分泌物的性质，可分为浆液性腺，黏液性腺和混合性腺。

第二节 固有结缔组织

结缔组织是人体内分布广泛、形态多样的组织，由多种细胞和丰富的细胞间质组成。细胞散在于细胞间质中，分布无极性，细胞的类型和数量随结缔组织的类型不同而有差异；细胞间质由细胞产生，包括纤维、无定形基质和不断循环更新的组织液。广义的结缔组织包括松软的固有结缔组织、液态的血液和淋巴以及固态的骨和软骨。结缔组织具有连接、支持、保护、运输、营养、免疫及防御等功能。

固有结缔组织即狭义的结缔组织，包括疏松结缔组织、致密结缔组织、脂肪组织和网状组织。

一、疏松结缔组织

疏松结缔组织又称蜂窝组织。广泛分布于器官、组织之间，起连接、支持、营养、防御、保护和修复等作用。其细胞种类多，纤维数量较少，排列稀疏，基质丰富（图3-2）。

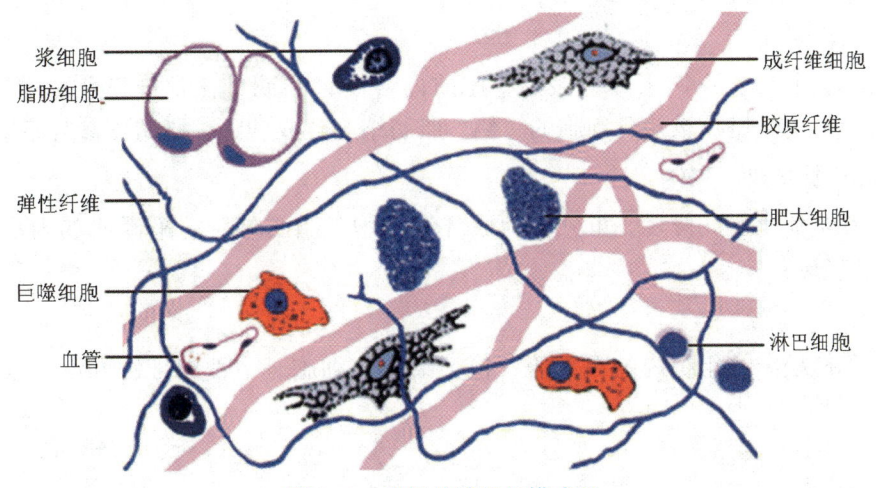

图3-2 疏松结缔组织模式图

（一）细胞

1. 成纤维细胞

成纤维细胞是结缔组织中数量最多的细胞，常附在胶原纤维上。胞体较大，扁平多突起；胞质弱嗜碱性；胞核大，椭圆形，染色浅，核仁明显。电镜下，胞质内有丰富的粗面内质网，游离核糖体和发达的高尔基复合体。成纤维细胞合成分泌疏松结缔组织的各种纤维和基质。

成纤维细胞功能处于静止状态时，细胞较小，呈长梭形；胞核小而细长，染色深；胞质嗜酸性，称纤维细胞。

2. 巨噬细胞

巨噬细胞分布广泛，形态因功能状态不同而变化，呈圆形、椭圆形或不规则形；胞核较小，圆形或椭圆形，染色深；胞质丰富，嗜酸性，含空泡和异物颗粒。电镜下，胞质内含有大量溶酶体、吞噬小泡和吞噬体，以及发达的高尔基复合体、少量线粒体和粗面内质网等。巨噬细胞来源于血液中的单核细胞，具有吞噬、消化、清除异物及免疫等功能。

3. 浆细胞

圆形或卵圆形；核圆形，多偏于细胞一侧，核中异染色质呈块状，沿核膜内面呈辐射状排列形似车轮；胞质丰富，嗜碱性。电镜下，胞质内有大量粗面内质网、游离核糖体及发达的高尔基复合体。浆细胞合成及分泌免疫球蛋白，又称抗体。抗体与抗原特异性结合，形成抗原-抗体复合物，从而抑制或杀灭细菌和病毒。

4. 肥大细胞

常沿小血管和小淋巴管分布。细胞较大，圆形或卵圆形；胞核小而圆，居中；胞质内充满粗大嗜碱性颗粒，这些颗粒具有异染性，可被甲苯胺蓝染成紫红色；被醛复红染成紫色。颗粒内含有肝素、组胺和嗜酸性粒细胞趋化因子；胞质中含有白三烯。肥大细胞参与过敏反应。

> **小贴士**
>
> **肥大细胞与花粉过敏**
>
> 某些花粉对某些人是过敏源，吸入这种花粉后，体内的浆细胞分泌 IgE 抗体。IgE 与肥大细胞表面的 IgE 受体结合，机体对该过敏源处于致敏状态。当再次吸入相同花粉时，该过敏源与结合在肥大细胞表面的 IgE 结合，肥大细胞受刺激脱颗粒，释放组胺和白三烯等，引起过敏反应。

5. 脂肪细胞

单个或成群分布。胞体大，圆形或椭圆形；胞质内含一大脂滴，在常规染色标本中，脂滴被溶解，细胞呈空泡状；胞核和少量胞质被挤到细胞的一侧。脂肪细胞合成和贮存脂肪，参与脂质代谢。

6. 未分化的间充质细胞

有分化潜能，在炎症及创伤修复，可分化为成纤维细胞、脂肪细胞、平滑肌和内皮细胞等，参与结缔组织和小血管的复修。

7. 白细胞

从血液中游走到疏松结缔组织内的白细胞，包括嗜酸粒细胞、中性粒细胞和淋巴细胞等，参与免疫和炎症反应。

（二）纤维

1. 胶原纤维

胶原纤维是结缔组织中数量最多的纤维，新鲜时呈白色，又称白纤维。纤维粗细不等，呈波浪形，互相交织；嗜酸性，粉红色。胶原纤维是由大量胶原原纤维黏合而成，电镜下呈现明暗交替的周期性横纹；韧性大，抗拉力强。

2. 弹性纤维

新鲜时呈黄色，又称黄纤维。纤维较细，末端常见分支或卷曲。弹性纤维以弹性蛋白为核心，外周覆盖着微原纤维；有较强的弹性。

弹性纤维和胶原纤维交织在一起，使疏松结缔组织既有弹性又有韧性，有利于组织和器官保持形态和位置的相对恒定，又具有一定的可塑性。

3. 网状纤维

网状纤维较细，分支多，交织成网，经硝酸银染色呈黑色，又称嗜银纤维。网状纤维由Ⅲ型胶原蛋白构成，表面被覆蛋白多糖和糖蛋白；主要分布在网状组织；也见于结缔组织与其他组织交界处。

（三）基质

基质是一种无定形的胶状物质，主要化学成分为蛋白多糖和糖蛋白。蛋白多糖为基质的主要成分，其分子排列成多孔隙的筛状结构，称为分子筛，允许水、营养物、代谢产物、激素和气体分子通过，细菌等大分子物质则不能通过，是限制细菌扩散的防御屏障。此外基质中含有大量的组织液，是从毛细血管渗入基质内的液体，是血液与组织细胞间进行物质交换的场所，保持细胞赖以生存的体液环境的稳定。

二、致密结缔组织

致密结缔组织以纤维成分为主,且纤维粗大,排列致密而细胞和基质成分较少,起支持和连接功能。

以胶原纤维为主的致密结缔组织,细胞主要是成纤维细胞。胶原纤维密集平行排列成束,主要见于肌腱、腱膜、韧带和关节等处;或纵横交错排列,主要见于真皮、硬脑膜、巩膜及许多器官的被膜等处。

以弹性纤维为主的致密结缔组织,称弹性组织。粗大的弹性纤维平行排列成束,见于项韧带和黄韧带,适应脊柱的运动;或成层排列,见于大动脉的中膜,缓冲血流的压力。

三、脂肪组织

大量脂肪细胞聚集在一起,被疏松结缔组织分隔成许多小叶,构成脂肪组织。新鲜时呈黄色,称黄色脂肪组织(某些哺乳类动物或白色)。细胞中含有一个大脂滴,称单泡脂肪细胞。黄色脂肪组织主要分布在皮下、网膜和系膜等处,是体内最大的贮能库,参与能量代谢,还具有维持体温、缓冲、保护和填充等作用。

四、网状组织

网状组织由网状细胞、网状纤维和基质构成。网状细胞呈星形,多突起,互连成网;胞核较大,圆或卵圆形,染色浅,核仁明显。网状纤维由网状细胞产生,分支交织连接成网。网状组织构成造血组织和淋巴组织的支架结构,为血细胞发生和淋巴细胞发育提供适宜的微环境。

第三节 肌组织

肌组织主要由具有收缩功能的肌细胞组成。肌细胞间有少量结缔组织、血管、淋巴管和神经。肌细胞呈细长纤维状,又称肌纤维,其细胞膜称肌膜,细胞质称肌浆,肌浆内的滑内质网称肌浆网。肌组织分为三类:骨骼肌、心肌和平滑肌(图3-3)。

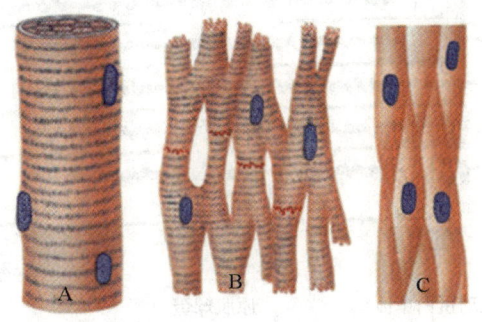

A. 骨骼肌 B. 心肌 C. 平滑肌

图3-3 三种肌组织模式图

一、骨骼肌

骨骼肌由许多平行排列的骨骼肌纤维外面包裹着结缔组织组成。包在整块肌肉外面的致密结缔组织,称为肌外膜,其结缔组织伸入肌肉内,将肌纤维分隔和包裹成大小不等的肌束,形成肌束膜。包裹在每根肌纤维外面的薄层结缔组织,称肌内膜。这些结缔组织有支持、连接、营养和保护肌组织的作用。

(一)骨骼肌纤维的光镜结构

骨骼肌纤维为长圆柱形;每根肌纤维有多个核,呈扁椭圆形,紧贴肌膜内面;肌浆内含许多与细胞长轴平行排列的肌原纤维,其上有明暗相间的带,构成了骨骼肌纤维明显的周期性横纹。暗带又称A带,电镜下，其中央可见一条浅色窄带，称 H 带，H 带中间有一条深色细线，称 M 线；明带又称 I 带，其中央可见一条深色细线，称 Z 线。相邻两条 Z 线之间的一段肌原纤维，称肌节。每个肌节由 1/2 I 带+1/2A 带+1/2 I 带所组成，是骨骼肌纤维结构和功能的基本单位。

（二）骨骼肌纤维的超微结构

1. 肌原纤维

肌原纤维是由许多更细的粗、细两种肌丝构成。两种肌丝沿肌原纤维长轴规律地平行排列，形成光镜下可见的明带和暗带。粗肌丝位于 A 带，固定于 M 线，两端游离。细肌丝一端固定于 Z 线，另一端向 A 带伸入，止于 H 带外侧。这种排列的结果，I 带内只有细肌丝，H 带内只有粗肌丝，而 H 带两侧的 A 带内既有粗肌丝又有细肌丝。粗、细肌丝的这种规则排列关系以及它们的分子结构是肌节完成收缩功能的结构基础。

粗肌丝由肌球蛋白分子组成（图3-4）。肌球蛋白形如豆芽，分为头和杆两部分，两者的连接点及杆上有两处类似关节的结构，可以屈动。肌球蛋白的杆朝向 M 线；头游离，朝向邻近的 Z 线，并突出于粗肌丝的表面，形成横桥。肌球蛋白的头部具有 ATP 酶活性，能分解 ATP 释放能量，使横桥屈动。

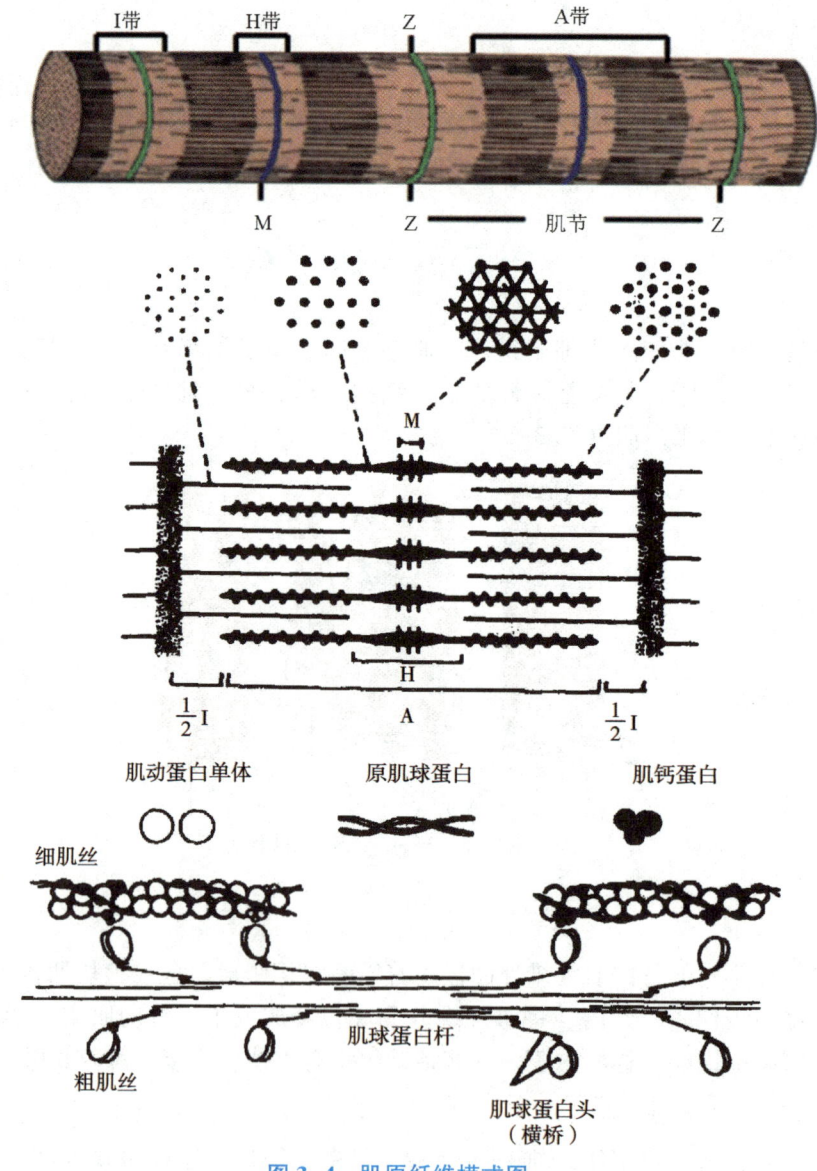

图3-4 肌原纤维模式图

细肌丝由肌动蛋白、原肌球蛋白和肌钙蛋白构成。肌动蛋白分子单体为球形，相互接连成串珠状，并缠绕形成的双股螺旋链。每个肌动蛋白单体上都有一个可以与肌球蛋白头部相结合的位点。原肌球蛋白由两条多肽链缠绕形成双股螺旋状长链，嵌于肌动蛋白双股螺旋链的浅沟内，在肌纤维处于非收缩状态时，原肌球蛋白掩盖肌动蛋白单体上的结合位点。肌钙蛋白由三个球形亚单位构成，可与Ca^{2+}结合，影响肌动蛋白和肌球蛋白相互作用。

2. 横小管

横小管或称T小管（图3-5），是肌膜向肌浆内凹陷形成的管状结构，与肌纤维长轴垂直走行，包绕每条肌原纤维，位于A带与I带交界处，同一平面的横小管分支吻合，互连成网。横小管可将肌膜的兴奋迅速传到肌纤维内。

3. 肌浆网

肌浆网是肌浆内的滑面内质网（图3-5），位于横小管之间，纵行包绕每条肌原纤维，称纵小管。纵小管在靠近横小管处膨大呈扁囊状，称终池，每一个横小管与其两侧的终池共同组成三联体，可将兴奋从肌膜传到肌浆网膜。肌浆网可调节肌浆中Ca^{2+}的浓度。

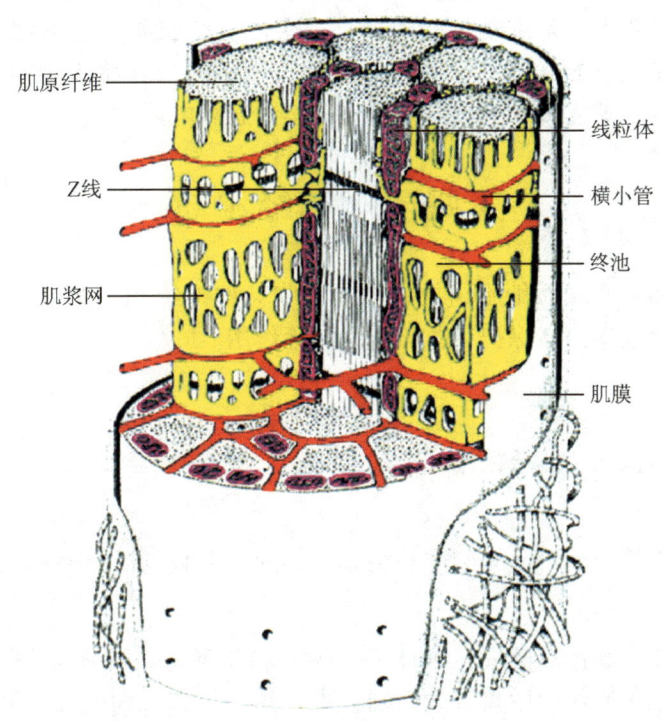

图3-5　骨骼肌纤维超微结构模式图

除上述结构外，骨骼肌纤维肌浆中还含有大量线粒体、糖原、肌红蛋白及少量脂滴，为骨骼肌提供氧和能量。

二、心肌

心肌主要分布于心脏和邻近心脏的大血管壁，呈自动节律性收缩。

（一）心肌纤维的光镜结构

心肌纤维呈短柱状，有分支，互联成网；核呈卵圆形，位于细胞中央，有时含有双核；核周胞质中可见脂褐素，随年龄的增长而增多；心肌纤维的横纹不如骨骼肌明显。心肌纤维的连接处染色较深，在光镜下呈与横纹平行的竹节样粗线条，称闰盘。

(二) 心肌纤维的超微结构

在电镜下，心肌纤维的结构与骨骼肌相似，具有以下特点：①肌原纤维粗细不等，分界模糊；②横小管较粗，位于Z线水平；③肌浆网比较稀疏，纵小管不发达，只在横小管一侧形成较小的终池，形成二联体，三联体极少见；④闰盘的横向部分位于Z线水平，有中间连接和桥粒；纵向部分有缝隙连接，便于细胞间传递化学信息和电冲动；⑤肌浆中含有较多的线粒体和肌红蛋白。

三、平滑肌

平滑肌广泛分布于血管、淋巴管、内脏器官。

(一) 平滑肌纤维的光镜结构

平滑肌纤维呈梭形；无横纹；细胞核一个，长椭圆形或杆状位于细胞中央，常规切片中，由于细胞收缩，细胞核呈波浪形。

(二) 平滑肌纤维的超微结构

平滑肌纤维内没有肌原纤维，主要由粗肌丝、细肌丝、中间丝、密斑和密体组成。密斑和密体为电子致密的小体。密斑位于肌膜下，是细肌丝的附着点；密体位于肌浆中，为细肌丝和中间丝的共同附着点，一般认为密体相当于横纹肌的Z线。平滑肌纤维的收缩机制与骨骼肌相同，但其收缩更慢，持续时间更长。相邻肌纤维之间以缝隙连接相连，借以传递化学性息和电冲动。

第四节　神经组织

神经组织由神经细胞和神经胶质细胞组成。神经细胞又称神经元，能接受刺激、整合信息和传导冲动。神经胶质细胞对神经元起支持、保护、营养和绝缘等作用。

一、神经元

神经元是神经系统的结构和功能单位。

(一) 神经元的结构

神经元形态多样，大小不一，可分为胞体和突起两部分，突起包括树突和轴突两种（图3-6）。

1. 胞体

胞体是神经元功能活动中心；有圆形、锥体形、梭形和星形等；神经元细胞膜是可兴奋膜，膜上有离子通道和受体；细胞核位于胞体的中央，大而圆，染色浅，核仁大而明显；胞质中含有丰富的细胞器，其中有两种特殊的细胞器：尼氏体和神经元纤维，是神经元的特征性结构。

尼氏体：又称嗜染质，为嗜碱性颗粒或斑块。电镜下观察，尼氏体由发达的粗面内质网和游离核糖体组成，故神经元合成蛋白质的功能活跃。

神经元纤维：HE染色切片中难以分辨。镀银染色切片中，神经元纤维呈棕黑色细丝，互相交错成网，并伸入树突和轴突内。电镜下观察，神经原纤维由神经丝和微管构成。神经丝与微管构成神经元的细胞骨架；此外，微管还参与物质的运输。

2. 树突

树突一个或多个，分支较短呈树枝状，在分支上可见大量短小突起，称树突棘，增大了神经元的接触面积。树突的胞质结构与胞体相似，主要功能是接受刺激并传向胞体。

3. 轴突

一般只有一个，比树突细而长，末端的分支较多，形成轴突终末。光镜下胞体发出轴突的部位常呈圆锥形，称轴丘，此区域内无尼氏体，染色浅淡。轴突内含的胞质，称轴质，轴质中含有大量的神经丝、微丝、微管等，构成轴质中的立体网架结构，是神经元运输物质的通道。轴突表面的胞膜，称轴膜，神经冲动沿轴膜传递，因此轴突的主要功能是传导神经冲动。

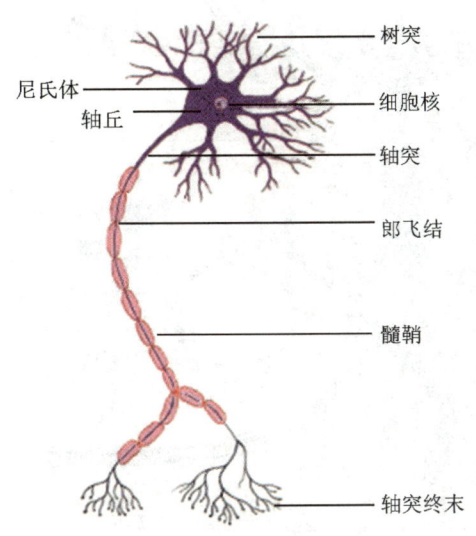

图 3-6 神经元结构模式图

（二）神经元的分类

1. 按突起数量

分为三类：①多极神经元：有一个轴突和多个树突。②双极神经元：有一个轴突和一个树突。③假单极神经元：从胞体发出一个轴突，在不远处呈"T"形分支，一支进入中枢神经系统，称中枢突，传出冲动；另一支分布到周围的其他器官，称周围突，接受刺激。

> **小贴士**
>
> **神经元变性与老年痴呆症**
>
> 老年痴呆症又称阿尔茨海默病，患者大脑皮质中出现大量淀粉样蛋白沉积，神经元中的神经元纤维缠结成团。变性的神经元不断死亡，大脑皮质广泛萎缩，以海马区最重，患者出现记忆、认知、思维等能力障碍。

2. 按神经元的功能

分为三类：①感觉神经元：又称传入神经元，多为假单极神经元，能将刺激信号转换为神经冲动传向神经中枢。②运动神经元：又称传出神经元，一般为多极神经元，把神经冲动传递给效应细胞。③中间神经元：主要为多极神经元，位于前两种神经元之间，起联络作用。

3. 按神经元释放的神经递质

分为胆碱能神经元、去甲肾上腺素能神经元与胺能神经元等。

二、神经胶质细胞

（一）中枢神经系统的神经胶质细胞（图 3-7）

1. 星形胶质细胞

最大，胞体呈星形；核大，圆或卵圆形，染色较浅；细胞突起末端扩大形成脚板，在脑和脊髓表面形成胶质界膜，或贴附在毛细血管壁上，构成血-脑屏障。中枢神经系统损伤时，星形胶质细胞可增生，形成胶质瘢痕来补充。

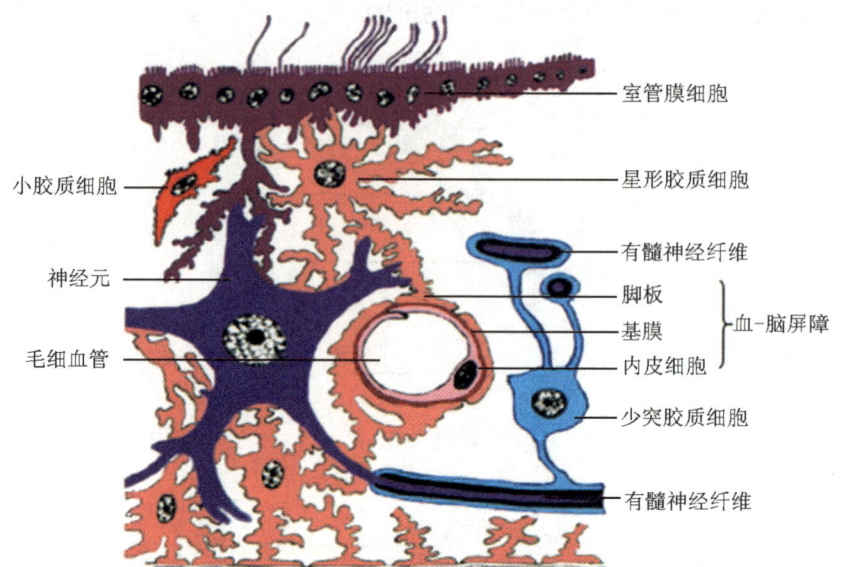

图 3-7 中枢神经系统的神经胶质细胞模式图

2. 少突胶质细胞

胞体较小；核小，卵圆形，染色深；突起较少，末端扩展成扁平薄膜，包卷神经元的轴突形成髓鞘，是中枢神经系统的髓鞘形成细胞。

3. 小胶质细胞

最小，胞体细长；核小，扁平或三角形，染色深；突起细长有分支。当神经系统损伤时，小胶质细胞可转变为巨噬细胞，吞噬死亡细胞的碎屑。

4. 室管膜细胞

细胞呈立方形或柱状，分布于脑室和脊髓中央管的腔面在脉络丛的室管膜细胞可产生脑脊液。

（二）周围神经系统的神经胶质细胞

1. 施万细胞

是周围神经系统的髓鞘形成细胞；参与外周神经纤维的构成，也称神经膜细胞。

2. 卫星细胞

是神经节内包裹神经元胞体的一层扁平或立方形细胞，核圆形或卵圆形，染色深。

> **小贴士**
>
> **血-脑屏障**
>
> 是血液与神经组织之间存在的一种屏障结构。由毛细血管内皮、基膜和神经胶质膜构成。中枢神经系统的毛细血管为连续型，内皮细胞间以紧密连接封闭，内皮外基膜完整，可有效阻止血液中某些有害物质进入神经组织，而营养物质和代谢产物可顺利通过，以维持神经组织内环境的稳定。

三、神经纤维和神经

（一）神经纤维

神经纤维由神经元的长轴突以及包绕轴突的神经胶质细胞构成。根据神经胶质细胞是否形成髓鞘可将其分为有髓神经纤维和无髓神经纤维两类。

1. 有髓神经纤维

轴突表面包绕髓鞘和神经膜。髓鞘呈节段性，相邻节段之间有一狭窄部位，称郎飞结，此处轴膜裸露。相邻两个郎飞结之间的一段神经纤维，称结间体，每一个结间体由一个髓鞘形成细胞包绕。在HE染色切片中，髓鞘中的类脂被溶解，残留的少量蛋白质呈粉红色细网。

2. 无髓神经纤维

无髓鞘，轴突外面包裹神经膜或完全裸露。

神经冲动的传导是在轴膜上进行的，故有髓神经纤维的神经冲动传导是从一个郎飞结跳到下一个郎飞结，呈跳跃式传导，传导速度快；无髓神经纤维的神经冲动只能沿轴膜连续传导，传导速度慢。

（二）神经

由周围神经系统的神经纤维和外面包裹的结缔组织构成。每条神经纤维表面的薄层结缔组织膜，称神经内膜；若干神经纤维集合在一起形成神经纤维束，表面包绕几层扁平细胞，称神经束膜；若干条神经纤维束聚集构成神经，外面包裹致密结缔组织膜，称神经外膜。

四、神经末梢

神经末梢是周围神经纤维的终末部分，遍布全身，按功能分为两大类。

（一）感觉神经末梢

感觉神经末梢是感觉神经元周围突的末端伸入周围其他组织，构成感受器。能感受刺激，并将其转化为神经冲动上传至中枢，产生感觉。

1. 游离神经末梢

感觉神经纤维的终末部分脱去髓鞘，末端反复分支，广泛分布于表皮、角膜和毛囊的上皮细胞之间，或真皮、关节囊、肌腱、韧带、骨膜及脑膜等各型结缔组织内；感受冷、热、痛觉和轻触觉。

2. 有被囊神经末梢

神经纤维终末有结缔组织的被囊包绕，有三种形式。

（1）触觉小体呈卵圆形，小体内有许多平行排列的扁平细胞，有髓神经纤维靠近小体时失去髓鞘，轴突盘绕在扁平细胞之间。触觉小体主要分布于皮肤的真皮乳头层；感受精细触觉。

（2）环层小体较大，呈卵圆形或圆形，小体内有许多层同心圆排列的扁平细胞，中央为均质状圆柱体，有髓神经纤维终末失去髓鞘，裸露的轴突进入小体中央圆柱体内。环层小体广泛分布于皮下组织、腹膜、肠系膜、韧带和关节囊等处；感受较强的应力，产生压觉、张力觉和振动觉。

（3）肌梭呈梭形，内含若干条较细的骨骼肌纤维，称梭内肌纤维。感觉神经纤维进入肌梭前失去髓鞘，其轴突分成多支，包绕梭内肌纤维。此外，肌梭内还有运动神经末梢，分布于肌纤维的两端。肌梭分布在骨骼肌内，可感受肌张力的变化，是调控骨骼肌活动的本体感受器。

（二）运动神经末梢

运动神经末梢是运动神经元的轴突终末分布于肌组织和腺体等处，形成效应器。支配肌纤维的收缩和腺细胞的分泌。

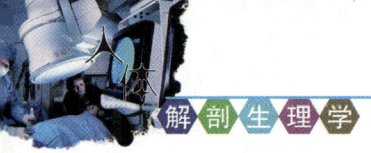

1. 躯体运动神经末梢

神经元的轴突抵达骨骼肌时失去髓鞘，其末端反复分支形成葡萄状的终末，与骨骼肌纤维建立突触连接；终末的末端膨大呈椭圆形板状隆起，故也称运动终板或神经-肌连接。躯体运动神经末梢分布于骨骼肌，支配骨骼肌收缩。

2. 内脏运动神经末梢

轴突较细，分支末段呈串珠样膨体，贴附于肌纤维表面或穿行于腺细胞之间。内脏运动神经末梢分布于心肌、内脏及血管的平滑肌和腺体等处，调节肌纤维收缩和腺体的分泌。

自我测评

一、单选题

1. 具有明显极性的细胞是（　　）。
   A. 上皮细胞　　　　　B. 结缔组织细胞　　　C. 神经细胞　　　　　D. 肌细胞
   E. 卵细胞
2. 上皮组织的功能不包括（　　）。
   A. 保护　　　　　　　B. 营养　　　　　　　C. 吸收　　　　　　　D. 分泌
   E. 排泄
3. 间皮可见于（　　）。
   A. 肺泡上皮　　　　　B. 腹膜腔表面　　　　C. 血管内表面　　　　D. 心脏内表面
   E. 肾小囊壁层
4. 假复层纤毛柱状上皮分布于（　　）。
   A. 食道　　　　　　　B. 小肠　　　　　　　C. 膀胱　　　　　　　D. 气管
   E. 外耳道
5. 单层柱状上皮可见于（　　）。
   A. 胃　　　　　　　　B. 胆囊　　　　　　　C. 结肠　　　　　　　D. 子宫
   E. 以上所有器官
6. 未角化复层扁平上皮分布在下列（　　）器官。
   A. 食管　　　　　　　B. 气管　　　　　　　C. 胃　　　　　　　　D. 输精管
   E. 输尿管
7. 人体内最耐摩擦的上皮组织是（　　）。
   A. 单层立方上皮　　　B. 单层柱状上皮　　　C. 假复层柱状上皮　　D. 复层扁平上皮
   E. 变移上皮
8. 成纤维细胞的形态结构是（　　）。
   A. 细胞扁平而有突起，胞质嗜碱性，胞核呈车轮状
   B. 细胞扁平而有突起，胞质内有异染性颗粒，胞核呈卵圆形
   C. 细胞扁平而有突起，胞质嗜碱性，胞核呈卵圆形
   D. 细胞呈星形，胞质嗜碱性多核
   E. 细胞呈梭形，胞质嗜碱性，核杆状
9. 胞质内含异染性颗粒的细胞是（　　）。
   A. 巨噬细胞　　　　　B. 浆细胞　　　　　　C. 肥大细胞　　　　　D. 成纤维细胞
   E. 嗜酸性粒细胞

10. 合成和分泌免疫球蛋白的细胞是（　　）。
   A. 肥大细胞　　　　　B. 浆细胞　　　　　C. 巨噬细胞　　　　　D. 嗜酸性粒细胞
   E. 成纤维细胞
11. 下面具有嗜银性的纤维是（　　）。
   A. 胶原纤维　　　　　B. 肌原纤维　　　　C. 网状纤维　　　　　D. 张力原纤维
   E. 胶原原纤维
12. 肌节是（　　）。
   A. 两条相邻Z线之间的一段肌原纤维　　　　B. 两条相邻Z线之间的一段肌纤维
   C. 两条相邻M线之间的一段肌原纤维　　　　D. 两条相邻M线之间的一段肌纤维
   E. 两条相邻H带之间的一段肌原纤维
13. 骨骼肌纤维的肌膜向胞质内凹陷形成（　　）。
   A. 终池　　　　　　　B. 肌浆网　　　　　C. 横小管　　　　　　D. 纵小管
   E. 三联体
14. Z线位于肌原纤维的（　　）。
   A. A带　　　　　　　B. H带　　　　　　C. A带与H带之间　　D. I带与H带之间
   E. I带
15. 肌节的组成是（　　）。
   A. I带+A带　　　　　　　　　　　　　　B. 1/2 I带+A带+1/2 I带
   C. A带+I带　　　　　　　　　　　　　　D. 1/2 A带+1/2 I带
   E. 1/2 A带+I带+1/2 A带
16. 神经元的轴突内不含有（　　）。
   A. 微管　　　　　　　B. 尼氏体　　　　　C. 线粒体　　　　　　D. 神经丝
   E. 微丝
17. 周围神经系统有髓神经纤维的髓鞘形成细胞是（　　）。
   A. 星形胶质细胞　　　B. 小胶质细胞　　　C. 少突胶质细胞　　　D. 施万细胞
   E. 卫星细胞
18. 中枢神经系统有髓神经纤维的髓鞘形成细胞是（　　）。
   A. 施万细胞　　　　　B. 少突胶质细胞　　C. 小胶质细胞　　　　D. 室管膜细胞
   E. 星形胶质细胞
19. 具有吞噬能力的细胞是（　　）。
   A. 少突胶质细胞　　　B. 星形胶质细胞　　C. 小胶质细胞　　　　D. 施万细胞
   E. 卫星细胞
20. 下列哪种细胞是神经胶质细胞（　　）。
   A. 卫星细胞　　　　　B. 嗅细胞　　　　　C. 味细胞　　　　　　D. 纤毛细胞
   E. 锥体细胞

二、名词解释

1. 肌节　　2. 横小管　　3. 尼氏体　　4. 运动终板

三、简答题

1. 简述上皮组织的特点及上皮细胞的特殊结构。
2. 简述骨骼肌纤维的电镜结构。
3. 简述神经末梢的类型及功能。

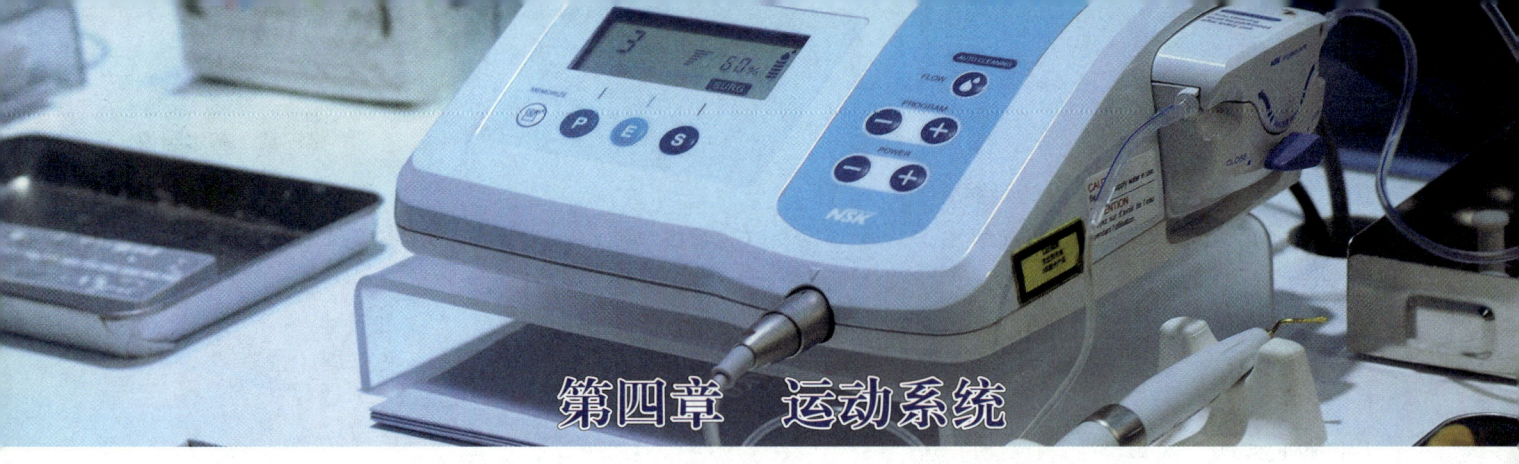

第四章 运动系统

学习目标

掌握：骨的构造和关节的基本结构，脊柱的整体观、胸廓的组成、颞下颌关节、肩关节、肘关节、腕关节、骨盆、髋关节、膝关节、踝关节的组成和结构特点。

熟悉：全身各部骨的名称和所在部位，主要肌的位置名称和功能。

了解：骨的形态和分类、骨的化学成分和物理特性。

运动系统由骨、骨连结和骨骼肌三部分组成，约占体重的60%，全身各骨由骨连结构成人体的支架，骨骼肌附着于骨骼上，收缩时产生运动，运动系统对人体起支持、运动和保护的作用。

第一节 骨和骨连结

一、概述

（一）骨（成人）

成人全身有骨206块（图4-1），约占体重的20%。按其所在部位可分为躯干骨，颅骨，四肢骨。每块骨都是一个器官，坚韧而有弹性，有丰富的血管、神经和淋巴管，骨的功能除支持、保护和运动外，还有修复和改建再生的能力。

1. 骨的形态和分类

分为长骨、短骨、扁骨和不规则骨四类。

（1）长骨。呈长管状，可分一体两端，体位于中部，又称骨干，内有空腔称骨髓腔，容纳骨髓。两端膨大称骺，有光滑的关节面，附着关节软骨，长骨分布于四肢，如肱骨和股骨等。

（2）短骨。形似立方体，多成群分布于承受压力较大、运动较复杂的部位，如腕骨、跗骨等。

（3）扁骨。呈板状，主要构成颅腔、胸腔、盆腔的壁，如颅盖骨、胸骨等，对腔内器官起保护作用。

（4）不规则骨。形状不规则，如椎骨、髋骨等。有些不规则骨内含有空腔，称含气骨，如上颌骨。

2. 骨的构造

骨由骨膜、骨质和骨髓三部分构成（图4-2）。

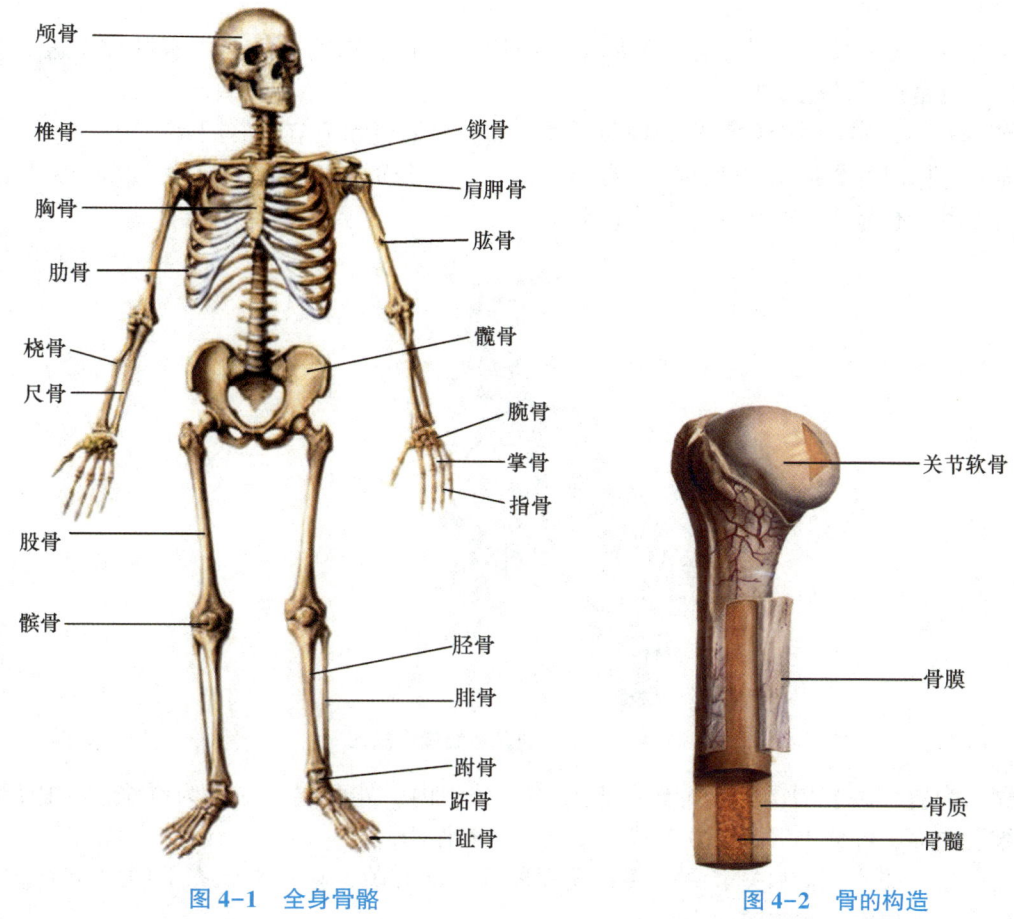

图 4-1　全身骨骼　　　　　　图 4-2　骨的构造

（1）骨膜。骨膜由致密结缔组织构成，富含血管、神经和淋巴管，骨膜分骨外膜和骨内膜。骨外膜覆盖于除关节面外骨的表面。骨膜含有成骨细胞和破骨细胞，对骨的生长、再生、修复和愈合具有重要作用。

（2）骨质。由骨组织构成，分为骨密质和骨松质。骨密质分布于骨的外表面及长骨的骨干，致密坚硬。骨松质分布于长骨两端和其他骨的内部，由交错排列的骨小梁构成。

（3）骨髓。是充填于骨髓腔和骨松质间隙内，可分为红骨髓和黄骨髓两种。胎儿和婴幼儿期的骨髓都是红骨髓，具有造血功能。一般5岁以后，长骨骨髓腔内的红骨髓逐渐被脂肪组织所代替，故称黄骨髓，失去造血功能。长骨两端的骺、扁骨和不规则骨，终生都是红骨髓。临床怀疑有造血功能疾病时，常在髂骨等处抽取少量红骨髓来进行检查确定。

3. 骨的化学成分和物理特性

骨质的化学成分包括有无机质和有机质组成。有机质主要是骨胶原纤维和黏多糖蛋白等，使骨具有一定的弹性和韧性；无机质主要是磷酸钙和碳酸钙等，使骨坚实有硬度。幼年者骨的有机质相对多，故弹性大，不易骨折，而老年人的骨无机质比例较大，脆性较大易发生骨折。

（二）骨连结

骨与骨之间的连结装置称骨连结。按照骨连结的方式，可分为直接连结和间接连结两种。

1. 直接连结

骨与骨之间借软骨、致密结缔组织或骨直接相连，其间没有腔隙，这类连结运动性能很小或完全不能运动。

2. 间接连结

又称滑膜关节，简称关节，骨与骨之间借结缔组织囊互相连结而成，囊内有腔隙，这类连结，具有较大的活动性，也是连接的主要方式。

（1）关节的基本结构：关节的基本结构包括关节面、关节囊和关节腔（图4-3）。

①关节面。是构成关节各骨的邻接面，常为一凸一凹，分别构成关节头和关节窝。关节面覆盖关节软骨，其表面光滑，有弹性，可减少运动时的摩擦。

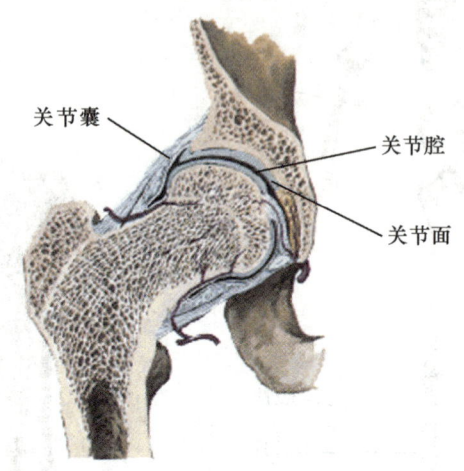

图4-3 关节的基本结构模式图

②关节囊。为包绕关节周围的结缔组织膜性囊，分为内、外两层。外层为纤维层，内层为滑膜层，滑膜衬于纤维层内面，可分泌滑液，具有减少摩擦和营养作用。

③关节腔。是由关节软骨和关节囊滑膜共同围成的密闭腔隙，在正常状态下腔内含少量滑液，有润滑关节、减少摩擦的作用，关节腔内为负压。

（2）关节的辅助结构：关节除具备上述基本结构外，还有韧带、关节盘、关节唇辅助结构，以增加关节的稳固性和灵活性。

（3）关节的运动形式：关节的运动一般都是围绕一定的轴而运动，运动形式为：

屈和伸：运动时相关节的两骨互相靠拢，夹角变小称为屈，反之为伸。

内收和外展：关节围绕矢状轴进行的运动，骨向正中矢状面靠拢为内收，反之为外展。

旋转：是骨围绕本身的垂直轴进行的运动。骨的前面转向内侧称旋内，反之称旋外。在前臂，手背转向前方称旋前，反之称旋后。

环转：骨的近端在原位转动，远端做圆周运动，是屈、收、伸、展四种形式不断转换的连续动作。

二、躯干骨及其连结

躯干骨由椎骨、胸骨和肋组成，借助骨连结构成脊柱、胸廓和骨盆。

（一）脊柱

脊柱由24块椎骨、1块骶骨、1块尾骨，借助骨连结构成。

1. 椎骨

在未成年前有33块，即颈椎7块、胸椎12块、腰椎5块、骶椎5块和尾椎3~5块。青春期后5块骶椎融合成1块骶骨，3~5块尾椎融合成1块尾骨。

（1）椎骨的一般形态：椎骨由前方的椎体和后方的椎弓组成（图4-4）。椎体位于椎骨的前方，呈短柱形，借椎间盘与相邻椎骨相连结，它是脊柱承重的主体。椎体与椎弓共同围成椎孔，所有椎孔相互连通形成椎管，容纳脊髓。椎弓与椎体相连接的部分称椎弓根，其上方、下方有椎上、下切迹。相邻椎骨的上、下切迹围成椎间孔，有脊神经通过。由椎弓向后下方伸出1个棘突，向两侧伸出1对横突，向上方伸出1对上关节突，向下方伸出1对下关节突。

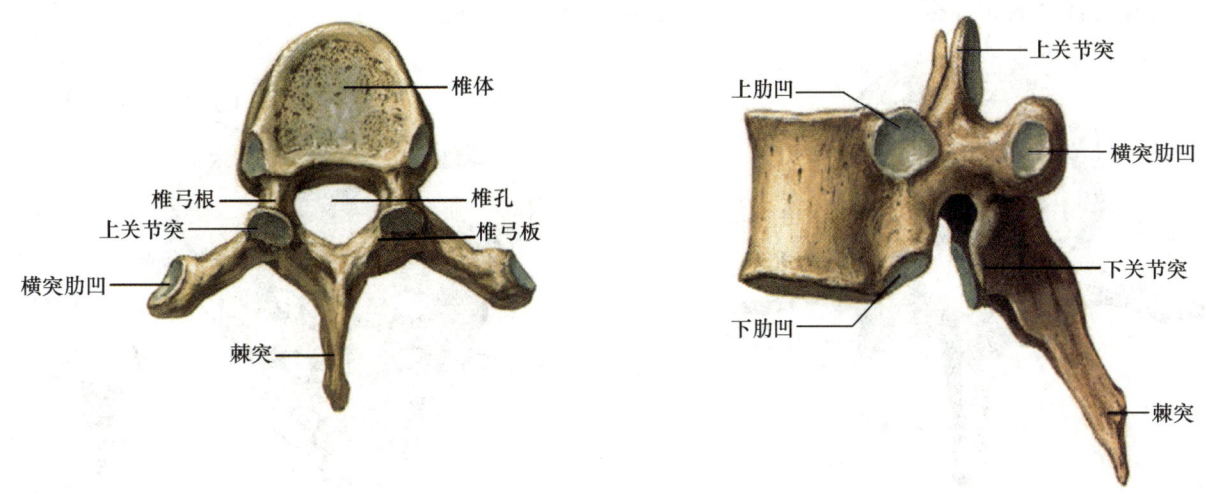

图 4-4　椎骨的一般形态（胸椎上面）

(2) 各部椎骨的主要特征

①颈椎。椎体较小（图4-5），椎孔较大，呈三角形；横突根部有称横突孔，2~6颈椎棘突末端分叉。第一颈椎又称寰椎呈环状，由前弓、后弓和两个侧块组成，无椎体。第2颈椎又称枢椎，在椎体上方伸出一指状突起称齿突。第7颈椎又称隆椎，棘突特别长，末端不分叉，在活体容易看到和摸到是计数椎骨的重要体表标志。

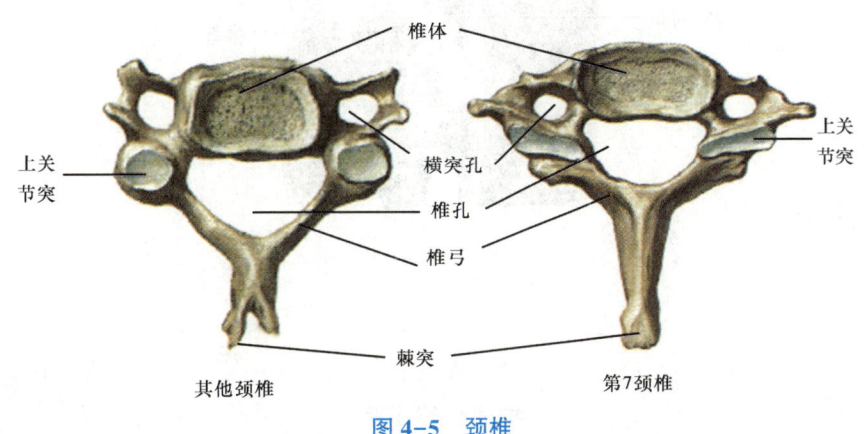

图 4-5　颈椎

②胸椎。椎体从上向下逐渐增大，椎体两侧肋凹与肋头相关节，棘突细长向后下方倾斜，呈叠瓦状排列。

③腰椎。椎体大（图4-6），棘突宽短呈板状，几乎水平后伸，各棘突间隙较宽，临床上利用此间隙进行腰椎穿刺术。

④骶骨。由5块骶椎融合而成，（图4-7）呈倒三角形，骶骨尖向下，骶骨底向上，底前缘中部突出，称骶骨岬。骶骨的前面有4对骶前孔，背侧面中线处有纵形骶正中嵴，其两侧有4对骶后孔。骶骨中央有骶管，其上端通椎管，下端开口为骶管裂孔，此孔两侧的向下突起称骶角，临床上进行骶管麻醉时以骶角作为定位的标志。

⑤尾骨。尾骨形体较小，由3-4块退化的尾椎融合而成，在体表可触及。

2. 椎骨的连结

椎骨之间借椎间盘、前纵韧带、后纵韧带、棘上韧带、黄韧带、棘间韧带等相连结。

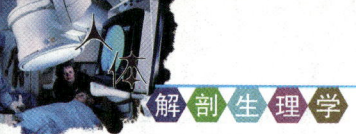

椎间盘（图4-8）是连结相邻两个椎体间的纤维软骨盘，由中央部分髓核和周围部分纤维环构成。椎间盘既坚韧又富有弹性，还可缓冲震荡。在椎间盘损伤时，纤维髓核容易向后外侧脱出，突入椎管或椎间孔，压迫脊髓或脊神经根，产生相应的临床症状称椎间盘突出症。

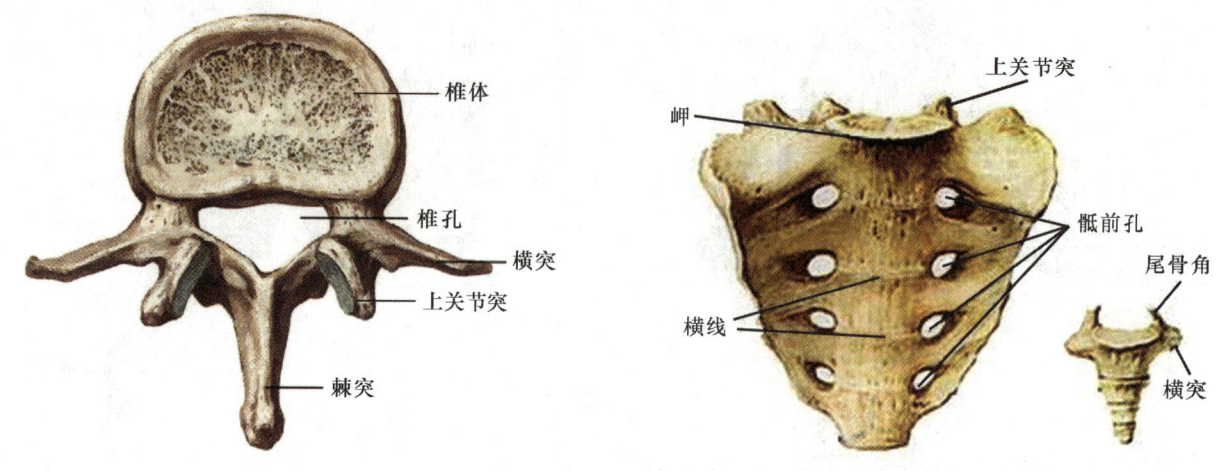

图4-6　腰椎（上面）　　　　　图4-7　骶骨和尾骨（前面）

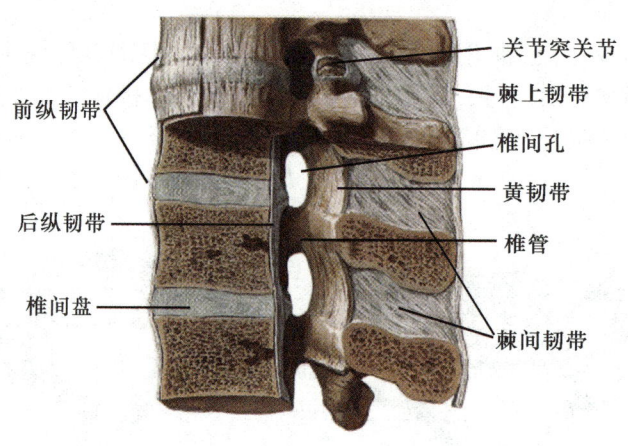

图4-8　椎骨间的连结

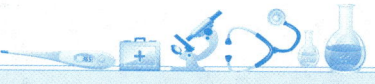

椎间盘突出症

腰椎间盘突出症是脊柱外科常见病，其主要病因是椎间盘组织在退变、老化等内因基础上，再遇扭伤、劳损、受寒等外因，使纤维环破裂、松弛，髓核突出于椎管或椎间孔，刺激或压迫脊神经根、马尾神经所表现的一种综合征。主要症状表现为腰疼、坐骨神经疼和马尾综合征等。腰椎间盘突出症诊断由病史，结合体征和辅助检查（CT和MRI）并不困难。腰椎间盘突出症的治疗关键是解除神经刺激或压迫，消除神经炎症，神经修复和腰椎功能恢复。治疗方法有手术疗法、非手术疗法和介入疗法。

3. 脊柱的整体观（图4-9）

（1）脊柱前面观：可见椎体的宽度自上而下逐渐增大。

（2）脊柱后面观：可见棘上韧带纵贯脊柱全长，棘突纵列成一条直线。

（3）脊柱侧面观：可见脊柱有4个生理弯曲，即颈曲和腰曲凸向前，胸曲和骶曲凸向后。脊柱的生理弯曲增大了脊柱的弹性，可减轻振荡。

4. 脊柱的功能

脊柱可做屈、伸、侧屈、旋转和环转运动，尤其腰部运动的幅度最大。

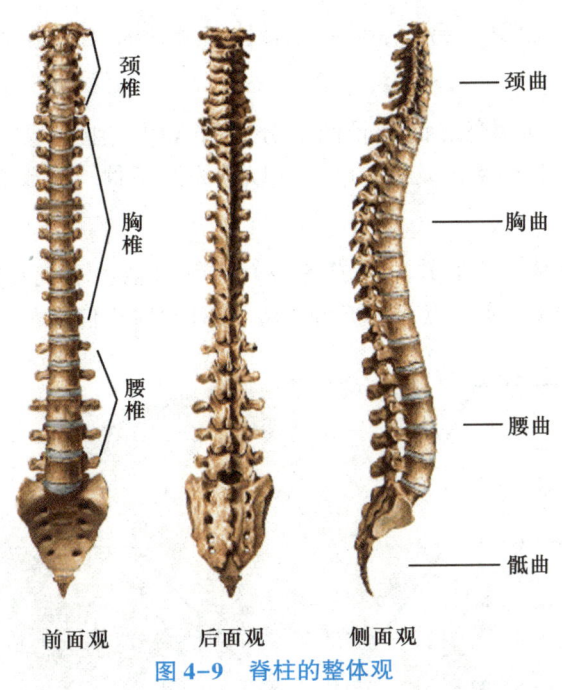

图 4-9　脊柱的整体观

（二）胸廓（图 4-10）

胸廓由 12 块胸椎、12 对肋和 1 块胸骨连结构成，呈前后略扁的圆锥形。

1. 胸骨

位于胸前壁正中，分胸骨柄、胸骨体和剑突 3 部分。胸骨柄与体相连处，形成稍向前微突的角称胸骨角，两侧平对第 2 肋，是计数肋的重要标志。

2. 肋

由肋骨和肋软骨两部分组成，第 1~7 肋，其前端直接与胸骨相连，第 8~10 肋前端依次与上位的肋软骨相连形成肋弓，可在体表摸到，第 11~12 肋其前端游离，相邻两肋之间的间隙称肋间隙，被软组织封闭。

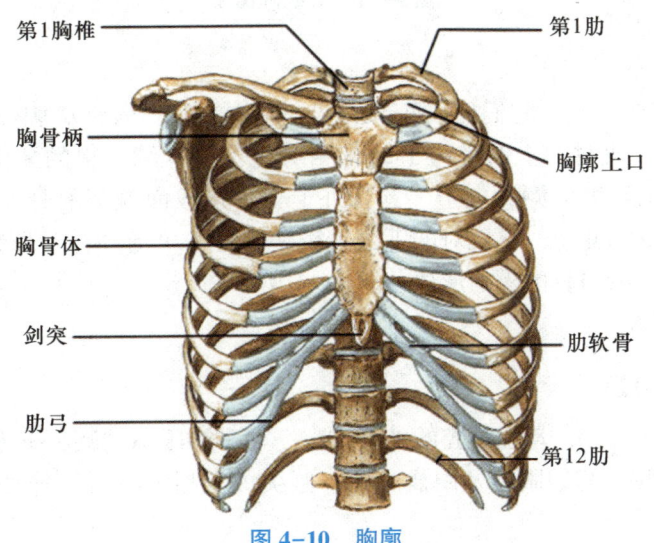

图 4-10　胸廓

胸廓上口较小,是颈部与胸腔之间的通道。胸廓下口比较大,被膈封闭。胸廓对胸腔内器官起支持、保护和参与呼吸运动的功能。

三、颅骨及其连结

颅位于脊柱上方,颅骨有 23 块,另外 3 对听小骨位于颞骨内(见感觉器官一章)。

(一)颅的组成

颅骨按所在的部位,分为脑颅骨和面颅骨两部分,通常以经眶上缘和外耳门上缘的连线为分界线。线以上为脑颅骨,围成颅腔,容纳脑,故称脑颅;线以下为面颅骨,构成面部支架,故称面颅。

1. 脑颅骨(图 4-11)

位于颅的后上部分,共 8 块,它们共同围成颅腔。脑颅包括:不成对的额骨突出向前;枕骨突出向后;蝶骨蝴蝶形,位于颅底中部;筛骨位于颅底前部。成对的顶骨位于头顶两侧;颞骨位于颅两侧。

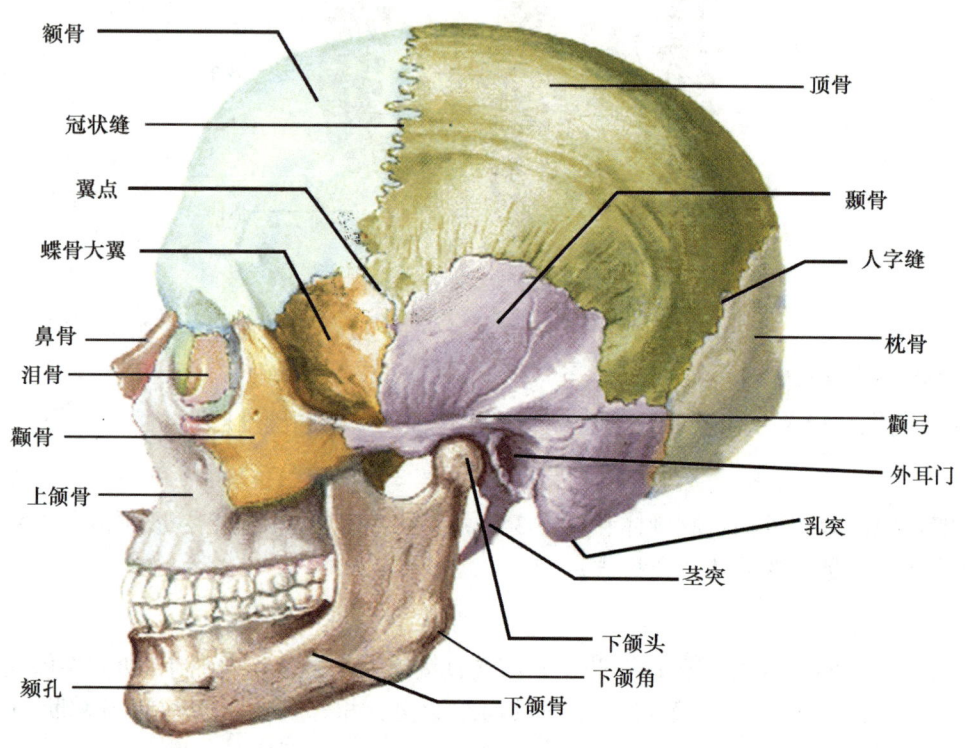

图 4-11 颅的侧面观

2. 面颅骨

位于颅的前下部分,共 15 块,它们构成面部支架,并围成眶、骨性鼻腔和骨性口腔,容纳视器、嗅觉和味觉器官。面颅包括:成对的上颌骨与下颌骨相对应,有容纳牙根的牙槽;腭骨位于上颌骨之后;鼻骨位于两上颌骨之间形成鼻背;颧骨位于上颌骨外上方,形成面颊部的骨性突起;下鼻甲骨位于鼻腔外侧壁下方;泪骨位于两眶内侧壁,不成对的下颌骨位于下方,可活动;舌骨游离于喉上方的舌肌群中;犁骨位于鼻腔正中后下方,参与鼻中隔的形成。

(二)颅的整体观

1. 颅的前面观(图 4-12)

位于前面中央的是骨性鼻腔,骨性鼻腔的外上方有一对容纳眼球的眶,下方是不完整的骨性口腔。

(1)眶为四面锥体形腔,容纳眼球及附属结构。眶尖朝向后内,有视神经管,通入颅中窝。眶有四个壁：上壁前外侧面有一深窝称泪腺窝，容纳泪腺；内侧壁前下部有泪囊窝，容纳泪囊，此窝向下经鼻泪管通向鼻腔。

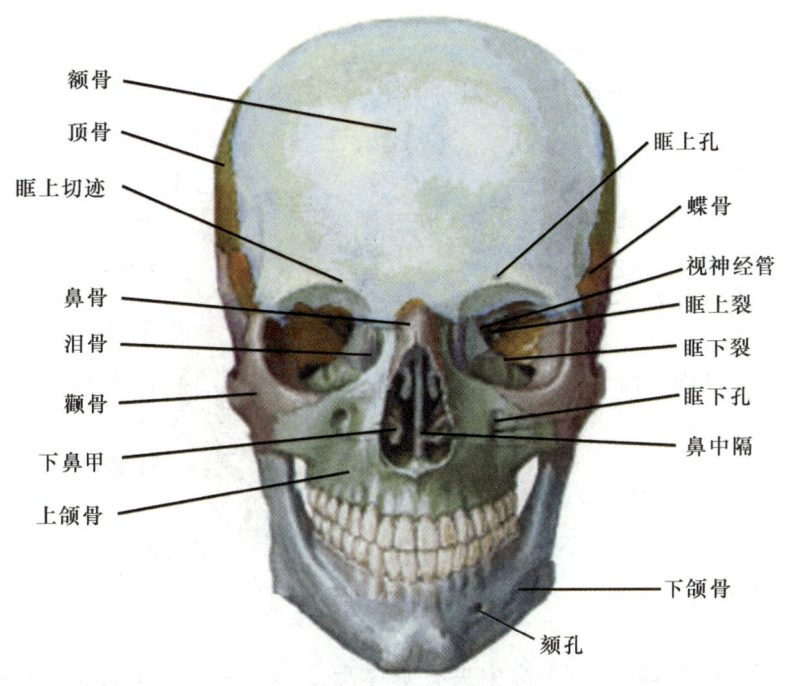

图4-12　颅的前面

（2）骨性鼻腔（图4-13）位于面颅中央，骨性鼻腔被骨性鼻中隔分为左、右两部分，左、右鼻腔共同的前口称梨状孔，通向外界；后口有两个称鼻后孔，通向鼻咽部。每侧鼻腔的外侧壁自上而下有上鼻甲、中鼻甲和下鼻甲，鼻甲的下方有上鼻道、中鼻道和下鼻道。在鼻腔周围，有额窦、筛窦、蝶窦和上颌窦，并开口于鼻腔。

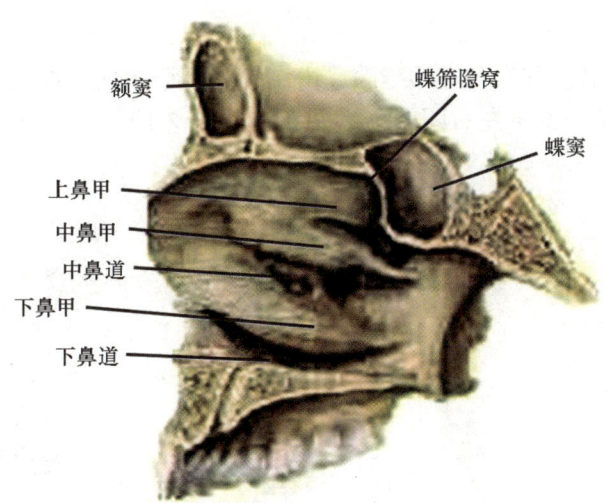

图4-13　骨性鼻腔外侧壁

（3）骨性口腔：由上颌骨、腭骨和下颌骨围成。

2. 颅的侧面观

颅的侧面可见颞骨乳突，乳突前方有外耳门，外耳门前方有颧弓，颧弓上方有颞窝，下方称颞下窝。颞窝为骨质最薄弱区，在额骨、顶骨、蝶骨和颞骨四骨会合而成的"H"形缝称为翼点。

3. 颅底内面观（图 4-14）

由前向后呈现三级阶梯状的窝，分别称颅前窝、颅中窝和颅后窝。

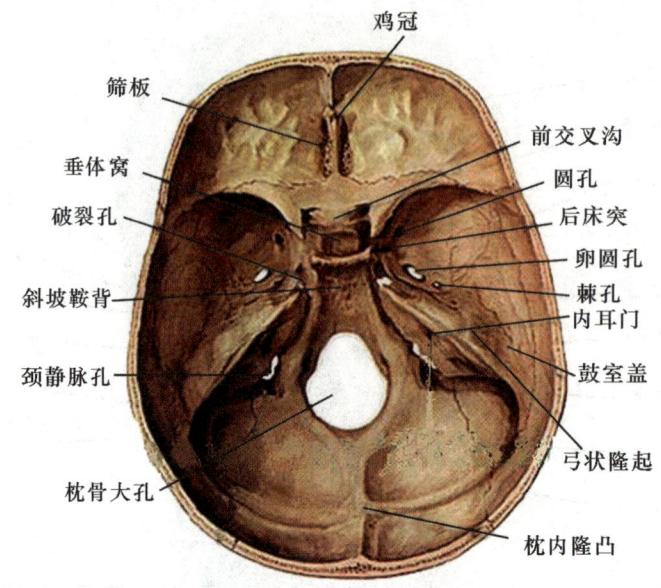

图 4-14 颅底内面观

颅前窝中央有许多筛孔通鼻腔。颅中窝中央有垂体窝，容纳垂体；此窝前外侧有视神经管通眶。垂体窝两侧由前向后外依次排列有眶上裂、圆孔、卵圆孔和棘孔。颅后窝中央有枕骨大孔，前外侧有舌下神经管内口、内耳门、颈静脉孔。

4. 颅底外面观

颅底外面前面为**骨腭**，构成口腔的顶和鼻腔的底。后面中央有**枕骨大孔**，其前外侧有一对隆起，称**枕髁**。乳突前方的光滑凹陷称**下颌窝**，窝前突起称**关节结节**。

5. 新生儿颅的特征

新生儿颅顶（图 4-15）各骨间有一定的缝隙，由结缔组织膜封闭，缝隙交接处的膜称囟，其中有较大的前囟和后囟，前囟一般于一岁半左右闭合，后囟于生后不久即闭合。前囟闭合的早晚可作为婴儿发育的标志。

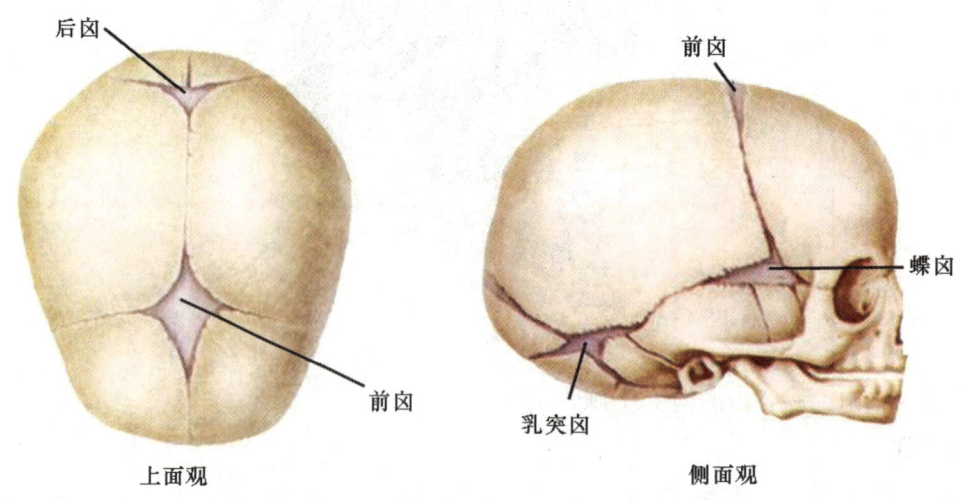

图 4-15 新生儿颅

(三) 颅骨的连结

颅骨的大多借缝和软骨直接相连，唯一的关节是颞下颌关节，又称下颌关节（4-16），由颞骨的下颌窝、关节结节与下颌头构成。可使下颌骨上提、下降、向前、向后和侧方运动。

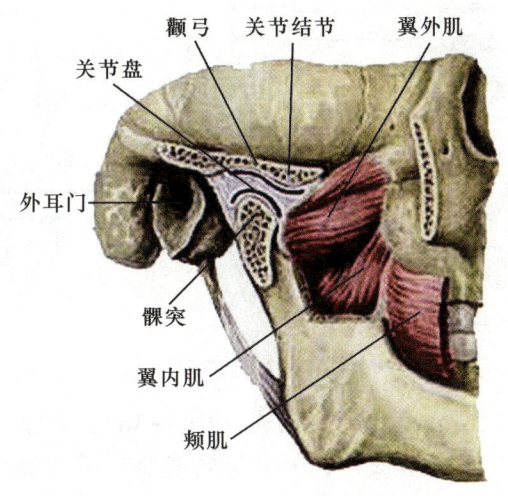

图 4-16　下颌关节

四、四肢骨及其连结

（一）上肢骨及其连结

人类由于身体直立，上肢骨变得轻巧而细小，以适于灵活的运动。

1. 上肢骨

上肢骨包括锁骨、肩胛骨、肱骨、桡骨、尺骨和手骨。

（1）锁骨：位于胸廓前上部两侧，内侧端粗大称胸骨端，外侧端扁平称肩峰端。

（2）肩胛骨：位于胸廓的后外侧上份，介于第 2~7 肋之间。为三角形扁骨，分为两面、三缘和三角。外侧角膨大，有朝外的关节面称关节盂，与肱骨头相关节；后面有横位的骨嵴称肩胛冈，冈的外侧为肩峰，体表易于摸到。

（3）肱骨：位于上臂，是长骨，分为一体及上、下两端，上端有朝向后内方的半球形，称肱骨头，与肩胛骨的关节盂构成肩关节；体中部后内侧有一由内上斜向外下的浅沟称桡神经沟；下端前后较扁，左右较宽，末端有两个关节面，内侧部关节面称肱骨滑车，与尺骨相关节；外侧的呈半球形称肱骨小头，与桡骨相关节。

（4）桡骨：位于前臂的外侧，分一体两端。上端细，有圆柱形的桡骨头，头周围的环状关节面；下端较大，外侧向下突起称桡骨茎突，是重要的体表标志。

（5）尺骨：位于前臂的内侧，分一体两端，上端粗大，有突起称鹰嘴；下端细小。上端有一向前的深凹称滑车切迹，与肱骨滑车相关节。

（6）手骨：包括腕骨、掌骨和指骨。

①腕骨：共 8 块，排成近远两列，近侧列为手舟骨、月骨、三角骨和豌豆骨；远侧列为大多角骨、小多角骨、头状骨和钩骨。

②掌骨：共 5 块，从桡侧向尺侧，分别称为第 1~5 掌骨。

③指骨：共 14 块，拇指有 2 节指骨，其余各指均为 3 节。由近侧及远侧依次称近节指骨、中节指骨和远节指骨。

2. 上肢骨的连结

（1）肩关节：由肱骨头与肩胛骨的关节盂构成（图 4-17），肱骨头大，关节盂浅而小，关节囊薄而松弛，囊内有肱二头肌长头腱通过。肩关节是全身最灵活的关节。可作屈、伸、内收、外展、旋转和环转运动。

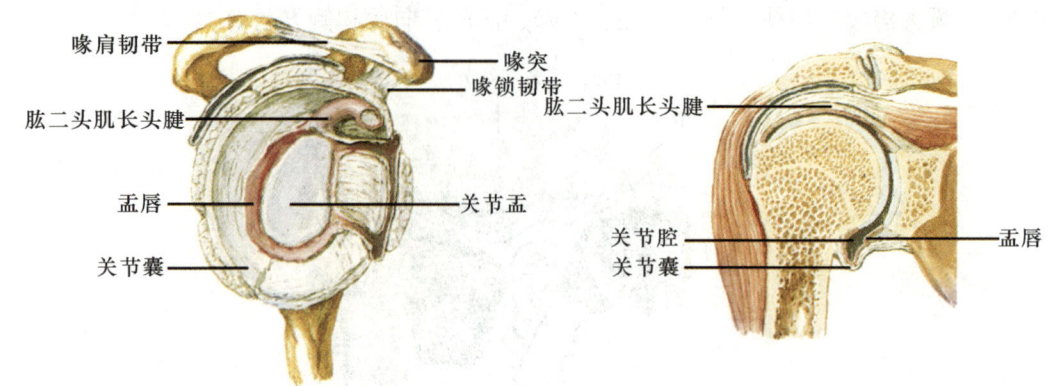

图 4-17　肩关节

(2) 肘关节：由肱骨下端与尺骨、桡骨上端构成（图 4-18），包括三个关节：肱尺关节、肱桡关节和桡尺近侧关节。三个关节包在一个关节囊内，关节囊两侧有韧带加强；关节囊前、后壁较薄弱，其中后壁最为薄弱。肘关节可作屈、伸运动。

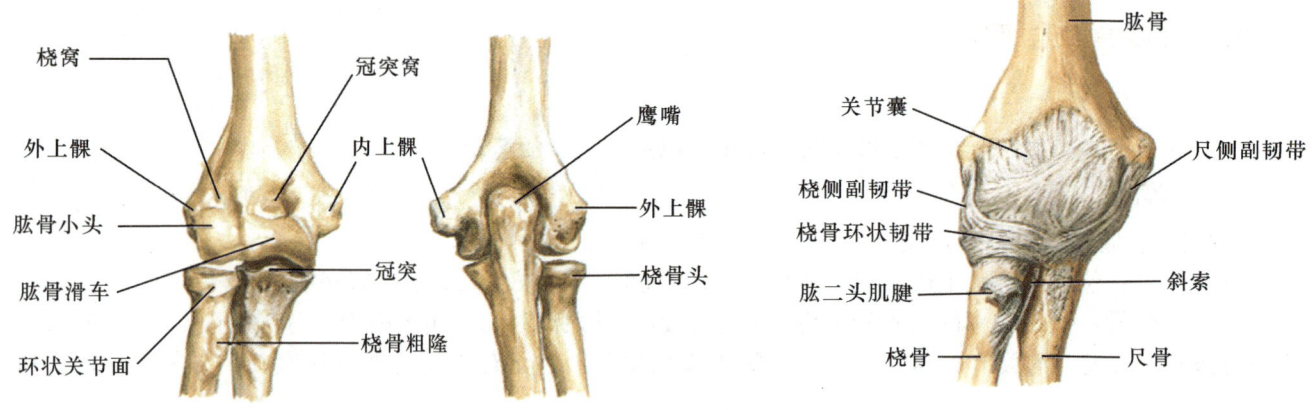

图 4-18　肘关节

(3) 手关节：手关节包括桡腕关节、腕骨间关节、腕掌关节、掌指关节、指骨间关节。

桡腕关节又称腕关节，由手舟骨、月骨和三角骨近侧的关节面共同组成关节头，与桡骨腕关节面和尺骨头下方关节盘共同构成的关节窝组成。关节囊松弛，周围有韧带加强。可作屈、伸、收、展、环转运动。

腕骨间关节是相邻各腕骨之间构成的微动关节。

腕掌关节由远侧列腕骨与 5 块掌骨底构成。其中拇指腕掌关节的关节囊松弛，运动灵活，可做屈、伸、收、展、环转、对掌等运动。

掌指关节由掌骨头与近节指骨底构成，共 5 个。可做屈、收、展、环转等运动。

指骨间关节由上一节指骨滑车与下一节指骨底构成，只能做屈、伸运动。

(二) 下肢骨及其连结

人类下肢的功能主要是支持承受躯体体重和行走，一般下肢骨均比上肢骨粗壮。

1. 下肢骨

下肢骨包括髋骨、股骨、髌骨、胫骨、腓骨和足骨。

(1) 髋骨：髋骨由髂骨、耻骨和坐骨融合而成。上份扁阔，中份窄厚，一般在 15 岁以前，三骨间由软骨连结，15岁后软骨逐渐骨化使三骨融为一体，三骨体融合处外侧为一大而深的窝称髋臼，与股骨头相关节。

①髂骨。分为髂骨体和髂骨翼两部。上缘肥厚弯曲成弓形称髂嵴，髂嵴的前后突起分别称髂前上棘和髂后上棘；髂前上棘后方5~7cm处有一向外的突起称髂结节，它是重要的体表标志，临床上进行骨髓穿刺术常选择于此。髂骨翼内面平滑稍凹称髂窝，髂窝下界为弓状线，其后方为耳状面，与骶骨耳状面相关节。

②坐骨。分坐骨体和坐骨支。坐骨体下端后份的粗大隆起称坐骨结节，是坐骨最低部，体表可以摸到。

③耻骨。分体和上、下两支。耻骨体较肥厚，耻骨上、下支移行处的内侧，有一椭圆形的粗糙面称耻骨联合面，两侧联合面相结合形成耻骨联合。

（2）股骨：位于大腿，其长度约为身高的1/4，是人体最长最粗的长骨，分为一体和两端，上端有的股骨头，与髋臼相关节；头下外侧缩细部分称股骨颈，颈与体交界处的上外侧有粗糙隆起称大转子，大转子是重要的体表标志；下端两侧各有一个向后下方突出的膨大，分别称为内侧髁和外侧髁，内侧、外侧髁的前面、下面和后面都是光滑的关节面，前面与髌骨相关节称髌面。

（3）髌骨：是人体内最大的籽骨，位于膝关节前方，包于股四头肌腱内。

（4）胫骨：位于小腿内侧，分为一体和两端，上端粗大，形成与股骨内侧、外侧髁相对应的胫骨内、外侧髁。上端与体移行处的前面有粗糙隆起称胫骨粗隆，体表可以摸到；下端内侧有一向下的突起称内踝，是重要的体表标志。

（5）腓骨：位于小腿的外侧，上端膨大称腓骨头，下端膨大称外踝。

（6）足骨：包括跗骨、跖骨和趾骨。

①跗骨：7块，其排列为前、中、后三列，后列有距骨，与胫、腓骨形成关节，距骨下方为跟骨；中列为足舟骨，位于距骨前方偏内侧；前列由内侧向外侧，依次为内侧楔骨、中间楔骨、外侧楔骨和骰骨。

②跖骨：属于长骨，共5块，相当于掌骨。

③趾骨：属于长骨，共14块。

2. 下肢骨的连结

（1）骨盆：由骶骨、尾骨和左右髋骨及其间的骨连结构成（图4-19）。骨盆由骶骨岬经两侧弓状线、耻骨梳、耻骨结节、和耻骨联合上缘连成的环形线称界线。骨盆以界线为界分为前上方的大骨盆和后下方的小骨盆。大骨盆较宽大，向前开放，参与腹腔的构成。小骨盆的上口称骨盆上口，由界线围成；下口由尾骨尖、骶结节韧带、坐骨结节、坐骨支、耻骨下支和耻骨联合下缘围成。上、下口之间的内腔称骨盆腔。骨盆具有承受、传递重力和保护盆内器官的作用，女性骨盆还是胎儿娩出的通道。

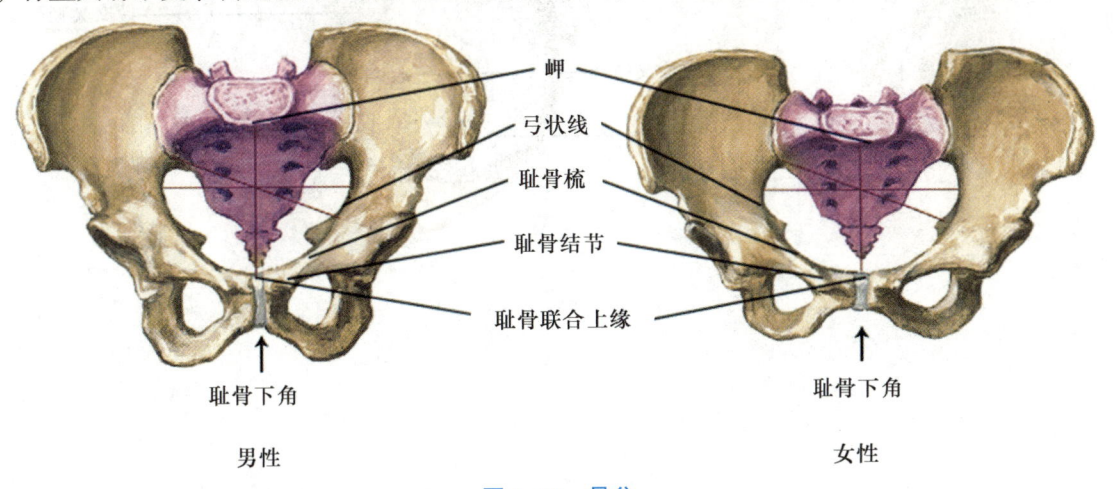

图4-19 骨盆

（2）髋关节：由髋臼与股骨头构成（图4-20）。髋臼深，其周缘附有髋臼唇，股骨头几乎全部纳入髋臼内，关节腔内有股骨头韧带，它连于股骨头凹与髋臼横韧带之间，内含营养股骨头的血管；关节囊厚而坚韧，股骨颈的前面全部包在关节囊内，后面仅内侧2/3包在囊内，外侧1/3露于囊外，所以股骨颈骨折分囊内骨折和囊外骨折。髋关节可做屈、伸、收、展、旋转和环转运动，其运动幅度比肩关节小，但稳固性较大，以适应下肢的负重和行走功能。

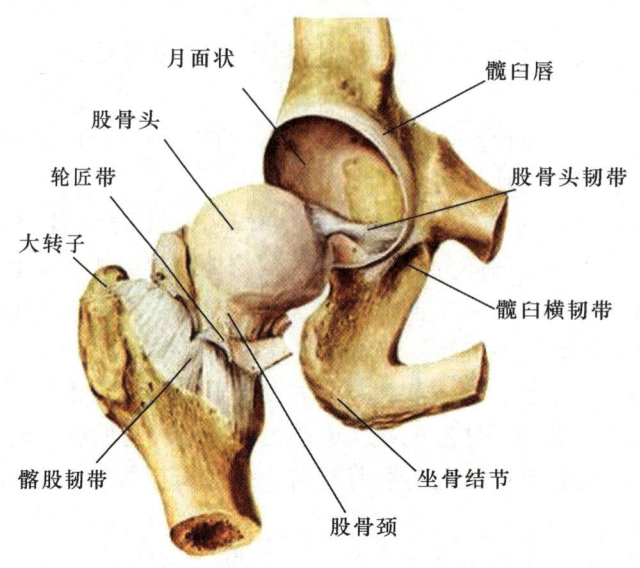

图4-20　髋关节

（3）膝关节：由股骨下端、胫骨上端和髌骨构成（图4-21），为人体最大最复杂的关节，在关节腔内，股骨与胫骨相对关节面之间垫有两块纤维软骨板，分别称内侧半月板和外侧半月板，半月板使关节面相适应，增强了关节的稳固性，还可起缓冲作用。关节囊前方有股四头肌腱及其延续而成的髌韧带；关节囊两侧分别有胫侧副韧带和腓侧副韧带；关节囊内有前交叉韧带和后交叉韧带，交叉韧带可牢固地连结股骨和胫骨，可防止胫骨向前和向后移动。膝关节主要做屈、伸运动，在半屈位时，还可做小幅度的旋内和旋外运动。

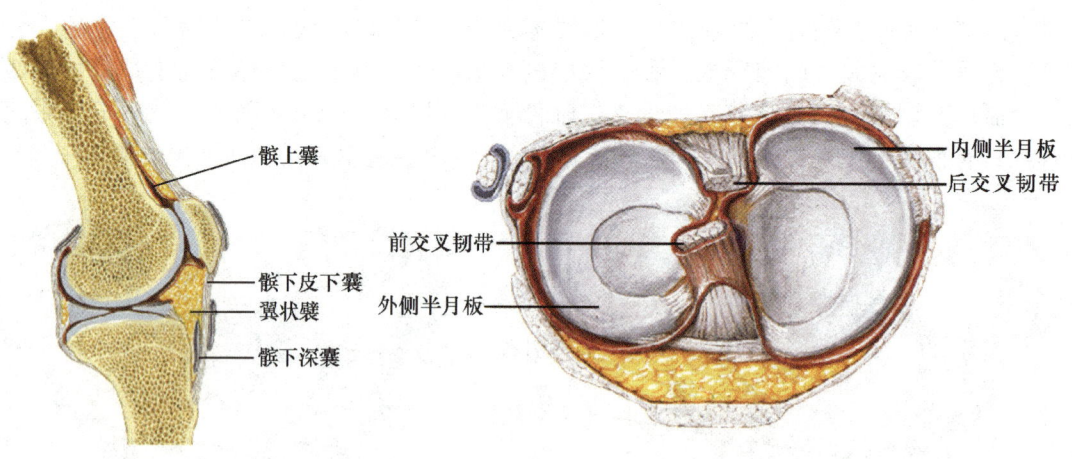

图4-21　膝关节内部结构

> **小贴士**
>
> **膝关节损伤**
>
> 　　膝关节损伤常多见于运动员与体力劳动者，男性多于女性，包括膝关节半月板损伤、膝关节韧带损伤、髌骨脱位、肌腱断裂等一系列损伤性疾病。膝关节半月板损伤患者多有膝关节突然旋转、跳起落地时扭伤史，或有多次膝关节扭伤、肿痛史。损伤时患者膝内有撕裂感。急性期膝关节有明显疼痛、肿胀和积液，关节屈伸活动障碍。急性期过后，肿胀和积液可自行消退，但活动时关节仍有疼痛，尤以上下楼、上下坡、下蹲起立、跑、跳等动作时疼痛更明显，严重者可跛行或屈伸功能障碍，部分病人在膝关节屈伸时有弹响。膝关节韧带损伤常常合并膝关节半月板损伤，MRI检查可以帮助诊断。

（4）足关节：足关节包括距小腿关节、跗骨间关节、跗跖关节、跖趾关节、趾骨间关节。

距小腿关节又称踝关节，由胫、腓骨下端与距骨滑车构成。关节囊前、后部松弛，两侧有韧带加强。内侧韧带较厚；外侧韧带较薄弱，足过度内翻易引起外侧韧带扭伤。距小腿关节能做背屈和跖屈运动。足尖向上称背屈，足尖向下称跖屈。

第二节　骨骼肌

一、概述

运动系统的肌附着于骨，故又名骨骼肌，是运动系统的动力部分。全身肌约有600余块，占体重的40%左右。每块骨骼肌包括肌腹和肌腱两部分。肌腹是肌的主体，由横纹肌纤维组成，有收缩能力。肌腱呈条索或扁带状，由胶原纤维构成，常附着于骨，无收缩能力。

肌的形态多种多样，按其外形可分为长肌、短肌、扁肌和轮匝肌四种（图4-22），骨骼肌通常以两端附着于两块或两块以上骨，中间跨过一个或多个关节，肌收缩时，使两骨彼此靠近，使关节产生运动。

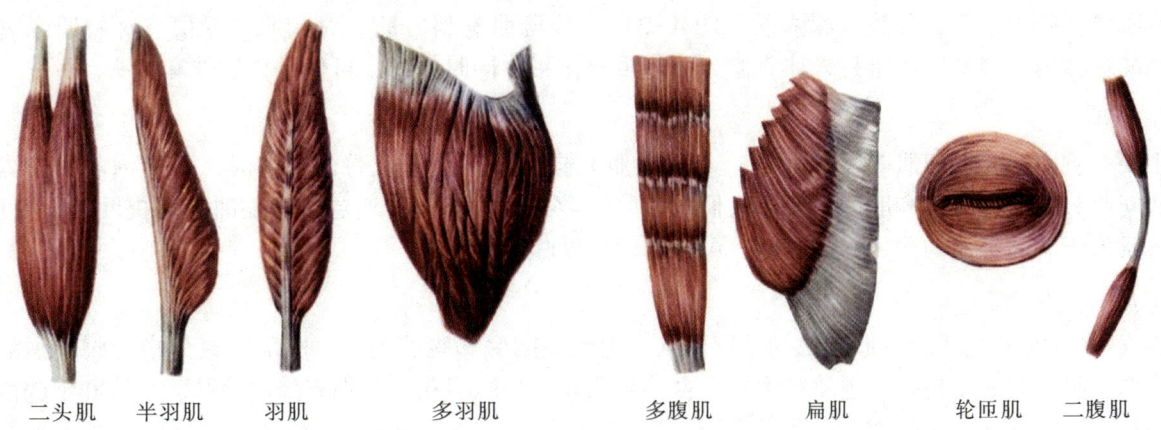

图4-22　肌的形态

根据全身肌的分布部位，可分为头肌、颈肌、躯干肌、四肢肌。

二、头肌

头肌主要分为面肌和咀嚼肌两部分（图4-23）。面肌也称表情肌，位于颅顶和面部皮下，大多起于颅骨，止于面部皮下，围绕面部孔裂环绕和放射状排列。面肌的作用是开大或闭合孔裂，并能牵拉面部皮肤，产生各种表情。

咀嚼肌包括颞肌、咬肌、翼内肌和翼外肌，参与咀嚼运动。

三、颈肌

分颈浅肌群、舌骨上、下肌群和颈深肌群。

颈肌浅群包括颈阔肌和胸锁乳突肌。胸锁乳突肌斜位于颈部两侧，于体表可见其轮廓。一侧收缩使头向同侧屈、面转向对侧，两侧同时收缩，可使头后仰。

舌骨上、下肌群　位于舌骨上方和下方，使舌骨和喉上、下活动，协助吞咽。

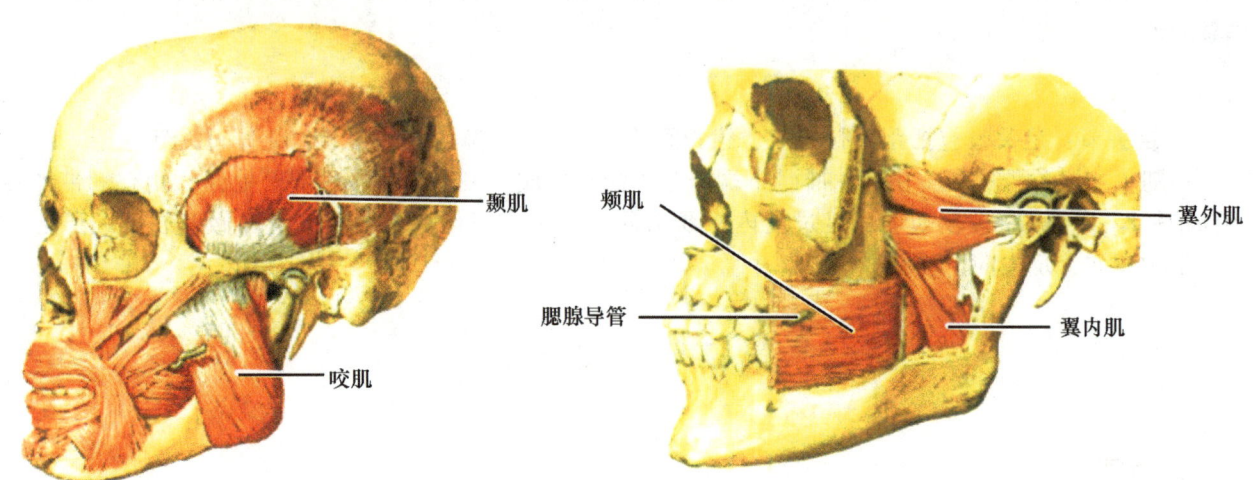

图 4-23　头颈肌的侧面观

四、躯干肌

躯干肌可分为背肌、胸肌、膈、腹肌和盆底肌。

1. 背肌

背肌位于躯干后面，分浅、深两群（图 4-24）。浅群肌有斜方肌、背阔肌；深层有竖脊肌纵列于脊柱两侧的纵沟内，竖脊肌在维持人体直立方面起重要作用，同时收缩，可使脊柱后伸和仰头。

2. 胸肌

主要有胸大肌和肋间肌等（图 4-25）。胸大肌起自胸廓，止于肱骨，收缩时，可使内收、旋内肩关节。肋间肌分为肋间外肌和肋间内肌，它们位于肋间隙，肋间外肌居浅层，收缩时，可提肋以协助吸气。肋间内肌位于肋间外肌的深面，收缩时，可降肋以协助呼气。

3. 膈

膈（图 4-26）位于胸、腹腔之间呈穹窿状，为胸腔的底和腹腔的顶。膈的中央为中心腱，膈的周边是肌性部。膈上有3个裂孔，主动脉裂孔、食管裂孔和腔静脉裂孔，分别有降主动脉、食管和下腔静脉通过。膈是重要的呼吸肌，收缩时，膈顶下降，胸腔容积扩大，产生吸气；舒张时，膈顶上升，胸腔容积变小，产生呼气。

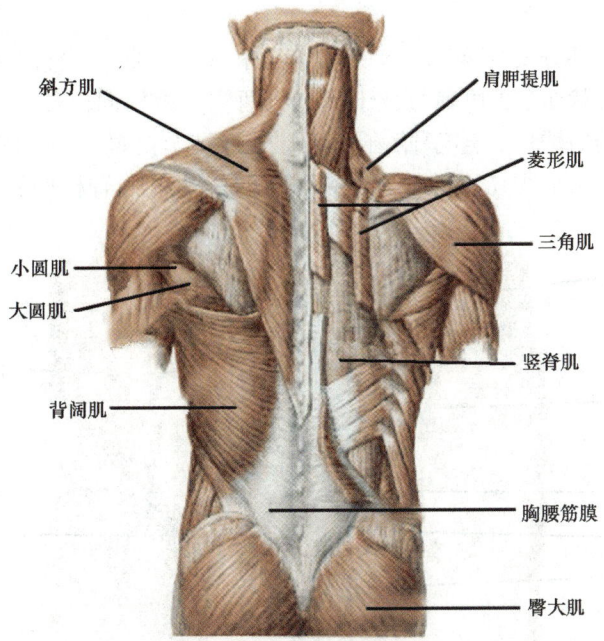

图 4-24 背肌

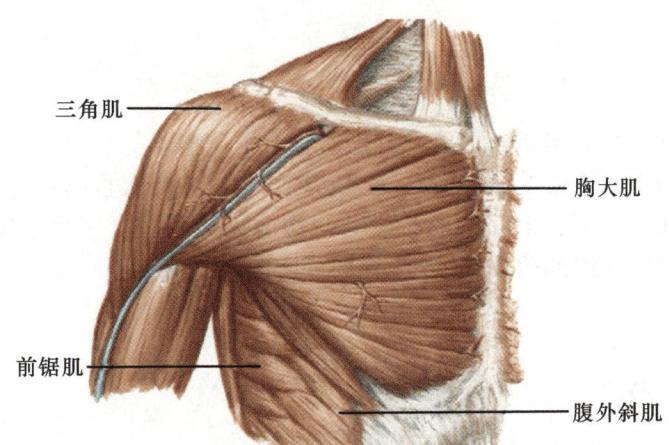

图 4-25 胸肌

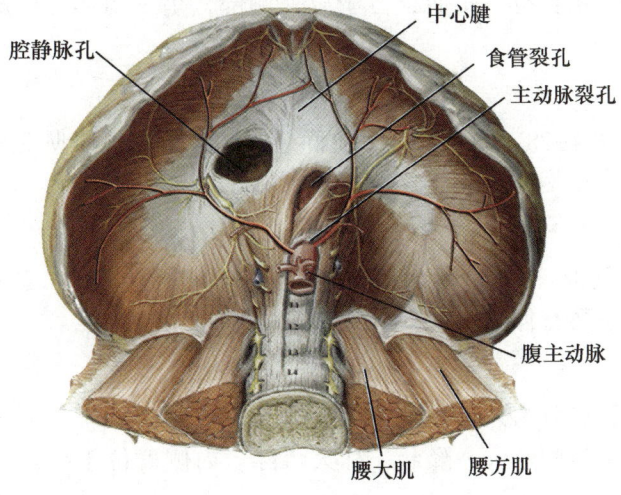

图 4-26 膈

4. 腹肌

腹肌是构成腹前壁的主要部分（图 4-27），有腹直肌和 3 块扁肌。腹直肌位于前正中线的两侧，被腹直肌鞘包裹，为上宽下窄的带状肌。3 块扁肌位于腹直肌两侧，由外向内依次为腹外斜肌、腹内斜肌和腹横肌，腹外斜肌腱膜的下缘卷曲增厚，连于髂前上棘与耻骨结节之间，称为腹股沟韧带。腹肌具有保护腹腔脏器的作用，收缩时，可增加腹压，并能降肋以助呼气，也能使脊柱前屈、侧屈和旋转。

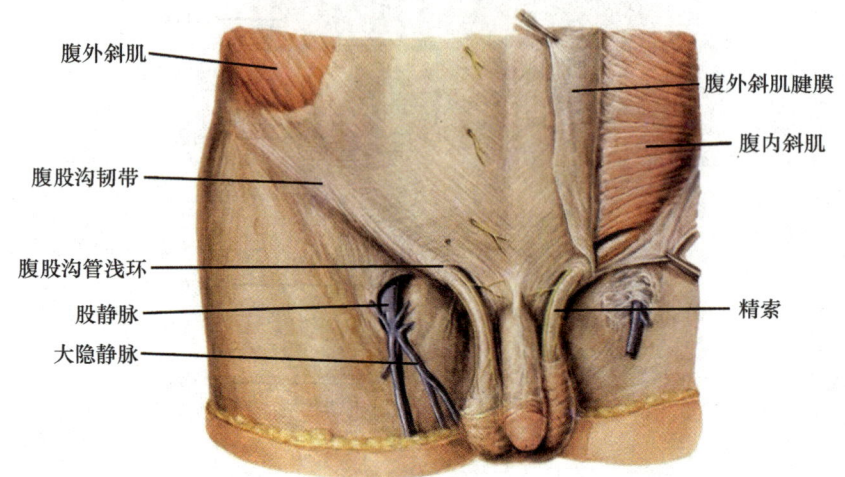

图 4-27　腹肌

5. 盆底肌

盆底肌是指封闭小骨盆下口的诸肌，主要有肛提肌和会阴深横肌等。

肛提肌以及覆盖在它们上、下面的筋膜，共同构成盆膈，其中部有直肠穿过。

会阴深横肌以及覆盖在它们上、下面的筋膜，共同构成尿生殖膈。尿生殖膈封闭小骨盆下口的前下部，其中有尿道穿过；在女性尿道的后方，还有阴道通过。

五、四肢肌

四肢肌分为上肢肌和下肢肌。

（一）上肢肌

1. 肩肌

肩肌配布于肩关节周围，主要有三角肌，位于肩外侧部，呈三角形，形成肩部的膨隆，收缩时，主要可使肩关节外展。

2. 臂肌

臂肌分为前、后两群（图 4-28、图 4-29）。前群包括肱二头肌、喙肱肌和肱肌，主要作用可屈肘关节。后群为肱三头肌其主要作用是伸肘关节。

3. 前臂肌

前臂肌位于尺、桡骨的周围，分前、后两群。前群位于前臂的前面，主要有屈腕、掌、指关节的作用。后群位于前臂的后面，主要有伸腕、掌、指关节的作用。

4. 手肌

主要集中在手的掌侧面，可分为外侧、内侧和中间 3 群。

外侧群较为发达，在手掌桡侧形成一隆起，称大鱼际。内侧群位于手掌尺侧，也形成一个隆起，称小鱼际。中间群位于手掌心。

第四章　运动系统

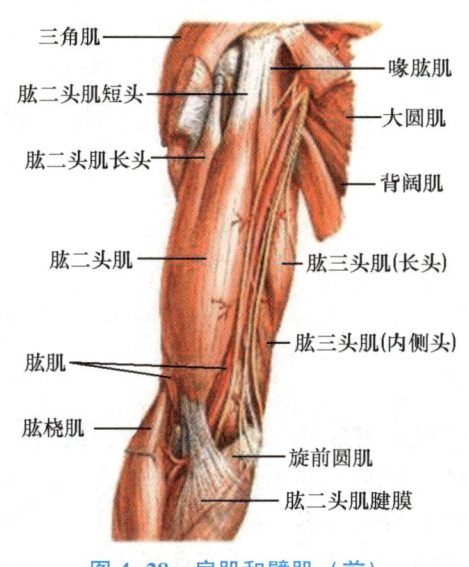

图4-28　肩肌和臂肌（前）　　　图4-29　肩肌和臂肌（后）

（二）下肢肌

下肢肌比上肢肌粗大，与下肢肌直立、行走有关，下肢肌按部位可分为髋肌、大腿肌、小腿肌和足肌（图4-30、图4-31）。

1. 髋肌

髋肌主要起自骨盆的内面和外面，止于股骨。与髋关节运动有关，分为前、后两群。前群主要是髂腰肌，可使髋关节前屈和旋外。后群主要是臀大肌，主要作用是伸髋关节并旋外，由于肌质厚，是肌内注射的首选部位。

2. 大腿肌

大腿肌位于股骨周围，分前、后和内侧3群。前群主要是股四头肌，向下形成肌腱包绕髌骨，形成髌韧带，止于胫骨粗隆，主要作用是伸膝关节。内侧群主要作用内收髋关节。后群肌主要是屈膝关节、伸髋关节。

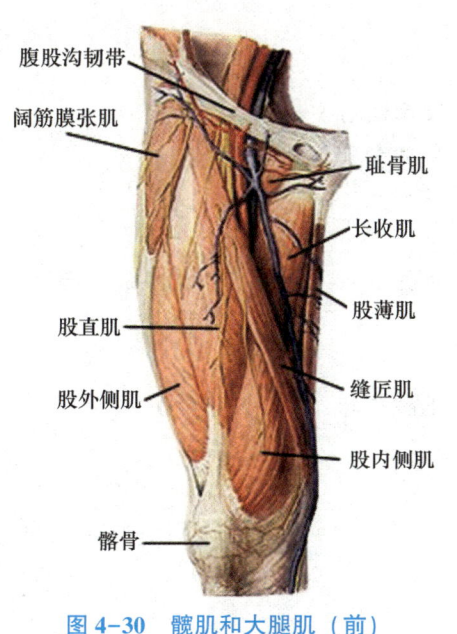 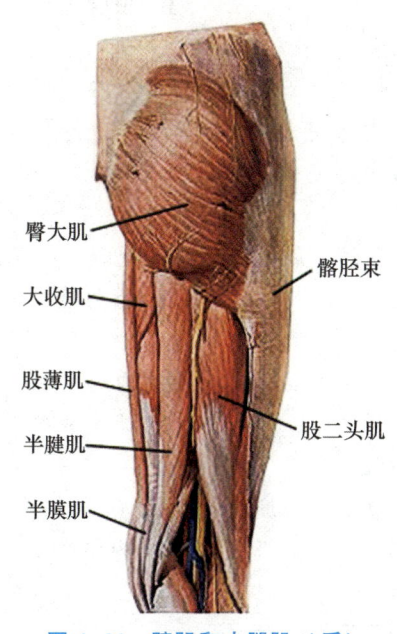

图4-30　髋肌和大腿肌（前）　　　图4-31　髋肌和大腿肌（后）

· 59 ·

3. 小腿肌

位于胫骨和腓骨的周围，分为前群、后群和外侧群。前群肌主要作用是使足背屈、伸趾和内翻。外侧群肌的主要作用是足跖屈和足外翻。后群分浅深两层，浅层是小腿三头肌，肌腹向下形成强大的跟腱，止于跟骨。后群肌主要作用是跖屈踝关节、屈趾和足内翻。

4. 足肌

大部分位于足底，主要作用是屈趾。

> **小贴士**
>
>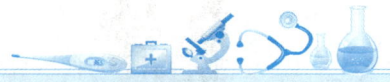
>
> **肌内注射**
>
> 　　肌内注射是一种常用的药物注射治疗方法，指将药液通过注射器注入肌内组织内，达到治病的目的。最常用的注射部位为臀大肌，其次为臀中肌、臀小肌及三角肌。肌内注射很重要的是对注射部位的精确定位。十字法臀大肌注射定位：从臀裂顶点向左或右划一水平线，从髂嵴最高点向下做一垂直平分线，将臀部分为四个象限，其中外上象限避开内角为注射区。连线法臀大肌注射定位：从髂前上棘到尾骨连线的外三分之一为注射部位。上臂三角肌注射定位：上臂外侧，肩峰下2~3横指处。此处肌肉较臀部肌肉薄，只能做小剂量注射。

自我测评

一、单选题

1. 下面属于脑颅骨的有（　　）。
   A. 上颌骨　　　　　B. 下颌骨　　　　　C. 筛骨　　　　　D. 颧骨
   E. 下鼻甲

2. 属于面颅骨的是（　　）。
   A. 额骨　　　　　　B. 顶骨　　　　　　C. 枕骨　　　　　D. 颞骨
   E. 上颌骨

3. 关于脊柱四个生理性弯曲，以下正确的有（　　）。
   A. 颈曲向前突出　　　　　　　　　　B. 腰曲向后突出
   C. 胸曲向前突出　　　　　　　　　　D. 骶曲向前突出
   E. 都对

4. 人体最大、最复杂的关节是（　　）。
   A. 肩关节　　　　　B. 肘关节　　　　　C. 髋关节　　　　D. 膝关节
   E. 踝关节

5. 通过膈的主动脉裂孔的结构是（　　）。
   A. 降主动脉　　　　B. 迷走神经　　　　C. 下腔静脉　　　D. 食管
   E. 膈神经

6. 脊柱中运动幅度最大的是（　　）。
   A. 颈部　　　　　　B. 胸部　　　　　　C. 腰部　　　　　D. 骶部
   E. 尾部

7. 胸骨角两侧平对（　　）。
   A. 第1肋软骨　　　B. 第2肋软骨　　　C. 第3肋软骨　　D. 第4肋软骨

E. 第 5 肋软骨
8. 属于躯干肌的是（　　）。
A. 斜方肌　　　　　　　B. 肱二头肌　　　　　　C. 三角肌　　　　　　D. 股二头肌
E. 股四头肌

二、名词解释

1. 胸骨角　　2. 椎间盘　　3. 骨盆

三、问答题

1. 上肢骨、下肢骨包括哪些？
2. 简述肩关节、髋关节和膝关节构成，结构特点及运动。
3. 与呼吸有关的肌肉有哪些？
4. 简述全身主要肌群。

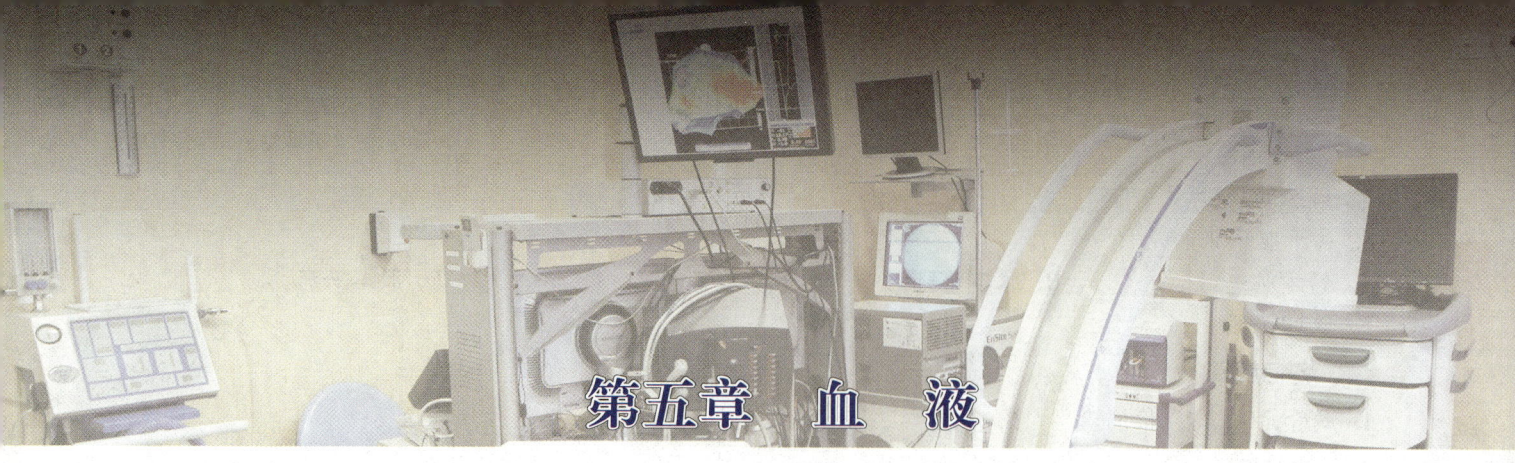

第五章 血 液

> **◈ 学习目标**
>
> **掌握**：血液的组成，血浆渗透压的组成及意义，血细胞的数量、功能及生理特性，血液凝固过程，临床输血原则。
> **熟悉**：血液的理化性质。
> **了解**：血细胞的形态、生成与破坏，纤维蛋白溶解，血型分类。

血液在心血管中周而复始地流动，是机体各部分与内外环境物质交换的重要沟通纽带。血液具有运输功能和防御功能，血液的流动，沟通了内、外环境和各组织器官之间的联系。血液通过神经和体液因素的调节，来维持机体内环境相对稳定，同时又通过吸收和运送热量至体表的方式维持机体温度的相对恒定。血液具有强大的缓冲功能，它含有多种缓冲物质，可以缓冲进入血液的酸碱物质而维持血浆 pH 的恒定，保证细胞外液的物质组成等理化性质的相对稳定。

第一节 血液的组成和理化特性

血液充盈于心血管内，是沟通机体各部分与内外环境物质交换的重要纽带。如果流经体内任何一器官的血流量不足，均可能造成严重的组织损伤；人体大量失血或血液循环严重障碍，都将危及生命，很多疾病可导致血液组成成分或性质发生特征性的变化。所以，临床上血液检查具有重要的诊断价值。

一、血液的组成

血液由液态的血浆和悬浮在其中的血细胞组成。将经过抗凝处理的新鲜血液置于比容管中，以 3000r/min 的速度离心 30min（如图 5-1 所示），上层为淡黄色液体即血浆；下层红色的是红细胞，在红细胞的表面一层为灰白色，有白细胞和血小板。血细胞在全血中所占的容积百分比，称为血细胞比容。由于血细胞中红细胞比例最大，因此，血细胞比容也称红细胞比容。正常成年男性的血细胞比容为 40%~50%、女性为 37%~48%、新生儿为 55%。测定血细胞比容可反映全血中细胞数量和血浆容量的相对关系，如严重贫血患者血细胞比容常减小，大面积烧伤或严重腹泻、呕吐而导致体液的大量丢失，血细胞比容会升高。

二、血量

人体内的血液总量简称为血量，指存在于循环系统中的全部血液容积。正常成人的血液总量占体重的 7%~8%，也即每千克体重有 70~80ml 血液。一个体重为 60kg 的成人，其血量为 4.2~4.8L。

血量分为循环血量和储备血量。血量大部分在心血管中迅速流动称为循环血量，小部分滞留在肝、脾、肺、肠系膜、皮下静脉等贮血库中，流动缓慢，称为贮存血量，在应急时贮存血量可加入循环血量。相对稳定的血量才能维持机体的正常血压，保证全身各器官、组织的血液供应。失血不超过全身血量的 10%时，由于心脏活动增强，血管收缩和肝、脾等血液释放等代偿作用，血管充盈度变化不明显，无明显临床症状。丢失的水、电解质可在1~2h内恢复，血浆蛋白由肝脏迅速合成，红细胞由于骨髓造血功能加强，在一个月内可得到补充而恢复。由此可知，为了抢救病人和临床需要，正常成人一次献血200~300ml，是不会给身体带来损害的。失血达全身血量20%时，机体将难以代偿，出现脉搏细速、四肢冰冷、口渴、乏力、眩晕甚至昏倒。失血达全身血量30%以上时，如不及时抢救，将危及生命。

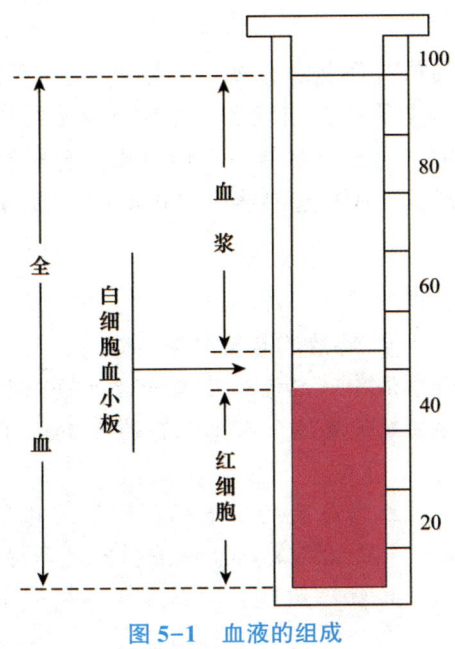

图5-1 血液的组成

三、血液的理化性质

（一）颜色

血液的颜色取决于红细胞内血红蛋白的含量及特性。新鲜的动脉血液，由于含氧合血红蛋白较多，所以呈鲜红色。静脉血，由于去氧血红蛋白较多，呈暗红色。血浆中因含有微量胆红素而呈淡黄色。因此，进行血液检查时，一般应空腹采血，以避免食物的影响。

（二）比重

血液的比重为1.050~1.060，血浆的比重为1.025~1.030。全血的比重大于血浆，说明血细胞的比重大于血浆，据测定红细胞的比重为1.090~1.092。全血的比重主要取决于红细胞的数量，血浆的比重主要取决于血浆蛋白的含量。

（三）黏滞性

血液的黏滞性一般是指血液与水相比的相对黏滞性，血液的黏滞性为水的4~5倍，血浆的黏滞性为1.6~2.4倍。由于液体的黏滞性来自血细胞之间和血浆内的大分子颗粒（主要就是蛋白质）之间相互摩擦，因此，血液的黏滞性主要取决于红细胞的数量，而血浆的黏滞性则主要取决于血浆蛋白的含量。这种摩擦力越大，血液的黏滞性越大。当体液大量丢失时，血液的黏滞性增大，当机体贫血时，血液的黏滞性减小。

（四）渗透压

渗透压是指能够吸引水分子透过半透膜进入溶液的力量，是一切溶液所具有的特性。用半透膜将两种不同浓度的溶液分开，溶剂将会由浓度低的一侧扩散到浓度高的一侧，这种现象为渗透现象。渗透压的高低与溶液中所含溶质颗粒数目成正比，而与溶质颗粒的种类和大小无关。通常用压力（kPa或mmHg）或浓度（mOsm）作为渗透压的单位。由于体液的溶质浓度较低，故医学上用其千分之一，即毫渗透克分子（mOsm）来表示，简称毫渗。血浆中含有多种溶质，形成的渗透压对维持血细胞的形态、功能和血管内外水平衡具有重要作用。

1. 血浆渗透压的组成及正常值

血浆渗透压由胶体渗透压和晶体渗透压两部分构成，正常值约为 300mOsm/L（5800mmHg 或 773kPa）。

血浆晶体渗透压是由电解质、葡萄糖等小分子物质形成的，其正常值为 298.7mmol/L，其中 80%来自 Na^+ 和 Cl^-。由于晶体物质分子量小，溶质颗粒数较多，晶体渗透压约占血浆总渗透压的 99.6%。血浆胶体渗透压是由大分子血浆蛋白形成的，由于血浆蛋白中白蛋白的分子数量远多于球蛋白，故血浆胶体渗透压主要由白蛋白形成。胶体渗透压仅占血浆总渗透压的 0.4%，约为 1.3mmol/L。

> **小贴士**
>
> **等渗溶液与等张溶液**
>
> 在临床或生理实验使用的各种溶液中，其渗透压与血浆渗透压相等的溶液称为等渗溶液，高于或低于血浆渗透压的溶液称为高渗液或低渗液。人工配置的 0.9%NaCl 溶液和 5%葡萄糖溶液均为等渗溶液。
>
> 溶液的张力是指溶液中不能通过红细胞膜的溶质颗粒所形成的渗透压。只有等渗又等张的溶液才能维持红细胞的正常体积和形状。比如 0.9%NaCl 溶液，既是等渗溶液，又是等张溶液；1.9%尿素溶液是等渗溶液，但尿素能自由通过红细胞膜，所以尿素不是等张溶液，红细胞置于其中，立即溶血。

2. 血浆渗透压的生理作用

（1）血浆晶体渗透压的作用：由于水分子易通过细胞膜，而各种溶质不易通过。若血浆晶体渗透压与血细胞内液的渗透压不相等，水就会顺渗透压梯度进出于细胞膜，影响细胞的形态和容积，进而影响其功能。当血浆晶体渗透压升高时，可吸引红细胞内水分透过细胞膜进入血浆，引起红细胞皱缩；反之，当血浆晶体渗透压下降时，可使进入红细胞内的水分增加，引起红细胞膨胀，甚至红细胞膜破裂。红细胞膜破裂，血红蛋白逸出，称为溶血。由此可见，血浆晶体渗透压保持相对稳定，对于调节细胞内外的水平衡，维持红细胞的正常形态和功能具有重要的作用（图5-2）。在临床或生理实验室工作中常将与血浆渗透压相等的溶液称为等渗溶液，如 0.9%氯化钠溶液、5%葡萄糖溶液等。高于或低于血浆渗透压的溶液，分别称为高渗溶液或低渗溶液。

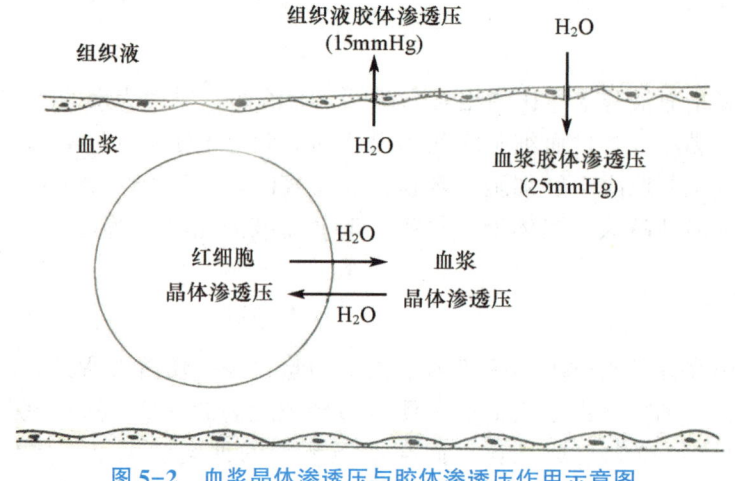

图5-2　血浆晶体渗透压与胶体渗透压作用示意图

（2）血浆胶体渗透压的作用：毛细血管壁通透性很高，允许除蛋白质以外的其他小分子物质自由进出。因此如果血浆或组织液中晶体渗透压发生改变时，两者会很快得到平衡。由于血浆蛋白分子量较大，难以透过毛细血管壁，而且血液中血浆蛋白浓度远高于组织间液。因此，血浆胶体渗透压明显高于组织液胶体渗透压，能够吸引组织间液的水分透过毛细血管壁进入血液，从而维持血容量。各种原因导致血浆蛋白浓度下降，使血浆胶体渗透压降低时，进入毛细血管的水分减少，过多的水分将从毛细血管进入组织间隙潴留而形成水肿。血浆胶体渗透压虽小，但对于维持血管内外的水平衡和维持血浆容量相对稳定极为重要。

（五）酸碱度

正常人血浆 pH 值为 7.35~7.45，静脉血比动脉血略低。血浆酸碱度的高低与血液缓冲对的缓冲作用、肺的呼吸功能和肾的泌尿功能有密切的关系，其中血液缓冲对在维持血浆酸碱度的相对稳定中有重要作用。血浆中存在很多有效的缓冲系统，如 $NaHCO_3/H_2CO_3$、Na_2HPO_4/NaH_2PO_4、蛋白质钠盐/蛋白质等，其中最重要的是 $NaHCO_3/H_2CO_3$。红细胞内也有一些缓冲对，如血红蛋白钾盐/血红蛋白，$KHCO_3/H_2CO_3$、K_2HPO_4/KH_2PO_4 等。这些缓冲对能够缓冲组织细胞在新陈代谢的过程中产生的酸或碱。血浆 pH 值过低则为酸中毒，过高则为碱中毒。

第二节　血细胞

一、红细胞

（一）红细胞数量、形态与功能

1. 红细胞的数量

我国成年男性红细胞（RBC）的数量为 $(4.0~5.5)×10^{12}/L$；女性为 $(3.5~5.0)×10^{12}/L$；新生儿为 $6.0×10^{12}/L$ 以上。红细胞内的蛋白质主要是血红蛋白（Hb），其正常值成年男性为 120~160g/L，成年女性为 110~150g/L。新生儿 Hb 浓度可达 200g/L 以上，出生后 6 个月降至最低，一岁后又逐渐升高，至青春期达到成人范围。孕妇妊娠后期由于血浆量相对增多，Hb 浓度相对减少。高原居民红细胞数量和 Hb 浓度均高于海平面居民。

2. 红细胞的形态和功能

正常红细胞呈双凹圆碟形（图5-3），直径为 7~8μm，中央较薄，周边较厚，无核。红细胞的这一形态特征，使红细胞的表面积与容积之比大大增加，有利于红细胞运输 O_2 和 CO_2，这是由 Hb 实现的。红细胞破裂溶血，Hb 逸出，即丧失运输气体的功能。若红细胞数量或 Hb 含量低于正常，都称为贫血。此外，红细胞内有多种缓冲对，能缓冲血液中酸碱度的变化，具有维持酸碱平衡的作用。

（二）红细胞的生理特性

红细胞具有可塑变形性、悬浮稳定性和渗透脆性等生理特性。

1. 可塑变形性

红细胞呈双凹圆碟形，使红细胞可以产生很大的变形，要挤过直径比它小的毛细血管和血窦孔隙，通过之后又恢复原状，这种特性称为红细胞可塑变形性。红细胞的可塑变形能力与红细胞膜的弹性、流动性、表面积成正比关系，与红细胞黏度（血红蛋白浓度增加或变性时，黏度增加）成反比关系。因此，球形红细胞、衰老的红细胞以及 Hb 异常均可使其变形能力降低。

2. 悬浮稳定性

虽然红细胞的比重远大于血浆，但在正常情况下，红细胞能较稳定地悬浮于血浆中而不易下沉，这一特征称红细胞的悬浮稳定性。将经过抗凝处理的血液置于垂直放置的血沉管中，红细胞由于比重大而下沉，但正常时下沉的速度十分缓慢。通常以第一小时末红细胞沉降的距离表示红细胞沉降速度，称为红细胞沉降率（ESR），简称血沉。红细胞悬浮稳定性通常可用红细胞沉降率来反映。用魏氏法检测的正常值，成年男性0~15mm/h，女性0~20mm/h。红细胞的悬浮稳定性，来源于双凹圆碟形的红细胞在下降时与血浆的摩擦阻力。在某些疾病，如活动性肺结核、风湿热、晚期癌症等，多个红细胞易发生以凹面相贴，形成红细胞叠连。红细胞叠连的发生，使其与血浆的摩擦阻力下降，血沉加快，可表示红细胞悬浮稳定性降低。红细胞易于发生叠连的原因在于血浆成分的变化，而不在于红细胞本身。通常血浆中球蛋白、纤维蛋白原及胆固醇含量增加，可加速红细胞叠连，血沉加快；而白蛋白、卵磷脂含量增加时则抑制叠连发生，则血沉减慢。

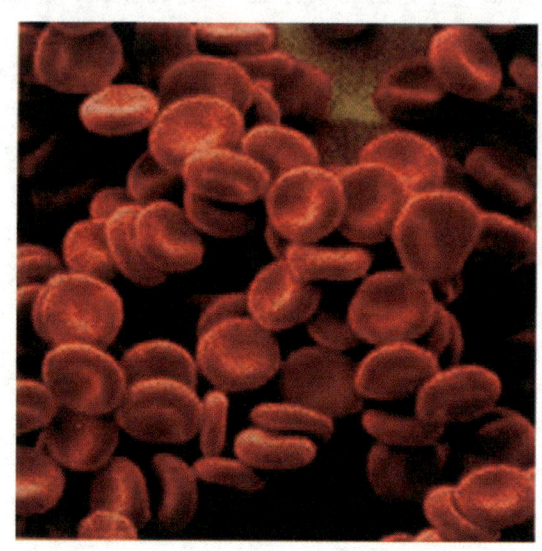

图5-3 电镜下红细胞

3. 渗透脆性

红细胞在低渗溶液中发生膨胀破裂的特性，称为红细胞渗透脆性，简称红细胞脆性。红细胞在等渗溶液（如0.9%NaCl溶液）中才能维持其正常形态和大小。将红细胞置于0.6%~0.8%NaCl溶液中，水分子可渗入红细胞内，红细胞会膨胀变形；置于0.40%~0.45%NaCl溶液中，有部分红细胞开始膨胀直至破裂发生溶血；置于0.30%~0.35%NaCl低渗溶液中，出现完全溶血。这一现象说明红细胞膜对低渗溶液具有一定的抵抗力，并且同一个体的红细胞对低渗溶液抵抗力也不相同。红细胞膜对低渗溶液的抵抗力越大，红细胞越不容易发生溶血即红细胞渗透脆性越小；反之红细胞对低渗溶液的抵抗力越小，红细胞渗透脆性则越大。刚成熟的红细胞对低渗溶液的抵抗力较强，其渗透脆性较小。而衰老的红细胞对低渗溶液的抵抗力降低，红细胞的渗透脆性增大。

（三）红细胞的生成与破坏

1. 红细胞的生成

（1）红细胞的生成部位：在机体生长过程的不同阶段，红细胞生成的部位有所不同。胚胎时期，红细胞在卵黄囊、肝、脾和骨髓生成；出生以后，主要在红骨髓；随着个体的生长发育，长骨骨干骨髓组织逐渐被脂肪组织填充，成年人的红细胞主要在胸骨、髂骨、肋骨和长骨近端的骨骺处生成。当骨髓造血功能增强时，释放入血的网织红细胞大量增加。临床上常通过循环血液中网织红细胞的计数来了解骨髓造血功能。某些理化因素，如放射性物质、化学因素（苯、有机砷、抗肿瘤药、氯霉素等）等能够抑制骨髓的造血功能引起贫血，这种由于骨髓造血功能受抑制造成的贫血称为再生障碍性贫血。

（2）原料：红细胞合成Hb所需的原料主要是铁和蛋白质。铁的来源有两部分：一部分是从食物中摄取的"外源性铁",另一部分是体内的红细胞破坏后释放出来的"内源性铁"的再利用。外源性铁多 Fe^{3+},必须在胃酸作用下转变为 Fe^{2+} 才能被吸收。中长期缺铁(外源性铁缺乏)或长期慢性失血(内源性铁缺乏),均可导致体内缺铁,使 Hb 合成减少,引起缺铁性贫血,此种贫血的特征是红细胞体积较小,数量正常,平均 Hb 低于正常,又称小细胞低色素性贫血。

在红细胞生成过程中,还需要足够的蛋白质。由于红细胞可优先利用体内可利用的氨基酸以合成所需要的蛋白质,故因单纯缺乏蛋白质而发生的贫血极为少见。但对贫血者也应补充质量好的动物蛋白。

(3) 促进红细胞成熟的因子:维生素 B_{12} 和叶酸是红细胞发育过程中不可缺少的物质,在幼红细胞的发育成熟过程中,合成 DNA 必须有维生素 B_{12} 和叶酸作为合成核苷酸的辅助因子。

维生素 B_{12} 多存在于动物类食品中,是红细胞分裂成熟过程所必需的辅助因子,可加强叶酸在体内的利用。胃黏膜壁细胞分泌的内因子,可与其结合形成维生素 B_{12}-内因子复合物,保护维生素 B_{12} 不被胃肠消化液破坏,并与回肠末端上皮细胞膜上特异受体结合,促进维生素 B_{12} 的吸收。当患萎缩性胃炎、胃癌等疾病或部分胃切除的病人,可因内因子缺乏,引起维生素 B_{12} 吸收障碍而发生巨幼红细胞性贫血,其特征是红细胞体积大而幼稚。

食物中的叶酸进入体内后被还原和甲基化成为四氢叶酸,作为多种一碳基团的载体参与 DNA 的合成。当叶酸缺乏时,红细胞的分裂成熟过程延缓,也可导致巨幼红细胞性贫血。叶酸的活化需维生素 B_{12} 的参与,因此,维生素 B_{12} 缺乏可引起叶酸的利用率下降。

2. 红细胞生成的调节

(1) 促红细胞生成素:促红细胞生成素(EPO)主要是由肾合成的一种糖蛋白,肝细胞和巨噬细胞也能少量产生,主要作用是刺激骨髓造血。正常时 EPO 在血浆中维持一定浓度,使红细胞数量保持相对稳定。当机体缺氧时(如贫血、缺氧或肾血流量减少)可使肾脏产生 EPO。当红细胞数量增加,血液运氧能力增强时,缺氧得到改善,此时血氧分压升高可负反馈抑制肾脏分泌 EPO,从而使红细胞数量保持相对稳定。由于肾是合成 EPO 的主要部位,因此晚期肾病患者常可由于 EPO 的显著减少,而引起贫血,称为肾性贫血。目前,EPO 已被提纯和生产,并试用于某些贫血的治疗。

(2) 雄激素:正常成年男性红细胞数量和血红蛋白浓度大于正常成年女性,在青春期前并不存在这种差异。男性进入青春期后,雄激素一方面可直接刺激骨髓造血,可促进有关血红蛋白合成酶系的活性,加速血红蛋白的合成和有核红细胞的分裂;另一方面可促进肾脏分泌 EPO,增强 EPO 的作用,从而促进骨髓造血。这可能是男性红细胞数量和血红蛋白浓度均高于女性的原因之一。

3. 红细胞的破坏

红细胞的平均寿命是约 120 天。衰老或受损红细胞的变形能力减弱而脆性增加,在通过骨髓、脾等处的微小孔隙时,易发生滞留而被巨噬细胞所吞噬(血管外破坏),若脾功能亢进,使红细胞破坏大于生成,可导致脾性贫血。也可因受湍急血流的冲击而破损(血管内破坏)。

二、白细胞

(一) 白细胞的数量、分类与功能

白细胞(WBC)是一个不均一的有核细胞群,正常成年人白细胞总数为 $(4.0\sim10.0)\times10^9/L$,新生儿大大高于成年人。女性在月经期、妊娠期和分娩时,白细胞数量有所增加。每天下午 14 时左右白细胞总数较多,凌晨较低。

白细胞可根据其胞质中有无特殊染色颗粒分为粒细胞和无粒细胞两大类。粒细胞又根据其嗜色特性的不同区分为中性粒细胞、嗜酸性粒细胞和嗜碱性粒细胞;无粒细胞包括单核细胞和淋巴细胞。在临床工作中,显微镜下分别计数各类白细胞的百分比,称为白细胞分类计数(表 5-1)。在各种急、慢性炎症、组织损伤或白血病等疾病情况下,白细胞总数和分类计数可发生特征性变化,在临床诊断中有重要

参考价值。

表 5-1　正常成人各类白细胞的正常值及主要功能

名　称	百分比（％）	主要功能
粒细胞		
中性粒细胞	50~70	吞噬杀菌、提呈抗原、免疫调节
嗜酸性粒细胞	0.5~5	抑制过敏反应、参与蠕虫免疫反应
嗜碱性粒细胞	0~1	参与过敏反应，释放某些物质
无粒细胞		
淋巴细胞	20~40	参与特异性免疫反应
单核细胞	3~8	调节细胞生长，诱导特异性免疫应答

白细胞的主要功能是通过吞噬及免疫反应，实现对机体的保护和防御。白细胞具有渗出性、趋化性（趋向某些化学物质游走的特性）、变形运动及吞噬作用等生理特性，这是它们执行防御功能的生理基础。

1. 中性粒细胞

绝大部分的粒细胞属中性粒细胞。每微升血液中约有 4500 个中性粒细胞。由于这些细胞的细胞核的形态特殊，又称为多形核白细胞。循环血液中的中性粒细胞，其细胞核一般可分 3~5 叶，分叶数随其老化而增加。若血液中出现大量分叶少的中性粒细胞，称细胞核左移，常提示可能有严重感染。中性粒细胞在血管内停留的时间平均只有 6~8 小时，它们很快穿过血管壁进入组织发挥作用，而且进入组织后不再返回血液中来。在血管中的中性粒细胞，约有一半随血流循环，通常做白细胞计数只反映了这部分中性粒细胞的情况，另一半则附着在小血管壁上。同时，在骨髓中尚贮备了约 2.5×10^{12} 个成熟中性粒细胞，在机体需要时可立即动员大量这部分粒细胞进入循环血流。

中性粒细胞是体内主要的吞噬细胞，它能够吞噬病原微生物、组织碎片及其他异物，特别是急性化脓性细菌，在体内起着抵御感染的重要作用。因此，当血液中的中性粒细胞减少到 $1\times10^9/L$ 时，机体抵抗力明显降低，很容易感染。另外，中性粒细胞还能通过吞噬作用清除体内的坏死组织和免疫复合物。

2. 嗜碱性粒细胞

嗜碱性粒细胞的胞质中含有较大的嗜碱性颗粒，颗粒内含有肝素、组胺、5-羟色胺、嗜酸性粒细胞趋化因子和变态反应性慢反应物质等。肝素具有抗凝血作用；组胺和变态反应性慢反应物质可使毛细血管壁通透性增加，局部充血水肿，并使支气管平滑肌痉挛，从而引起荨麻疹、哮喘、鼻炎等变态反应性疾病；释放的嗜酸性粒细胞趋化因子能吸引嗜酸性粒细胞，聚集于局部以限制嗜碱性粒细胞在过敏反应中的作用。

3. 嗜酸性粒细胞

嗜酸性粒细胞变形和吞噬能力较弱，缺乏溶菌酶，故基本上无杀菌作用，嗜酸性粒细胞在体内的主要作用为抗过敏反应和参与蠕虫的免疫反应。嗜酸性粒细胞可合成前列腺素 E，抑制嗜碱性粒细胞合成和释放生物活性物质；吞噬嗜碱性粒细胞所释放的活性颗粒，释放组胺酶，破坏嗜碱性粒细胞所释放的组胺等活性物质，从而限制嗜碱性粒细胞在速发型过敏反应中的作用。嗜酸性粒细胞还可通过释放碱性蛋白和过氧化酶损伤蠕虫体，参与对蠕虫感染时的免疫反应。当机体发生速发型过敏反应、蠕虫感染时，其数量常增加。

4. 单核细胞

单核细胞较大，直径为 12~20μm，吞噬能力很弱，在血液中停留 2~3 天后迁移到周围组织，并进一步成熟为巨噬细胞并使其吞噬能力大大增强。单核细胞与组织中的巨噬细胞构成单核-巨噬细胞系统在体内发挥防御功能，其主要功能有：①清除消灭外来微生物，该系统主要对付细胞内致病物，如病毒、疟原虫以及真菌、结核分枝杆菌等；②识别和清除衰老的红细胞和血小板；③参与激活淋巴细胞的特异性免疫功能；④识别和杀伤肿瘤细胞；⑤吞噬溶血时溢出的血红蛋白，参与体内铁及胆色素的代谢。

5. 淋巴细胞

淋巴细胞在免疫应答反应过程中具有重要作用。淋巴细胞主要分为 T 淋巴细胞和 B 淋巴细胞两大类。血液中淋巴细胞的 80%~90% 属于 T 淋巴细胞，执行细胞免疫功能，如破坏肿瘤细胞及移植的异体细胞等；B 淋巴细胞主要停留在淋巴组织内，在抗原的刺激下转化为浆细胞，浆细胞能产生抗体执行体液免疫功能。

（二）白细胞的生成与破坏

白细胞的生成受一组造血生长因子（HGF）的调节，这些因子在体外可刺激造血细胞生成集落，又称为集落刺激因子（CSF），有粒-巨噬细胞集落刺激因子（GM-CSF）、粒细胞集落刺激因子（G-CSF）、巨噬细胞集落刺激因子（M-CSF）、多系集落刺激因子（Multi-CSF）等多种。此外，还有一类抑制因子，如乳铁蛋白和转化生长因子-β等，它们或是抑制白细胞的增生、生长，或是限制上述某些生长因子的释放或抑制它们的作用。

白细胞的寿命难以判断。因为粒细胞和单核细胞主要是在组织中发挥作用，淋巴细胞则往返于血液、组织液、淋巴之间，而且可增殖分化。一般说来，中性粒细胞在循环血液中停留 8 小时左右即进入组织，3~4 天后即衰老死亡或经消化道黏膜从胃肠道排出；若有细菌入侵，粒细胞在吞噬活动中可因释放出的溶酶体酶过多而发生"自我溶解"，与破坏的细菌和组织共同构成脓液。

三、血小板

血小板是巨核细胞胞质脱落释放到外周血液的。正常血液循环中，血小板呈双凸碟形，当血小板被激活时，可发生变形伸出伪足。血小板平均直径为 2.4μm，厚 0.5~1.5μm。

血小板是从骨髓成熟的巨核细胞胞浆裂解脱落下来的，具有生物活性的小块胞质，正常成人血小板的数量为（100~300）×10^9/L。正常人血小板的数量可随季节、昼夜和部位而发生变化，如冬季高于春季、午后高于清晨、静脉高于毛细血管，其变化幅度一般在 6%~10%。当血小板数量减少到 50×10^9/L 以下时，微小创口或仅血压增高也能使皮肤和黏膜下出现瘀点，甚至出现大块紫癜，称血小板减少性紫癜；血小板数量超过 1000×10^9/L，称血小板过多，易发生血栓。

（一）血小板的生理特性

血小板具有黏附、聚集、释放、吸附、收缩等多种生理特性。

1. 黏附

血小板可附着在损伤血管内膜下暴露的胶原组织上，称为血小板黏附。血小板黏附是生理性止血过程中十分重要的起始步骤。

2. 聚集

血小板彼此黏着的现象称血小板聚集。引起血小板聚集的因素统称为致聚剂，如二磷酸腺苷（ADP）、肾上腺素、5-羟色胺、组胺、胶原、凝血酶等，其中 ADP 是引起血小板聚集的最重要物质。血小板聚集可分为两个时相，即第一时相和第二时相。在血管壁受损胶原纤维暴露引起血小板黏着的同时，局部组织释放的致聚剂可引起血小板第一时相聚集，但这时的聚集为可逆性聚集。第一时相发生的聚集可促使血小板释放内源性 ADP，在 Ca^{2+} 和纤维蛋白原的参与下，引起不可逆的第二时相聚集。血小板的聚集可明显促进血小板血栓的形成。某些药物如阿司匹林可抑制血小板的聚集，从而起到抗血栓形成的作用。

3. 释放

血小板受刺激后，将贮存在颗粒中的物质排出的过程称为释放。释放的物质主要有 ADP、ATP、5-羟色胺、儿茶酚胺等。5-羟色胺、儿茶酚胺可使小动脉收缩，参与生理性止血和凝血过程。

4. 收缩

血小板含有收缩蛋白，在 Ca^{2+} 的参与下可发生收缩。当血凝块形成后，血凝块中的血小板伸出伪足，当伪足中的收缩蛋白发生收缩时，可使血凝块回缩，挤出血清，并使血凝块缩小变硬。

5. 吸附

血管破裂受损时，在血小板膜表面吸附一些凝血因子，大量血小板可黏着、聚集于血管破损处，破损部位凝血因子浓度增高，有利于血小板发挥其生理止血的功能。

（二）血小板的功能

1. 维持血管内皮的完整性

血小板能填补血管内皮细胞脱落留下的空隙，并与内皮细胞融合，促进内皮的修复，以维持血管内皮细胞的完整性，所以血小板对毛细血管内皮有营养、支持和降低毛细血管壁脆性的重要作用。

2. 参加生理性止血

正常情况下，小血管破损后血液流出，经数分钟后出血自然停止，这种现象称生理性止血。其主要过程大致包括：血管收缩、血小板血栓形成和血液凝固三个阶段。当血管损伤而出血时，①破损的血管内皮细胞及黏附于血管内皮下胶原组织的血小板释放一些缩血管物质，使受损血管局部及附近的小血管收缩，血管破损口缩小或封闭，使局部血流减少，以利止血；②血管内膜下组织激活血小板，使血小板黏着、聚集于血管破损处，形成松软的止血栓堵塞堵住出血口，实现初步止血；③血浆中的血液凝固系统被激活，使血浆中纤维蛋白原转变为纤维蛋白，网罗血细胞形成血凝块，形成牢固的止血栓，从而达到止血目的。

因此，生理性止血是机体重要的保护机制之一。临床上常用小针刺破指尖或耳垂使血液自然流出，测定出血的延续时间，称出血时间，出血时间的长短可反映生理性止血功能的状态，正常为 1~3min。由于生理性止血功能与血小板的功能有密切关系，因此血小板数量减少或功能有缺陷时，出血时间常延长。

3. 促进血液凝固

血小板可释放血小板因子，如血小板因子 3（PF_3）、Ca^{2+}、5-HT 等。尤其是血小板所提供的磷脂表面（PF_3），为各种凝血因子的激活提供了条件，可大大提高凝血因子的激活速度。另外，血小板还可以吸附多种凝血因子，促进凝血过程的发生。

第三节　血液凝固和纤维蛋白溶解

一、血液凝固

血液凝固是指血液由流动的液态变为不能流动的凝胶状态的过程，简称凝血。血液凝固的结果是纤维蛋白原变成纤维蛋白，并交织成网，网罗血细胞后形成血凝块，血凝块周围可析出淡黄色的液体，称为血清。血清与血浆相比，缺少了纤维蛋白原和凝血时消耗掉的一些物质，而增加了一些凝血时血管内皮细胞和血小板释放出的化学物质。因血清不凝固，故临床上很多生化检验、血型鉴定和血清免疫学测定等均采用血清标本检查。

（一）凝血因子

凝血过程不仅仅是纤维蛋白原的改变，还有很多物质参与。血浆与组织中直接参与血液凝固的物质统称为凝血因子。由世界卫生组织（WTO）统一命名、按照发现的顺序用罗马数字编号的凝血因子，有 12 种（表 5-2）。此外，还有前激肽释放酶、激肽原和血小板磷脂等。因子Ⅵ是因子Ⅴ活化而来，因而被取消。除了因子Ⅳ是 Ca^{2+}，其他因子为蛋白质；除因子Ⅲ存在于组织中外，其余的凝血因子均存在于血浆中；有些蛋白质以酶原的形式存在于血浆中，需要被激活才能参与凝血，被激活的因子在其右下角标"a"；绝大多数的凝血因子在肝中合成，其中因子Ⅱ、Ⅶ、Ⅸ、Ⅹ还需要维生素 K 的参与。若肝功能障碍或维生素 K 缺乏，会因凝血障碍而发生出血倾向。

表 5-2 按 WHO 命名编号的凝血因子

因子	同义名	合成部位	合成是否需要维生素 K	凝血中的作用
Ⅰ	纤维蛋白原	肝	否	变为纤维蛋白
Ⅱ	凝血酶原	肝	需要	变为有活性的凝血酶
Ⅲ	组织因子	各组织	否	启动外源性凝血
Ⅳ	Ca^{2+}		—	参与多种过程
Ⅴ	前加速素	肝	否	调节蛋白
Ⅶ	前转变素	肝	需要	参与外源性凝血
Ⅷ	抗血友病因子	肝为主	否	调节蛋白
Ⅸ	血浆凝血激酶	肝	需要	变为活性形式
Ⅹ	斯图亚特因子	肝	需要	变为活性形式
Ⅺ	血浆凝血激酶前质	肝细胞	否	变为活性形式
Ⅻ	接触因子	肝细胞	否	启动内源性凝血
ⅩⅢ	纤维蛋白稳定因子	肝细胞和血小板	否	不溶性纤维蛋白的形式

（二）血液凝固过程

凝血过程是一系列复杂的酶促连锁反应，一旦触发，凝血因子的相继激活就如"瀑布"样迅速进行，直到血液凝固。

凝血过程包括三个阶段：①凝血酶原激活物形成；②凝血酶原被激活形成凝血酶；③纤维蛋白的形成。

1. 凝血酶原激活物的形成

凝血酶原激活物为 X_a、Ⅴ、Ca^{2+} 和 PF_3（血小板第三因子，为血小板膜上的磷脂）复合物，它的形成首先需要因子Ⅹ的激活。通常依据凝血的启动机制及是否有血液以外的凝血因子参与，可将凝血分为内源性凝血和外源性凝血两条途径（图 5-4）。内源性凝血是指参与凝血过程的全部因子都存在于血浆中，其启动因子为因子Ⅻ；外源性凝血是指在凝血过程中，启动因子不是来自血液，而是血液外组织因子Ⅲ。两者的主要区别在于凝血酶原激活物形成的过程不同。

（1）内源性凝血途径：当血管内膜损伤暴露内膜下的胶原纤维或带有负电荷的异物附着时，因子Ⅻ被激活，形成Ⅻa，Ⅻa 可激活前激肽释放酶使之成为激肽释放酶，后者反过来又能激活因子Ⅻa，通过这一正反馈过程形成大量Ⅻa。Ⅻa 的主要功能是将因子Ⅺ激活成Ⅺa。因子Ⅺa 在 Ca^{2+} 的参与下，将因子Ⅸ转变成Ⅸa，Ⅸa 与因子Ⅷ、Ca^{2+} 与 PF_3 形成因子Ⅷ复合物，该复合物可使因子Ⅹ激活形成 X_a，X_a 与因子Ⅴ被 Ca^{2+} 连接在 PF_3 血小板磷脂表面，形成凝血酶原激活物。因子Ⅷ是一个辅助因子，可加速因子Ⅹ的激活。上述过程参与凝血的因子均存在于血管内的血浆内，故称为内源性凝血途径。

（2）外源性凝血途径：当组织损伤血管破裂时，组织释放因子Ⅲ到血液中，与血浆中的因子Ⅶ、Ca^{2+} 共同形成复合物，使因子Ⅹ激活成为 X_a。因子Ⅲ为磷脂蛋白，广泛存在于血管外组织中，尤其是在脑、肺和胎盘组织中特别丰富。外源性凝血过程简单，时间短。它们的异同见表 5-3。

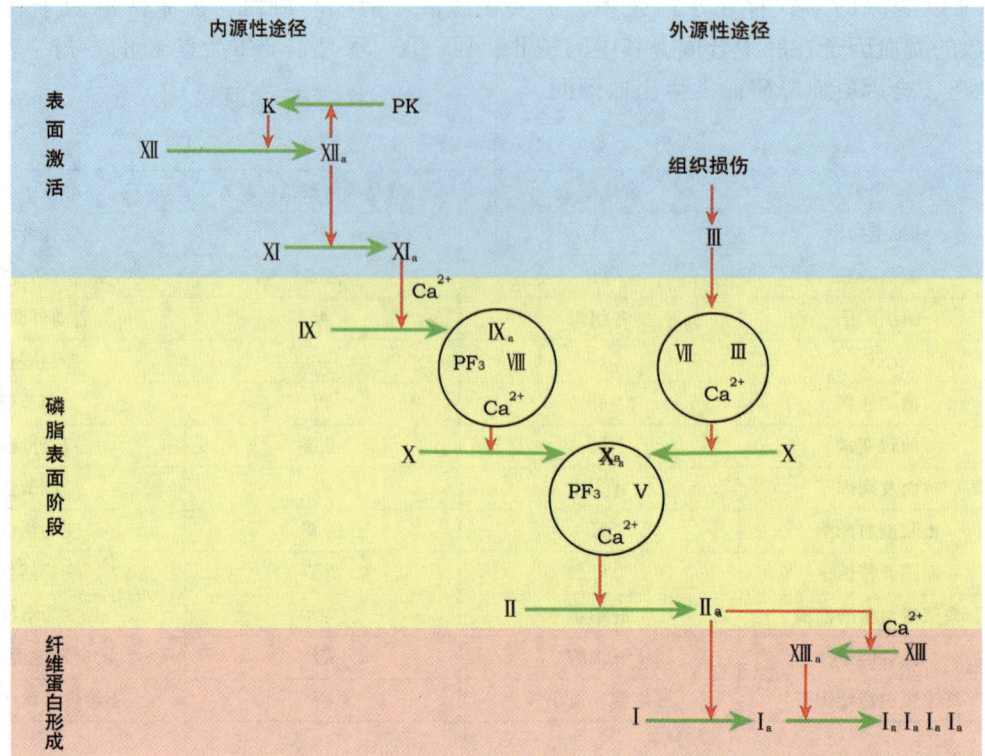

图 5-4 血液凝固基本过程示意图

表 5-3 两种凝血途径的比较

项 目	内源性凝血途径	外源性凝血途径
启动方式与因子	血管内膜下胶原纤维或异物激活因子Ⅻ	受损伤组织释放出凝血因子Ⅲ
凝血因子分布	全部在血管内的血液中	存在于组织和血液中
参与的凝血因子	多	少
凝血步骤	复杂	简单
发生凝血的速度	较慢（约数分钟）	较快（约十几秒）

2. 凝血酶的形成

凝血酶原激活物可激活凝血酶原，形成凝血酶（因子Ⅱa）。凝血酶是一种多功能的凝血因子。

3. 纤维蛋白的形成

纤维蛋白原在凝血酶的作用下被激活形成纤维蛋白单体。同时，凝血酶在 Ca^{2+} 帮助下激活因子ⅩⅢ，因子ⅩⅢa使纤维蛋白单体互相聚合，形成牢固的、不溶性的纤维蛋白多聚体，即纤维蛋白。纤维蛋白交织成网，把血细胞网罗其中形成血凝块，完成凝血过程。

（三）抗凝系统

在正常情况下，血液在心血管内循环流动是不会发生凝固的。即使在生理性止血时，凝血也只限于受损伤的局部，并不蔓延到其他部位，全身血液循环不会受到影响。这是因为正常血管内皮是光滑完整的，血液内也不含有因子Ⅲ，因此内源性和外源性途径均得不到启动。另外，血浆中还有许多抗凝物质，其中主要的抗凝物质有抗凝血酶Ⅲ、蛋白C系统、组织因子途径抑制物和肝素。

1. 抗凝血酶Ⅲ

抗凝血酶Ⅲ是肝脏和血管内皮细胞合成的一种脂蛋白，能与凝血酶结合形成复合物而使其失活，还能封闭因子Ⅱ、Ⅶ、Ⅸa、Ⅹa、Ⅺa、Ⅻa的活性中心，使这些因子失活从而达到抗凝效果。正常情况下，其抗凝作用弱而慢，但它与肝素结合后，其抗凝作用可显著增加。

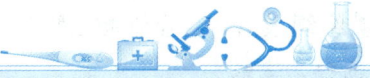

小贴士

血友病——英国皇室病

1838年18岁的维多利亚登上了英国女王的宝座。1840年维多利亚女王和她的表哥阿尔伯特结婚。他们共生了9个孩子，4个男孩有3个患有血友病，先后早夭。五个女孩也是血友病基因携带者，当她们先后嫁到西班牙等欧洲的王室后，她们所生下的小王子也都患上了血友病，所以当时把血友病称为"皇室病"。血友病是一种"伴性遗传"疾病，该病的基因位于X染色体上。男性的性染色体是XY型，于是发病，而女性的性染色体是XX，病变的X染色体被另外一条健康的X染色体所代偿，所以不发病。

2. 蛋白C系统

主要包括蛋白质C、蛋白质S、血栓调节蛋白和活化蛋白质C抑制物。蛋白质C是由肝细胞合成的维生素K依赖因子，以酶原的形式存在于血浆中。激活后的蛋白质C能够灭活因子Ⅴa和Ⅷa，削弱因子Ⅹa的作用，促进纤维蛋白溶解，因而具有抗凝作用。

3. 组织因子途径抑制物

来源于小血管的内皮细胞。它的作用是直接抑制因子Ⅹa的活性，在Ca^{2+}的存在下，灭活因子Ⅶ与组织因子的复合物，从而发挥抑制外源性凝血途径的作用。

4. 肝素

肝素是一种酸性黏多糖，主要由肥大细胞和嗜碱性粒细胞产生，几乎存在于所有组织中，尤以血浆、肝、肺中含量最高。肝素是一种强抗凝剂，它可与血浆中一些抗凝蛋白质如抗凝血酶Ⅲ结合，使抗凝血酶Ⅲ与凝血酶的亲和力增强100倍，从而促使凝血酶失活。肝素还能抑制凝血酶原的激活过程，阻止血小板的黏附、聚集和释放反应，促使血管内皮细胞释放凝血抑制物和纤溶酶原激活物。所以，肝素是一种很强的抗凝物质，已在临床实践中广泛应用于体内、体外抗凝。

（四）血液凝固的加速与延缓

临床工作中常需要采取各种措施加速血液凝固或使血液不凝固。在进行外科手术时，常用温热的生理盐水纱布或吸收性明胶海绵压迫伤口止血，这是由于粗糙面能促使血小板黏着与解体，启动外源性途径凝血，提高温度则在于加速凝血的酶促反应过程。为防止病人在术中大出血，常在术前注射维生素K，促进凝血因子的合成，促进血液凝固。促进凝血作用的药物还有三七、云南白药等中药。

血液凝固多个环节需Ca^{2+}参与，在临床上，常用枸橼酸钠、柠檬酸钠、草酸钾作为体外抗凝剂，与Ca^{2+}结合而去除血浆中的Ca^{2+}，以达到抗凝目的。维生素K拮抗剂可抑制维生素K依赖性凝血因子的合成而具有抗凝作用。肝素在体内、体外均能立即发挥抗凝作用，已广泛应用于临床防治血栓形成。

二、纤维蛋白溶解

正常情况下，组织损伤后所形成的止血栓在完成止血使命后将逐步溶解，从而保证血管通畅，血液循环正常，也有利于受损组织的再生和修复。血栓的溶解主要依赖于纤维蛋白溶解系统（简称纤溶系统）。

纤维蛋白在纤维蛋白溶解酶（纤溶酶）的作用下被降解的过程，称为纤维蛋白溶解，简称纤溶。纤维蛋白溶解的过程包括纤溶酶的激活和纤维蛋白的降解两个过程。参与纤溶过程的物质构成纤溶系统，包括纤溶酶原、纤溶酶原激活物、纤溶酶和纤溶酶原抑制物（图5-5）。

(一) 纤溶酶原激活

纤溶酶原是一种主要由肝脏合成的糖蛋白。当血液凝固时，纤溶酶原大量吸附在纤维蛋白网上，纤溶酶原被组织激活物、血管激活物和激肽释放酶激活变为纤溶酶后，才能发挥作用。

1. 血管激活物

由小血管的内皮细胞合成和释放。当血管内出现纤维蛋白或血小板释放5-羟色胺，以及交感-肾上腺髓质系统活动加强时，这类激活物的合成和释放都可增加。

2. 组织激活物

存在于很多组织中，比如肾、甲状腺、子宫、前列腺、淋巴结等。在组织修复、伤口愈合时释放较多。如肾脏合成和释放的尿激酶，已应用于临床治疗血栓病。

3. 血浆激活物

血浆中的因子Ⅻ。

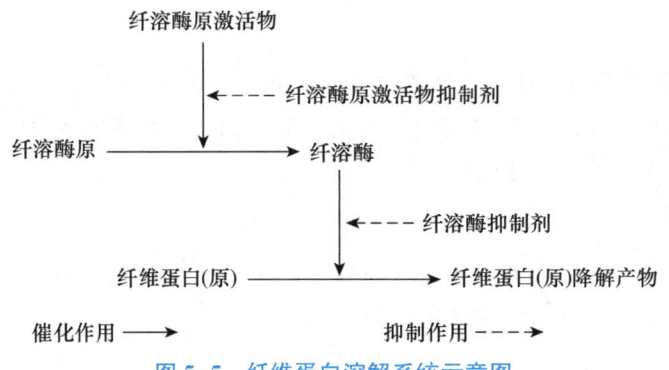

图 5-5　纤维蛋白溶解系统示意图

(二) 纤维蛋白与纤维蛋白原的降解

纤溶酶使纤维蛋白或纤维蛋白原整个分子被分割为许多可溶性的小肽，称为纤维蛋白降解产物。这些降解产物一般不会再凝固，而且其中一部分还有抗凝作用。

(三) 纤溶抑制物

纤溶抑制物存在于血浆和组织中，按其作用环节可分为两类：一类是纤溶酶原激活抑制物，主要由内皮细胞、血小板、白细胞和单核细胞合成，主要作用是抑制纤溶酶原激活物的活性；另一类抑制纤溶酶原的活性，称为抗纤溶酶，主要由肝脏合成或释放，功能是抑制纤溶酶、凝血因子的活性。因此，正常血浆中的纤溶酶不易对纤维蛋白原和其他凝血因子起作用。只有当血液在体内凝固时，由于凝血块中的纤维蛋白不吸附抗纤溶酶而能吸附纤溶酶原和血浆激活物，使后二者在凝血块中逐渐增多，得以使纤维蛋白降解。

凝血与纤溶是既对立又统一的功能系统，它们之间总保持动态平衡。这样，人体在出血时，可及时止血，又防止血栓形成，保持血管畅通。在血管内若凝血作用大于纤溶，可发生血栓；若纤溶作用过强，就会造成出血倾向。

第四节　血型与输血原则

一、血型

通常所说的血型一般是指红细胞膜上特异抗原（也称凝集原）的类型。人类有许多血型系统，包括红细胞血型、白细胞血型和血小板血型。若将两个血型不相容的人的血滴放在玻片上混合，其中的红细胞即凝集成簇，这种现象称为红细胞凝集。红细胞凝集的本质就是抗原-抗体反应。红细胞膜上一些特异蛋白质、糖蛋白等，在凝集反应中起着抗原的作用，称为凝集原。而在血浆中有一种能与红细胞膜上的凝集原起反应的特异抗体，称为凝集素。根据红细胞膜上抗原的不同，国际输血协会认可的有 29 个不同的血型系统，其中与临床关系最密切的是 ABO 血型系统和 Rh 血型系统。

（一）ABO 血型系统

1. ABO 血型系统的抗原和分型依据

ABO 血型是以红细胞膜表面 A、B 抗原（也称凝集原）的有无及其种类作为其分类依据的。凡红细胞膜上只有 A 凝集原的为 A 型；只有 B 凝集原的为 B 型；A、B 凝集原均有的为 AB 型；A、B 凝集原均无的为 O 型。

2. ABO 血型系统的抗体

人类 ABO 血型系统中，还有溶解在血浆中不同的抗体（也称凝集素）。当特异性凝集素与红细胞膜相应的凝集原相遇时，可引起红细胞聚集成簇，这一现象称红细胞凝集（体内在补体参与下进一步发生溶血）。由于人类 ABO 血型系统中，不能含有能使自身红细胞发生凝集的凝集素。因此，A 型血血浆中含抗 B 凝集素；B 型血血浆中含抗 A 凝集素；O 型血血浆中含抗 A 和抗 B 凝集素；AB 型血血浆中既不含有抗 A 凝集素也不含有抗 B 凝集素。ABO 血型系统的抗原抗体分布见表 5-4。

表 5-4　ABO 系统中的凝集原和凝集素

血型	红细胞上的凝集原	血清中的凝集素
A 型	A	抗 B
B 型	B	抗 A
AB 型	A 和 B	无
O 型	无	抗 A，抗 B

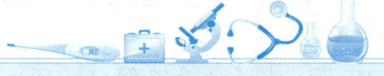

小贴士

血型的发现史和意义

人类最早认识的血型系统是 ABO 血型系统。1900 年，奥地利维也纳大学病理研究所的卡尔·兰德施泰纳发现，健康人的血清对不同人类个体的红细胞有凝聚作用。如果把取自不同人的血清和红细胞成对混合，可以分为 A、B、C（后改称 O）三个组。后来，他的学生 Decastello 和 Sturli 又发现了第四组，即 AB 组。

数年后，兰德施泰纳等人又发现了其他独立的血型系统，如 MNS 血型系统、Rh 血型系统等。1930 年，兰德施泰纳获得了诺贝尔生理学或医学奖。

几十年来，新的血型系统不断被报道，由 1935 年成立的国际输血协会专门负责认定与命名工作。得到承认的 30 种人类血型系统包括超过 600 种抗原，但其中大部分都非常罕见。

血型的发现开创了免疫血液学、免疫遗传学等新兴学科，对临床输血工作具有非常重要的意义。血型系统也曾广泛应用于法医学以及亲子鉴定中，但目前已经逐渐被更为精确的基因学方法所取代。

临床上，根据凝集反应的原理，可用标准 A 型血清（含抗 B 凝集素）和标准 B 型血清（含抗 A 凝集素）与某人的红细胞混悬液混合，观察凝集反应的有无，判断此人的红细胞膜上的凝集原，由此确定血型。

另外，A 型中还含有 A_1、A_2 亚型。汉族人中，A_1 亚型占 99%，A_2 亚型极少见。A_1 亚型红细胞膜上含 A 和凝集原 A_1，血清中只含抗 B 凝集素；A_2 亚型红细胞膜上只含 A 凝集原，血清中含抗 A_1 和抗 B 凝集素。因此，在鉴定血型和输血时都应注意到 A 亚型的存在。

（二）Rh 血型系统

1. Rh 血型系统的凝集原和凝集素

Rh 凝集原最初在恒河猴（Rhesus monkey）的红细胞上发现的。目前发现的 Rh 凝集原有 40 多种，与临床关系密切的是 C、c、D、E、e 等 5 种。其中 D 凝集原最强。凡红细胞膜上有 D 凝集原者称为 Rh 阳性，不含 D 凝集原者为 Rh 阴性。我国汉族人中有 99% 的人是 Rh 阳性。有些少数民族，Rh 阴性者比例较大，如苗族为 12.3%，塔塔尔族为 15.8%，布依族和乌孜别克族约 8.7%。

Rh 血型的重要特点是 Rh 血型系统血浆中均不存在天然的（先天性）的凝集素，Rh 阴性者只有在接受 Rh 阳性血液刺激后才能产生抗 Rh 凝集素，凝集 Rh 阳性红细胞。

2. Rh 血型的临床意义

（1）Rh 血型不合引起输血溶血：当 Rh 阴性受血者首次接受 Rh 阳性供血者的红细胞后，因 Rh 阴性受血者体内无天然抗 Rh 抗体，一般不发生因 Rh 血型不合而引起的凝集反应。但供血者的 Rh 阳性红细胞进入受血者体内，刺激机体产生抗 Rh 的抗体。当 Rh 阴性受血者再次或多次接受 Rh 阳性供血者的红细胞时，其体内抗 Rh 的抗体可与供血者红细胞发生凝集反应而发生溶血。因此，在临床上给患者重复输血时，即便是同一供血者的血液，也要做交叉配血试验。

（2）新生儿溶血：当 Rh 阴性的母亲孕育了 Rh 阳性的胎儿（第一胎），因 Rh 阴性母亲体内无天然抗的 Rh 抗体，此胎儿一般不发生因 Rh 血型不合而引起的新生儿溶血。但在妊娠晚期或分娩时才有足量的红细胞进入母体，使母体产生免疫性抗体，主要是抗 Rh 抗体。这种抗体属不完全抗体 IgG，分子量较小，可透过胎盘进入胎儿体内，使胎儿红细胞发生溶血，造成新生儿溶血性贫血，严重时可导致新生儿死亡。母体血液中的抗体浓度是缓慢增加的，因此，当 Rh 阴性的母亲怀第一胎 Rh 阳性胎儿时很少发生新生儿溶血的情况，当 Rh 阴性的母亲再次孕育了 Rh 阳性的胎儿（第二胎）时，母体内抗 Rh 的抗体可通过胎盘进入胎儿体内，引起凝集反应而发生溶血，严重时可导致胎儿死亡。因此，对 Rh 阴性妇女的妊娠，应予以高度重视。

若 Rh 阴性母亲在生育第一胎后，及时常规注射特异性抗 D 免疫球蛋白，可防止胎儿 Rh 阳性红细胞致敏母体。

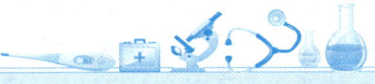

小贴士

血型抗体

血型抗体有天然产生和免疫产生的两种。天然抗体是指不需要经过任何特殊刺激、机体自然产生的抗体。最普遍的是 ABO 血型系统的抗体，它们在出生半年后，即产生很强的天然凝集素（抗体），天然抗体多为 IgM，分子量大，不能通过胎盘，一般不会引起新生儿溶血病。免疫抗体不是天然存在血浆中，而是由于输血或妊娠分娩时进入受血者或母体的红细胞抗原（母体缺乏的），使淋巴细胞致敏后免疫产生的抗体，免疫抗体多为 IgG，其分子量小，能透过胎盘，因此能引起新生儿溶血病。

二、输血原则

输血的基本原则是保证供血者的红细胞不被受血者血浆中的凝集素凝集。总结输血原则为八个字："同型输血、交叉配血"。

(一) 输血前必须鉴定血型

在准备输血时首先必须进行血型鉴定，选择相同的血型，保证供血者与受血者的血型相合，以免因血型不相容而引起严重的输血反应。正确鉴定血型是确保安全输血的关键。临床上鉴定 ABO 血型的常规方法是用已知的抗 A 和抗 B 血清（含有抗体），分别与被检测者的血液相混，根据其发生红细胞凝集反应的结果，判断被检测者红细胞膜上所带的抗原和确定血型。一般情况，只有在 ABO 血型相同的情况下输血。在无法得到同型血液的情况下，考虑将 O 型血输给其他血型的人，或者 AB 型接受其他血型的血液。但是，要遵循"量少（<300ml）、速慢、勤观察"的原则。

(二) 输血前必须做交叉配血实验

在输血时为避免供血者红细胞被受血者血浆中的凝集素所凝集，输血前必须做交叉配血试验，根据结果决定能否输入及输入的量和速度。交叉配血试验如图 5-6 所示：将供血者的红细胞与受血者的血清相混合（主侧），同时将受血者的红细胞与供血者的血清相混合（次侧）。分别观察结果，如果两侧均无凝集反应，可以输血；如果主侧有凝集反应，不管次侧是否凝集，都不能输血；如果主侧不凝集，次侧凝集（一般见于 O 型供血者输给其他血型，或 AB 型受血者接受其他血型），一般不宜进行输血，在特殊情况下进行异型输血时，输入的量不宜过多，速度不宜过快，并严密观察。同型血尤其是 A 型或 AB 型之间输血，也须做交叉配血试验（防止 A 亚型不合）。重复输血（同一供血者）仍须做交叉配血试验，以防止 Rh 血型不合引起的输血反应。

目前认为把 O 型血的人称为"万能供血者"，或将 AB 型的人称为"万能受血者"的观点是不正确的。总之，输血是一个多环节的过程，每个环节上的失误都可能造成严重事故。因此，大进行输血操作时，必须严格遵守输血原则，密切注意观察；而且只在确实需要时才进行输血，决不可盲目滥用。

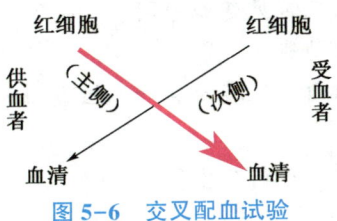

图 5-6 交叉配血试验

自我测评

一、选择题

1. 血浆胶体渗透压的生理作用是（　　　）。

   A. 调节血管内外水的交换　　　　　　B. 调节细胞内外水的交换

   C. 维持细胞正常体积　　　　　　　　D. 维持细胞正常形态

   E. 决定血浆总渗透压

2. 全血的比重主要决定于（　　　）。

   A. 血浆蛋白含量　　　　　　　　　　B. 渗透压的高低

   C. 红细胞数量　　　　　　　　　　　D. 白细胞数量

   E. NaCl 的浓度

3. 全血的黏滞性主要取决于（　　　）。

   A. 血浆蛋白含量　　　B. 红细胞数量　　　C. 白细胞数量

   D. 红细胞的叠连

   E. NaCl 的浓度

4. 血清与血浆的主要区别在于血清缺乏（　　　）。

A. 纤维蛋白　　　　　B. 纤维蛋白原　　　　C. 凝血因子　　　　D. 血小板
E. Ca^{2+}

5. 调节红细胞生成的主要体液因素是（　　　）。
A. 雄激素　　　　　　B. 雌激素　　　　　　C. 甲状腺激素　　　D. 促红细胞生成素
E. 生长激素

6. 血液凝固的发生是由于（　　　）。
A. 纤维蛋白溶解　　　　　　　　　　　　　B. 纤维蛋白的激活
C. 纤维蛋白原变为纤维蛋白　　　　　　　　D. 血小板聚集与红细胞叠连
E. 因子Ⅷ的激活

7. 外源性凝血途径的始动因子是（　　　）。
A. 因子Ⅰ　　　　　　B. 因子Ⅱ　　　　　　C. 因子Ⅲ　　　　　D. 因子Ⅶ
E. 因子Ⅹ

8. A 型血的红细胞膜上含有（　　　）。
A. A 抗原　　　　　　B. B 抗原　　　　　　C. 无 A 和 B 抗原　D. H 抗原
E. C 抗原

二、名词解释

1. 血清　2. 血浆　3. 生理性止血　4. 溶血　5. 贫血

三、问答题

1. 试述血浆晶体渗透压与血浆胶体渗透压的主要形成物质及其生理意义。
2. 贫血的评价指标有哪些？简述临床常见贫血原因。
3. 白细胞、血小板的正常值和生理功能。
4. 试述血液凝固的基本过程，说出内源性凝血和外源性凝血的区别与联系。
5. 简述生理性止血的基本过程。
6. 临床关系密切的血液分型有哪些，如何分型？
7. 临床输血原则是什么，怎样理解？

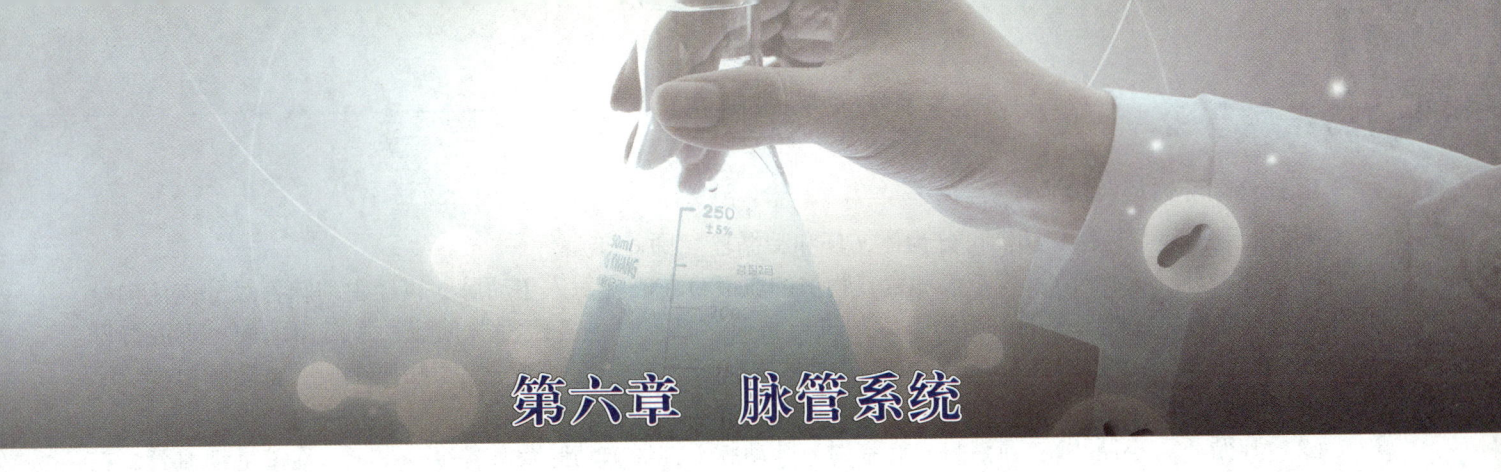

第六章 脉管系统

学习目标

掌握：脉管系统和心血管系统的组成和功能；体循环、肺循环的概念及其循环途径；心的位置、外形及各心腔的形态、结构；心传导系的组成、位置和功能；左右冠状动脉的起始、分布；心的体表投影；主动脉的行程、分段；全身各部动脉主干的名称、行径和分布；上、下肢浅静脉的走行、注入部位及临床意义；肝门静脉系的属支、收集范围和与上、下腔静脉系的交通；心动周期，心脏的泵血过程及机制，心输出量及其影响的因素；动脉血压的概念及正常值，动脉血压的形成和影响因素；中心静脉压及影响；组织液生成与回流的原理和影响；心脏和血管的神经支配及作用，颈动脉窦-主动脉弓压力感受性反射的过程及生理意义。

熟悉：上、下腔静脉系的组成、位置、主要属支和收集范围；淋巴系的组成，胸导管的起始、行径、收集范围和注入部位；脾的位置和形态；心肌细胞生物电的特点及形成的离子基础；心肌细胞的生理特性；静脉回流及影响因素；微循环的血流通路及功能；肾上腺素和去甲肾上腺素、肾素-血管紧张素系统和血管升压素对心血管活动的调节作用。

了解：心壁的构造；第一和第二心音的主要形成原因和标志，正常心电图各波所代表的意义；血流量、血流阻力和血压；心血管中枢；化学感受性反射。

脉管系统是一系列密闭的器官系统，分为心血管系统和淋巴系统。心血管系统内流动着血液，由心和血管组成。淋巴系统由淋巴管道、淋巴器官和淋巴组织组成，淋巴液沿淋巴管道向心流动，最后汇入静脉，淋巴管道被通常被看作是静脉的辅助管道。

脉管系统的主要功能是不断地把消化器官吸收的营养物质和肺吸收的氧气以及内分泌器官分泌的激素等运送到全身各器官和组织，供其新陈代谢之用；同时，又将各器官和组织的代谢产物，如二氧化碳和尿素等运送到肺、肾和皮肤等器官排出体外，以保证人体生理活动的正常进行。脉管系统尚有内分泌功能。心肌细胞、血管平滑肌细胞、内皮细胞等可产生和分泌心钠素、肾素、血管紧张素等生物活性物质参与机体的功能调节。

第一节 脉管系统解剖

一、心血管系统

（一）概述

心血管系统由心和血管组成。血管包括动脉、静脉和毛细血管。心是一个中空的肌性器官，是血液循环的动力器官，心通过有节律地收缩和舒张，推动血液沿心血管系统的循环流动。血液由心流经动脉、毛细血管、静脉、再返回心，这种周而复始的流动称血液循环。

1. 血液循环途径及功能意义

根据血液循环的途径和功能可分为体循环和肺循环（图6-1）。

（1）体循环（大循环）：携带氧和营养物质的血液自左心室射入主动脉，再经主动脉各级分支流向全身各处毛细血管，在此与周围的组织、细胞进行物质交换，再经各级静脉回流，最后由上腔、下腔静脉（心的静脉血经冠状窦）回到右心房。体循环途径长，经过全身各处，完成了物质交换，将动脉血变成了静脉血。

（2）肺循环（小循环）：血液自右心室射入肺动脉干，经肺动脉及其各级分支至肺泡壁毛细血管，在此进行气体交换，血液中的二氧化碳透过气血屏障进入肺泡腔，肺泡腔中的氧气透过气血屏障进入毛细血管。使静脉血变成动脉血，此后，血液沿着各级肺静脉属支，最后经左、右肺静脉流回左心房。肺循环途径短，只经过肺，完成了气体交换，使静脉血变成动脉血。

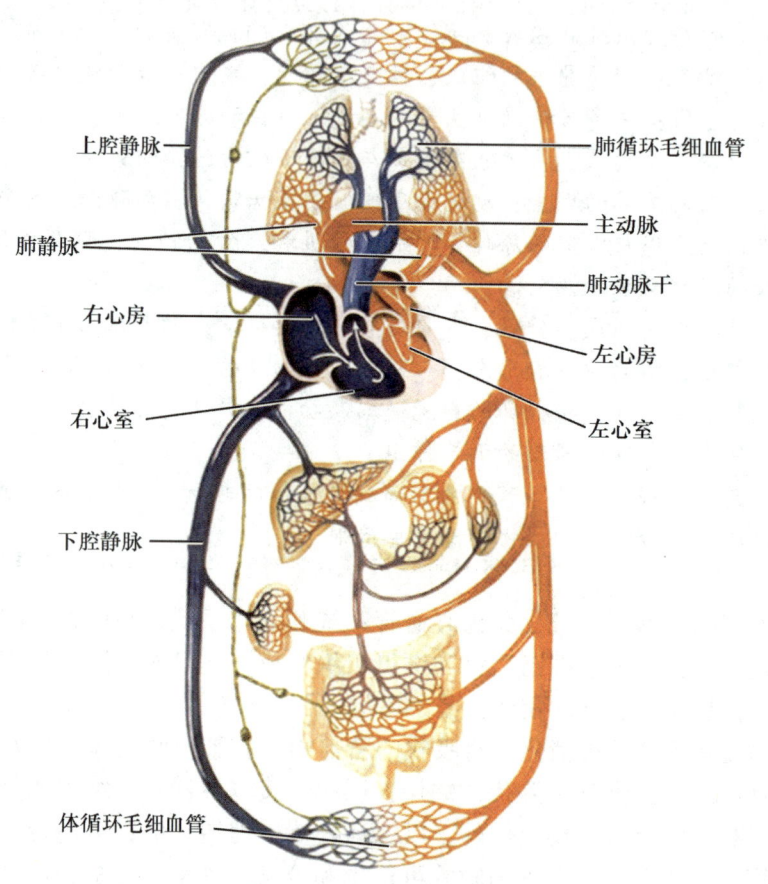

图6-1　大小循环示意图

2. 血管吻合及其功能意义

血管之间接通即血管吻合。人体除动脉-毛细血管-静脉相连通外，在动脉和动脉之间，静脉和静脉之间，甚至动脉和静脉也有交通支，彼此接通，形成广泛的血管吻合（图6-2）

（1）动脉间吻合：在人体许多部位存在动脉间吻合形式，常见的有交通支、动脉网和动脉弓等。如脑底动脉环、膝关节动脉网、掌浅弓、掌深弓等。动脉吻合的意义在于缩短血液循环时间和调节血液流量。

（2）静脉间吻合：远比动脉间吻合丰富。浅静脉之间有吻合，深静脉之间有吻合，浅深静脉之间也有吻合，吻合形式除与动脉间吻合形式相似的吻合形式外，还有静脉丛，如直肠静脉丛、子宫静脉丛。静脉间吻合的意义在于保证静脉回流畅通无阻。

（3）动静脉吻合：小动脉和小静脉可借动静脉吻合直接连通，意义在于缩短循环路径，调节局部血流量和局部温度。

（4）侧支吻合：有的动脉主干在行程中发出与其平行的侧副管（侧支），发自主干不同平面的侧副管彼此吻合称侧支吻合。当主干阻塞时，侧副管血流量加大而增粗，以保证主干阻塞以后部位的血供，这种通过侧副吻合而建立的血液循环称侧支循环。侧支循环对保证器官的血液供应有重要意义。

3. 血管的微细结构

毛细血管管径一般为 6~8μm，管壁由一层内皮细胞、基膜和周细胞组成，外有少许结缔组织。动脉分为大动脉、中动脉、小动脉和微动脉，管壁从内向外均可分为内膜、中膜和外膜三层。中动脉的中膜平滑肌非常丰富，故称肌性动脉。大动脉因中膜含多层弹性膜和大量弹性纤维，故又称弹性动脉。静脉分为大静脉、中静脉、小静脉和微静脉，与伴行的动脉相比，静脉三层膜的分界不明显，且管腔大、管壁薄，切片中静脉的管壁常塌陷呈不规则形。

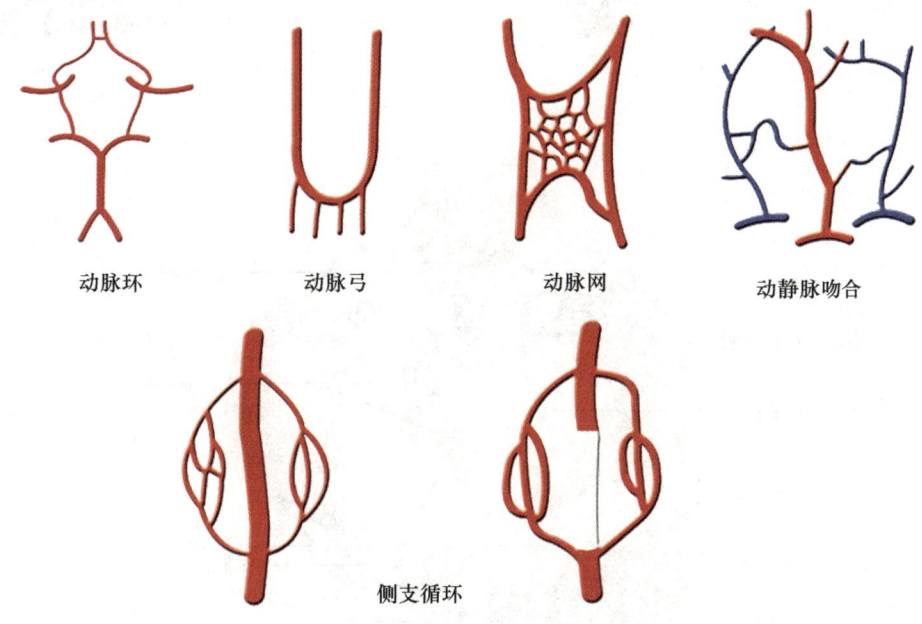

图 6-2　血管的吻合及侧支循环示意图

（二）心

1. 心的位置与毗邻

心位于胸腔中纵隔内，约 2/3 位于正中线的左侧，1/3 位于正中线的右侧。心的前面大部分被肺和胸膜所遮盖，只有小部分与胸骨体和左侧 4~6 肋软骨直接相邻。心的后方与食道和胸主动脉相邻。心两侧与肺和胸膜相邻。心下方与膈相邻，上方与出入心的大血管相连（图 6-3）。

2. 心的外形

心呈前后略扁的圆锥形，具有一尖、一底，两面、三缘、三条沟。心底朝向右后上方，与出入心的大血管相连。心尖钝圆，朝向左前下方，由左心室构成，其体表投影在左侧第五肋间隙、左锁骨中线内侧 1~2cm 处，或距前正中线 7~9cm 处，此处可以摸到心头搏动。心的前面稍隆凸，与胸骨体和肋软骨相对，又称胸肋面。心的下面较平与膈相对，又称膈面。心右缘垂直钝圆主要由右心房构成。心左缘钝圆主要由左心室构成，小部分为左心耳。心下缘较锐利，近水平位，大部分为右心室构成，仅心尖部为左心室构成。心表面有三条沟，在近心底处有不完整的环形沟称冠状沟，被肺动脉干所中断，是心房和心室在心表面分界的标志。在心胸肋面自冠状沟至心尖稍左侧的一条纵沟称前室间沟，在心膈面自冠状沟至心尖稍右侧的一条纵行的沟称后室间沟，前后室间沟是左、右心室的心表面分界的标志。冠状沟，前、后室间沟内均有血管和脂肪充填（图 6-4、图 6-5）。

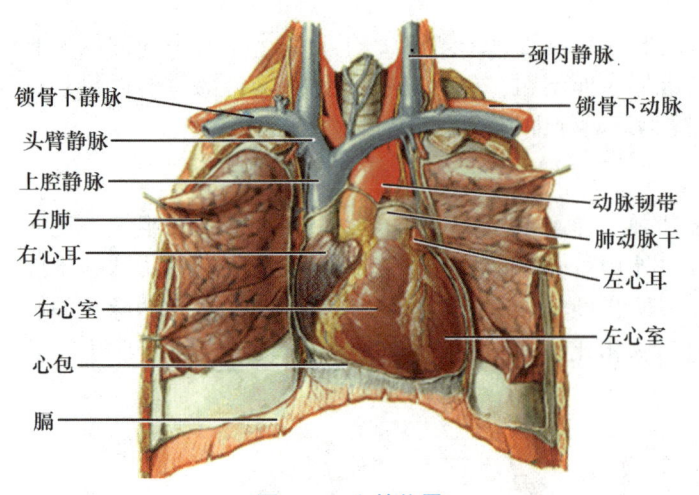

图 6-3 心的位置

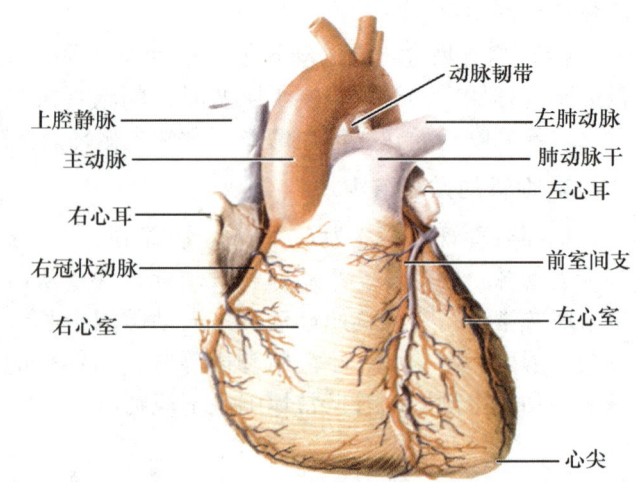

图 6-4 心的外形和血管（前面）

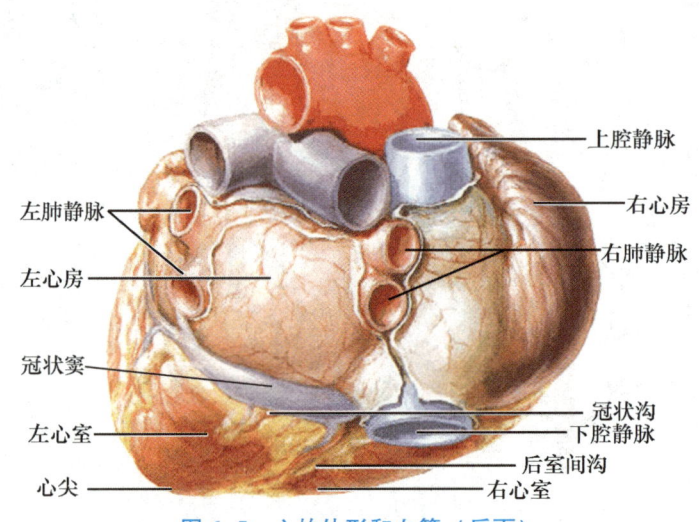

图 6-5 心的外形和血管（后面）

3. 心的各腔

心为中空肌性器官，心腔被房间隔和室间隔分为互不相通的左右两半心，每半心有一个心房和一个心室，房室之间以房室口相通。心共有四个腔，分别是右心房、右心室、左心房和左心室。

（1）右心房：位于心的右上部，壁薄而腔大。右心房突向左前方的部分称右心耳。右心房有三个入口和一个出口，三个入口分别是后上方的上腔静脉口，后下方的下腔静脉口，下腔静脉口左内侧的冠状窦口，一个出口即右房室口通右心室。在房间隔下部有一卵圆形凹陷称卵圆窝，为胚胎时期卵圆孔闭锁后的遗迹，房间隔缺损好发于此。

（2）右心室：右心室位于右心房左前下方。右心室有一个入口和一个出口。入口是右房室口，口周围的纤维环上附有三片三角形的瓣膜称三尖瓣，瓣膜借腱索与乳头肌相连。当右心室舒张时三尖瓣开放，右心房的血经房室口流入右心室，当右心室收缩时，三尖瓣关闭，可防止血液反流回右心房，由于有乳头肌收缩牵拉腱索，使瓣膜恰好关闭，不至于翻向心房。出口是肺动脉口，口周围上附有三片半月形口袋状的瓣膜称肺动脉瓣。当右心室收缩时肺动脉瓣开放血液由右心室射入肺动脉干，当右心室舒张时肺动脉瓣关闭，防止血流返回右心室（图 6-6，图 6-7）。

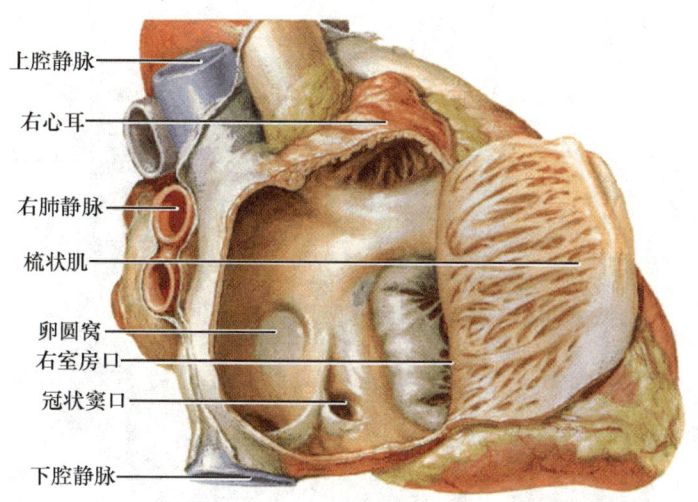

图 6-6 右心房的内腔图

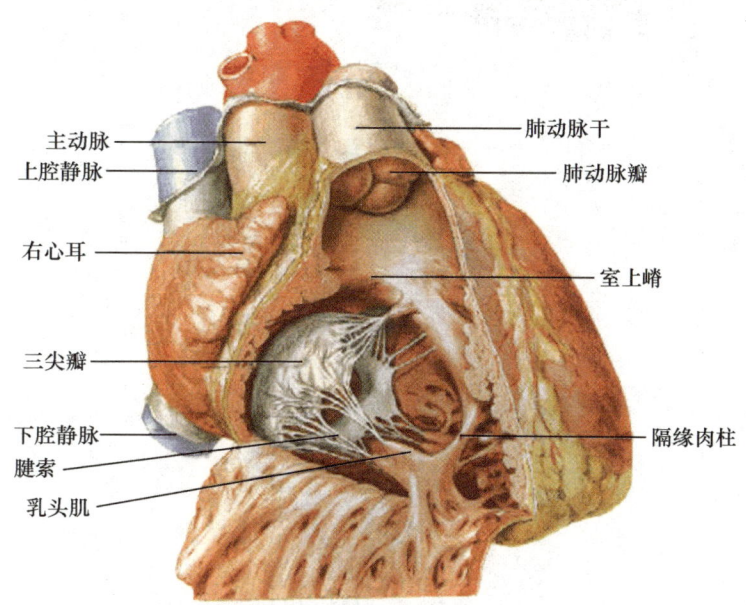

图 6-7 右心室的内腔图

（3）左心房：主要构成心底，其突向右前方的部分称左心耳。左心房有四个入口一个出口，四个入口即左心房后壁的两侧各有两个肺静脉口，一个出口即左房室口，通向左心室。

（4）左心室：位于右心室的左后方。有一个入口和一个出口。入口是左房室口，口周围纤维环上附有二片三角形的瓣膜，称二尖瓣，其形态和功能同三尖瓣。出口是主动脉口，口的周围纤维环上附有三片半月形口袋状的瓣膜，称主动脉瓣，开向主动脉，其形态和功能同肺动脉瓣。主动脉瓣与主动脉壁之间的腔隙称主动脉窦，可分为左、右、后三个窦，左、右窦壁上分别有左、右冠状动脉的开口（图6-8）。

4. 心壁的构造

心壁从内向外依次由心内膜、心肌层和心外膜构成（图6-9）。

（1）心内膜：是由内皮及疏松结缔组织构成的表面光滑的薄膜，内含血管神经和心传导系统的分支，衬于心腔内表面，并与出入心的大血管的内膜相延续。心内膜在房室口和动脉口折叠成心瓣膜。

（2）心肌层：为心壁最厚的一层，由心肌纤维构成。心室肌较心房肌厚，左室肌最厚约为右室肌的三倍。心房肌和心室肌不相连，分别附于心纤维支架上，故心房肌和心室肌不会同时收缩。

（3）心外膜：为浆膜性心包的脏层，贴在心肌表面。外表面为一层间皮，间皮深面为一薄层结缔组织，含有血管、神经和脂肪组织。

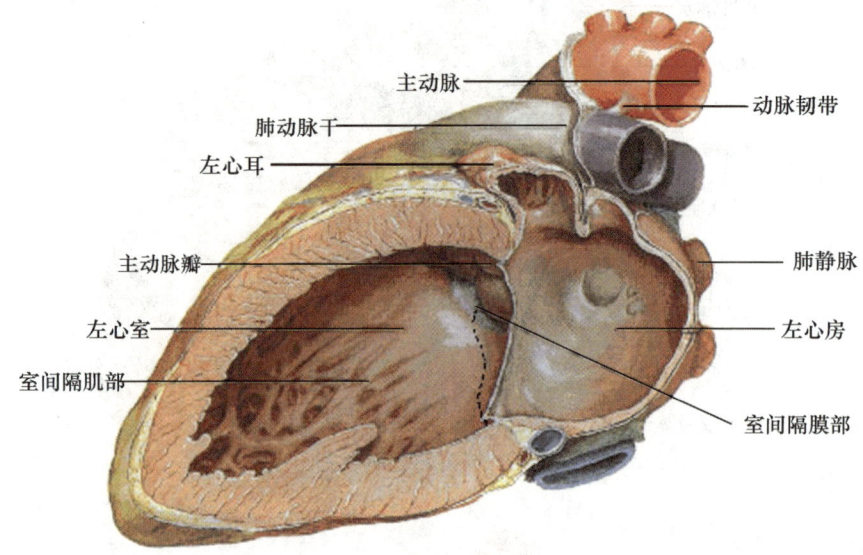

图 6-8　左心房与左心室内腔

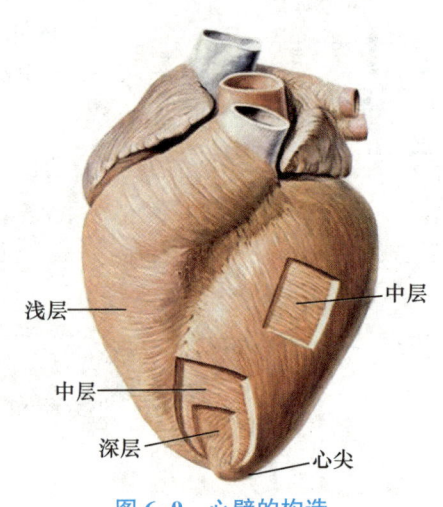

图 6-9　心壁的构造

5. 房间隔和室间隔

房间隔位于左、右心房之间，由两层心内膜夹少量心房肌和结缔组织构成，卵圆窝处薄弱，易发生房间隔缺损。室间隔位于左、右心室之间，分为肌部和膜部。肌部较厚，占室间隔前下大部分，由两层心内膜夹心室肌构成，其两侧心内膜深面分别有左、右束支通过。膜部较薄，缺乏肌质，位于室间隔后上部，为室间隔缺损好发部位（图 6-10）。

6. 心的传导系统

心传导系统主要由特殊分化的心肌细胞构成，它们形成结或束位于心壁内，具有产生兴奋并传导冲动，维持心的节律性搏动的功能。包括窦房结，房室结，房室束，左右束支及其分支（图 6-11）。

（1）窦房结：呈长椭圆形，位于上腔静脉与右心耳交界处的心外膜深面，能有节律地产生兴奋，发放冲动，自律性最高，是心的正常起搏点。

（2）房室结：呈扁椭圆形，位于冠状窦口前上方的心内膜深面，其主要功能是将窦房结传来的冲动延搁后传给心室。

窦房结产生的冲动如何传至房室结，目前尚无充分的形态学证据，一般从功能角度认为由前、中、后结间束传递。

（3）房室束：又称 His 束，房室结发出房室束，下行入室间隔膜部，至室间隔肌部上方分为左、右束支。

（4）左右束支：沿室间隔肌部两侧，心内膜下行至乳头肌根部，再分成许多细小的浦肯野氏纤维与普通心肌纤维相连。

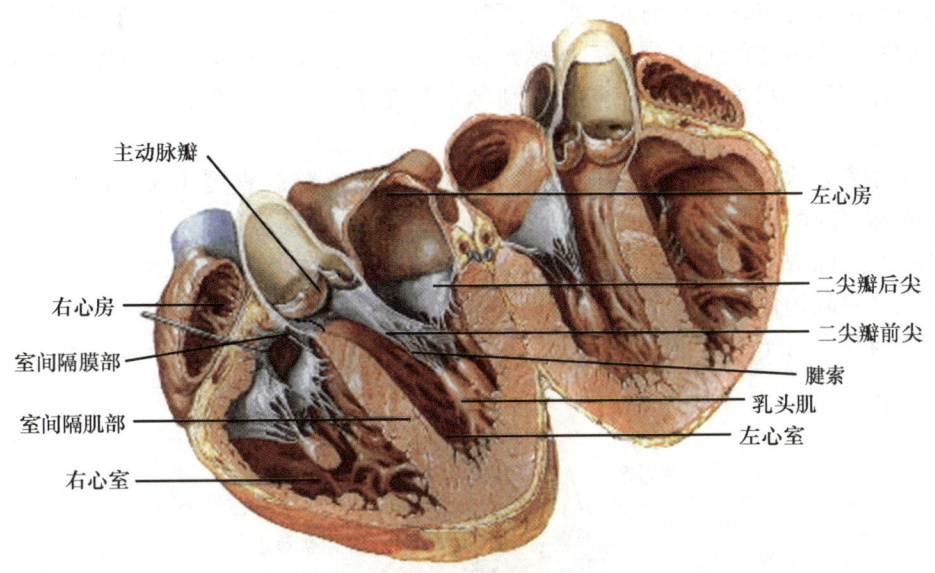

图 6-10　房间隔与室间隔

（5）Purkinje 纤维网：又称浦肯野纤维网，左、右束支分支在心内膜深面交织成的纤维网。

窦房结发出的冲动，先传导到心房肌，引起心房肌兴奋和收缩，同时也传导到房室结，延搁后，再通过房室束和左、右束支传至浦肯野氏纤维到普通心室肌细胞，从而引起心室肌兴奋和收缩。

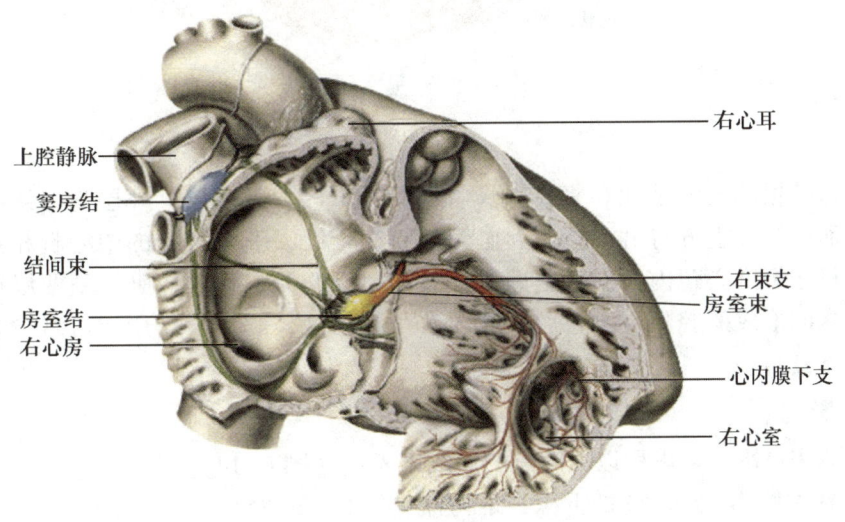

图 6-11　心的传导系统

7. 心的血管

心的血供来自左、右冠状动脉（图 6-12），它们均发自升主动脉，其分支多是按营养的部位命名。心的静脉大部分经冠状窦注入右心房。心本身的血液循环称冠状循环。

（1）动脉：营养心的动脉有左、右冠状动脉。

①右冠状动脉：起始于主动脉右窦，主干经右心耳与肺动脉干之间进入冠状沟，沿冠状沟绕心右缘至心膈面，延续为后室间支沿后室间沟下行与前室间支吻合，右冠状动脉沿途的主要分支有窦房结支、动脉圆锥支、右室前支、右缘支、后室间支和左室后支。右冠状动脉常分布于窦房结、房室结、右心房、右心室、室间隔后下1/3和左室后壁一部分。

②左冠状动脉：起始于主动脉左窦，主干在左心耳与肺动脉干之间进入冠状沟，立即分为旋支和前室间支。旋支沿冠状沟绕心左缘入心膈面，前室间支沿前室间沟下行，绕心尖稍右侧至后室间沟上行与后室间支吻合。前室间支沿途的主要分支有动脉圆锥支、左室前支、右室前支和室间隔支，旋支沿途主要分支有左缘支、左室后支和窦房结支。左冠状动脉常分布于左心房、左心室，右室前壁一部分和室间隔前上2/3。

（2）静脉：心的静脉大多汇入冠状窦，注入右心房，亦有小静脉直接注入心各腔。冠状窦位于心膈面，左心房与左心室之间的冠状沟内，其主要属支有心大、中、小静脉。

①心大静脉在前室间沟与前室间支伴行，至冠状沟，绕心左缘，注入冠状窦左端。

②心中静脉在后室间沟伴后室间支上行，注入冠状窦右端。

③心小静脉在冠状沟内始于心右缘伴右冠状动脉左行注入冠状窦右端。

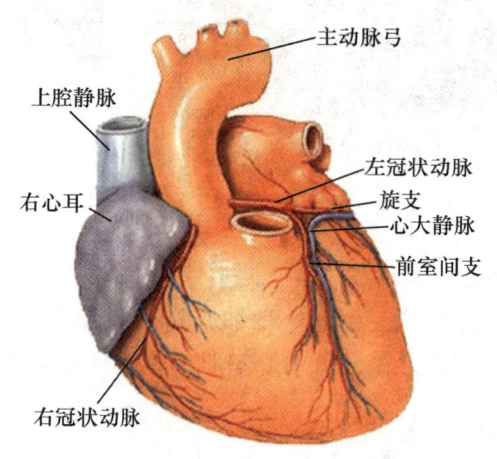

图6-12　心冠状动脉

8. 心包

是包在心和大血管根部的纤维性和浆膜性囊状结构，分内、外两层，外层为纤维心包，内层为浆膜心包。纤维心包厚而坚韧，上方与出入心的大血管外膜相延续，下方与膈的中心腱相愈着。浆膜心包分壁层和脏层，壁层衬于纤维心包内面，脏层即心外膜，包于心肌层表面，脏、壁两层在出入心大血管根部互相移行，二者之间形成的腔隙称心包腔，腔内有少量浆液，起润滑作用，可减少心搏动时脏、壁两层之间的摩擦（图6-13）。

9. 心的体表投影

心在胸前壁的体表投影，可以用以下四点的连线来表示（图6-14）。

（1）左上点：在左侧第二肋软骨的下缘，距胸骨左缘1.2cm处。

（2）右上点：在右侧第三肋软骨的上缘，距胸骨右缘约1cm处。

（3）左下点：在左侧第五肋间隙，左锁骨中线内侧1~2cm处（或距前正中线7~9cm处）。

（4）右下点：在右侧第六胸肋关节处。

左、右上点间的连线为心的上界，左、右下点间的连线为心的下界，左侧上、下点之间稍凸向左侧的连线为心的左界，右侧上、下点之间稍凸向右侧的连线为心的右界。

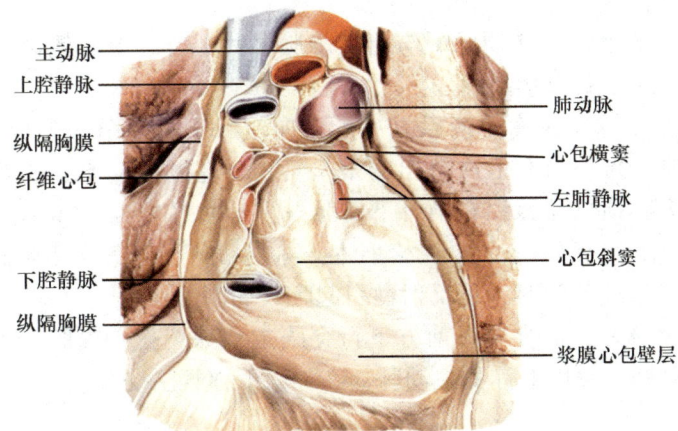

图 6-13 心包

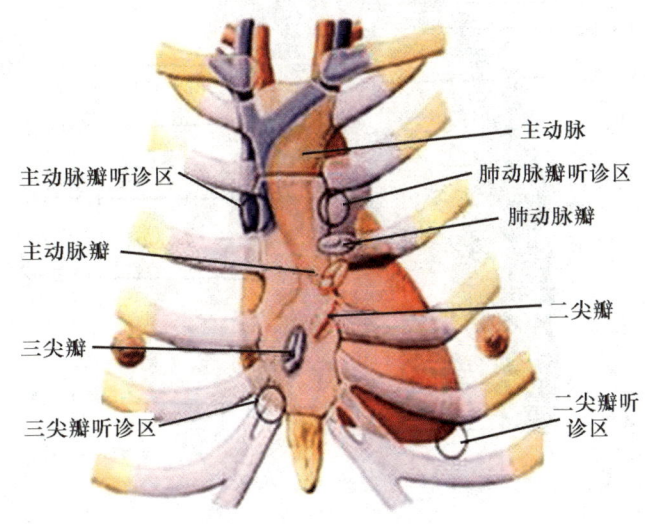

图 6-14 心的体表投影

(三) 肺循环的血管

肺动脉输送的是静脉血。肺动脉干是一短而粗的动脉干，起自右心室，向左上斜行至主动脉弓的下方，分为左、右肺动脉。

1. 左肺动脉

较短，水平向左，经食管、胸主动脉前方至左肺门，分两支入左肺上、下叶。

2. 右肺动脉

较长，水平向右，经升主动脉、上腔静脉后方达右肺门，分三支分别进入右肺上、中、下三叶。在肺动脉干分权处稍左侧与主动脉弓之间有一短的结缔组织索称动脉韧带，是胚胎时动脉导管闭锁后的遗迹。若生后 6 个月动脉导管仍不闭锁，称动脉导管未闭，属先天性心脏病的一种。

肺静脉输送的是动脉血。肺循环的静脉起始于肺泡毛细血管，向肺门逐渐汇合，在肺门处每侧肺形成上、下两条肺静脉，左、右肺静脉出肺门分别注入左心房的两侧。

(四) 体循环的动脉

体循环的动脉是从左心室发出的主动脉及其各级分支，是输送动脉血至全身各组织器官的血管。

1. 体循环的主干

主动脉是体循环动脉的主干，发自左心室，行程中分为升主动脉、主动脉弓和降主动脉，降主动脉又分为胸主脉和腹主动脉（图6-15）。

（1）升主动脉：起血左心室，在肺动脉干与上腔静脉之间上行，至右侧第二胸肋关节后方移行为主动脉弓。升主动脉根部发出左、右冠状动脉。

（2）主动脉弓：续升主动脉，在胸骨柄后方弓形弯向左后下，在第四胸椎体下缘移行为降主动脉。主动脉弓的凸侧有三大分支，自右向左依次分出的是头臂干、左颈总动脉、左锁骨下动脉。头臂干向右上斜行至胸锁关节后方分为右颈总动脉和右锁骨下动脉。主动脉弓壁内有压力感受器，具有感受血压和调节血压的作用。在主动弓下方有2~3个粟粒状小体，称主动脉小球，属化学感受器，可以感血液 CO_2 浓度的变化，当血液中 CO_2 浓度升高时，可反射性引起呼吸加深加快。

（3）降主动脉：续主动脉弓，沿脊柱左前方下行穿膈主动脉裂孔入腹腔，下行至第四腰椎下缘，分为左、右髂总动脉，降主动脉在膈以上称胸主动脉，在膈以下称腹主动脉。

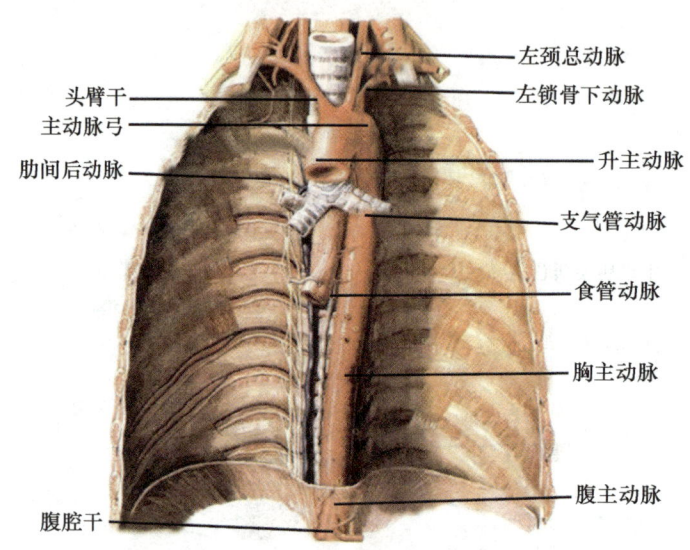

图6-15　主动脉及分支

2. 人体各部的动脉分布

（1）头颈部的动脉：头颈部的动脉主干是颈总动脉（图6-16），左侧颈总动脉起自主动脉弓，右侧颈总动脉起自头臂干，二者在胸锁关节的后方上行，沿气管、喉和食管的外侧上行，至甲状软骨板上缘平面分为颈内动脉和颈外动脉，在颈总动脉分叉处有两个重要的结构。在颈总动脉末端和颈内动脉起始处的膨大部，称颈动脉窦，其管壁内有压力感受器，当血压升高时，可反射性引起心跳变慢，周围血管扩张，使血压下降。在颈总动脉分叉处后方连有一扁椭圆形小体，称颈动脉小球，属化学感受器，可感受血液中 CO_2 浓度的变化，调节呼吸运动。

①颈外动脉：由颈总动脉分出后，上行穿腮腺，在下颌颈平面分为颞浅动脉和上颌动脉两个终支。沿途主要分支有甲状腺上动脉、舌动脉和面动脉等，沿途分支分布于甲状腺、喉、口腔、鼻腔、唾液腺、咀嚼肌、面部和额、顶、颞部软组织、硬脑膜等。

②颈内动脉：在颈部无分支，由颈总动脉分出后，垂直上行穿颅底颈动脉管入颅腔，分支布于脑和视器。

③锁骨下动脉：左锁骨下动脉起自主动脉弓，右锁骨下动脉起自头臂干，经胸锁关节后方至颈根部，弓状经胸膜顶前方，穿斜角肌间隙至第1肋外侧缘移行为腋动脉。主要分支有椎动脉、胸廓内动脉和甲状颈干等（图6-17）。椎动脉由锁骨下动脉发出，向上穿6-1颈椎横突孔，经枕骨大孔入颅，分支分布于脑和脊髓。胸廓内动脉分支分布于胸前壁、胸膜、心包、膈、乳房等。甲状颈干分支分布于甲状腺下部、喉、食管和气管等。

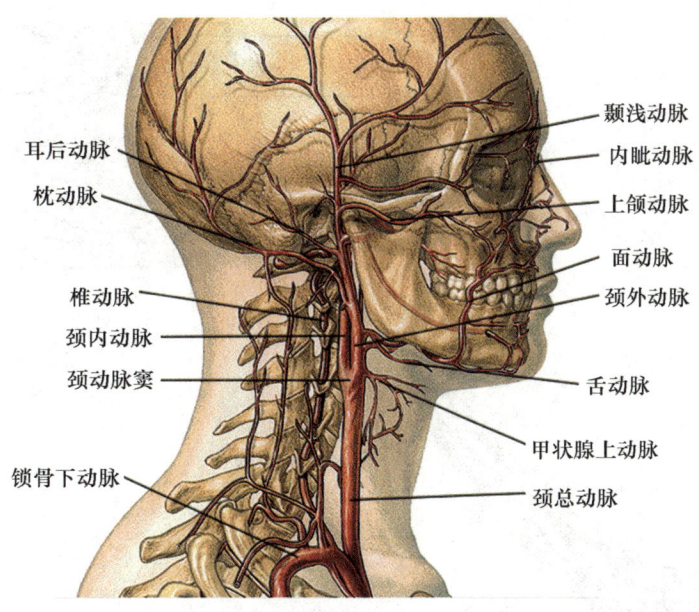

图 6-16 颈总动脉分布概况

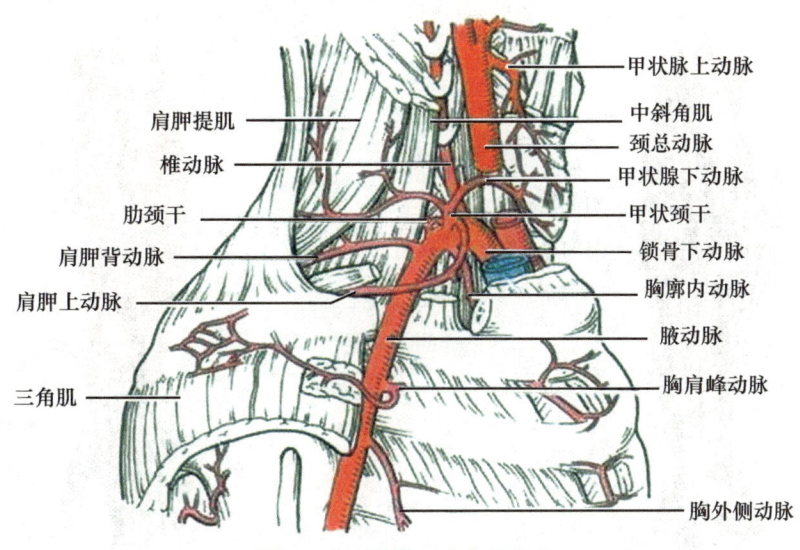

图 6-17 锁骨下动脉的分布

（2）上肢的动脉：上肢的动脉是腋动脉、肱动脉、桡动脉和尺动脉，依次移行分支。

腋动脉续于锁骨下动脉，于背阔肌上缘移行为肱动脉（图6-18）。肱动脉沿肱二头肌内侧缘下行至肘窝，在桡骨颈平面分为桡动脉和尺动脉（图6-19、图6-20）。桡动脉和尺动脉在手掌发出分支构成掌浅弓和掌深弓（图6-21、图6-22）。上述动脉沿途分支分布于臂、前臂、手的相应骨、骨连结和骨骼肌。在肘窝稍上方，肱二头肌内侧可摸到肱动脉的搏动，临床上测量血压常在此听诊。当前臂和手部外伤出血时，上臂中段内侧为压迫止血点。在桡骨茎突的内侧，桡侧腕屈肌腱外侧桡动脉位置表浅，可摸到桡动脉的搏动，是临床触摸脉搏的部位。

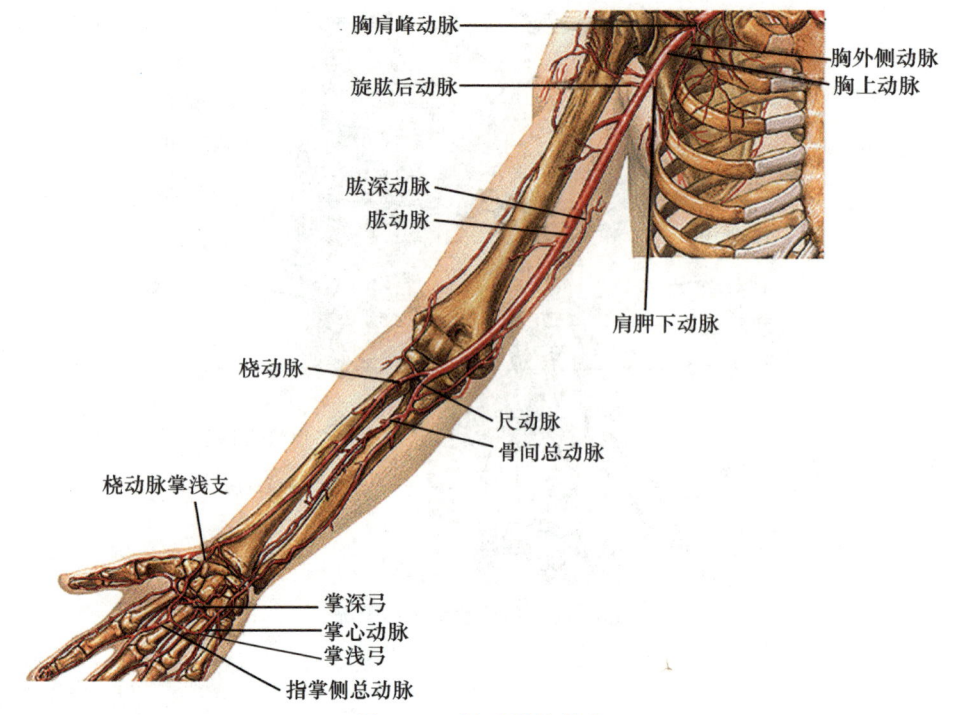

图 6-18 腋动脉的分布

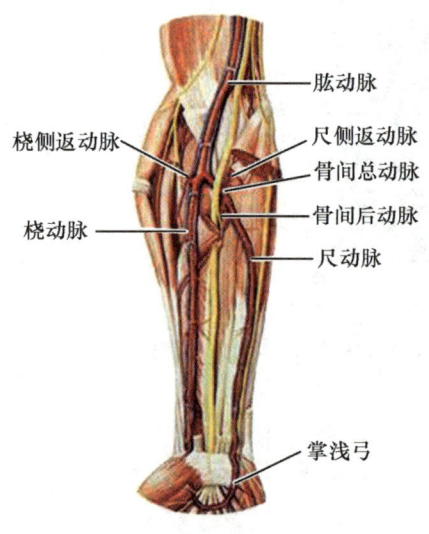

图 6-19 前臂动脉（前侧）

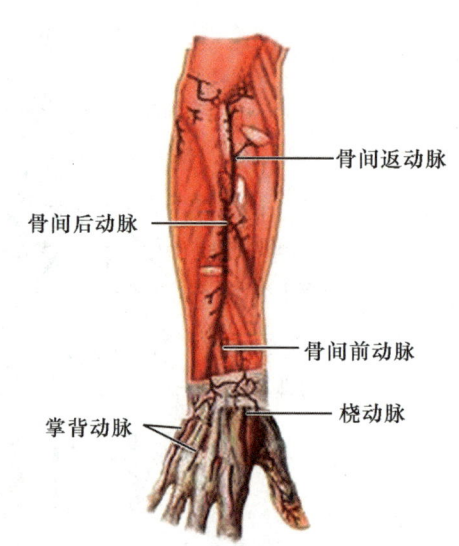

图 6-20 前臂动脉（背侧）

小贴士

血压的测量

　　检查者需安静状态下测量血压，宜舒适地坐在椅上，把手放在台上，上臂应裸露，衣袖与手臂间不宜过分束缚，手掌向上平伸，手肘与心脏同一水平，上肢胳膊与身躯呈45°角，袖袋应该均称地套在上臂，袖袋下端应该与前肘窝相距2~3cm。将听诊器钟面一端轻压肱动脉。然后送气往袖袋，待桡动脉波动消失后，再加压20~30cm汞柱，即可停止充气。微微开启气阀门，令水银柱慢慢下降。听到的第一声脉搏跳动为收缩压，最末听到的脉搏声为舒张压。

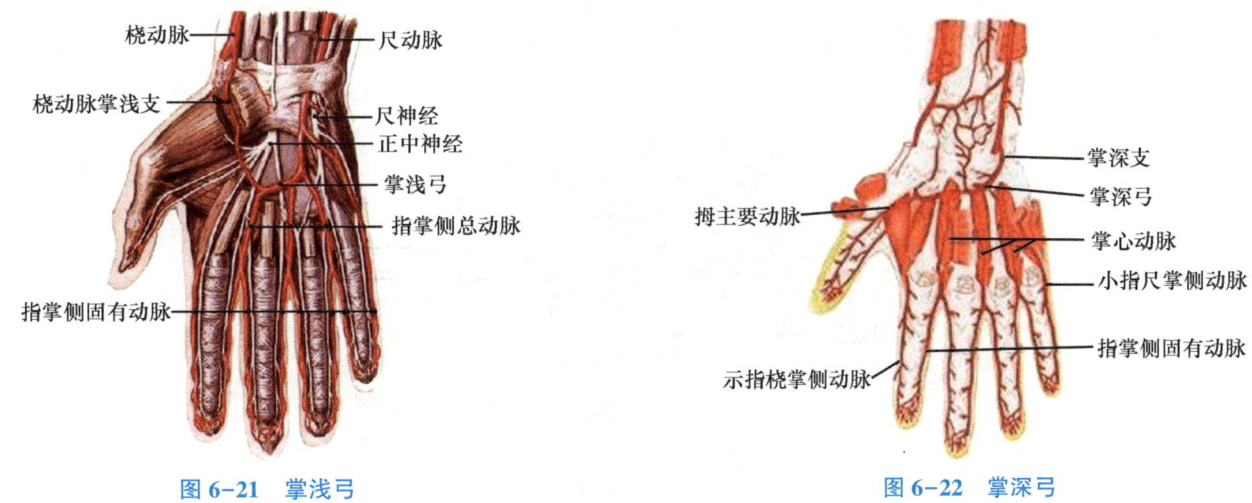

图 6-21　掌浅弓　　　　　　　　　　　　　　图 6-22　掌深弓

（3）胸部的动脉：胸主动脉为胸部动脉的主干，于第 4 胸椎的下缘续于主动脉弓，沿脊柱左侧下行，后转至前方，达第 12 胸椎的高度穿膈的主动脉裂孔，移行为腹主动脉。胸主动脉发出壁支和脏支。脏支包括支气管支、食管支和心包支，分布于相应的器官结构。

（4）腹部的动脉：腹主动脉为腹部动脉的主干，续于胸主动脉，并沿脊柱左前方下降，达第 4 腰椎的下缘，分为左、右髂总动脉。腹主动脉的分支有壁支和脏支（图 6-23）。

1）壁支：主要有腰动脉、膈下动脉、骶正中动脉，分布于腹后壁、脊髓及其被膜，膈下面，盆腔后壁组织结构等。

2）脏支：分为成对和不成对的两种。

成对的脏支：①肾上腺中动脉分布于肾上腺；②肾动脉分布于肾脏；③睾丸动脉分布于睾丸和附睾。在女性为卵巢动脉，发布于卵巢和输卵管的远侧部。

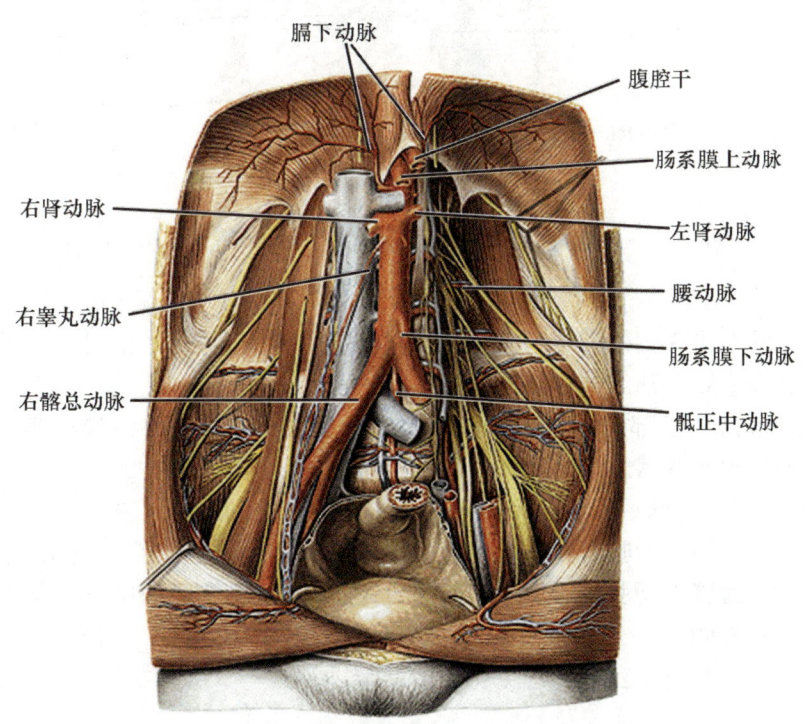

图 6-23　腹主动脉及其分支

不成对的脏支：①腹腔干：短而粗，在主动脉裂孔的稍下方发自腹主动脉前壁，并立即分支为胃左动脉、肝总动脉和脾动脉（图6-24）。分布于食管（腹段）、胃、十二指肠、胰、胆囊、肝、脾、大网膜等器官结构。

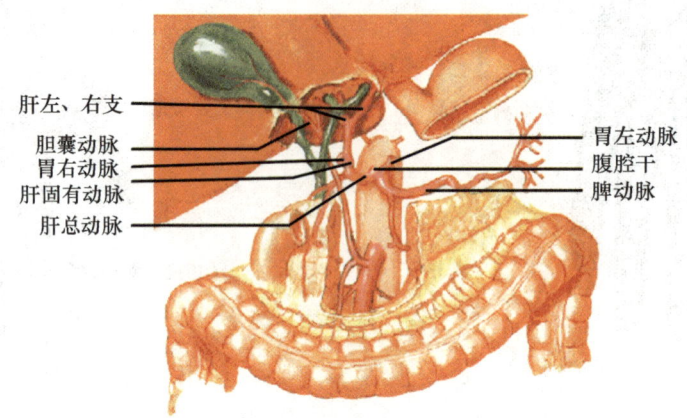

图 6-24　腹腔干及其分支

②肠系膜上动脉：在腹腔干起点稍下方起于腹主动脉前壁（图6-25）。其分支分布于空肠、回肠、盲肠、阑尾、升结肠、横结肠等器官结构。

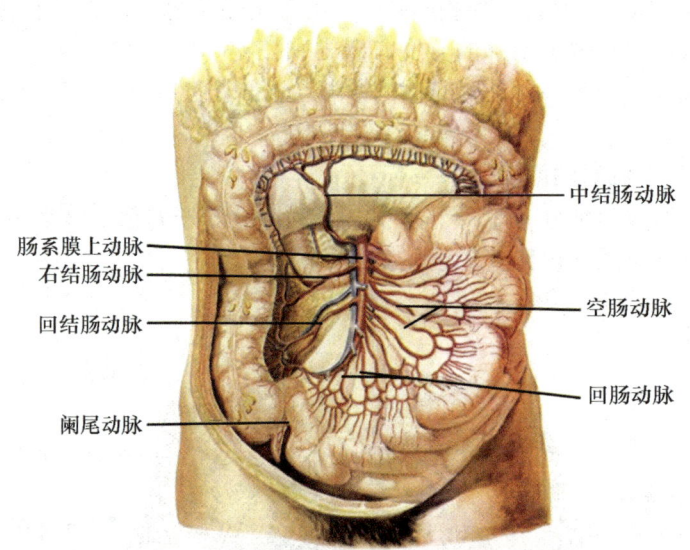

图 6-25　肠系膜上动脉及其分支

③肠系膜下动脉：约在第3腰椎高度发自腹主动脉前壁，沿腹后壁行向左下方（图6-26）。其分支分布于降结肠、乙状结肠和直肠上部等器官结构。

（5）盆部和会阴的动脉：盆部的动脉主干是髂总动脉，左、右各一，沿腰大肌内侧走向外下方，至骶髂关节的前方分为髂内动脉和髂外动脉。

1）髂内动脉：是一粗短动脉干，沿盆腔侧壁下行，发出壁支和脏支（图6-27、图6-28）。

壁支主要有闭孔动脉、臀上动脉、臀下动脉，分布于大腿内侧肌群、髋关节和臀部肌肉。

脏支主要有脐动脉、膀胱下动脉、直肠下动脉、子宫动脉和阴部内动脉，分布于盆腔脏器和外生殖器。子宫动脉在距子宫颈外侧2cm处，跨越输尿管前面并与之交叉，沿子宫颈外侧上行。在行子宫切除术结扎子宫动脉时，应尽量靠近子宫壁，避免伤及输尿管。

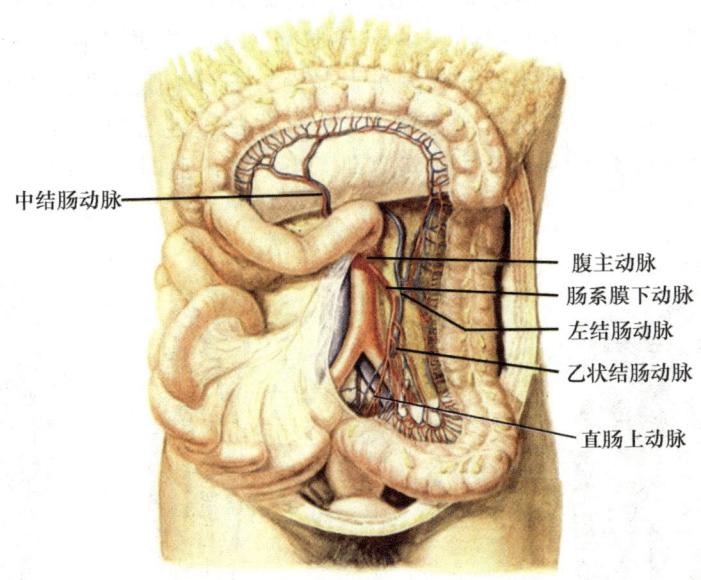

图 6-26　肠系膜下动脉及其分支

2) 髂外动脉：沿腰大肌内侧缘下行，经腹股沟韧带中点稍内侧的后方进入股前部，移行为股动脉。

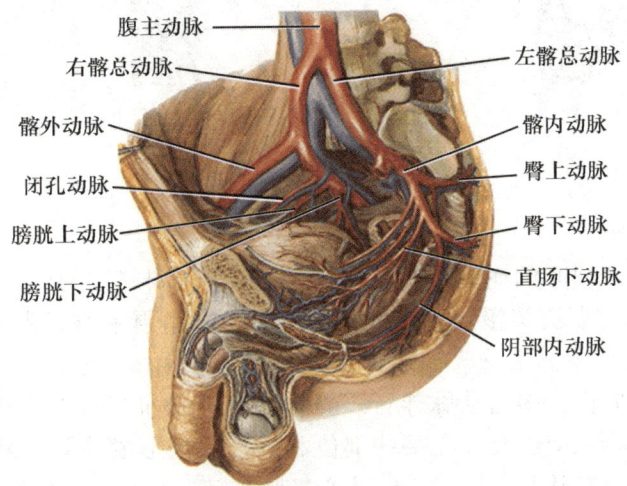

图 6-27　男性髂内动脉及其分支

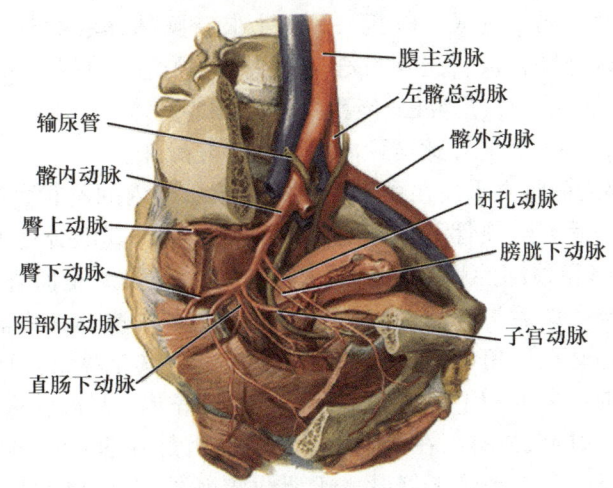

图 6-28　女性髂内动脉及其分支

(6)下肢的动脉:下肢的动脉是股动脉、腘动脉、胫前动脉和胫后动脉,依次移行分支。

股动脉由髂外动脉移行而来(图6-29),下行至腘窝,移行为腘动脉,至腘窝下角分处分为胫前、胫后动脉(图6-30)。胫前动脉穿小腿骨间膜至小腿前面,下行至踝关节前方移行为足背动脉,胫后动脉经内踝后方进入足底。上述动脉沿途分支分布于大腿、小腿、足的相应骨、骨连结和骨骼肌。在腹股沟韧带中点稍下方,股动脉位置表浅,可触到其搏动,当下肢出血时,可在此处将股动脉压向后压向髋骨进行压迫止血。

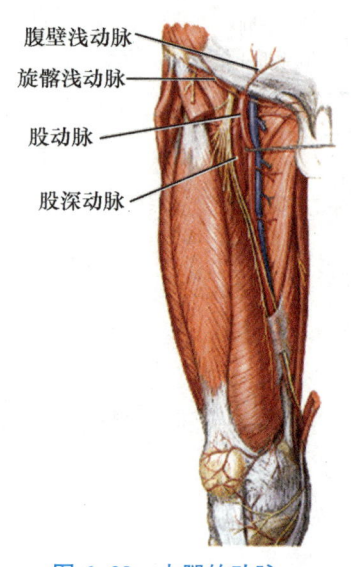

图6-29 大腿的动脉

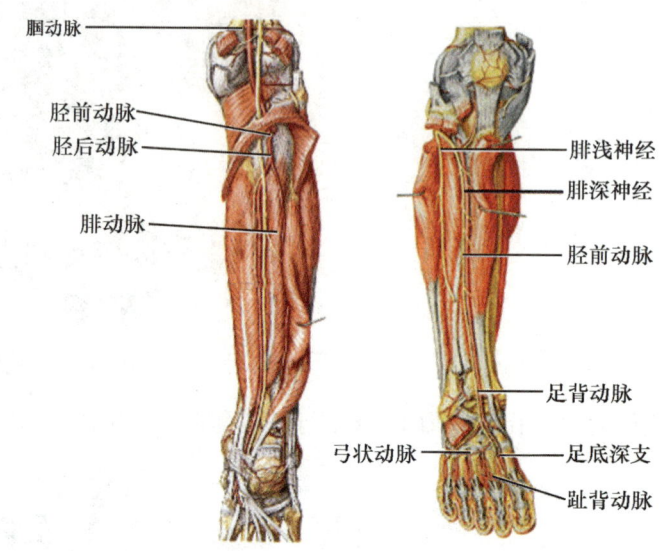

图6-30 小腿及足部动脉

(五)体循环的静脉

1. 概述

静脉是心血管系统中导血回心的血管,始端连于毛细血管,末端连于右心房。静脉与动脉相比,静脉管壁薄,弹性小,管腔大,血流缓慢。体循环的静脉分为浅静脉和深静脉。浅静脉又称为皮下静脉。较大的浅静脉是临床上进行注射、输液、输血等。浅静脉数量较多,不与动脉伴行,最后汇入深静脉。深静脉位于深筋膜深面或体腔内,多与动脉伴行。静脉管壁内表面有向心性开放的静脉瓣,可防止血液逆流。静脉之间有丰富的吻合及交通支,在某些部位和器官周围形成静脉网静脉丛。体循环的静脉分为上腔静脉系、下腔静脉系和心静脉系(图6-31)(心静脉系已在心的血管中叙述)。

2. 上腔静脉系

上腔静脉系由上腔静脉及其属支构成,收集头颈、上肢、胸部(心除外)等上半身的静脉血。其主干为上腔静脉,由左、右头臂静脉合成,注入右心房。头臂静脉左、右各一,由同侧的颈内静脉和锁骨下静脉汇合而成,汇合处形成静脉角,是淋巴导管注入的部位。

(1)头颈部的静脉:头颈部主要的静脉是颈内静脉和颈外静脉。

1)颈内静脉:为头颈部的静脉主干。在颈静脉孔处延续于颅内的乙状窦相续。沿颈内动脉和颈总动脉的外侧下行,至胸锁关节的后方与锁骨下静脉汇合成头臂静脉,其汇合处的夹角称静脉角。颈内静脉及属支收集颅内、视器、面部和颈部的静脉血。颈内静脉其主要属支是面静脉。面静脉起自内眦静脉,与面动脉伴行至下颌角高度与下颌后静脉的前支汇合后,汇入颈内静脉。面静脉借内眦静脉、眼静脉与颅内的海绵窦相通。由于面静脉在口角平面以上缺乏静脉瓣,尤其是鼻根至两侧口角之间的三角区(危险三角)内发生化脓性感染时,若处理不当,病菌逆行经内眦静脉、眼静脉进入颅内,导致颅内感染。

2)颈外静脉:是颈部最大的浅静脉,在下颌角处由下颌后静脉的后支和耳后静脉,枕静脉等汇合而成。沿胸锁乳突肌的表面下行,注入锁骨下静脉。主要收集颅外和面部的静脉血。颈外静脉位置表浅且恒定，故临床上常在此做静脉穿刺（图6-32）。

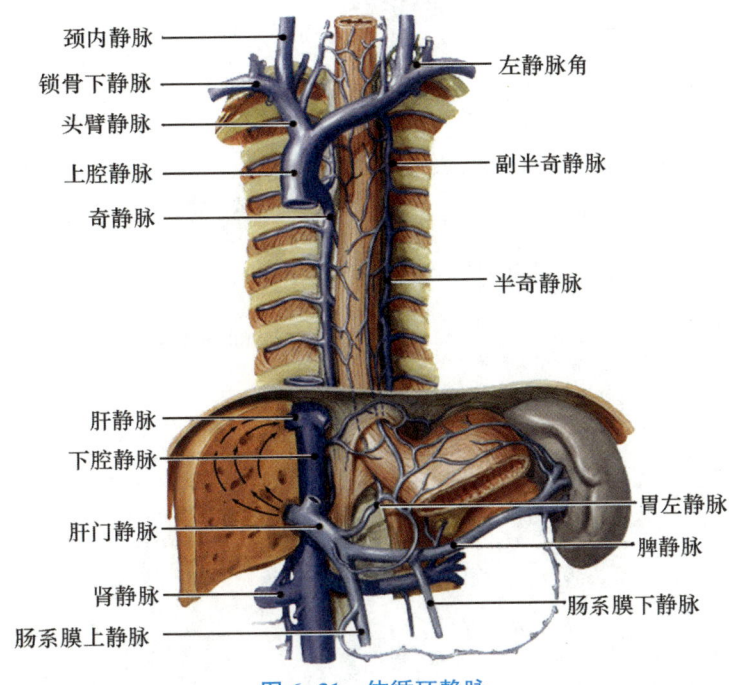

图6-31　体循环静脉

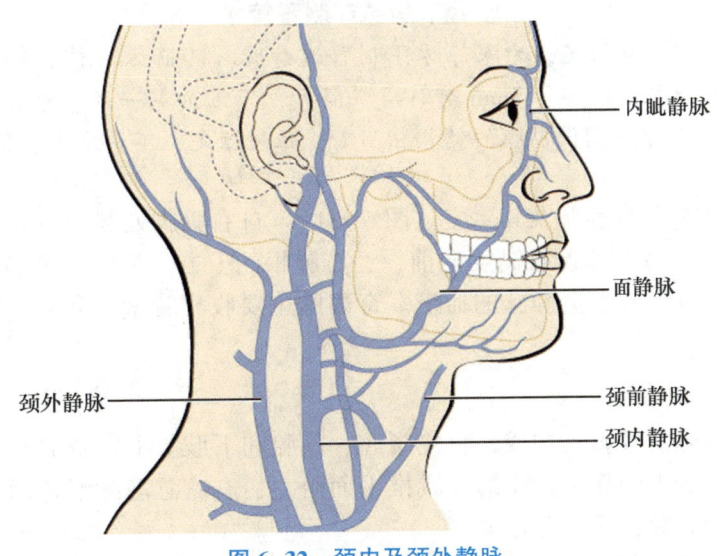

图6-32　颈内及颈外静脉

3）锁骨下静脉：锁骨下静脉在第1肋的外侧缘延续于腋静脉。途中汇集颈外静脉，最后与颈内静脉汇合成头臂静脉。

（2）上肢的静脉：上肢的静脉分深静脉和浅静脉。深静脉与同名动脉伴行，收集同名动脉供应范围的静脉血。较大的浅静脉主要有三条，即头静脉、贵要静脉和肘正中静脉（图6-33）。

1）头静脉：起自手背静脉网桡侧，逐渐转至前臂、肘部的前面，在肱二头肌的外侧上行，再经三角肌与胸大肌之间注入腋静脉或锁骨下静脉。

2）贵要静脉：起自于手臂静脉网尺侧，沿前臂尺侧上行，在肘部转到前面，在肘窝处接受肘正中静脉后，再经肱二头肌内侧到臂中部，注入肱静脉或腋静脉。

3）肘正中静脉：斜位于肘窝皮下，连接头静脉及贵要静脉，变异较多，临床上常选择此静脉进行药物注射和采血。

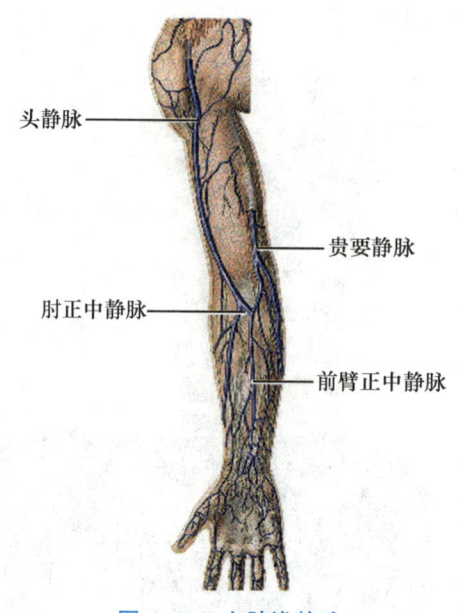

图 6-33 上肢浅静脉

> **小贴士**
>
> **锁骨下静脉穿刺置管术**
>
> 锁骨下静脉口径大，位置恒定，为深静脉穿刺首选静脉。其前方有锁骨和锁骨下肌，后方则为锁骨下动脉，动脉和静脉之间由厚约 5mm 前斜角肌隔开，下方为第一肋。锁骨下静脉下后壁与胸膜仅相距 5mm，该静脉的管壁与周围筋膜的结构相附着，位置恒定，不易发生移位，有利于穿刺。

（3）胸部的静脉：主要是奇静脉及其属支（图 6-31）。自右膈脚处起于右腰升静脉，在食管的后方沿胸椎体的右前方上行，至第 4~5 胸椎高度向前，经右肺根的上方，汇入上腔静脉。沿途收集右肋间后静脉、食管静脉、支气管静脉及半奇静脉的血液。奇静脉主要收集胸壁、食管、气管及支气管等处的静脉血。

3. 下腔静脉系

下腔静脉系由下腔静脉及其属支构成，收集腹腔、盆腔和下肢等下半身的静脉血。下腔静脉系的主干是下腔静脉，它是全身最大的静脉，在第 5 腰椎平面由左、右髂总静脉汇合而成。沿腹主动脉右侧上行，穿膈的腔静脉孔进入胸腔，注入右心房。

（1）下肢的静脉：也分为浅静脉和深静脉。深静脉多与同名动脉伴行，收集同名动脉供应范围的静脉血。在腹股沟韧带下方，股静脉位于股动脉内测，位置恒定，可借股动脉搏动而定位，在此作股静脉穿刺和插管。下肢的浅静脉有两条主干，即大隐静脉和小隐静脉（图 6-34）。

1）大隐静脉：是全身最大的浅静脉，在足背的内侧起自足背静脉网，经内踝前方沿小腿及股内侧面上升，在腹股沟韧带的下方，注入股静脉。临床上常在内踝前上方进行大隐静脉穿刺或静脉切开术。

2）小隐静脉：在足背外侧起自足背静脉网，经外踝后方，沿小腿后面上升至腘窝处注入腘静脉。

（2）盆部的静脉：髂总静脉：左、右各一，在骶髂关节前方由髂内、髂外静脉汇合而成。左、右髂总静脉在第 5 腰椎平面汇合成下腔静脉（图 6-35）。

1）髂内静脉：在坐骨大孔稍上方有骨盆的静脉汇合而成后，沿髂内动脉后内侧上行，至骶髂关节前方与髂外静脉汇合成髂总静脉。髂内静脉本干及属支均与同名动脉伴行，收集同名动脉供应范围的静脉血。

2）髂外静脉：髂外静脉是股静脉的直接延续，收集下肢及腹前外侧壁下部的静脉血。

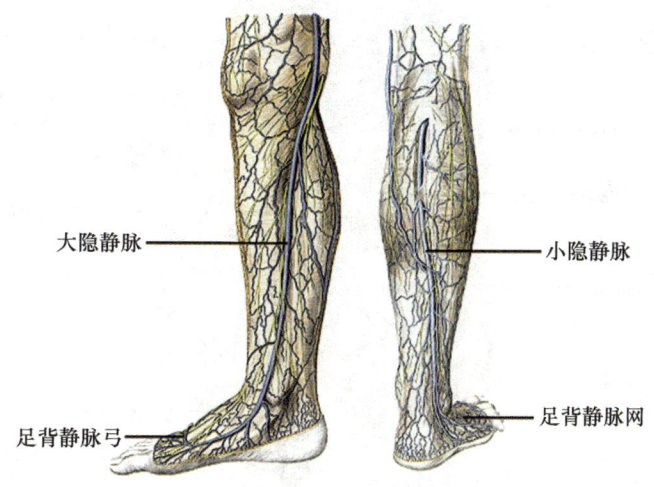

图 6-34　大、小隐静脉

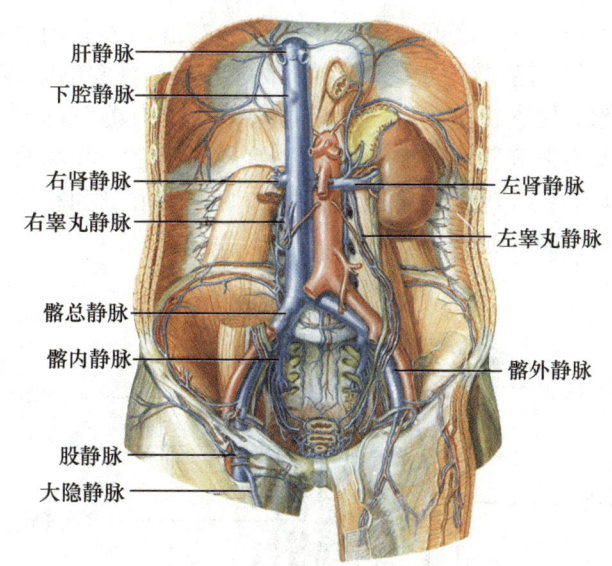

图 6-35　盆腹腔静脉

（3）腹部的静脉：其主干为下腔静脉，直接或间接注入下腔静脉，属支分壁支和脏支。

1）壁支：包括 1 对膈下静脉和 4 对腰静脉，均与同名动脉伴行，收集同名动脉供应范围的静脉血，并直接注入下腔静脉。

2）脏支：成对的属支有肾静脉、肾上腺静脉、睾丸静脉（或卵巢静脉），与同名动脉伴行，收集同名动脉供应范围的静脉血。左肾静脉长于右肾静脉。左肾静脉处收集肾的血液外，还收集左睾丸静脉（或左卵巢静脉）和左肾上腺静脉的血液。不成对的属支是肝静脉，一般有 3 支，肝右静脉、肝中静脉和肝左静脉，均位于肝实质内，收集肝窦回流的血液，在腔静脉沟注入下腔静脉。

3）肝门静脉系：肝门静脉为一短干，长 6~8cm。由肠系膜上静脉和脾静脉在胰头和胰体交界处的后方汇合而成。向右斜行进入肝十二指肠韧带内，经肝固有动脉和胆总管的后方上行达肝门。分左、右两支，分别进入肝左叶和肝右叶，并在肝内反复分支，最后汇入肝血窦。肝门静脉的属支包括肠系膜上静脉、肠系膜下静脉、脾静脉、胃左静脉、胃右静脉、胆囊静脉和附脐静脉等，多与同名动脉伴行，收集腹腔内所有不成对脏器（除肝以外）的静脉血（图 6-36）。

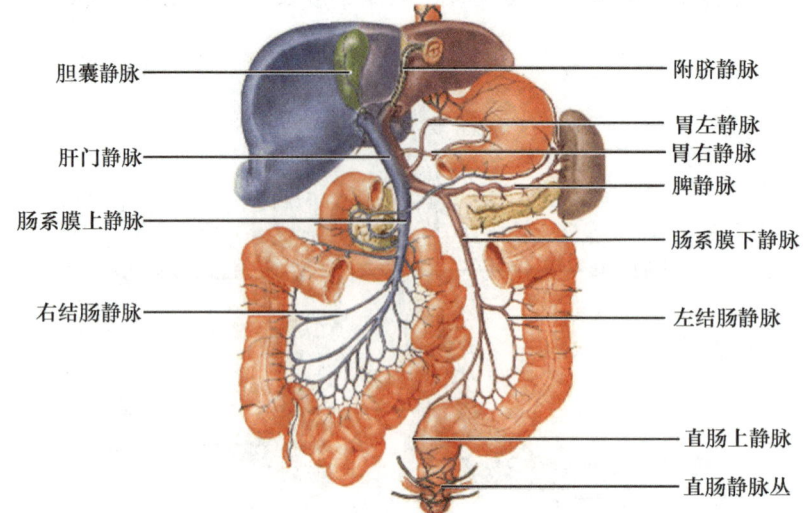

图 6-36 肝门静脉及其属支

肝门静脉的属支与上、下腔静脉系之间有丰富的吻合。在肝门静脉因病变而回流受阻时，可通过这些吻合形成侧支循环。故此，肝门静脉与上、下腔静脉的吻合有重要的临床意义。其主要吻合部位有：①通过食管静脉丛使肝门静脉的属支胃左静脉与上腔静脉系中的奇静脉间相互吻合而交通；②通过直肠静脉丛使肝门静脉的属支肠系膜下静脉与下腔静脉系中髂内静脉之间相吻合而交通；③通过脐周静脉网使肝门静脉的属支附脐静脉与上腔静脉系的胸腹壁静脉和腹壁上静脉间相吻合，或者与下腔静脉系的腹壁下静脉和腹壁浅静脉间相吻合而交通（图6-37）。

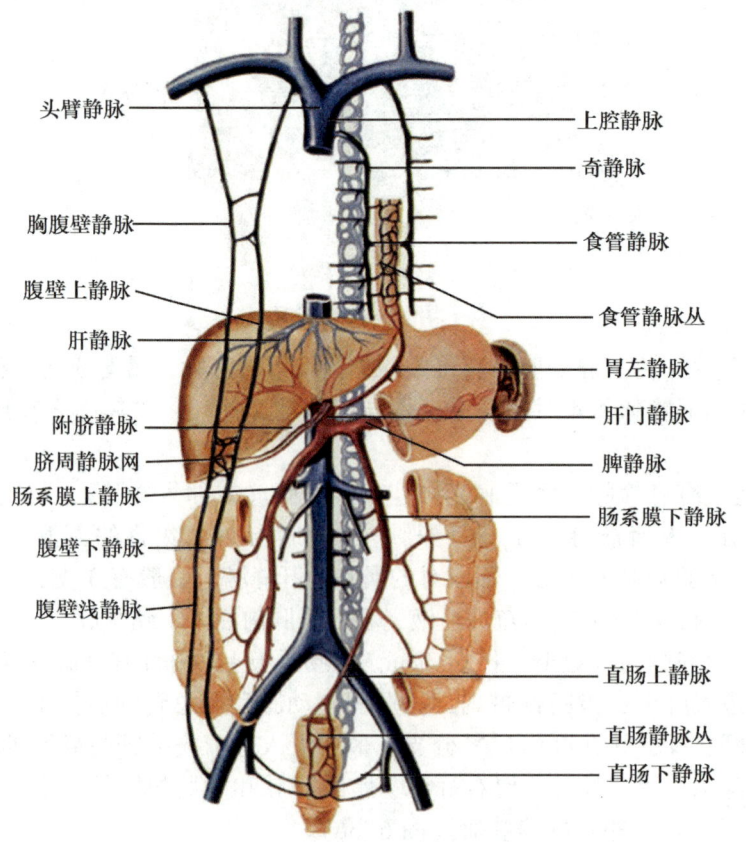

图 6-37 肝门静脉侧支循环

二、淋巴系统

淋巴系统由淋巴管道、淋巴组织和淋巴器官组成。淋巴系统内流动着的无色透明液体，成为淋巴液。血液流经毛细血管动脉端时，部分液体成分经毛细血管壁滤出到组织间隙，形成组织液。组织液与细胞进行物质交换后，大部分从毛细血管静脉端被吸收回静脉，小部分水分及大分子物质则进入毛细淋巴管成为淋巴液。淋巴液沿淋巴管向心流动，最后归入静脉（图6-38）。

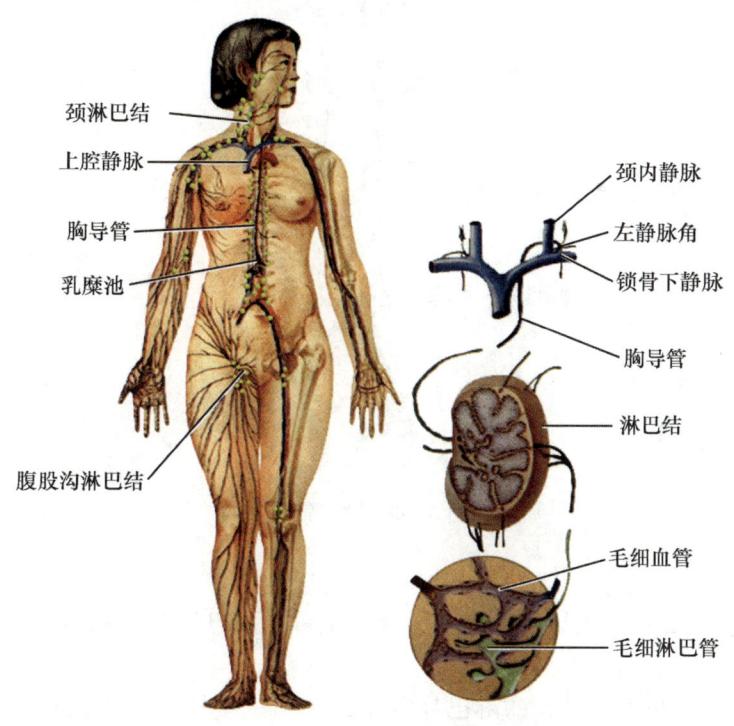

图 6-38 淋巴系统

（一）淋巴管道

根据其结构及功能的不同，淋巴管道可分为：毛细淋巴管、淋巴管、淋巴干和淋巴导管。

1. 毛细淋巴管

毛细淋巴管是淋巴管道的起始部分，以膨大的盲端起始于组织间隙，彼此吻合成毛细淋巴管网，然后汇入淋巴管。毛细淋巴管管径比毛细血管略粗，但管壁通透性大于毛细血管，一些不易透过毛细血管的大分子组织，较易进入毛细淋巴管。

2. 淋巴管

淋巴管由毛细淋巴管汇合而成，管壁的结构与静脉相似，也有丰富的瓣膜，故外观呈串珠样或藕节状，具有防止淋巴液逆流的功能。淋巴管在向心走形的过程中，通常要经过一个或多个淋巴结。淋巴管分浅、深两类，浅淋巴管多与浅静脉伴行；深淋巴管多与深部的血管神经伴行。两种淋巴管之间有丰富交通。

3. 淋巴干

全身各部的浅、深淋巴管经过一系列淋巴结群后，最后一群淋巴结的输出管汇合成较大的淋巴干。淋巴干共9条，即左、右颈干，左、右锁骨下干，左、右支气管纵隔干，左、右腰干和1条肠干（图6-39）。

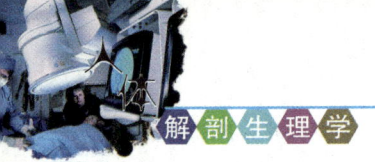

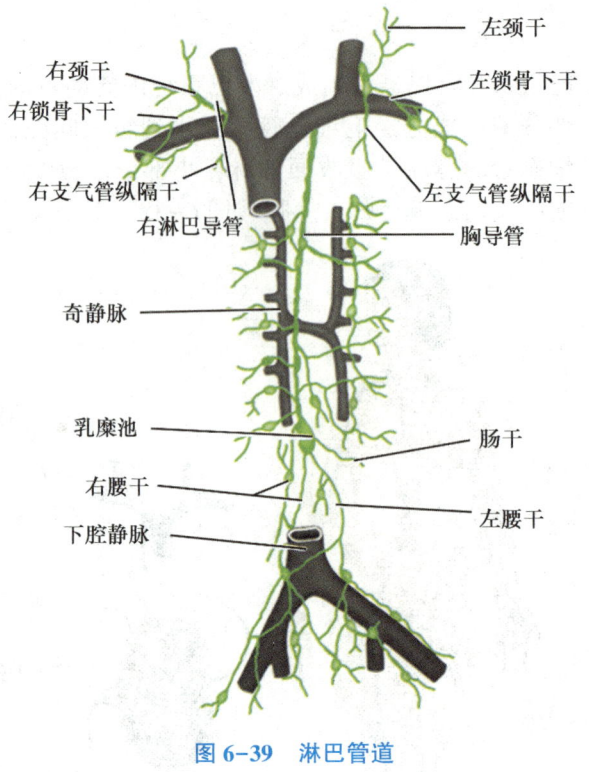

图 6-39 淋巴管道

4. 淋巴导管

9 条淋巴干最后汇合成 2 条淋巴导管，即胸导管（又称左淋巴导管）和右淋巴导管。分别注入左、右静脉角。

（1）胸导管：是全身最粗大、最长的淋巴导管，起于第一腰椎前方的乳糜池，乳糜池由左腰干、右腰干和肠干汇合成的囊状膨大，向上穿经膈的主动脉裂孔进入胸腔，在食管后方沿脊柱的右前方上行，到第 5 胸椎高度向左侧偏斜，然后沿脊柱的左前方上行达颈根部，向前下注入左静脉角。在注入左静脉角之前，有左颈干、左锁骨下干和左支气管纵隔干汇入。胸导管收集全身 3/4 部位的淋巴（图 6-40）。

（2）右淋巴导管：为一短干，长 1~1.5cm，由右颈干、右锁骨下干和右支气管纵隔干汇合而成，注入右静脉角。右淋巴导管收集全身 1/4 部位的淋巴。

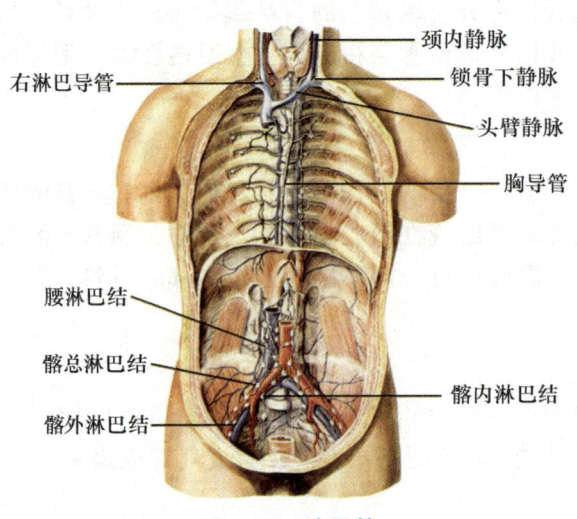

图 6-40 胸导管

(二) 淋巴器官

淋巴器官主要由淋巴组织构成，包括淋巴结、脾、胸腺和扁桃体等，是人体重要的防御装置。

1. 淋巴结

淋巴结质软，为大小不一的圆形或椭圆形灰红色小体，直径 2~20mm，是淋巴管向心行程中必经的器官。一侧隆凸，有数条输入淋巴管进入，另一侧凹陷，有 1~2 条输出淋巴管、血管、神经等出入。淋巴结多呈群分布，按位置可分为浅淋巴结和深淋巴结。其主要功能是产生淋巴细胞、过滤淋巴以及参与机体的免疫应答（图 6-41，图 6-42，图 6-43）。

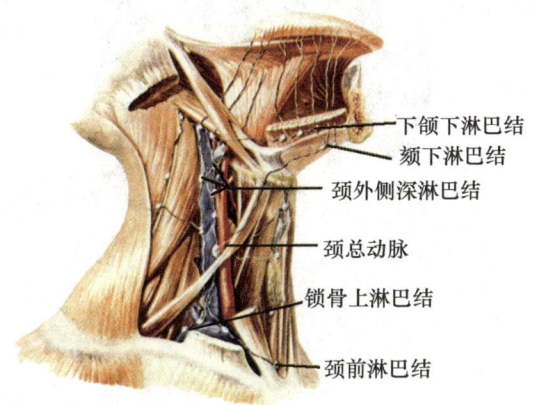

图 6-41　头颈部深淋巴结

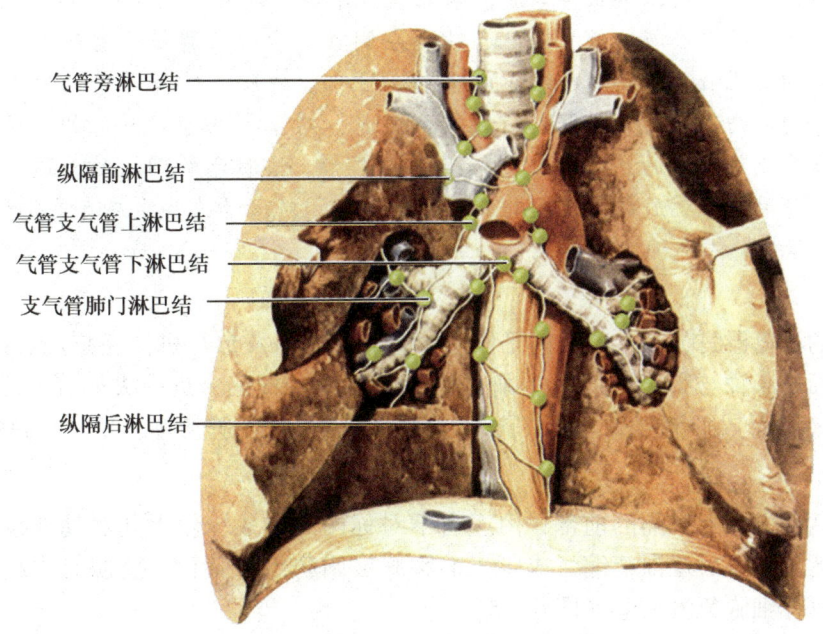

图 6-42　胸腔脏器淋巴结

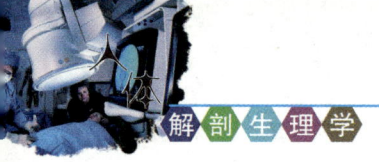

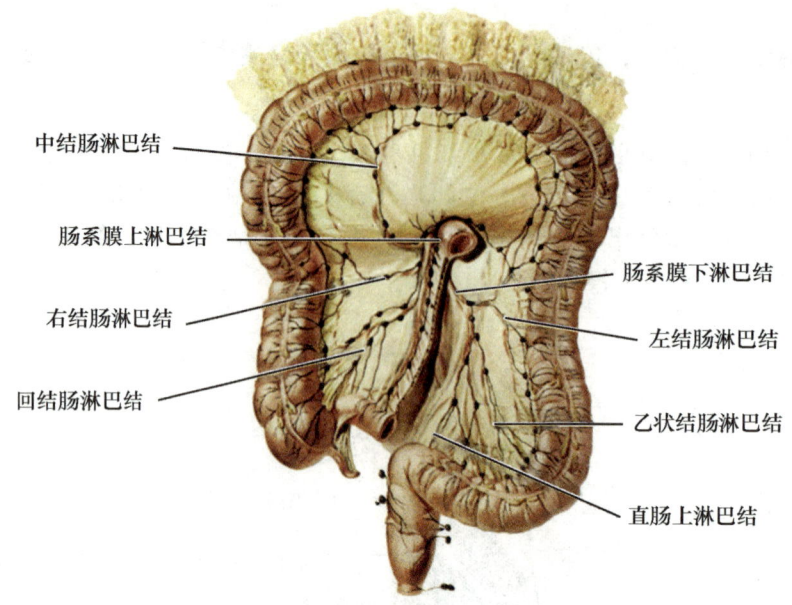

图 6-43 沿腹腔干及其分支排列的淋巴结

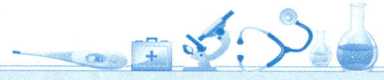

小贴士

淋巴结

常呈组群分布，每一组群淋巴结收集相应引流区域的淋巴液，如耳后、乳突区的淋巴结收集头皮范围内的淋巴液；颌下淋巴结群收集口底、颊黏膜、牙龈等处的淋巴液；颈部淋巴结收集鼻、咽、喉、气管、甲状腺等处的淋巴液；锁骨上淋巴结群左侧收集食管、胃等器官的淋巴液，右侧收集气管、胸膜、肺等处的淋巴液；腋窝淋巴结群收集躯干上部、乳腺、胸壁等处的淋巴液；腹股沟淋巴结群收集下肢及会阴部的淋巴液。了解二者之间的关系，对于判断原发病灶的部位及性质有重要临床意义。人体某区域或某器官的淋巴引流至一定的淋巴结，该淋巴结则被称为这个区域或这个器官的局部淋巴结，局部淋巴结的肿大可反映其引流区的病变，对诊治某些疾病有重要意义。

2. 脾

脾是人体最大的淋巴器官，其主要功能是储血、造血、滤血及参与机体免疫应答。脾位于左季肋区，第 9~第 11 肋的深面，长轴与第 10 肋一致。脾的内面（脏面）凹陷，近中央处有脾门，是血管神经等进出脾的部位。外面（膈面）平滑隆凸，紧贴膈。上缘前部有 2~3 个脾切迹，是触诊脾的标志（图 6-44）。

3. 胸腺

胸腺位于胸骨柄后方，上纵隔的前部，由左右不对称两叶构成，新生儿和幼儿发育较快，胸腺相对较大，青春期发育达顶，以后逐渐萎缩，成年人的胸腺被脂肪组织替代。胸腺是中枢淋巴器官，兼具内分泌功能，并参与机体细胞免疫反应（图 6-45）。

（三）淋巴组织

淋巴组织是含有大量淋巴细胞的网状组织，除淋巴器官外，消化、呼吸系统等管道的黏膜内均含有丰富的淋巴组织。

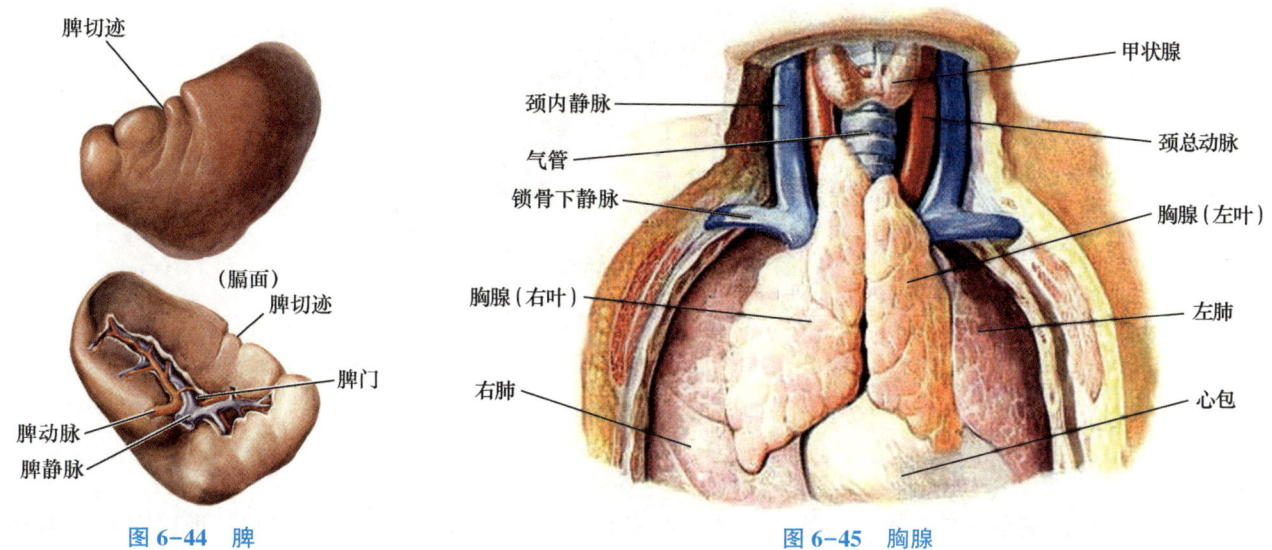

图 6-44 脾　　　　　　　图 6-45 胸腺

第二节　心脏生理

心脏由左右心房和左右心室构成，其主要功能是泵血。心房收缩时血液进入心室，心室收缩时推动血液经动脉到达肺和全身，心室舒张时又将血液从静脉和心房抽吸回心室。心房和心室规律性收缩和舒张，完成了推动血液在全身流动的过程。

一、心脏的泵血功能

（一）心动周期与心率

1. 心率

心率是指每分钟心脏跳动的次数。正常成人安静时的心率为每分 60~100 次，平均约每分 75 次。心率有明显的个体差异，并受年龄、性别及其他生理因素的影响。新生儿心率可达到每分 130~140 次，随年龄增长，心率逐渐减慢，至 15~16 岁时接近成人水平；成人中女性稍快于男性；在安静或睡眠时心率较慢，情绪激动、紧张、运动和劳动时心率加快。

2. 心动周期

心房或心室每收缩和舒张一次所经历的时间，称为一个心动周期。在一个心动周期中，心房或心室的机械活动分别包含各自的收缩期和舒张期。

心动周期的长短和心率有关，心动周期是心率的倒数。以心率每分 75 次计算，一个心动周期为 0.8s（图 6-46）。其中，心房收缩期为 0.1s，舒张期为 0.7s；心室收缩期为 0.3s，舒张期为 0.5s。心室舒张期的前 0.4s 与心房舒张期的后 0.4s 重叠，称为全心舒张期。

在一个心动周期中，心房和心室的活动按一定次序和时程先后进行，左、右两个心房和左、右两个心室的活动分别是同步的，心房和心室的舒张期都较收缩期长。心率加快时，心动周期变短，心室的收缩期和舒张期都会相应缩短，但舒张期缩短得更明显，如果持续时间长，容易导致心室肌疲劳，并明显减少血液回心量和心室供血，影响心脏泵血功能。

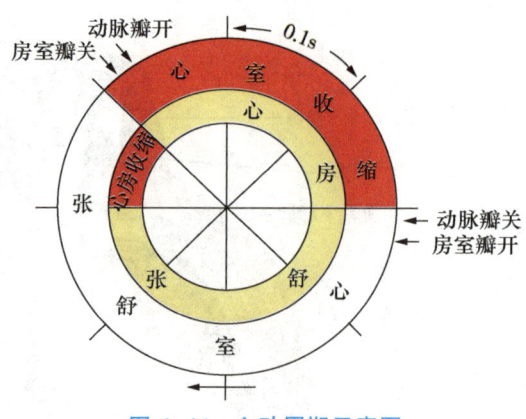

图 6-46　心动周期示意图

(二) 心脏泵血的过程

心脏泵血时，左心和右心的活动基本一致，心室在心脏泵血活动中起主要作用。现以左心室为例来讨论心脏泵血的过程和机制。

心室收缩前，处于舒张状态，而心房在收缩，故心房内压力高于心室内压力，房室瓣是开放的，血液由心房流入心室。

1. 心室收缩期

心室收缩期分为等容收缩期和射血期。

（1）等容收缩期：心房收缩完毕，进入舒张期，此时心室开始收缩，心室内压力立刻超过心房，心室内血液反流推动房室瓣（二尖瓣）关闭，使心室内血液不至反流回心房。此时左心室内压力低于主动脉压，故主动脉瓣也是关闭的。在房室瓣和动脉瓣均处于关闭状态时，心室内容积不变，称为等容收缩期。

（2）射血期：左心室继续收缩，室内压骤然升高，当左心室内压超过主动脉压时，主动脉瓣被推开，血液由左心室射入主动脉，称为射血期。在射血初期，由于左心室和主动脉间的压力差和左心室仍在强烈收缩，射血的速度很快，心室容积迅速缩小，称为快速射血期，此期心室内压力最高，进入动脉的血量占总射血量的 2/3 左右；随着血液射出，心室容积缩小，心室内压力降低，与主动脉之间的压力差减小，射血速度减慢，至射血末期，称为减慢射血期。

2. 心室舒张期

心室舒张期分为等容舒张期和充盈期。

（1）等容舒张期：左心室收缩结束，转入舒张。心室舒张导致心室内压力下降，当左心室压力低于主动脉压力时，主动脉内血液向左心室方向反流，推动主动脉瓣关闭。主动脉瓣和房室瓣（二尖瓣）均处于关闭状态时，心室腔容积不变，称等容舒张期。

（2）充盈期：心室腔在密闭的状态下，心室肌继续舒张，心室内压急剧下降，降至低于心房内压力时，房室瓣开放，左心房和肺静脉内血液进入心室，称为充盈期。充盈初期，由于左心室舒张产生的负压作用迅速将血液抽吸入左心室，心室容积迅速增大，称为快速充盈期，此期进入心室的血液量占总充盈量的 2/3 左右；随后，血液进入心室的速度减慢，称减慢充盈期；在心室舒张的最后，心房开始收缩，将心房内血液进一步挤入心室，使之得到进一步充盈（占总充盈量的 10%～30%），称为心房收缩期。

由此可见，心室肌的收缩和舒张导致室内压的发展和变化，进而引起心房和心室、心室和动脉之间压力差的改变，这种改变又引起房室瓣和动脉瓣的开放和关闭，进而推动心室内血液射入动脉，心房和静脉内血液回流入心室；同时保证心室收缩时心室内血液不反流入心房，心室舒张时血液不会从动脉反流回心室。心室这种泵血活动周而复始，完成推动血液在全身循环流动的过程（表 6-1）。

表 6-1 心动周期中心腔内压力、瓣膜、血流、容积等变化

心动周期分期	压力	瓣膜		血流变化	心室容积变化
	房内压、室内压、动脉压	房室瓣	动脉瓣		
心室收缩期					
等容收缩期	房内压<室内压<动脉压	关闭	关闭	不变	不变
射血期	房内压<室内压>动脉压	关闭	开放	心室→动脉	减小
心室舒张期					
等容舒张期	房内压<室内压<动脉压	关闭	关闭	不变	不变
充盈期	房内压>室内压<动脉压	开放	关闭	心房——心室	增大

（三）心脏泵血功能评价

临床实践和科学研究工作中，常常需要对心脏泵血功能进行评价。通常用单位时间内心脏的射血量和心脏的做功量作为指标。

1. 评定心脏泵血功能的指标

（1）每搏输出量：是指一侧心室每收缩一次射出的血液量，简称搏出量。正常成年人安静状态下的每搏输出量为60~80ml，左、右心室基本相同。

（2）射血分数：是指搏出量占心室舒张末期容积的百分比。

射血分数=搏出量（ml）/心室舒张末期容积（ml）×100%

正常人安静时射血分数为55%~65%。交感神经兴奋时，心肌收缩力增强，搏出量增多，射血分数增加。心室功能减退、心室异常扩大的情况下，射血分数下降。

（3）每分输出量：是指每分钟一侧心室射出的血液量，简称心输出量，等于搏出量乘以心率。如果心率为每分75次，搏出量为70ml，则心输出量为5L/min。一般健康成年男性在安静状态下，心输出量为4.5~6.0L/min。女性的心输出量比同体重男性约低10%；青年人的心输出量大于老年人；情绪激动时心输出量可增加50%~100%；剧烈运动时心输出量可高达到20~25L/min。

（4）心指数：是指以每平方米体表面积（m²）计算的心输出量。人体安静时的心输出量与体表面积成正比。中等身材的成年人体表面积为1.6~1.7m²，安静空腹状况下心输出量5~6.0L/min，故心指数为3.0~3.5L/（min·m²）。心指数测定可排除由于体型差异造成的心输出量差异导致的对心脏泵血功能的误判。

2. 心力储备

心力储备是指心输出量随机体代谢需要而增加的能力。储备能力大小取决于心率和搏出量能够提高的程度，故心力储备包括搏出量储备和心率储备两部分。

健康成人安静时，心室舒张末期容积约125ml，最大可增至140ml左右，即舒张期储备约15ml；安静时心室收缩末期容积约为55ml，心肌最大程度缩短时，心室收缩末期容积可减小到15~20ml，故收缩期储备为35~40ml。故搏出量总储备为50~55ml。即代谢增强时搏出量可由安静时70ml左右增达125ml。

健康成人安静时心率平均每分75次，剧烈运动时，心率可达每分160~180次，即心率储备约为安静时的2~2.5倍。心输出量由安静时的5L/min增加到20~25L/min，为安静时的4~5倍，储备能力较大。

训练有素的运动员，心肌纤维增粗，心肌收缩能力强，心室收缩和舒张速度也明显加快，心力储备增大，能胜任较大运动量和较重的体力劳动。心力衰竭病患者，安静时心输出量与健康人几乎相等，但活动增强时心输出量却不能相应增加，因而不能满足代谢增强的需要，心力储备明显减弱。

（四）心脏泵血功能的调节

心脏泵血功能的调节主要是指影响心输出量的因素及其调节机制。心输出量等于搏出量乘以心率，

因此凡能影响搏出量和心率的因素都能影响心输出量。

1. 搏出量

搏出量多少取决于心室肌收缩的强度和速度。心肌和骨骼肌一样，其收缩强度和速度也受前负荷、后负荷和心肌收缩能力的影响。

（1）前负荷。是指心室舒张末期容积。心室舒张末期容积是静脉回心血量和射血后留在心室内的剩余血量之和。在一定范围内，静脉回心血量增加，心室舒张末期容积增加，心肌前负荷增大，使心肌收缩前的长度（心肌初长度）增长，心肌的收缩力增强，搏出量增多；相反，则搏出量减少。这种不需要神经、体液因素参与，而是由于心肌初长度的改变来调节心肌收缩力的调节方式，称为异长自身调节。其生理意义是使搏出量随静脉回心血量的增减而发生相应的改变，进而维持心室容积的相对稳定。

如果静脉血回心速度过快，量过多，可造成心肌前负荷过大，心肌初长度过长，超过心肌最适初长度时，心肌收缩力反而减弱，导致搏出量减少，可引起急性心力衰竭。故临床静脉输液或输血时，要严格掌握速度和量，避免过快、过量造成的急性心力衰竭。

（2）后负荷。指动脉血压。在其他因素不变的条件下，动脉血压升高，即心肌后负荷增大时，因心室收缩所遇到的阻力增大而导致动脉瓣开放推迟，等容收缩期延长，射血期缩短，心室肌收缩的速度和幅度降低，搏出量减少。但搏出量减少造成心室内剩余血量增多，如果此时静脉回心血量不变，将使心室舒张末期容积增加，心肌初长度增加，又可通过异长自身调节来增强心肌收缩力，使搏出量恢复到正常水平，从而使得机体在动脉血压突然增高的情况下，能够维持适当的搏出量。

如果动脉血压长期升高，心室肌将因长期处于收缩加强状态而逐渐表现出心肌肥厚等病理改变，久之泵血功能减退，最终可导致心力衰竭。

（3）心肌收缩能力。心肌收缩能力是指心肌不依赖于前、后负荷而改变其力学活性的内在特性。在同样的前、后负荷条件下，收缩能力不同，心肌收缩的强度和速度不同，对血液的推动作用不同，搏出量也不同。心肌收缩能力强，搏出量大；心肌收缩能力弱，搏出量少。这种通过心肌本身收缩能力的改变而改变心脏泵血功能的方式称等长自身调节（初长度不变）。心肌收缩能力受多种因素影响，尤其是兴奋-收缩耦联的各个环节，如胞质内 Ca^{2+} 浓度、活化的横桥数目和肌凝蛋白 ATP 酶的活性等。

交感神经活动增强、血中儿茶酚胺浓度增高以及某些强心药物（如洋地黄）等，都能增强心肌的收缩能力，使搏出量增加；而乙酰胆碱、低氧、酸中毒和心力衰竭等均能使心肌收缩能力减弱，导致搏出量减少。

2. 心率

在一定范围内，心率快，心输出量增多；心率慢，心输出量减少。但如果心率为每分160～180次时，因心室舒张期明显缩短，心室充盈量显著减少，搏出量明显减少，心输出量也减少；心率低于每分40次时，心室舒张期虽然延长，但心室充盈已达极限，再增加心室舒张时间也无助于心室的进一步充盈，不能相应提高搏出量，心输出量也减少。现将影响心输出量的因素归纳如表6-2。

表6-2 影响心输出量的因素

影响因素	变化	搏出量	心输出量
前负荷（心室舒张末期容积）	增大	增加	增加
后负荷（动脉血压）	增大	减少	减少（暂时）
心肌收缩能力（心肌本身内在特质）	增强	增加	增加
心率（40～180次/分钟）	加快	增加	增加

二、心肌细胞的生物电现象

心脏泵血功能的实现是以心肌节律性收缩和舒张为基础的，而心房和心室之所以能持续、规律、协调、有序地发生收缩与舒张的交替活动，归根到底是由于心肌细胞电活动的规律有序发生与扩布引起的。与神经细胞和骨骼肌细胞相比，心肌细胞的生物电活动更为复杂，各类心肌细胞的跨膜电位存在较大差异。

根据组织学和电生理学特点，可将心肌细胞分为两类：一类是普通的心肌细胞，包括心房肌细胞和心室肌细胞，它们具有稳定的静息电位，能够进行收缩和舒张而执行泵血功能，故称为工作细胞；另一类为组成心内特殊传导系统的特殊心肌细胞，主要包括窦房结 P 细胞和浦肯野细胞等，它们大多没有稳定的静息电位，并可自动产生节律性兴奋，故称为自律细胞。

（一）心室肌细胞的跨膜电位及其形成机制

1. 静息电位

人和哺乳动物心室肌细胞的静息电位为 -90mV 左右，其形成机制与神经细胞和骨骼肌细胞相似，即在细胞膜两侧离子分布不均等形成的浓度梯度基础上，静息时细胞膜主要对 K^+ 通透性较高，而对其他离子通透性很低，K^+ 顺着膜内外浓度梯度由膜内向膜外扩散所达到的 K^+ 电-化学平衡电位，是形成心室肌细胞静息电位的主要原因。

2. 动作电位

心室肌细胞动作电位与神经细胞和骨骼肌细胞明显不同，主要是复极化过程复杂，持续时间长（200～300ms），上升支和下降支不对称，全过程可分为 0、1、2、3、4 五个时期（图 6-47）。

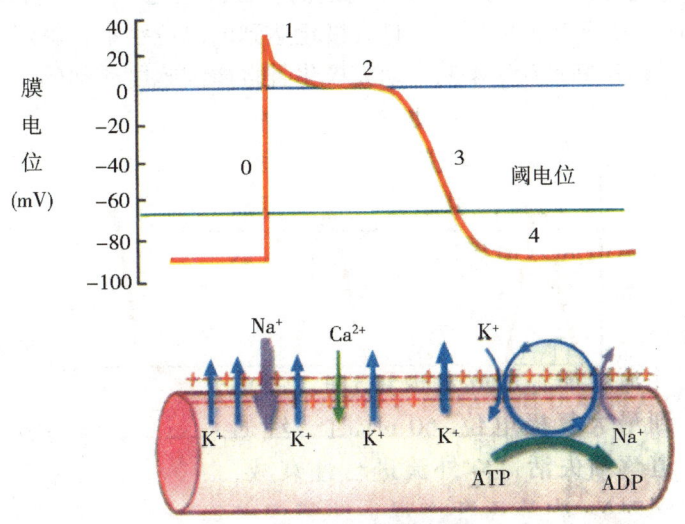

图 6-47 心室肌细胞动作电位

（1）0 期（去极化和反极化过程）：心室肌细胞受到刺激后，膜上部分钠通道开放，少量 Na^+ 内流，使膜电位从 -90mV 去极化达到 -70mV（阈电位水平），引起钠通道开放明显增加，大量 Na^+ 顺浓度梯度迅速内流入细胞，膜内电位迅速升高至接近 +30mV，即 Na^+ 电-化学平衡电位，由原来的极化状态转变为反极化状态，形成动作电位的上升支。整个过程历时仅 1～2ms。

（2）1 期（快速复极初期）：此时钠通道失活，钾通道开放，一过性 K^+ 外流，膜内电位由 +30mV 迅速降至 0mV 左右，历时 5～10ms。

（3）2 期（平台期）：在 2 期膜内电位达 0mV 左右后，复极化过程变得非常缓慢，动作电位图形比较平坦，称为平台期，历时 100～150ms，是心室肌细胞动作电位持续时间较长的主要原因，也是心室肌细胞区别于神经和骨骼肌细胞动作电位的主要特征。

心室肌细胞膜上的钙通道从 0 期开始激活，但 0 期后才表现为持续开放，Ca^{2+} 缓慢而持久地内流，此外，膜对 K^+ 也具有通透性。因此，本期的形成原因是由 Ca^{2+} 内流和 K^+ 外流同时存在，致使膜电位保持在 0mV 附近。

(4）3 期（快速复极末期）：在 2 期末，钙通道失活，Ca^{2+} 内流停止，K^+ 经开放的钾通道外流使膜内电位从 0mV 左右较快下降至 -90mV，完成复极过程，历时 100~150ms。

（5）4 期（静息期）：是心室肌细胞膜电位恢复并稳定于静息电位水平（-90mV）的时期。此期离子跨膜转运仍然活跃，通过钠泵、Na^+-Ca^{2+} 交换体和钙泵等排出去极化和复极化时进入胞内的 Na^+ 和 Ca^{2+}，并摄入流出的 K^+。

现将心室肌细胞动作电位的分期和主要离子机制归纳如表 6-3。

表 6-3　心室肌细胞动作电位分期及形成的主要离子机制

分期	主要离子机制
0 期（去极化和反极化过程）	Na^+ 内流
1 期（快速复极初期）	K^+ 外流（一过性）
2 期（平台期）	K^+ 外流和 Ca^{2+} 内流
3 期（快速复极末期）	K^+ 外流
4 期（静息期）	Na^+ 和 Ca^{2+} 转出，K^+ 转入

（二）自律细胞的跨膜电位及其形成机制

窦房结 P 细胞（图 6-48）和浦肯野细胞（图 6-49）都是自律细胞，自律细胞与非自律细胞动作电位的最大区别是在 4 期，非自律细胞 4 期膜电位是稳定的；自律细胞 4 期膜电位不稳定，当 3 期复极化达到最大复极电位后，4 期便开始自动去极化，一旦去极化达到阈电位水平，就爆发一次新的动作电位，这种现象周而复始，动作电位就不断产生。4 期自动去极化是自律细胞电活动的主要特点，也是心肌自动节律性形成的基础。

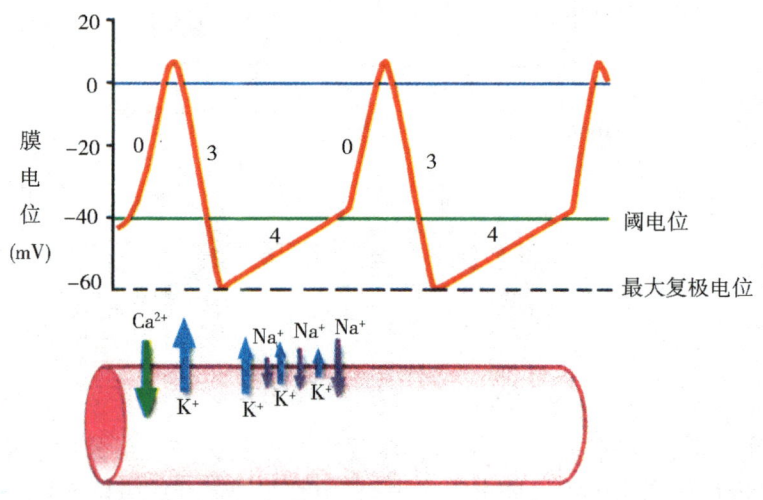

图 6-48　窦房结细胞的动作电位

窦房结 P 细胞一次跨膜电位变化分为 0、3、4 三个时期。0 期去极化速度较慢，幅度较小，是由于钙通道开放，Ca^{2+} 内流所致。窦房结 P 细胞复极化无明显的 1、2 期，主要表现为 3 期，这是由于复极化中膜对 K^+ 通透性增高，K^+ 迅速外流所致。在 3 期末复极化达到最大复极电位后，出现 4 期自动去极化，4 期自动去极化的离子成分较复杂，由于膜对 K^+ 的通透性逐渐降低而引起 K^+ 外流逐渐减少是形成此期最主要的离子基础，此外尚有 Na^+ 内流和 Ca^{2+} 内流，从而产生自动去极化。

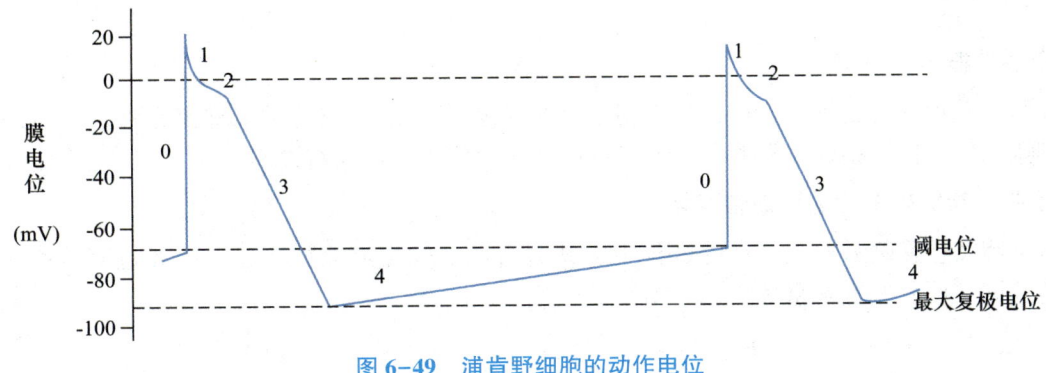

图 6-49 浦肯野细胞的动作电位

三、心肌的生理特性

心肌的生理特性包括自动节律性、传导性、兴奋性和收缩性。前三者以心肌细胞的生物电活动为基础，故属于心肌的电生理特性；而后者以细胞内收缩蛋白质的功能活动为基础，因而是心肌的机械特性。

（一）自动节律性

1. 自动节律性的概念

心肌在没有外来刺激作用下，能够自动地发生节律性兴奋的特性，称自动节律性简称自律性。凡具有自律性的细胞称为自律细胞。

2. 心脏的起搏点

心脏特殊传导系统中各部分的心肌细胞都具有自律性，但其自律性高低差异很大。窦房结 P 细胞自律性最高（每分 100 次），房室交界次之（每分 40~60 次），末梢浦肯野细胞最低（约每分 25 次）。生理情况下，整个心脏的活动总是按照自律性最高的组织发出的节律性兴奋来进行。窦房结的自律性最高，它产生的节律性兴奋沿传导系统向外扩布，依次激动心房肌、房室交界、房室束、心室内传导组织和心室肌，引起整个心脏节律性兴奋和收缩。窦房结是主导心脏正常兴奋和跳动的部位，称为正常起搏点。以窦房结为起搏点的心脏活动节律称窦性心律。窦房结以外的自律细胞在正常时，由于自律性较低，故不能表现出来，称为潜在起搏点。由潜在起搏点控制的心脏节律称异位心律。心脏内潜在起搏点的存在，一方面是一种安全因素，当窦房结不能产生兴奋或兴奋下传受阻时，它以较低频率发生节律性兴奋，继续引起心跳，不致因窦房结失控而引起心脏停搏。另一方面也是一种潜在的危险，如某些疾病导致潜在起搏点的自律性高于窦房结时，它可以控制部分或整个心脏活动，将导致心律失常，严重时可危及生命。

> **小贴士**
>
> **窦性心动过速**
>
> 正常窦性心律源于窦房结，频率为每分 60~100 次。由于窦房结起搏过快，成人窦性心律的频率 > 每分 100 次，即为窦性心动过速。窦性心动过速的频率在每分 100~150 次，偶有高达每分 200 次。
>
> 窦性心动过速可见于健康人吸烟、饮酒、喝茶或咖啡、体力活动及情绪激动时。发热、甲状腺功能亢进、贫血、休克、心肌缺血、心力衰竭等病理状态下以及应用肾上腺素、阿托品等药物也可引起窦性心动过速。

(二) 兴奋性

1. 兴奋性的概念

心肌细胞同其他可兴奋细胞一样，具有对刺激发生兴奋的能力或特性，称兴奋性。衡量兴奋性的高低，采用刺激的阈值作为指标，阈值大表示兴奋性低，阈值小表示兴奋性高。

2. 心室肌兴奋时兴奋性的周期性变化

心室肌细胞在接受刺激发生兴奋的过程中，其兴奋性会发生周期性变化，即经过有效不应期、相对不应期和超常期，而后恢复到原来状态（图6-50）。

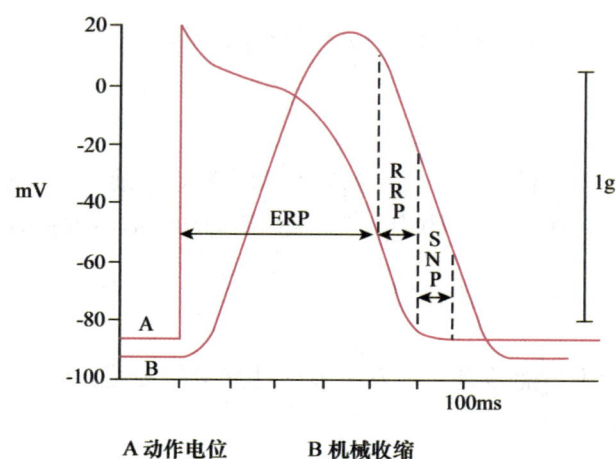

图6-50 心室肌动作电位期间兴奋性的变化及其与机械收缩的关系

（1）有效不应期：包括绝对不应期和局部反应期两部分。绝对不应期是指心室肌细胞发生一次兴奋时，从动作电位0期去极化开始到3期复极化膜电位约-55mV的期间内，不论给予多么强大的刺激，都不能引起任何程度的去极化，即兴奋性已降低至零。局部反应期是指复极化3期膜电位由-55mV恢复至-60mV的时期，此期间内，如受到足够强度的刺激，可引起幅度很小的去极化反应（局部反应），但仍不能产生动作电位。由于从0期去极化开始到3期复极化至膜电位约-60mV的期间内，心肌细胞对任何刺激不能产生新的动作电位，称为有效不应期。这一时期可长达250ms左右。

（2）相对不应期：在3期复极化从-60~-80mV的期间内，若给予心室肌细胞一个阈刺激，仍不能产生新的动作电位；如果给予一个阈上刺激，才可能产生一次新的动作电位，表明在这段时期，兴奋性低于正常，称为相对不应期。该期心室肌细胞的兴奋性比有效不应期有所恢复，但仍低于正常。

（3）超常期：膜电位从复极-80~90mV这段时期，给予阈下刺激也可产生动作电位，表明在这段时期，兴奋性高于正常，称为超常期。当膜电位复极至静息电位后，心肌细胞兴奋性也恢复正常。

3. 心室肌细胞兴奋性变化的特点及意义

心室肌细胞兴奋性的特点是有效不应期特别长，平均250ms（骨骼肌仅为2~3ms），几乎占据了整个收缩期和舒张早期的时程（图6-51），在这一期间，任何强大刺激都不会使心室肌细胞产生第二次兴奋和收缩。只有到心室肌舒张早期结束后，才有可能接受刺激产生新的兴奋和收缩。因此，心室肌不会像骨骼肌那样发生完全强直收缩，而是始终保持收缩与舒张的交替活动，保证心脏的射血和充盈交替进行，实现泵血功能。

4. 期前收缩与代偿性间歇

正常心脏是按窦房结的节律进行活动的。如果在心室的有效不应期之后、下一次窦房结兴奋传来之前，心肌受到一次较强人工或来自异位起搏点的额外刺激，可产生一次提前的兴奋和收缩，称为期前兴奋和期前收缩（又称早搏）。期前兴奋也有自己的有效不应期，紧接期前兴奋后的窦房结兴奋传到心室时，如果正好落在期前兴奋的有效不应期内，则此次正常下传的窦房结兴奋将不能引起心室的兴奋和收缩，造成兴奋和收缩的脱失，只有等再下一次的窦房结兴奋传来时才能引起心室兴奋和收缩，所以，在期前收缩之后往往有一段较长的心室舒张期，称代偿性间歇（图6-51）。

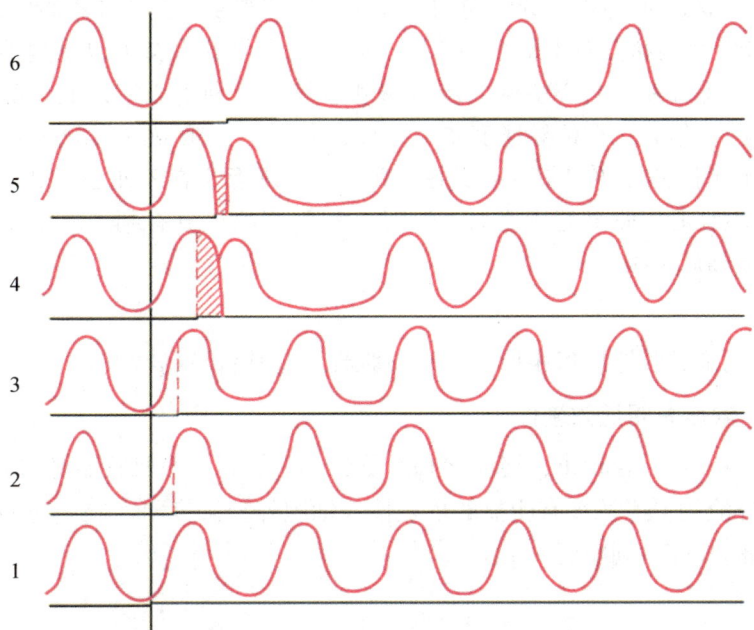

每条曲线下的电磁标记号指示给予电刺激的时间。
曲线 1~3：刺激落在有效不应期内，不引起反应。
曲线 4~6：刺激落在相对不应期内，引起期前收缩和代偿性间隙。

图 6-51 期前收缩和代偿性间歇

（三）传导性

1. 传导性的概念

心肌细胞具有传导兴奋的能力称传导性。传导性的高低可用兴奋传播的速度来衡量。

2. 心脏内兴奋传播的途径

正常心脏内兴奋的传播主要依靠特殊传导系统来完成，兴奋从窦房结发出，通过心房肌传播到整个右心房和左心房，引起左、右心房的兴奋和收缩。同时，窦房结的兴奋沿着心房肌内的"优势传导通路"（某些心房肌排列方向一致、结构整齐、细胞粗大，电阻低，传导速度快）迅速传到房室交界，再经过房室束及左、右束支和浦肯野纤维网传到左、右心室，引起整个心室兴奋和收缩（图6-52）。

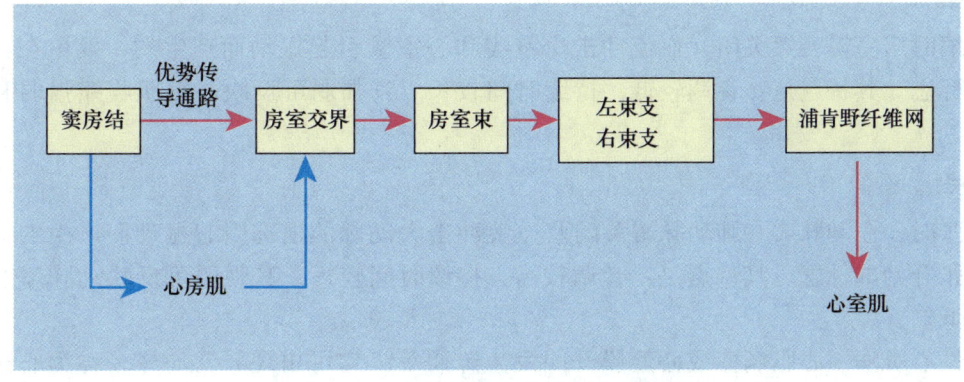

图 6-52 心脏内兴奋传播途径示意图

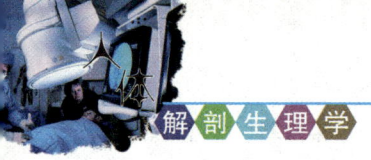

3. 兴奋在心脏内传导的特点及意义

所有心肌细胞均具有传导性，但不同心肌细胞传播兴奋的速度不同。普通心房肌的传导速度较慢，约 0.4m/s，优势传导通路的传导速度较快，约为 1m/s，窦房结的兴奋可沿此通路迅速传到房室交界区。心室肌的传导速度约为 1m/s，心室内传导组织的传导速度则快得多，其中浦肯野纤维网的传导速度最快，可达 4m/s，而且这些纤维呈网状分布于整个心室壁，故房室交界的兴奋可以迅速地通过浦肯野纤维网而广泛地传向两侧心室，以保证左、右心室的同步兴奋和收缩，有利于心室射血。房室交界是正常兴奋由心房传入心室的唯一通路，但其兴奋传导速度非常缓慢，其中结区最慢（0.02m/s），因此兴奋从心房传到心室需要经过一定的时间延搁，称为房-室延搁。其重要生理意义在于使心房和心室的收缩不会同时发生，心室的收缩一定发生在心房收缩完毕之后，这对心室的充盈十分有利。房室交界是传导阻滞的好发部位，房-室传导阻滞在临床上很常见。

（四）收缩性

心肌细胞与骨骼肌细胞的收缩原理相似，但是心肌收缩有其自身的特点。

1. 对细胞外液 Ca^{2+} 浓度有明显依赖性

心肌细胞的肌质网不发达，容积小，终池储 Ca^{2+} 量少，不能满足心肌收缩时的需要，因而心肌细胞的兴奋-收缩耦联对细胞外液的 Ca^{2+} 浓度有明显的依赖性，细胞外液浓度 Ca^{2+} 在一定范围内增加，心肌的收缩力增强；反之，心肌的收缩力则减弱。

2. 同步收缩

心肌细胞之间存在缝隙连接，兴奋可在细胞间迅速传播，故心房或心室一旦兴奋，所有心房肌细胞或心室肌细胞几乎同时收缩，因此，可以把心房和心室看作是两个功能性合胞体，表现为同步收缩或"全或无"式收缩。

3. 不发生完全强直收缩

心肌的有效不应期特别长，相当于整个收缩期和舒张早期。在此期间无论多大刺激均不能引起心肌兴奋而收缩，因而心肌不会发生完全强直收缩，而是收缩和舒张交替进行，保证心脏泵血功能的实现。

四、心音和心电图

（一）心音

心动周期中，心肌收缩、瓣膜关闭、血流冲击以及形成的涡流等因素引起的机械振动，可通过周围组织传递到胸壁；如将听诊器放在胸壁某些部位，就可以听到声音，称为心音。多数情况下只能听到两个心音，分别称为第一、第二心音。

1. 第一心音

是心室收缩时房室瓣突然关闭，血流冲击房室瓣和心室壁引起振动而产生的，发生在心缩期，是心室收缩开始的标志。其特点是：音调较低，持续时间较长。其强弱可反映心室肌收缩强弱和房室瓣的功能状态。

2. 第二心音

是心室舒张时，主动脉瓣和肺动脉瓣关闭及血液冲击大动脉的根部引起振动而产生的。发生在心舒期，是心室舒张开始的标志。其特点是：音调较高，持续时间较短。其强弱可反映动脉瓣的功能状态和动脉血压的高低。

某些先天性心脏病、心肌病变或心瓣膜开闭发生障碍等，均可出现异常心音，称为心杂音，心杂音对某些心脏疾病的诊断有重要意义。

(二) 心电图

在一个心动周期中,由窦房结产生的兴奋,按一定的途径和时程,依次传向心房和心室,引起整个心脏发生规律的生物电变化。这些变化可以通过心脏周围的导电组织和体液传到体表,经安置在体表特定部位的测量电极引导,借助心电图机,就可记录到该部位心脏电活动的波形,即体表心电图(ECG)(图 6-53)。

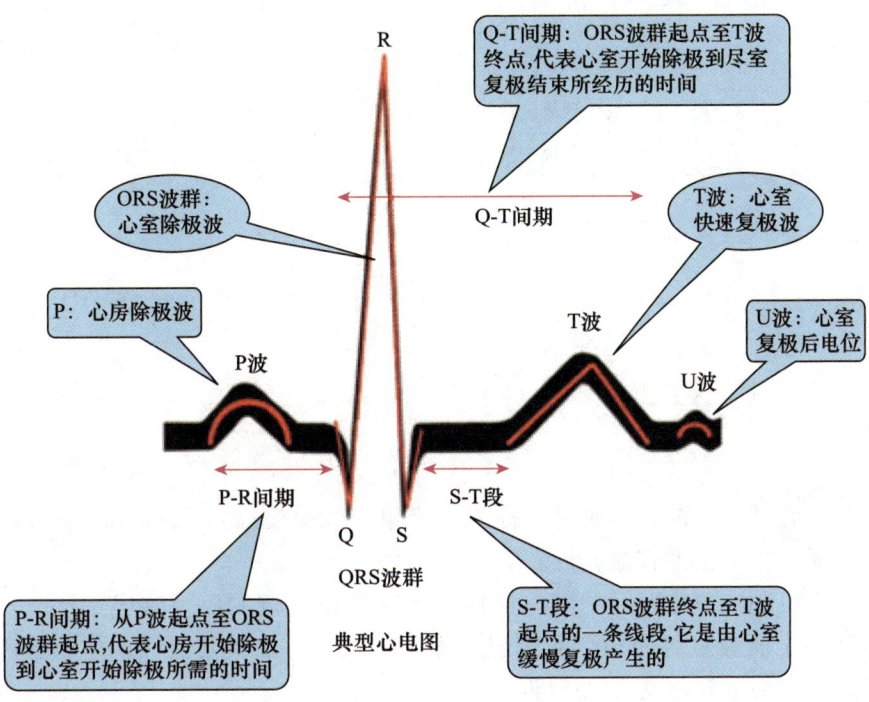

图 6-53　正常心电图

正常人典型的心电图是由 P 波,QRS 波群和 T 波及各波间的线段所组成。有时在 T 波之后还可出现一个小的 U 波。各波、段的含义和正常值如表 6-4。

1. P 波

反映左、右两心房的去极化过程,其时程反映去极化在整个心房传播所需的时间,其波形小而圆钝。

2. QRS 波群

反映左、右两心室的去极化过程,其时程反映心室肌兴奋扩布所需的时间。典型的 QRS 波群包括三个顺序相连的电位波动:第一个向下的 Q 波,随后向上的 R 波和最后向下的 S 波。在不同导联中,这三个波不一定都出现,且波幅变化较大。

3. T 波

反映心室复极化过程,其方向与 QRS 波群主波的方向一致。

4. P-R 间期(或 P-Q 间期)

是指从 P 波起点到 QRS 波群起点之间的时程,代表窦房结产生的兴奋经由心房、房室交界、房室束到达心室并引起心室肌兴奋所需的时间(房室传导时间)。房室传导阻滞时,P-R 间期延长。

5. Q-T 间期

是指 QRS 波群起点到 T 波终点的时程,代表心室开始去极化到完全复极化所经历的时间。Q-T 间期与心率成反变关系,心率愈快,Q-T 间期愈短。

6. S-T 段

是指从 QRS 波终点到 T 波起点的线段。S-T 段代表心室各部均处于去极化状态(相当于动作电位的平台期），各部分电位差很小，所以正常 S-T 段应与基线平齐。

表 6-4 心电图各波、各段的含义和正常值

名称	含义	幅度（mV）	时间（s）
P 波	两心房去极化过程	0.05~0.25	0.08~0.11
QRS 波群	两心室去极化过程	变化大	0.06~0.10
T 波	两心室复极化过程	0.1~0.8	0.05~0.25
P-R 间期	房室传导时间		0.12~0.20
Q-T 间期	心室自去极化到复极化完毕的时间		0.36~0.40
S-T 段	心室全部去极化	与基线平齐	

第三节 血管生理

一、血流量、血流阻力和血压

1. 血流量

单位时间内流过血管某一横截面的血量，称为血流量，其单位通常以 ml/min 或 L/min 表示。单位时间内流经某器官的血量，称为该器官血流量。

按流体力学的一般机制，单位时间的液体流量与该段管道两端的压力差成正比，与管道内的阻力成反比。这一关系也适用于血流量与血压、血流阻力之间的关系。血流量（Q）与血管两端压力差（ΔP）成正比，与血管内血流阻力（R）成反比。即

$$Q = \Delta P / R。$$

对体循环而言，Q 为心输出量，ΔP 主动脉平均动脉压与中心静脉压之差，R 为全身的血流阻力；对某一器官而言，Q 是器官血流量，ΔP 该器官灌注的平均动脉压与该器官静脉压之差，R 为该器官的血流阻力。

2. 血流阻力

血液在血管中流动时所遇到的阻力，称为血流阻力。它来源于血液成分之间的及血液与管壁之间的摩擦力。

血流阻力（R）与血管半径（r）、血管长度（L）和血液黏滞度（η）有关。可用以下公式表示：

$$R = 8\eta L / (\pi r^4)$$

即血流阻力与血管长度和血液黏滞度成正比，与血管半径的 4 次方成反比。在生理情况下，血管长度和血液黏滞度的变化很小，但血管的口径容易受神经和体液因素的影响而发生改变。神经体液因素主要通过控制各血管的口径使外周阻力发生变化，从而有效地调节各器官的血流量。

3. 血压

血压是指流动的血液对单位面积血管壁产生的侧压力。存在于动脉、毛细血管和静脉内的血压分别称为动脉血压、毛细血管血压和静脉血压。血压的单位用千帕（kPa）表示，但习惯上也常以毫米汞柱（mmHg）为单位，压力较低的大静脉压，常以厘米水柱（cmH_2O）为单位。它们之间的换算关系为：

$$1kPa = 7.5mmHg；1mmHg = 0.133kPa；1cmH_2O = 0.098kPa$$

在整个血管系统中存在着压力差，即动脉血压＞毛细血管血压＞静脉血压，这个压力差是推动血液流动的基本动力。

二、动脉血压和动脉脉搏

(一) 动脉血压的概念

动脉血压是指血液对单位面积动脉血管壁的侧压力。动脉血压一般指主动脉压，通常以肱动脉压来代表。

一个心动周期中，动脉血压呈周期性变化，心室收缩射血时，动脉血压升高所达到的最高值称为收缩压；心室舒张时，动脉血压下降所达到的最低值称为舒张压；收缩压与舒张压之差称脉搏压，简称脉压。在一个心动周期中动脉血压的平均值，称为平均动脉血压，因心动周期中心室舒张期长于心室收缩期，因此平均动脉压低于收缩压和舒张压两个数值的平均值，约等于舒张压与1/3脉压之和。动脉血压值习惯以收缩压/舒张压表示，如120/80mmHg。

(二) 动脉血压的正常值和变化

我国健康青年人安静状态时收缩压为100~120mmHg（13.3~16.0kPa），舒张压为60~80mmHg（8.0~10.6kPa），脉压为30~40mmHg（4.0~5.3kPa），平均动脉压接近100mmHg（13.3kPa）。

动脉血压呈明显的昼夜波动周期，大多数人一天中清晨6~8时和下午4~6时血压较高，中午较低，凌晨2~3时最低；运动、情绪激动或精神紧张时血压较安静时高；由较长时间下蹲位突然直立时，血压可发生一过性降低（直立性低血压）。除了个体差异外，动脉血压还有性别和年龄差异。一般来说，女性在更年期前血压比同龄男性低，更年期后动脉血压升高。男性和女性的动脉血压都随着年龄增加而逐渐升高，收缩压的升高比舒张压的升高明显。

临床上，如安静时持续性收缩压≥140mmHg（18.7kPa）和（或）舒张压≥90mmHg（12.0kPa）称为高血压；如收缩压＜90mmHg（12.0kPa）和（或）舒张压＜60mmHg（8.0kPa）称为低血压。

(三) 动脉血压的形成

循环系统内的血液充盈、心脏射血的动力和外周血管对血流的阻力以及大动脉的弹性等因素与动脉血压的形成有关。

1. 循环系统内血液的充盈是动脉血压形成的前提

成年人体内的血量相当于体重的6%~8%，每千克体重有60~80ml血液，中等身材的男性血量为5~6L，女性4~5L。循环系统中有充足的血量，才有可能形成对血管壁的侧压力，形成动脉血压。循环系统中血液的充盈程度可用循环系统平均充盈压表示。动物实验中，用电刺激造成心室颤动使心脏暂时停止射血，血流也就暂停，此时循环系统中各处测得的压力相等，约为7mmHg（0.93kPa），这一压力值即为循环系统平均充盈压，它反映了循环血量和血管容量之间的关系。

2. 心脏射血是动脉血压形成的动力

由于外周阻力的存在，每个心动周期中心室收缩释放的能量，一部分用于推动血液流动，成为血液的动能；另一部分形成对血管壁的侧压力，并使血管扩张，这部分能量形成势能，即压强能。

3. 外周阻力是动脉血压形成的必要条件

假如没有外周阻力，心室收缩所释放出的能量，将全部转化为血液动能，使射出的血液全部流到外周，主动脉内将无血液存留，无法形成动脉血压。正是由于有外周阻力的存在，心室射出的血液无法即刻全部流走，才能够暂时存留于大动脉内，才能形成动脉血压。

4. 主动脉和大动脉的弹性能够缓冲动脉血压

心室收缩射血时，大动脉内血液增多，收缩期动脉血压升高；但由于大动脉管壁的弹性扩张，使收缩压不致过高；心室舒张时射血停止，动脉血压下降，同时大动脉管壁弹性回缩，继续推动血液向外周流动。由于大动脉管壁的弹性回位和外周阻力的存在，使大动脉内仍充盈一定量的血液，因此舒张压仍

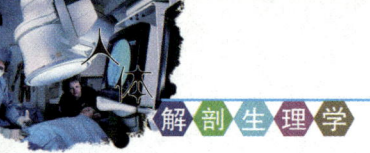

能保持一定高度，不致过低。同时又保持血流过程的连续性。

（四）影响动脉血压的因素

所有与动脉血压形成有关的因素一旦发生改变，都能影响动脉血压。

1. 搏出量

搏出量增大，心室收缩期射入主动脉的血液增多，对血管壁的侧压力加大，收缩压升高。由于血压升高，血流速度加快，心室舒张期流至外周的血液也有所增多，到心室舒张期末，大动脉内存留的血液增加不多，故舒张压升高不多，脉压增大。反之，当搏出量减少时，则主要使收缩压降低，脉压减小。故收缩压的高低主要反映搏出量的多少。

2. 心率

心率加快，心室舒张期明显缩短，流至外周的血液减少，故心室舒张期末存留在主动脉内的血量增多，舒张压升高。在心室舒张末期大动脉内血液量增多的基础上，心室收缩射血使大动脉内血液进一步增多，故收缩压也升高。由于动脉血压升高可使血流速度加快，因此心室收缩期内可有较多的血液流至外周，收缩压的升高不如舒张压的升高显著，脉压减小。相反，心率减慢时，舒张压降低的幅度比收缩压降低的幅度大，故脉压增大。

3. 外周阻力

外周阻力增大时，心室舒张期流向外周的血液减少，心室舒张末期存留于大动脉中的血液增多，舒张压明显升高。在此基础上收缩压也相应升高，但血压升高使血流速度加快，较多的血液流向外周，大动脉内血液量增加不多，收缩压升高幅度较小，脉压减小；反之，外周阻力变小，舒张压降低，脉压增大。因此，舒张压的高低主要反映外周阻力的大小和心率的快慢，尤其是外周阻力的大小。

4. 大动脉管壁的弹性

大动脉管壁弹性因能缓冲动脉血压的变化而使收缩压不致过高，舒张压不致过低，脉压不过大。老年人大动脉管壁由于胶原纤维增加，弹性纤维减少，使管壁弹性减弱，缓冲血压的作用减小，造成收缩压升高而舒张压降低，脉压增大。

5. 循环血量和血管系统容量的比例

正常情况下循环血量和血管系统容量相适应，使血管系统保持一定的充盈程度，是动脉血压形成的前提。失血后，循环血量减少，此时如果血管系统的容量改变不大，循环系统的充盈程度必然降低，动脉血压下降。如果循环血量不变而血管系统容量增大（如大量毛细血管扩张）时，也会造成动脉血压下降。

以上分析都是假设其他因素不变的前提下，分析某一因素对动脉血压可能发生的影响。实际上，在不同生理或病理情况下，上述各种因素可同时影响动脉血压。因此，人体动脉血压的变化往往是多种因素综合作用的结果。现将影响动脉血压的因素归纳如表6-5。

表6-5 影响动脉血压的因素

影响因素	收缩压	舒张压	脉压
搏出量↑	↑↑	↑	↑
心率↑	↑	↑↑	↓
外周阻力↑	↑	↑↑	↓
大动脉弹性↓	↑	↓	↑↑
循环血量↓/血管容积↑	↓	↓	↓

（五）动脉脉搏

每个心动周期中，动脉血压发生周期性波动，引起动脉管壁发生搏动，称为动脉脉搏（简称脉搏）。

搏动能沿动脉管壁向外周传播。用手指能触到身体浅表部位的动脉脉搏。脉搏的频率和节律与心搏频率和节律一致，脉搏的强弱和紧张度能反映每搏输出量的多少，故触诊脉搏可在一定程度上反映心血管的功能状态。中医脉诊是诊断疾病的重要依据之一。

> **小贴士**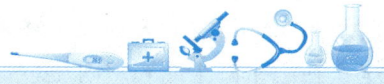
>
> ### 原发性高血压
>
> 高血压是一种以体循环动脉收缩期和（或）舒张期血压持续升高为主要特点的全身性疾病。高血压分为原发性高血压（即高血压病）和继发性高血压两大类。其中原发性高血压占高血压的90%以上。高血压病的诊断标准：18岁以上的成年人在未服抗高血压药物情况下收缩压≥140mmHg和（或）舒张压≥90mmHg。
>
> 原发性高血压是一种遗传和环境因素相互作用所致的疾病。高血压发病的危险因素包括遗传和基因因素，超重和肥胖、膳食高钠盐、低钾、长期超量饮酒、缺乏体力活动、长期精神紧张等。大多数患者起病隐袭，早期可无症状。不少病人在体格检查时才发现血压升高。
>
> 据调查，我国原发性高血压病人近年有增加的趋势，但是对其知晓率、治疗率、控制率很低，而其发病率、致残率和致死率很高。
>
> 原发性高血压的治疗原则：①改善生活行为：如戒烟、限酒，减轻和控制体重，减少钠盐和脂肪摄入，补充钾盐和优质蛋白质，增加体力活动，减轻精神压力，保持心理平衡；②选用不同类型降压药：包括利尿剂、β受体阻滞剂、钙通道阻滞剂、血管紧张素转换酶抑制剂和血管紧张素Ⅱ受体阻断剂等。治疗措施必须是综合性的，目的是稳定血压，减少患者心、脑、肾等器官的并发症和死亡率。

三、静脉血压和静脉回心血量

静脉既是血液回流入心脏的通道，又因其容量大，易于扩张又能收缩，起着血液储存库的作用，并可调节回心血量和心输出量。

（一）静脉血压

1. 外周静脉压

各器官静脉的血压称外周静脉压。由于不断克服阻力，消耗能量，血液自动脉、毛细血管流向静脉的过程中，压力逐渐降低，到达微静脉时血压已经降至15~20mmHg，愈接近胸腔大静脉，血压愈低。

2. 中心静脉压

右心房是体循环的终点，在整个体循环血管中，压力最低，已接近于零。通常将右心房和胸腔内大静脉的血压称为中心静脉压，正常变动范围为4~12cmH₂O（0.39~1.18kPa）。中心静脉压的高低取决于心脏的射血能力和静脉回心血量之间的关系。心脏射血能力强，能及时将回流入心脏的血液射入动脉，中心静脉压较低；反之，心脏射血能力减弱（如心力衰竭），右心房和腔静脉内瘀血，中心静脉压升高。另外，如果静脉回流速度加快，回心血量增多（如过快、过量输液），可引起中心静脉压升高。故临床上测定中心静脉压有助于了解心血管的功能状态，同时可作为临床监控补液速度和量的指标。

（二）静脉回心血量及其影响因素

单位时间内由静脉回心的血量取决于外周静脉压与中心静脉压之间的压力差，以及静脉对血流的阻力。凡能改变外周静脉压、中心静脉压和静脉阻力的因素，均能影响静脉血回流。

1. 循环系统平均充盈压

循环系统平均充盈压是反映血管系统充盈程度的指标。当血量增加或容量血管收缩时，循环系统平均充盈压升高，静脉回心血量也就增多。反之，血量减少或容量血管舒张时，循环系统平均充盈压降低，静脉回心血量减少。

2. 心脏收缩力量

心脏收缩时将血液射入动脉，舒张时则可以从静脉抽吸血液。如果心脏收缩力量强，射血时心室排空较完全，在心室舒张期心室内压较低，对心房和大静脉内血液的抽吸力量也较大。右心衰竭时，射血力量显著减弱，心室舒张期右心室内压力较高，血液淤积在右心房和大静脉内，中心静脉压增高，回心血量大大减少。患者可出现颈外静脉怒张，肝充瘀肿大，下肢水肿等体征。左心衰竭时，左心房压和肺静脉压升高，可造成肺瘀血和肺水肿。

3. 骨骼肌的挤压作用

骨骼肌收缩时，位于肌肉内和肌肉间的静脉受挤压，静脉压增高，促进静脉血回流；当骨骼肌舒张时，静脉瓣能阻止血液倒流，同时静脉扩张，静脉压下降，促进毛细血管血液流入静脉。所以，骨骼肌的节律性舒缩活动，加之静脉瓣的协助，对静脉回流具有促进作用，称为"肌肉泵"。长期站立工作的人，"肌肉泵"的作用不能充分发挥，容易引起下肢瘀血，甚至形成静脉曲张。

4. 重力和体位变化

人体平卧时，全身静脉与心脏基本处在同一水平，重力大致相等，受重力影响不大。当人由卧位变为直立时，因受重力影响，心脏水平以下的静脉血管因跨壁压增大而扩张充盈，所容纳的血液增多约500ml，导致静脉回心血量减少。正常人有时从持久的蹲位突然直立时出现眼前发黑的现象，就是由于体位的影响，回心血量突然减少，心输出量减少，血压暂时性下降，视网膜缺血所致。长期卧床或体弱久病患者，从卧位或蹲位突然站立时，其下肢静脉血管因紧张性降低而更易扩张，加之下肢肌肉收缩无力，挤压静脉的作用减弱，故而容纳更多血液，造成静脉回心血量比正常人更少，心输出量减少，便可引起眼发黑、头晕（脑缺血）甚至昏厥。

5. 呼吸运动

通常情况下，胸膜腔内的压力低于大气压（称胸膜腔负压）（见第七章），胸腔大静脉处于扩张状态。吸气时胸膜腔内负压值增大，使胸腔内的大静脉和右心房更加扩张，中心静脉压下降，促进体循环的静脉血回流；呼气时相反，体循环静脉血回流减少。

四、微循环

（一）微循环的概念及组成

微循环是指微动脉与微静脉之间的血液循环。是实现血液和组织之间物质交换的结构基础。

典型的微循环由微动脉、后微动脉、毛细血管前括约肌、真毛细血管、通血毛细血管、动-静脉吻合支和微静脉等七部分组成（图6-54）。

（二）微循环的血流通路及功能

1. 迂回通路

指血液经微动脉、后微动脉、毛细血管前括约肌、真毛细血管网到微静脉的通路。真毛细血管数量多，穿插于细胞间隙中，迂回曲折，相互交错成网，血流缓慢，血管管壁薄，通透性好，是血液与组织细胞进行物质交换的主要场所，血液通过毛细血管壁与组织液进行物质交换，组织液通过细胞膜与细胞内进行物质交换，因此细胞能够获得从血液运输来的营养物质，又可将产生的代谢产物经血液运输至排泄器官。故此通路又称为营养通路。物质交换的方式有扩散、吞饮、滤过与重吸收等。

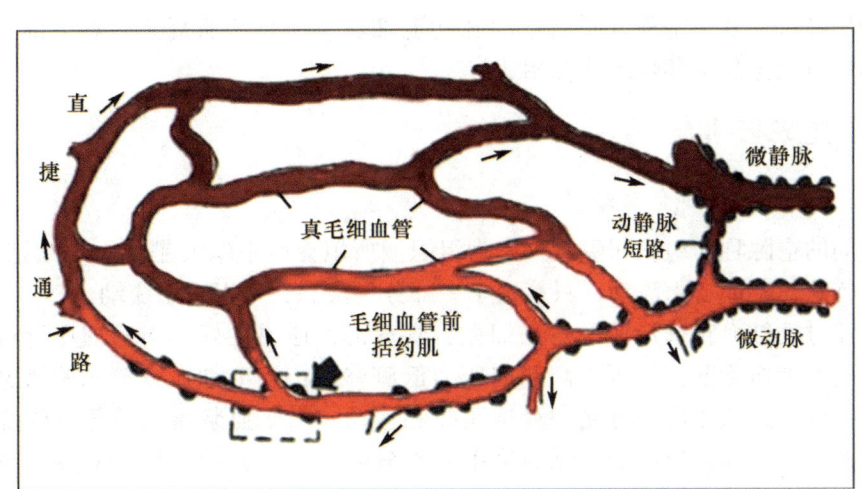

图 6-54 微循环模式图

2. 直捷通路

指血液经微动脉、后微动脉、通血毛细血管到微静脉的通路。它经常处于开放状态。由于血流速度快，流经通血毛细血管时很少进行物质交换。这条通路的主要生理意义在于使部分血液迅速通过微循环及时回心。

3. 动-静脉短路

指血液经微动脉、动-静脉吻合支回到微静脉的通路。该通路血管壁厚，血液流速快，不进行物质交换，故又称非营养通路。在一般情况下，这一通路经常处于封闭状态。在皮肤中，这类通路较多。当通路开放时，使皮肤血流量增加，皮肤温度升高，促进皮肤散热；通路关闭时，皮肤血流量减少，有利于保存体热。故该通路的主要作用是调节体温。

微循环血流通路的特点及主要功能如表 6-6。

表 6-6 微循环通路的主要途径、特点和生理功能

血流通路	血流的特征路径	特点	主要生理功能
迂回通路	真毛细血管	交替开放，流速缓慢	物质交换
直捷通路	通血毛细血管	经常开放，流速较快	保证回心血量
动-静脉短路	动-静脉吻合支	必要时开放	调节体温

（三）微循环的调节

微动脉、微静脉既受交感神经支配，又受体液因素调节；后微动脉和毛细血管前括约肌主要受体液因素（局部代谢产物）调节。

微动脉、后微动脉、毛细血管前括约肌是毛细血管的前阻力，在神经体液因素调节下，通过其舒缩活动的改变，调节进入微循环的血流量。微动脉是微循环的"总闸门"，当交感神经兴奋和去甲肾上腺素增多时使总闸门关闭。毛细血管前括约肌是微循环的"分闸门"，它控制从微动脉进入真毛细血管的血量。血液中的缩血管物质，如肾上腺素、去甲肾上腺素等使毛细血管前括约肌收缩，而局部代谢产物，如 CO_2、乳酸等使其舒张，后者是调节毛细血管前括约肌舒缩活动的主要因素。

微静脉是微循环的"后闸门"，它的舒缩决定毛细血管后阻力的大小，从而影响毛细血管血压和微循环的血液流出量。

正常情况下，在交感神经和体液因子作用下，微动脉有一定程度开放，微循环中有一定血流量，后微动脉和毛细血管前括约肌在代谢产物的作用下交替收缩和舒张，收缩时，其后真毛细血管网关闭，代

谢产物积聚，氧分压降低，到一定程度时后微动脉和毛细血管前括约肌舒张，真毛细血管网开放，代谢产物被清除。微循环血流量总是和代谢状态相适应。

五、组织液的生成与回流

（一）组织液的生成与回流的动力

组织、细胞之间的空隙称为组织间隙，其中为组织液所填充。组织液是组织、细胞直接所处的环境。大部分组织液呈胶冻状，不能自由流动，只有极小一部分呈液态，可以自由流动。

组织液是血浆滤过毛细血管壁形成的。毛细血管管壁薄，通透性好。当毛细血管壁两侧静水压不等时，水分子可以通过毛细血管壁，从压力高侧向压力低侧移动；当毛细血管壁两侧渗透压不等时，水分子也可以通过毛细血管壁，从渗透压低侧向渗透压高侧移动。由于血浆蛋白质等胶体物质难以通过毛细血管壁的空隙，因此血浆胶体渗透压能限制血浆中的水分向组织间移动，组织液胶体渗透压则限制组织液中的水分向毛细血管内移动。生理学上，将由于管壁两侧静水压和胶体渗透压的差异而引起的液体从毛细血管内向血管外的移动称为滤过，而将液体反方向的移动称为重吸收。

液体通过毛细血管壁滤过和重吸收决定于四个因素：毛细血管血压和组织液胶体渗透压是促进滤过的力量，而血浆胶体渗透压和组织液静水压是促进重吸收的力量，滤过力量与重吸收力量的代数和，称为有效滤过压。

有效滤过压=（毛细血管血压+组织液胶体渗透压）-（血浆胶体渗透压+组织液静水压）

血液在流经微循环血管网时，血压逐渐下降。在毛细血管动脉端血压平均为30mmHg（4.00kPa），至毛细血管静脉端时，血压降低为12mmHg（1.60kPa）。正常情况下，血浆胶体渗透压为25mmHg（3.33kPa），组织液胶体渗透压约为15mmHg（2.00kPa），组织液静水压约为10mmHg（1.33kPa）（图6-55）。

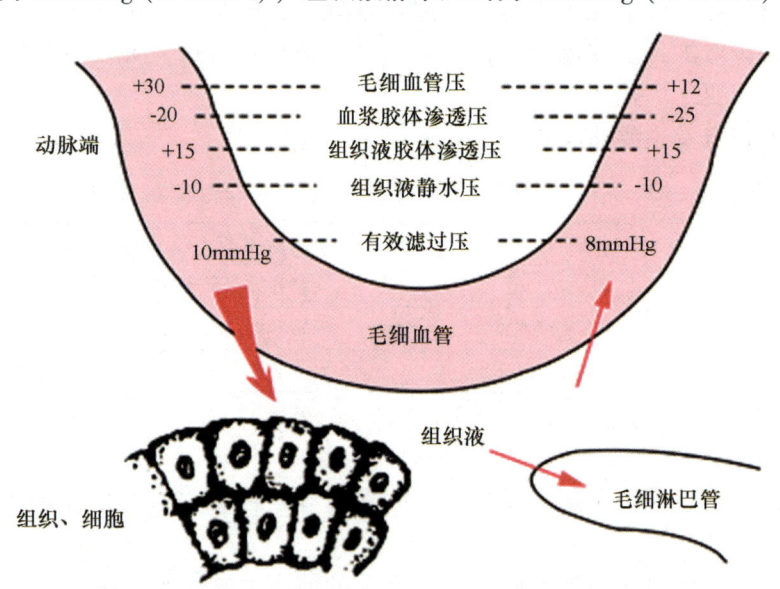

图 6-55　组织液生成与回流示意图

A：形成有效滤过压的因素和作用方向；B：有效滤过压在毛细血管内的变化

"+"表示促进液体滤出毛细血管的力　　"-"表示阻止液体滤出毛细血管的力　　图中数字的单位为"mmHg"

根据上式计算，毛细血管动脉端的有效滤过压为10mmHg（1.33kPa），表明血浆滤出毛细血管而生成组织液；毛细血管静脉端的有效滤过压为-8mmHg（-1.07kPa），表明组织液被重吸收入毛细血管。一般情况下，在毛细血管的动脉端生成组织液，约90%经静脉端回流入毛细血管，剩余约10%进入毛细淋巴管生成淋巴液，再经淋巴系统回流入血液。

（二）影响组织液生成与回流的因素

正常情况下，组织液不断生成又不断被重吸收，保持动态平衡，故血容量和组织液量维持相对稳定。有效滤过压中各种因素的改变，以及毛细血管壁的通透性发生改变，均可破坏这种动态平衡，造成有效滤过压增高，组织液生成过多或回流障碍，使组织间隙中液体过多，从而引起水肿。临床上造成组织水肿的主要因素有：毛细血管血压升高、血浆胶体渗透压降低、淋巴回流受阻或毛细血管壁通透性增大等。

组织液生成和回流的影响因素如表6-7。

表6-7 影响组织液生成和回流的因素

因素	影响	临床常见原因
毛细血管血压↑	组织液生成增多	右心衰竭；静脉栓塞；炎症
毛细血管壁通透性↑	组织液生成增多	烧伤；变态反应
血浆胶体渗透压↓	组织液生成增多	营养不良；肝病；肾病
淋巴回流↓	组织液增多	丝虫病；乳腺癌腋窝淋巴结清扫术后

第四节 心血管活动的调节

在正常生命活动过程中，周围环境和人体本身的活动状态复杂多变，各组织、器官对血量的需求也不断变化。通过神经、体液及自身调节，可以改变心脏活动的节律和强度，改变血管平滑肌的舒缩状态，使心输出量、动脉血压及静脉回流量等发生适应性变化，以满足新陈代谢和主要功能活动的需求，维持内环境的稳态。

一、神经调节

心肌和血管平滑肌都接受自主神经的支配。机体对心血管活动的神经调节是通过各种心血管反射实现的。

（一）心脏和血管的神经支配

1. 心脏的神经支配

心脏接受心交感神经和心迷走神经双重支配。

（1）心交感神经及其作用：心交感神经节后纤维支配心脏各部分，其末梢释放去甲肾上腺素，与心肌细胞膜上 β_1 肾上腺素能受体结合后，可导致心率加快，房室传导速度加快，心肌收缩力增强的效应，即正性变时作用、正性变传作用和正性变力作用。β受体阻断剂普萘洛尔（心得安）可以阻断心交感神经对心脏的上述正性作用。

（2）心迷走神经及其作用：心脏的副交感神经（心迷走神经）节后纤维支配心脏各部分，其末梢释放乙酰胆碱，与心肌细胞膜上M型胆碱能受体结合后，可引起心率减慢、房室传导速度减慢、心肌收缩力减弱，即负性变时作用、负性变传作用和负性变力作用。M受体阻断剂阿托品可以阻断心迷走神经对心脏的上述负性作用。

2. 血管的神经支配

除真毛细血管外，血管壁上都有平滑肌分布，绝大多数平滑肌都接受自主神经的支配，支配血管平滑肌的神经纤维分为缩血管神经纤维和舒血管神经纤维。

（1）缩血管神经纤维：缩血管神经纤维都是交感神经纤维，故称为交感缩血管神经纤维，其节后纤维末梢释放去甲肾上腺素，血管平滑肌细胞膜上有 α、β_2 两类肾上腺素能受体，去甲肾上腺素与α受体结合，可引起血管平滑肌收缩；与 β_2 受体结合，可引起血管平滑肌舒张，但去甲肾上腺素与 β_2 受体结合的能力较弱，因此交感缩血管神经兴奋时主要引起缩血管效应。

体内几乎所有血管都接受交感缩血管神经纤维的支配，而不同部位交感缩血管神经纤维分布的密度不同，依次为皮肤血管最密集，骨骼肌和内脏血管次之，冠状血管和脑血管最稀疏；同一器官中，动脉比静脉密集，微动脉密度最大。

体内多数血管只接受交感缩血管纤维单一支配。安静时，交感缩血管纤维持续发放每秒钟1~3次的低频冲动，称为交感缩血管紧张，这种紧张性活动可使血管平滑肌保持一定程度的收缩状态。交感缩血管紧张增强时，血管平滑肌收缩加强，血管口径变细，血流阻力加大；反之血管舒张，血流阻力减小。

（2）舒血管神经纤维：体内一部分血管除受缩血管神经纤维支配外，还接受舒血管神经纤维的支配。舒血管神经纤维主要包括：①交感舒血管神经纤维：分布于猫和狗的骨骼肌血管，神经末梢释放递质乙酰胆碱，与血管平滑肌上M受体结合，引起血管舒张。此类纤维平时无紧张性活动，只在动物处于情绪激动、恐惧和准备做强烈肌肉活动时才发放冲动，使骨骼肌血管舒张，血流量增多。②副交感舒血管神经纤维：少数器官如脑膜、唾液腺、胃肠外分泌腺和外生殖器等除接受交感缩血管神经纤维支配外，还接受副交感舒血管神经纤维的支配，此类神经纤维末梢释放递质乙酰胆碱，与血管平滑肌上M受体结合，引起血管舒张。副交感舒血管神经纤维只对少数器官的局部血流起调节作用。

（二）心血管中枢

心血管中枢是指与心血管活动有关的神经元集中的部位，存在于中枢神经系统从脊髓到大脑皮层的各级水平。各级中枢之间相互联系，相互配合，协调一致，以适应机体需要。

1. 延髓心血管中枢

延髓是心血管中枢的最基本部位，至少包括缩血管区（心交感中枢和交感缩血管中枢）、心抑制区（心迷走中枢）、舒血管区和传入神经接替站四个部分。

2. 延髓以上部位的心血管中枢

延髓以上的脑干、大脑和小脑中都存在与心血管活动有关的神经元，它们在心血管活动调节中所起的作用较延髓更为高级，尤其是表现为对心血管活动和机体其他功能之间复杂的整合。

（三）心血管反射

心血管活动神经调节的最基本方式是心血管反射。当机体处在不同的功能状态或当内、外环境发生变化时，都可以引起心血管反射，使心脏和血管的功能状态发生相应的变化，能够适应于当时机体所处的状态或环境变化，满足生命活动的需要。

1. 颈动脉窦-主动脉弓压力感受性反射

血压变化后经压力感受器等反射活动而维持血压相对稳定的反射称压力感受性反射，也称减压反射。

（1）反射弧及反射过程：颈动脉窦和主动脉弓血管外膜下有对牵张刺激敏感的压力感受器，颈动脉窦压力感受器的传入神经是窦神经，主动脉弓压力感受器的传入神经是主动脉神经。动脉血压升高时，压力感受器受到的刺激增强，窦神经、主动脉神经分别经舌咽神经和迷走神经传到延髓的冲动增多，兴奋延髓心迷走中枢，心迷走神经紧张性增强；抑制心交感中枢和交感缩血管中枢，使心交感神经和交感缩血管神经的紧张性减弱，结果心率减慢，心肌收缩力减弱，心输出量减少；外周血管舒张，外周阻力减小，血压下降；反之，动脉血压降时，压力感受器的传入冲动减少，心迷走神经紧张性降低，心交感神经和交感缩血管神经紧张性增强，结果心率加快，心肌收缩增强，心输出量增加；外周阻力增大，血压回升。

（2）压力感受性反射的意义 压力感受性反射是典型的负反馈调节，具有双向调节的能力，在动脉血压发生突然变化时迅速发生反应，维持动脉血压相对稳定。

2. 颈动脉体-主动脉体化学感受性反射

颈动脉分叉处和主动脉弓区域存在有颈动脉体和主动脉体，属化学感受器，对动脉血O_2分压下降、

CO_2 分压过高、H^+ 浓度升高敏感。感受器受上述刺激兴奋时，传入信号通过窦神经（合并入舌咽神经）和主动脉神经（汇入迷走神经）到达延髓，主要兴奋呼吸中枢，使呼吸加深加快。只在低氧、窒息、失血、动脉压过低和酸中毒时才明显调节心血管活动，主要意义是使血流重新分布，优先保证重要器官的血液供应。

二、体液调节

心血管活动的体液调节是指血液和组织液中的一些化学物质对心肌和血管平滑肌活动产生的影响。这些体液因素中，有些是通过血液运输，广泛作用于心血管系统；有些则在组织中形成，主要作用于局部血管，对局部组织的血流起调节作用。

（一）肾上腺素和去甲肾上腺素

血液中的肾上腺素和去甲肾上腺素（NE 或 NA）主要由肾上腺髓质分泌，在化学结构上都属于儿茶酚胺，两者对心和血管的作用有许多共同点，但并不完全相同，这是因为它们与心肌和血管平滑肌细胞膜上不同的肾上腺素能受体的结合能力不同。

肾上腺素与心肌细胞膜上 β_1 受体结合后，产生正性变时和变力作用，使心率增快，心肌收缩力增强，心输出量增多，临床常作为强心药；在血管，肾上腺素的作用取决于血管平滑肌上 α 和 β_2 受体的分布情况。皮肤、胃肠、肾血管平滑肌上 α 受体占优势，肾上腺素与其结合后使这些血管收缩。骨骼肌、肝血管平滑肌上 β_2 受体占优势，肾上腺素与其结合后使这些血管舒张，故肾上腺素有重新分配血流的作用，保证在应激状态下重要器官（心脏和脑）的血液供应，运动时增加骨骼肌的血液供应量。

去甲肾上腺素主要激活 α 受体，也可激活 β_1 受体，但和 β_2 受体的亲和力较弱，与血管平滑肌上 α 受体结合能使除冠状动脉外的血管收缩，尤其是小动脉的强烈收缩，使外周阻力显著增大，血压明显升高，因此临床上可用去甲肾上腺素作为升压药。

（二）肾素-血管紧张素系统

肾素是由肾近球细胞产生的一种酸性蛋白酶，因失血或肾疾病导致肾血流量减少或血 Na^+ 降低时分泌入血，可水解血浆中来自肝脏的血管紧张素原为血管紧张素Ⅰ，后者经肺循环时，在血管紧张素转换酶作用下变成血管紧张素Ⅱ，再经血液和组织中的氨基肽酶作用成为血管紧张素Ⅲ、血管紧张素Ⅳ等。

血管紧张素Ⅱ有广泛的作用，主要与升高血压有关：①能使全身小动脉收缩，外周阻力增大；静脉收缩，回心血量增加，心输出量增多，故血压升高。②刺激肾上腺皮质球状带合成分泌醛固酮，引起保钠、保水，血容量增多，血压升高。③刺激交感神经末梢释放递质去甲肾上腺素。④加强交感缩血管中枢紧张。⑤增强动物渴觉，导致饮水行为，血容量增多。

（三）血管升压素

血管升压素（VP）也称抗利尿激素（ADH）是下丘脑视上核和室旁核一部分神经元内合成的 9 肽激素，经下丘脑-垂体束运送至神经垂体贮存，当机体需要时释放进入血液循环。血管升压素与血管平滑肌细胞膜上的 V1 受体结合后，引起血管平滑肌收缩，是已知的最强的缩血管物质之一；与肾远曲小管和集合管上皮细胞膜上 V2 受体结合后，可促进水的重吸收，故又称为抗利尿激素。在正常情况下，血浆中血管升压素浓度升高时首先出现抗利尿效应；只有在禁水、失水、失血等情况下其血浆浓度明显高于正常时，才引起血压升高。

（四）心房钠尿肽

心房钠尿肽（ANP）是由心房肌细胞合成的多肽，主要作用有：①对心血管：舒张血管，减慢心率，减少搏出量而降低血压。②对肾：促进肾排钠排水，抑制肾素、醛固酮、血管升压素释放而减少循环血量。

（五）血管内皮生成的血管活性物质

血管内皮细胞可以生成多种血管活性物质，引起血管平滑肌收缩或舒张。

1. 舒血管物质

血管内皮生成的舒血管物质主要包括一氧化氮（NO）和前列环素（Prostacyclin）。L-精氨酸在 NO 合成酶作用下合成 NO，NO 可以使血管平滑肌内的鸟苷酸环化酶激活，升高环磷酸鸟苷（cGMP）浓度，降低游离 Ca^{2+} 浓度，使血管平滑肌舒张。前列环素也称前列腺素 I_2，由前列腺素合成酶催化合成，通过降低血管平滑肌 Ca^{2+} 浓度引起血管平滑肌舒张。

2. 缩血管物质

血管内皮可以生成多种缩血管物质，使血管收缩。其中有三个不同亚型的内皮素（ET），具有强烈而持久的缩血管效应和促进细胞增殖与肥大的效应。

（六）激肽释放酶-激肽系统

激肽是一类具有舒血管活性的多肽类物质，最主要有缓激肽和血管舒张素。体内激肽释放酶分两大类：血浆激肽释放酶可以使高分子激肽原水解为九肽的缓激肽；组织激肽释放酶使低分子激肽原水解为十肽的血管舒张素，后者在氨基肽酶作用下脱去一个氨基酸成为缓激肽。缓激肽和血管舒张素是已知的最强烈的舒血管物质，可使血管平滑肌舒张和毛细血管壁通透性增高。但对其他平滑肌的作用则是引起收缩。

此外，前列腺素，阿片肽，组胺，肾上腺髓质素等其他生物活性物质也参与了心血管活动的体液调节。

三、社会心理因素对心血管活动的调节的影响

现代医学模式已由单纯生物医学模式转变为生物-心理-社会医学模式。社会、心理因素对人体的健康产生着重要的影响。

稳定和谐的社会制度、职业、宗教信仰、家庭氛围及良好的人际关系等社会因素，使人心情舒畅，精神愉悦，情绪稳定，有利于心脏和血管功能正常而协调进行。而战争、动乱、饥荒、竞争激烈、精神压力大、家庭矛盾、不良的人际关系等，以及争强好胜、敌意、急躁等性格特征，使人处于长时间的应激状态，通过神经、体液因素等的改变而影响心血管功能。高血压、冠心病的发生可能和这些社会心理因素有一定关系。

自我测评

一、单选题

1. 心位于胸腔的（　　）。
   A. 上纵隔内　　　　B. 前纵隔内　　　　C. 中纵隔内　　　　D. 后纵隔内
   E. 都不是

2. 心脏的正常起搏点是（　　）。
   A. 房室结　　　　　B. 房室束　　　　　C. 窦房结　　　　　D. 左束支
   E. 右束支

3. 左心室的出口是（　　）。
   A. 主动脉口　　　　B. 肺动脉口　　　　C. 左房室口　　　　D. 右房室口
   E. 肺静脉口

4. 左心室内有（　　）。
   A. 二尖瓣　　　　　B. 肺动脉　　　　　C. 肺动脉瓣　　　　D. 卵圆窝

E. 三尖瓣

5. 左心房的肺静脉口通常有（　　）。
A. 1个　　　　　　　B. 2个　　　　　　　C. 3个　　　　　　　D. 4个
E. 5个

6. 右心房有（　　）。
A. 肺静脉口　　　　　B. 肺动脉口　　　　　C. 左房室瓣　　　　　D. 上腔静脉口
E. 肺动脉瓣

7. 肺循环不经过（　　）。
A. 右心房　　　　　　B. 右心室　　　　　　C. 左心房　　　　　　D. 肺动脉
E. 肺静脉

8. 体循环起于（　　）。
A. 左心房　　　　　　B. 右心房　　　　　　C. 左心室　　　　　　D. 右心室
E. 肺动脉

9. 血液由心射出，依次流过（　　）。
A. 动脉、静脉、毛细血管，最后又反流回心　　B. 动脉、毛细血管、静脉，最后又反流回心
C. 静脉、毛细血管、动脉，最后又反流回心　　D. 毛细血管、动脉、静脉，最后又反流回心
E. 以上都不对

10. 合成上腔静脉的是（　　）。
A. 颈内静脉与锁骨下静脉　　　　　　　　　　B. 锁骨下静脉与奇静脉
C. 左、右头臂静脉　　　　　　　　　　　　　D. 锁骨下静脉与头臂静脉
E. 以上都不对

11. 胸导管常注入（　　）。
A. 右静脉角　　　　　B. 左静脉角　　　　　C. 上腔静脉　　　　　D. 左颈内静脉
E. 头臂干

12. 心脏的工作细胞是（　　）。
A. P细胞　　　　　　B. 房结区细胞　　　　C. 房室束细胞　　　　D. 浦肯野细胞
E. 心房肌、心室肌细胞

13. 心室肌细胞动作电位与骨骼肌细胞动作电位的主要区别是（　　）。
A. 去极化速度快　　　B. 幅度较大　　　　　C. 有平台期　　　　　D. 复极时程较短
E. 依赖 Ca^{2+}

14. 心脏自律细胞产生自律性的基础是（　　）。
A. 0期快速去极化　　B. 0期慢速去极化　　C. 复极缓慢　　　　　D. 无2期
E. 4期自动去极化

15. 心脏中自律性最高的组织是（　　）。
A. 窦房结　　　　　　B. 房室束　　　　　　C. 房室交界　　　　　D. 末梢浦肯野纤维
E. 心室肌

16. 心肌细胞中，传导速度最慢的是（　　）。
A. 窦房结　　　　　　B. 房室束　　　　　　C. 房室交界　　　　　D. 末梢浦肯野纤维
E. 心室肌

17. 心率每分钟75次时的心动周期时间为（　　）。
A. 0.5s　　　　　　　B. 0.6s　　　　　　　C. 0.7s　　　　　　　D. 0.8s
E. 0.9s

18. 等容收缩期时（　　）。

A. 房内压>室内压>主动脉压　　　　　　　　B. 房内压<室内压<主动脉压
C. 房内压>室内压<主动脉压　　　　　　　　D. 房内压<室内压>主动脉压
E. 房内压=室内压>主动脉压

19. 房室瓣、动脉瓣均关闭见于（　　）。
A. 等容收缩期　　　B. 等容舒张期　　　C. 心室射血期　　　D. 心室充盈期
E. A+B

20. 第一心音产生的主要原因是（　　）。
A. 房室瓣开放　　　B. 房室瓣关闭　　　C. 动脉瓣开放　　　D. 动脉瓣关闭
E. 心室快速充盈

21. 心室肌收缩的后负荷是指（　　）。
A. 心房内压　　　　　　　　　　　　　B. 快速射血期心室内压
C. 减慢射血期心室内压　　　　　　　　D. 动脉血压
E. 等容收缩期初心室内压

22. 健康成年人安静状态时，心率为每分钟（　　）。
A. 40~70次　　　B. 50~80次　　　C. 60~100次　　　D. 70~110次
E. 80~120次

23. 心肌不会产生强直收缩的原因是（　　）。
A. 肌质网不发达，Ca^{2+}储存数量少　　　B. 心肌收缩呈"全或无"式
C. 心肌具自动节律性　　　　　　　　　　　D. 心肌有效不应期长
E. 以上都不是

24. 心动周期内，在下列（　　）左心室压力最高
A. 心房收缩末期　　B. 等容收缩期末　　C. 心室收缩期末　　D. 快速充盈期末
E. 快速射血期

25. 心室肌细胞动作电位平台期是下列哪些离子跨膜流动的综合结果（　　）。
A. Na^+内流，Cl^-外流　　　　　　　B. Na^+内流，K^+外流
C. K^+内流，Ca^{2+}外流　　　　　　D. Ca^{2+}内流，K^+外流
E. Ca^{2+}内流，Na^+外流

26. 窦房结细胞的起搏电活动主要是由于（　　）。
A. K^+外流衰减　　B. K^+内流衰减　　C. Na^+内流　　D. Na^+外流
E. Ca^{2+}内流

27. 临床上较易发生传导阻滞的部位是（　　）。
A. 房室交界　　　B. 房室束　　　C. 左束支　　　D. 右束支
E. 浦肯野纤维

28. 心室有效不应期的长短主要取决于（　　）。
A. 动作电位0期去极的速度　　　　　　B. 阈电位水平的高低
C. 动作电位2期的长短　　　　　　　　D. 动作电位复极末期的长短
E. 静息电位的水平

29. 在有效不应期（　　）。
A. 无论多么强的刺激都不能引起反应　　B. 需要阈上刺激才能发生反应
C. 不能产生动作电位反应　　　　　　　D. 阈下刺激也可以诱发反应
E. 阈上刺激能引起动作电位

30. 心室在期前收缩后出现代偿间歇的原因是由于正常窦房结传来的冲动落在了期前兴奋的（　　）。
A. 有效不应期　　B. 绝对不应期　　C. 相对不应期　　D. 超常期

E. 局部反应期

31. 心动周期中，心室血液充盈主要是由于（　　）。
A. 心房收缩的初级泵作用
B. 心室舒张的抽吸作用
C. 血液的重力作用
D. 肌肉泵作用
E. 呼吸泵的作用

32. 心室肌的前负荷可用（　　）间接表示
A. 心室舒张末期容积
B. 心室收缩期容积
C. 动脉压
D. 心房容积
E. 静脉压

33. 一般情况下，收缩压的高低主要反映（　　）。
A. 心率
B. 外周阻力
C. 每搏输出量
D. 大动脉弹性
E. 循环血量

34. 能引起舒张压升高的因素是（　　）。
A. 大动脉弹性下降
B. 心肌收缩力减弱
C. 心率减慢
D. 小动脉收缩
E. 循环血量减少

35. 能引起脉压增大的因素是（　　）。
A. 搏出量减少
B. 心率增快
C. 循环血量减少
D. 外周阻力增加
E. 大动脉弹性下降

36. 反映心室肌去极化的心电图波形是（　　）。
A. P波
B. QRS波群
C. T波
D. PR间期
E. ST段

37. 心血管活动的基本中枢在（　　）。
A. 脊髓
B. 延髓
C. 下丘脑
D. 大脑皮层
E. 中脑

38. 引起组织液回流增加的因素是（　　）。
A. 毛细血管血压升高
B. 毛细血管通透性增加
C. 血浆胶体渗透压增加
D. 营养不良
E. 组织液静水压降低

39. 心交感神经节后纤维释放的递质是（　　）。
A. 去甲肾上腺素
B. 肾上腺素
C. 乙酰胆碱
D. 升压素
E. 血管紧张素

40. 迷走神经对心脏的作用是（　　）。
A. 心率↓，传导↑，收缩能力↓
B. 心率↓，传导↑，收缩能力不变
C. 心率↓，传导↓，收缩能力↓
D. 心率↑，传导↓，收缩能力↓
E. 心率↑，传导↑，收缩能力↓

41. 减压反射的生理意义在于（　　）。
A. 升高血压
B. 降低血压
C. 维持血压的稳态
D. 增强呼吸
E. 维持呼吸的稳态

42. 引起心肌收缩力减弱的因素是（　　）。
A. 动脉血压下降
B. 交感神经兴奋
C. 肾上腺髓质分泌增加
D. 阻断颈总动脉血流
E. 心迷走神经兴奋

43. 心迷走神经末梢释放的递质是（　　）。
A. 组胺
B. 去甲肾上腺素
C. 乙酰胆碱
D. 5-羟色胺

E. 多巴胺

44. 心迷走神经作用于心肌哪一种受体（　　）。
A. α肾上腺素受体　　B. β肾上腺素受体　　C. M胆碱受体　　D. N1胆碱受体
E. N2胆碱受体

45. 心交感神经作用于心肌的哪一种受体（　　）。
A. α肾上腺素受体　　B. β1肾上腺素受体　　C. M胆碱受体　　D. N1胆碱受体
E. N2胆碱受体

46. 影响外周阻力的最主要因素是（　　）。
A. 血液黏滞度　　B. 血管长度　　C. 小动脉口径　　D. 小静脉口径
E. 毛细血管开放程度

47. 慢性肾脏疾病时引起组织水肿的原因是（　　）。
A. 毛细血管静脉端血压升高　　B. 血浆胶体渗透压降低
C. 组织液胶体渗透压升高　　D. 淋巴回流受阻
E. 毛细血管动脉端血压升高

48. 影响毛细血管前括约肌舒缩活动的主要因素是（　　）。
A. 去甲肾上腺素　　B. 肾上腺素　　C. 组织代谢产物　　D. 乙酰胆碱
E. 交感神经

49. 中心静脉压的测定主要反映（　　）。
A. 外周阻力大小　　B. 心率快慢
C. 大动脉管壁的顺应性大小　　D. 回心血流量多少
E. 交感神经功能

二、名词解释

1. 心动周期　　2. 心输出量　　3. 窦性心律　　4. 房室延搁
5. 期前收缩　　6. 有效不应期　　7. 收缩压　　8. 中心静脉压
9. 微循环　　10. 压力感受性反射　　11. 卵圆窝　　12. 窦房结
13. 动脉韧带　　14. 静脉角　　15. 乳糜池

三、问答题

1. 心室的泵血过程如何？
2. 影响心输出量的因素有哪些？各如何影响？
3. 心室肌和窦房结P细胞的动作电位各有何特点？有何生理意义？
4. 心肌兴奋性有什么特点？有何生理意义？
5. 正常心脏兴奋的传导途径如何？其特点和生理意义是什么？
6. 动脉血压是如何形成的？影响动脉血压的因素有哪些？
7. 何谓中心静脉压？正常值是多少？它的高低取决于哪些因素？
8. 影响组织液生成和回流的因素有哪些？各如何影响？
9. 简述心脏和血管的神经支配及作用。
10. 减压反射过程如何？
11. 试述心的位置，营养心的血管有哪些？
12. 心脏的传导系统包括哪些？
13. 简述体循环、肺循环的过程。

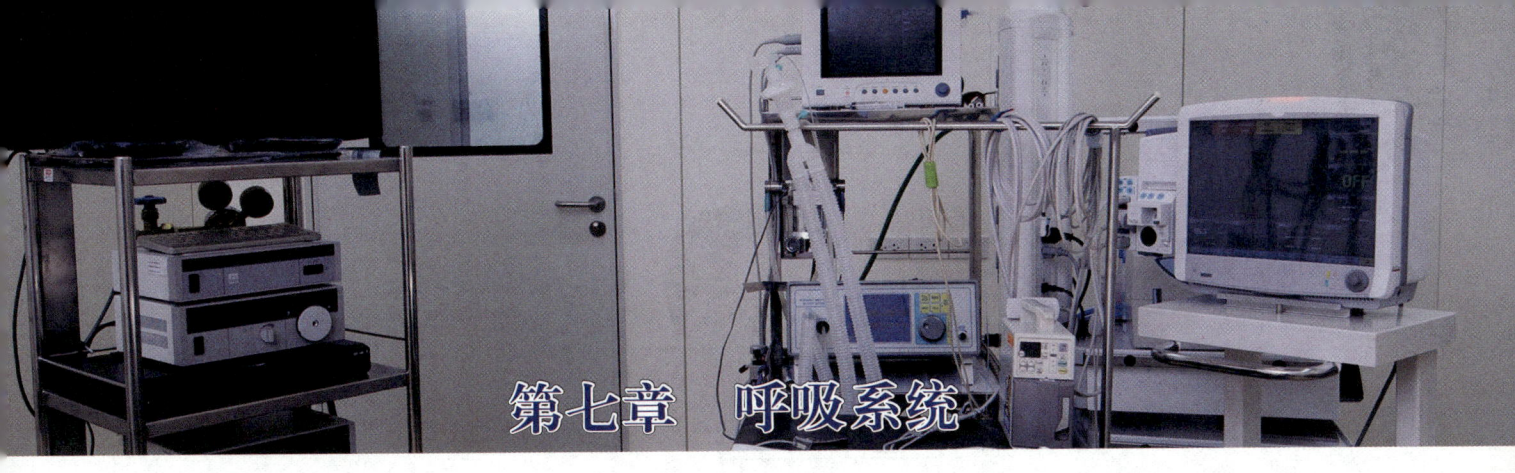

第七章 呼吸系统

学习目标

掌握：呼吸系统的组成；上、下呼吸道的区分；喉的位置，喉腔的形态和结构；气管的位置和形态；肺的位置、形态和分叶；呼吸概念和基本过程，胸内负压概念及其生理意义，肺活量和肺泡通气量概念，肺换气和组织换气的过程，动脉血液中PO_2、PCO_2和H^+浓度的变化对呼吸运动影响。

熟悉：鼻腔的分部和结构，鼻旁窦的名称；喉软骨的名称；肺泡的结构；呼吸膜的构成；胸膜和胸膜腔的概念；肋膈隐窝的位置和临床意义；肺通气的动力及过程，肺容量和肺通气量，影响肺换气的主要因素，O_2和CO_2在血液中的运输方式，呼吸基本中枢。

了解：外鼻的形态和结构；左、右主支气管形态差异和临床意义；肺内支气管和肺段的概念；肺实质导气部的特点；肺的血管；胸膜和肺的体表投影；纵隔的概念；用力呼吸和平静呼吸不同之处，肺通气的阻力，呼吸节律的形成机制，呼吸运动的其他调节方式。

第一节 呼吸系统的解剖

呼吸系统由呼吸道和肺组成（图7-1）。呼吸道包括鼻、咽、喉、气管和各级支气管。肺包括肺实质（支气管树和肺泡）和肺间质（血管、淋巴管、神经、结缔组织等）。临床上把鼻、咽、喉称为上呼吸道，把气管和各级支气管称为下呼吸道。呼吸系统的主要功能是进行气体交换，不断吸入外界的氧气，呼出体内的二氧化碳，此外还兼具嗅觉、发音和内分泌功能。

一、呼吸道

（一）鼻

鼻由外鼻、鼻腔和鼻旁窦三部分组成，是呼吸道的起始部分，也是嗅觉器官。

1. 外鼻

外鼻以骨和软骨为支架，外覆皮肤，自上而下分为鼻根、鼻背、鼻尖。鼻尖两侧的弧形隆起称鼻翼，呼吸困难时，可见鼻翼翕动的症状。从鼻翼向外下至口角的浅沟称鼻唇沟。

2. 鼻腔

鼻腔以骨和软骨为支架，内覆黏膜或皮肤，向前经鼻孔通外界，向后经鼻后孔通咽腔鼻部（图7-2）。鼻腔被鼻中隔分为左、右两腔，每侧鼻腔分鼻前庭和固有鼻腔。

（1）鼻前庭：鼻腔前下方由鼻翼围成的较宽大空间，内衬皮肤，生有鼻毛，能过滤空气中的尘埃。

（2）固有鼻腔：位于鼻腔的后上方，以骨性鼻腔覆以黏膜构成。其外侧壁自上而下可见突向鼻腔的上鼻甲、中鼻甲和下鼻甲，各鼻甲的下方各有一条裂隙分别称为上鼻道、中鼻道和下鼻道。上鼻甲的后上方有蝶筛隐窝。

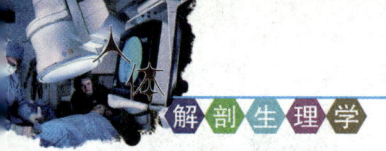

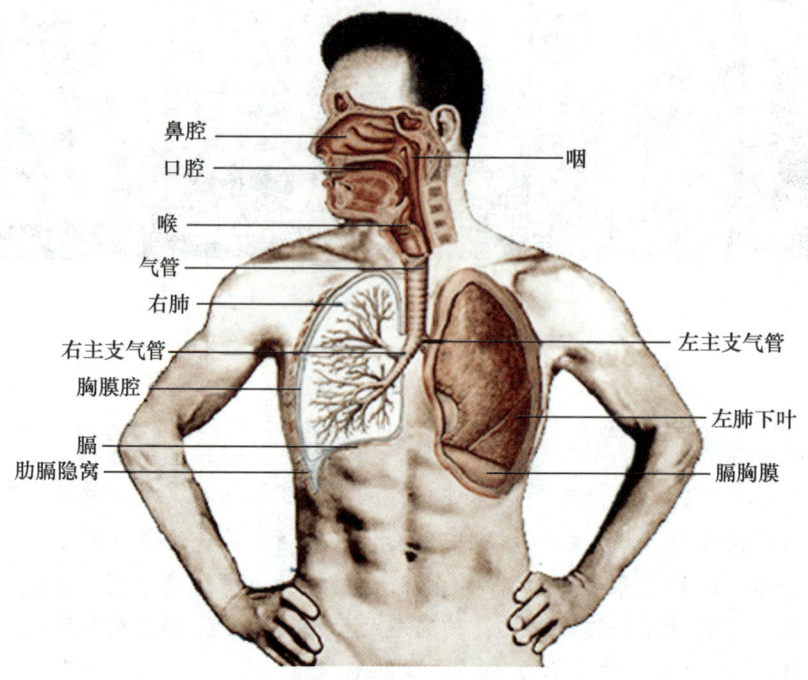

图 7-1　呼吸系统概况

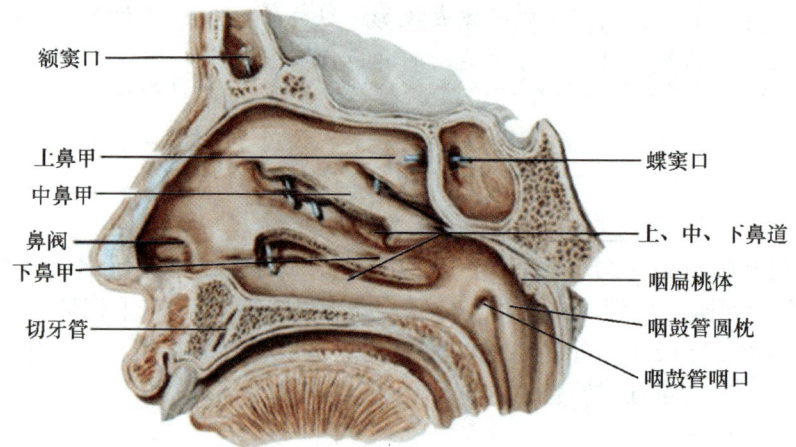

图 7-2　鼻腔外侧壁

　　鼻黏膜按功能不同分为嗅区和呼吸区。嗅区位于上鼻甲的内侧面和与其相对的鼻中隔部分的鼻黏膜，活体呈苍白或淡黄色，内含嗅细胞，具有嗅觉功能。呼吸区是除嗅区以外的鼻黏膜，活体呈淡红色，内有血管、黏液腺和纤毛，对吸入的空气有加温、加湿和净化的作用。鼻中隔前下部黏膜较薄，毛细血管丰富，如遇损伤易出血区，临床上称 Little 区。

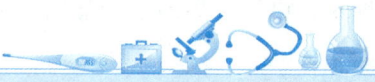

小贴士

鼻内镜

　　鼻内镜，一种微创医疗检查器械，具有良好的照明。通过鼻内镜，可以清晰地看到狭窄的鼻腔和鼻道内的构造，能够对鼻腔、咽腔、鼻窦进行检查。通过配套的手术器械可以达到传统手术无法达到的区域如各个鼻窦开口、各个沟、鼻窦内部的隐蔽狭窄处及鼻咽部的细微病变，从而使鼻腔手术变得更加精细。

（3）鼻旁窦：又称鼻窦，为鼻腔周围含气骨腔衬以黏膜而成，具有温暖、湿润空气和对声音产生共鸣的作用。鼻旁窦共四对，包括上颌窦、额窦、筛窦和蝶窦，分别开口于中、上鼻道。

（二）咽

见消化管。

（三）喉

喉是由软骨、软骨连结、喉肌和黏膜构成的管状结构。喉既是呼吸道，又是发音器官。喉位于颈前部中份，成人喉上界约相当于第4颈椎体水平，下界平对第6颈椎体下缘，可随吞咽或发音而上、下移动。

喉主要以（图7-3）甲状软骨、环状软骨、会厌软骨和杓状软骨及其相互的连结为支架，外附有与发音相关的喉肌，内衬黏膜构成喉腔。

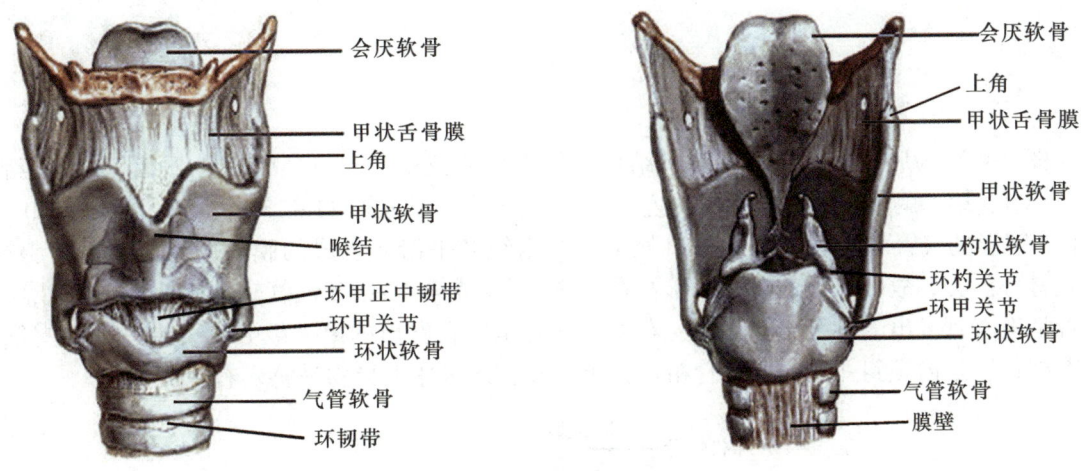

图7-3 喉的软骨及连结

甲状软骨最大，其中部上端向前突出称喉结。环状软骨位于甲状软骨的下方，是喉软骨中唯一完整的环形软骨。

喉的内腔称喉腔（图7-4），向上经喉口通咽腔喉部，向下续于气管腔。喉腔内黏膜形成上、下两对皱襞，上、下黏膜皱襞分别称为前庭襞和声襞，上、下皱襞之间的裂隙分别称为前庭裂和声门裂。其声门裂是喉腔中最狭窄的部位。声带是由声襞及其襞内的声韧带和声带肌构成。

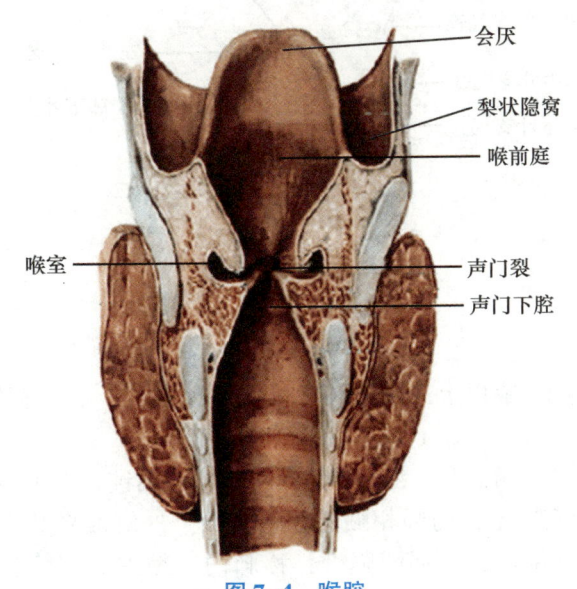

图7-4 喉腔

喉腔借前庭襞和声襞分为三个部分：喉前庭、喉中间腔和声门下腔。声门下腔区域的黏膜下组织疏松，发生急性炎症时，易引起水肿。尤其婴幼儿喉腔较小，发生急性喉水肿时，导致喉阻塞而引起呼吸困难。

> **小贴士**
>
> **支气管镜**
>
> 支气管镜检查是利用直径约 0.6cm 的支气管镜，在施行咽喉局部麻醉后，经由口腔或鼻腔或由气管切开口放入。支气管镜适用于做肺叶、肺段及亚段支气管病变的观察、活检采样、细菌学检查、细胞学检查，配合 TV 系统可进行摄影、示教和动态记录。支气管镜附有活检取样机构，能帮助发现早期病变，能开展息肉摘除等体内外科手术，对于支气管、肺疾病研究，术后检查等是一种良好的精密仪器。

（四）气管与主支气管

气管（图 7-5）为后壁稍扁平的圆筒状结构，位于颈前正中，起自环状软骨下缘，向下至胸骨角平面（相当于第 4、第 5 胸椎体交界处）分为左、右主支气管，成人长 11~13cm。气管以 16~20 个缺口向后、呈"C"字形的气管软骨做支架，缺口处由结缔组织和平滑肌构成的膜壁所封闭。甲状腺峡位于第 2~4 气管软骨环前方，故临床上气管切开术常在第 3~第 4 或第 4~第 5 气管软骨环处进行纵切。

支气管是由气管发出的各级分支，左、右主支气管是气管发出的第一级分支。左、右主支气管比较，左主支气管细长，走向倾斜；右主支气管粗短，走向陡直。临床上异物易坠入右主支气管。

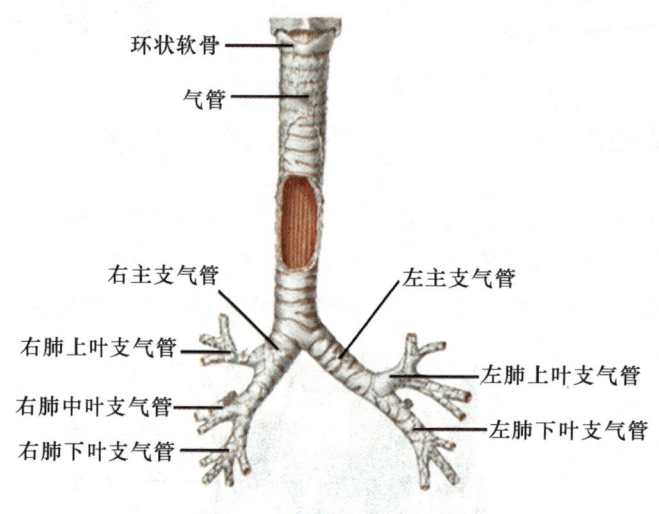

图 7-5　气管和主支气管

二、肺

（一）肺的位置和形态

肺位于胸腔内，纵隔的两侧，膈以上，左、右各一。左肺狭长，右肺宽短。肺质软而轻，呈海绵状，富有弹性。

肺呈圆锥形，有一尖、一底、两面和三缘（图 7-6）。肺尖圆钝，向上经胸廓上口突入颈根部，高出锁骨内侧 1/3 上方 2~3cm。肺底凹陷，与膈相贴，故称膈面。外侧面隆凸，邻贴肋和肋间肌内面，故称肋面。内侧面邻贴纵隔，故称纵隔面，中部凹陷处，称肺门，是主支气管、肺、淋巴管和神经等进出肺的部位（图 7-7）。进出肺门的结构被结缔组织包绕，称肺根。肺的前缘和下缘较锐薄，后缘圆钝。左肺前缘下部有一弧形的心切迹。

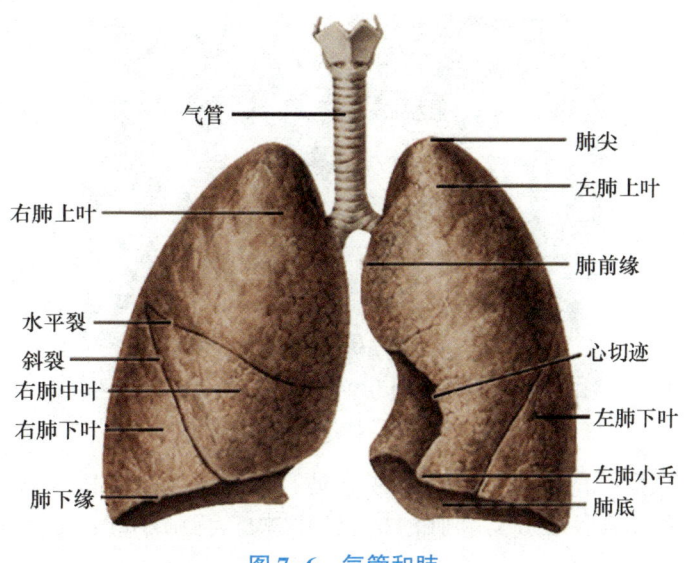

图 7-6　气管和肺

左肺被斜裂分为上、下 2 叶。右肺被斜裂和水平裂分为上、中、下 3 叶。

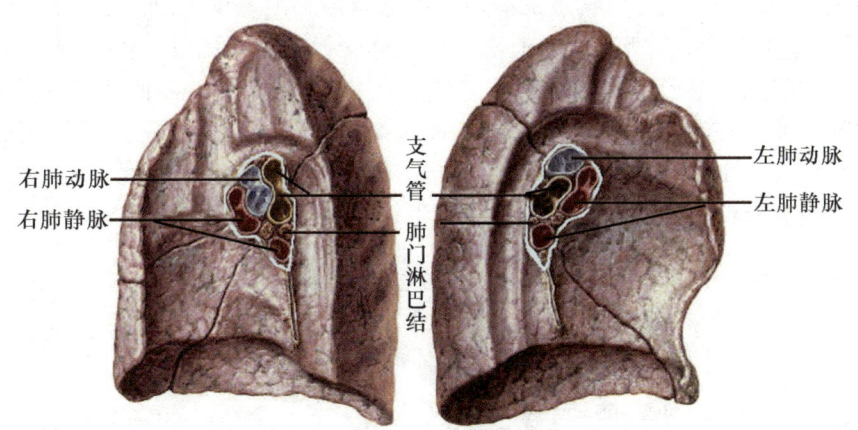

图 7-7　肺的内侧面

（二）肺段支气管和支气管肺段

左、右主支气管（一级支气管）在肺门处分为肺叶支气管（二级支气管），进入相应肺叶。肺叶支气管再分为肺段支气管（三级支气管），并在肺内反复分支，呈树枝状，称支气管树。每一肺段支气管及其所属的肺组织称支气管肺段（肺段）。肺段呈圆锥形，尖向肺门，底向肺表面，相邻肺段之间以薄层结缔组织隔开，左、右肺一般各分为十个肺段。肺段结构和功能上有相对独立性。临床上常以肺段为单位进行定位诊断及肺段切除。

（三）肺的微细结构

肺的表面被覆浆膜（胸膜脏层），肺组织有肺实质和肺间质组成。

1. 肺实质

肺实质由肺内各级支气管和肺泡构成，根据肺实质的功能，分为导管部和呼吸部。左、右主支气管经肺门入肺后，反复多次分支后形成小支气管。小支气管分支到管径<1mm 时，称细支气管。细支气管继续分支到管径<0.5mm 时，称终末细支气管（图 7-8）。终末细支气管再分支，直至管壁有肺泡开口时，

称呼吸性细支气管。呼吸性细支气管再分支至管壁有许多肺泡或肺泡囊的开口时，称肺泡管。自肺门处主支气管到终末细支气管是导气部；呼吸性细支气管以下至肺泡是呼吸部。

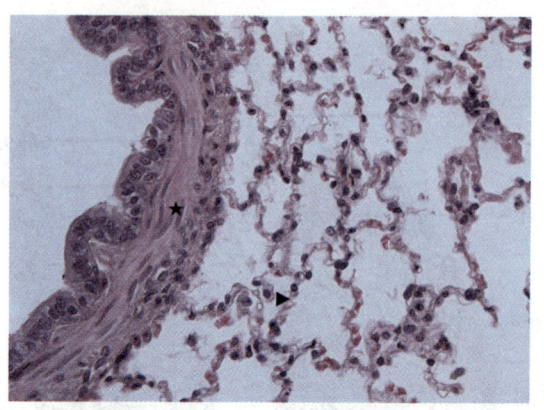

图 7-8　终末细支气管和肺泡

（1）导气部：随着支气管树的逐级分支：黏膜渐薄，杯状细胞、腺体和软骨逐渐减少至消失，平滑肌相对增多。每条细支气管及其各级分支和肺泡构成的结构，称肺小叶，临床上小叶性肺炎即指肺小叶的炎症。

（2）呼吸部：呼吸性细支气管管壁有少量肺泡开口，故管壁不完整。肺泡管管壁有大量肺泡和肺泡囊的开口。肺泡囊是几个肺泡共同开口构成的囊腔。肺泡是由肺泡上皮围成的多面形薄壁囊泡，数量达3亿~4亿个，总面积可达100m^2，是吸入气与血液进行气体交换的主要场所（图7-9）。肺泡上皮包括两种细胞：Ⅰ型肺泡上皮细胞呈扁平形，构成了肺泡腔面大部；Ⅱ型肺泡上皮细胞呈圆形或立方形，夹在Ⅰ型肺泡上皮细胞之间。Ⅱ型肺泡上皮细胞能分泌一种复杂的脂蛋白混合物——肺泡表面活性物质，主要成分是二棕榈酰卵磷脂（DPPC）。该物质以单层分子分布于肺泡腔内表面的液-气界面，并随肺泡的张缩而改变其分布密度，具有降低肺泡表面张力的作用，以维持肺泡容积的相对稳定。

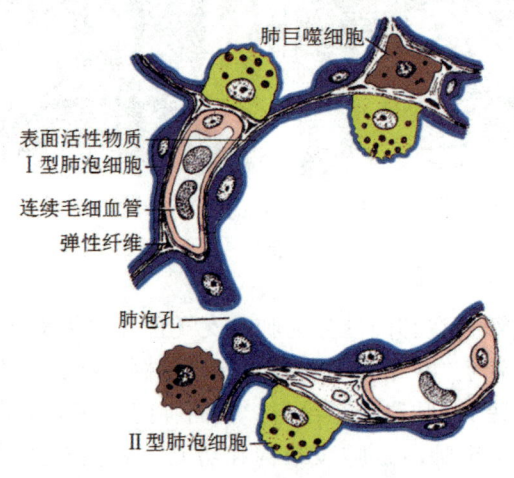

图 7-9　肺泡和肺泡隔模式图

2. 肺间质

肺内结缔组织、血管、淋巴管及神经等属肺间质。相邻肺泡之间的间质，称肺泡隔，内含密集的毛细血管、丰富的弹性纤维和巨噬细胞等。肺泡与血液之间进行气体交换所通过的结构，称呼吸膜（图7-10），又称血-气屏障，由肺泡表面液体层、Ⅰ型肺泡上皮细胞、上皮基膜、肺泡上皮与肺毛细血管间的间隙、毛细血管基膜和毛细血管内皮六层构成。

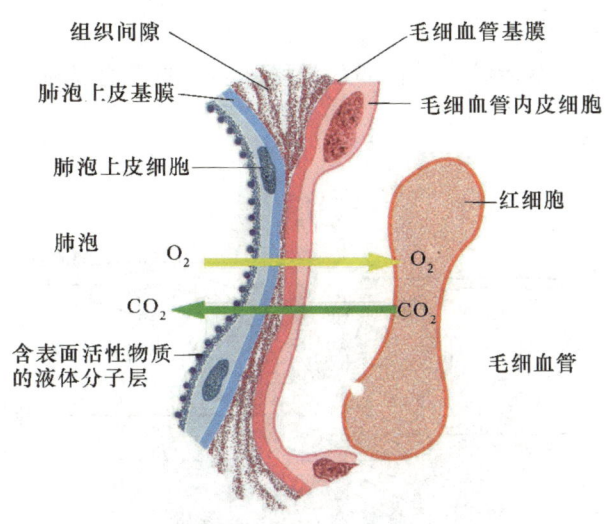

图 7-10 呼吸膜示意图

(四) 肺的血管

肺有两个血供来源：一是来自体循环的血管，包括支气管动脉及其分支、毛细血管、支气管静脉及其属支，其主要功能是为肺本身的活动提供营养；二是来自肺循环的血管，包括肺动脉及其分支、肺泡毛细血管、肺静脉及其属支，其主要功能是进行肺换气。

三、胸膜

(一) 胸膜与胸膜腔的概念

胸膜为被覆于胸腔各壁内面和肺表面的薄而光滑的浆膜，分脏、壁两层（图7-11）。脏胸膜紧贴于肺表面，并深入肺裂中。壁胸膜衬贴于胸壁内面、膈上面、纵隔侧面，按部位可分为四部分：肋胸膜，贴于胸廓内表面；膈胸膜，贴于膈上面；纵隔胸膜，贴于纵隔侧面；胸膜顶，突出胸廓上口，覆盖肺尖上方。

脏、壁两层胸膜在肺根处互相移行，形成密闭的潜在性腔隙，称胸膜腔。左右各一，互不相通，腔内有少量浆液，呈负压。肋胸膜和膈胸膜相互转折处，形成半环形较深的间隙，称肋膈隐窝，是胸膜腔的最低部位，深度可达两个肋间隙，胸膜炎症渗出液首先积聚于此。

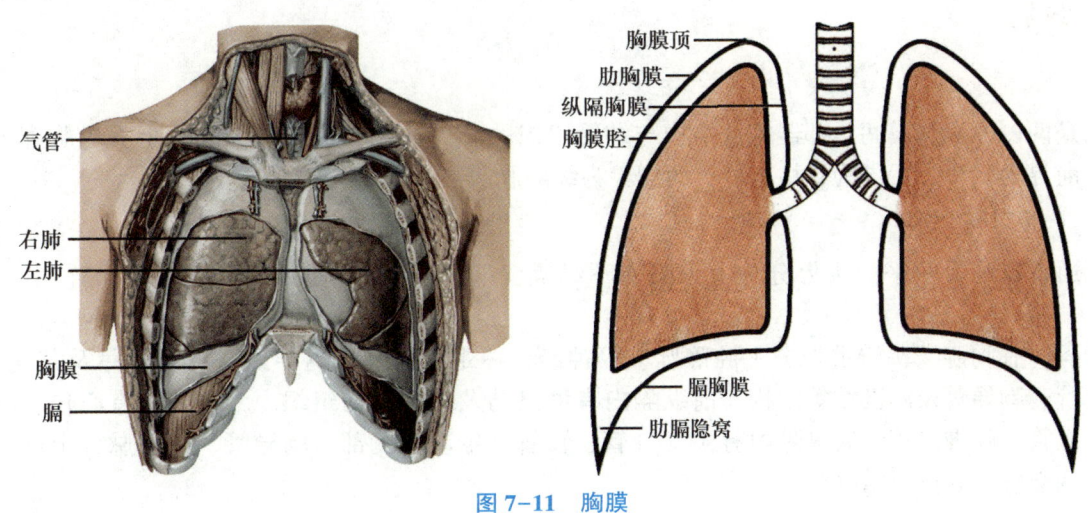

图 7-11 胸膜

(二) 胸膜及肺的体表投影

胸膜的体表投影（图7-12）是指壁胸膜各部互相移行形成的折返线在体表的投影位置，标志着胸膜腔的范围。

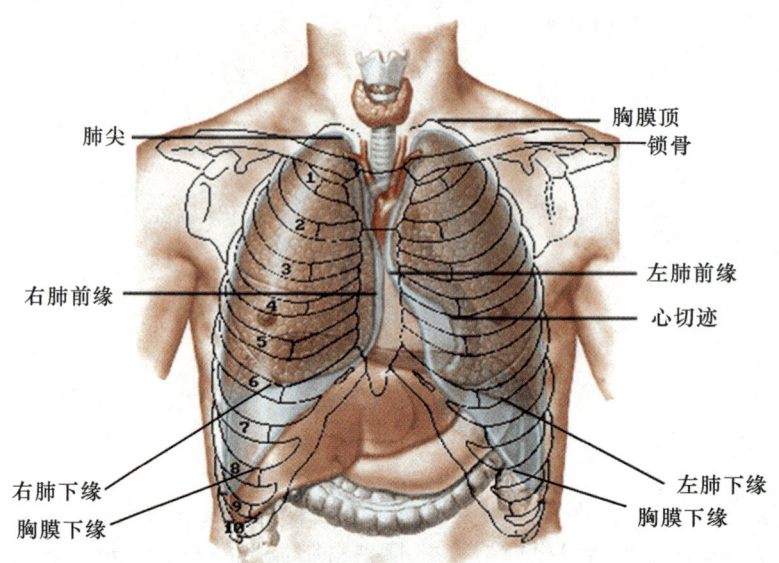

图7-12　胸膜和肺的体表投影

胸膜前界是肋胸膜和纵隔胸膜的折返线。两侧起自胸膜顶，斜向下内方经胸锁关节后方至第2胸肋关节水平，左右靠拢，沿正中线垂直下行。左侧在第4胸肋关节处向外下，沿胸骨左缘外侧下行，至第6肋软骨处折移行为胸膜下界。右侧在第6胸肋关节处，移行为胸膜下界。左、右胸膜前折返线之间，在胸骨柄后方形成一三角形间隙，称胸腺区。第4胸肋关节平面以下，两侧前折返线之间区域，称心包区。

胸膜下界是肋胸膜与膈胸膜的折返线。在锁骨中线与第8肋相交，腋中线与第10肋相交，肩胛线与第11肋相交，近后正中线平第12胸椎棘突高度。

肺的体表投影：肺前界几乎与胸膜相同；肺尖与胸膜顶体表投影一致，高出锁骨内侧1/3上方2~3cm；肺下界在锁骨中线与第6肋相交，腋中线与第8肋相交，肩胛线与第10肋相交，近后正中线平第10胸椎棘突高度。

四、纵隔

(一) 纵隔的概念和位置

纵隔是两侧纵隔胸膜间全部器官、结构与结缔组织的总称（图7-13）。纵隔的上界为胸廓上口，下界为膈，前界为胸骨，后界为脊柱胸段，两侧界为纵隔胸膜。

(二) 纵隔的分部和主要内容

纵隔通常以胸骨角平面为界分为上纵隔和下纵隔；下纵隔以心包为界，分为前纵隔、中纵隔和后纵隔。

上纵隔内有胸腺、头臂静脉、上腔静脉、膈神经、迷走神经、喉返神经、主动脉弓及其三大分支、食管、气管、胸导管及淋巴结等结构。前纵隔内有淋巴结及疏松结缔组织。中纵隔内有心包、心和出入心底的大血管、膈神经等。后纵隔内有主支气管、食管、主动脉胸部、胸导管、奇静脉、半奇静脉、迷走神经、胸交感干和淋巴结等。

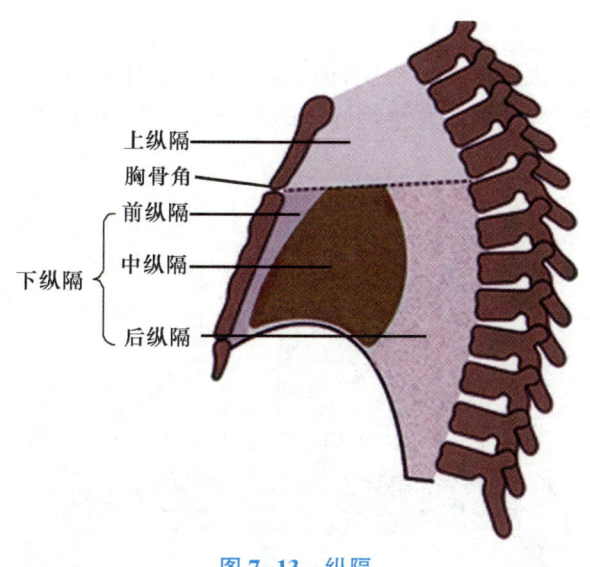

图 7-13 纵隔

第二节 肺通气

机体活动和维持体温所需热量，均来自体内营养物质的氧化过程。这一过程既消耗氧气（O_2），又产生二氧化碳（CO_2），因此，机体必须不断地从外界摄取 O_2，并将 CO_2 排出体外，以确保机体新陈代谢的正常进行。生理学把机体与外环境之间的气体交换过程，称为呼吸。呼吸是人体生命活动的最基本过程之一。

人体的呼吸过程包括三个同时进行而又相互连续的环节，即外呼吸、气体在血液中的运输和内呼吸（图 7-14）。肺内的气体通过呼吸运动经呼吸道与空气进行交换，称肺通气；流经肺部的血液与肺内气体交换，称肺换气；肺通气和肺换气合称为外呼吸，即血液与空气之间的气体交换。体内的组织细胞通过组织液与血液进行的气体交换称组织换气，又称内呼吸，有时将细胞内物质氧化过程也包括在内呼吸中。外呼吸和内呼吸之间必不可少的一个环节即气体在血液中的运输。在体内，呼吸功能与心血管系统的循环功能是密切相关的，在临床上，循环功能的变化对呼吸功能常有重要的影响，反之亦然。

肺通气是指肺泡气与外界空气之间经呼吸道进行气体交换的过程。气体进出肺泡，是由于肺泡内压与大气压之间出现了差值：当肺内压低于大气压时，空气流入肺泡，即为吸气；当肺内压高于大气压时，肺泡内气体流出到外界，即为呼气。肺内压与大气压之间的差值是肺通气的直接动力。

一、呼吸运动

呼吸运动是呼吸肌群在中枢神经系统调控下，进行节律性舒缩活动，从而使胸廓容积扩大或缩小，进而使肺容积扩大或缩小，改变肺内压，使气体被吸入或呼出的过程。呼吸运动是肺通气的原动力。

（一）吸气过程

平静呼吸时，吸气过程是由吸气肌即肋间外肌和膈肌收缩引起的。肋间外肌收缩时，一方面使肋骨上抬，胸骨前移，进而使胸廓前后径加大；另一方面使肋骨外转，进而使胸廓左右径加大。横膈呈穹隆状凸向胸廓，当膈肌收缩时，横膈下移，使胸廓上下径加大。这样，吸气肌的收缩使胸廓的容积加大，肺也随之扩张，肺内压下降，外界空气即顺压力差流入肺泡，形成吸气。

用力呼吸时，除吸气肌加强收缩外，一些吸气辅助肌如胸锁乳突肌、斜角肌等也收缩，进一步加强吸气过程。

(二) 呼气过程

平静呼吸时，只需吸气肌舒张，胸廓及横膈即可弹性复位，使胸廓和肺容积缩小，肺内压升高，肺泡内气体顺压力差流出，形成呼气。因此，平静呼吸时，吸气是主动的，呼气是被动的。

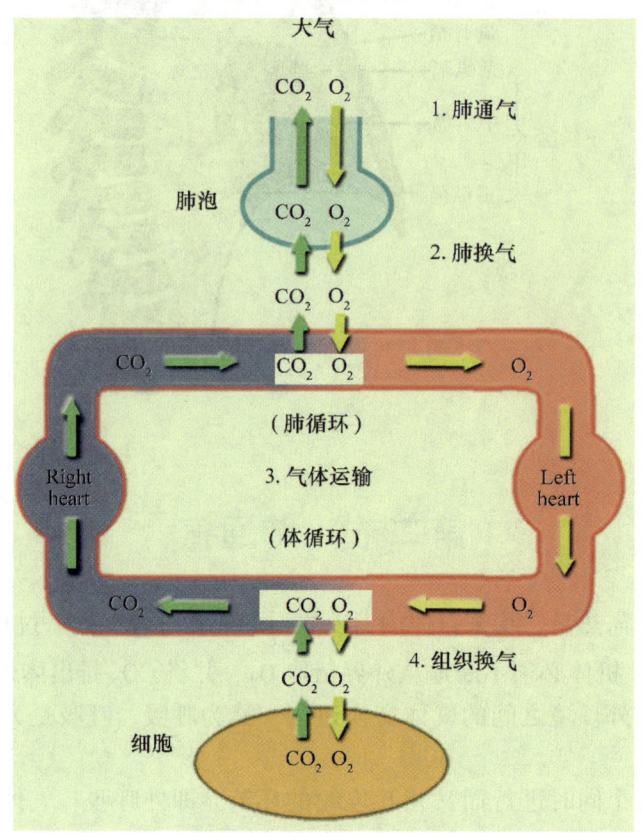

图 7-14 呼吸全过程示意图

用力呼吸时，除吸气肌舒张外，呼气肌和呼气辅助肌也收缩。如肋间内肌收缩使肋骨进一步下降、内收，胸廓前后径和左右径缩小；腹肌收缩增加腹内压，使横膈更进一步上抬，减小胸廓上下径，从而使呼气过程得到加强。因此，用力呼吸过程中，不仅吸气是主动的，呼气也是主动的。

(三) 呼吸形式

1. 平静呼吸与用力呼吸

当处于安静状态时，机体新陈代谢水平较低，平静呼吸即可满足气体更新的需要；而当机体处于运动或劳动状态时，新陈代谢水平大大提高，就必须进行用力呼吸，提高气体更新的速率。平静呼吸与用力呼吸时，呼吸肌群参与的数量与强度是不同的，因而呼吸频率、气流速度、肺内气体的更新率以及胸内压和肺内压变化的幅度和速度都有很大的不同，对循环功能也有不同影响。

2. 胸式呼吸与腹式呼吸

在平静呼吸时，如以肋间外肌的舒缩活动为主，其胸壁的起伏较明显，称胸式呼吸；如以膈肌的舒缩活动为主，则由于横膈上下移动时腹内压也发生变化，表现为腹壁的起伏较明显，称腹式呼吸。正常人胸、腹式呼吸常同时存在。某些胸部疾患的人常被迫采取腹式呼吸；而某些腹部疾患的人常被迫采取胸式呼吸，这对临床诊断有一定帮助。

二、肺内压和胸内压

（一）肺内压

肺内压实指肺泡内压。前已述及，肺内压与大气压的差值是气体流入或流出肺泡的直接原因。肺泡和外界是通过呼吸道相通的，因而，当肺处于静止状态时，肺内压与大气压相等。呼吸过程中，由于胸廓的扩张带动了肺的扩张，肺容积加大，肺内气体被稀释而使肺内压下降，造成吸气；但随着气体的流入，肺内压又回升，直到吸气末又与大气压持平而吸气中止。当胸廓缩小，肺随之回缩时，肺容积减小，肺泡内气体被压缩而使肺内压升高，造成呼气；但随着气体的流出，肺内压又回降，直至呼气末又与大气压持平而呼气中止。由此可见，肺内压的数值总是在大气压上下波动，低于大气压时为吸气过程，高于大气压时为呼气过程，只有在呼与吸的转换期是等于大气压的。

平静呼吸时，肺内压在吸气过程中可低于大气压 2~3mmHg，呼气过程中可高于大气压 2~3mmHg。但是，在用力呼吸时，肺内压的变化幅度明显加大。如呼吸道狭窄或梗阻时用力作呼吸动作，吸气时肺内压可低至 -100~-300mmHg，呼气时可高达 60~140mmHg。

（二）胸内压

胸内压指胸膜腔内的压力。在平静呼吸过程中，胸内压始终低于大气压，即为胸内负压。

1. 胸内负压的形成

胸膜腔是由脏、壁两层胸膜形成的密闭的潜在性腔隙，其中并无空气，只有少量浆液起润滑作用。胸膜腔的密闭性是胸膜腔负压的前提。由于胸廓的自然容积远大于肺的自然容积，而两层胸膜又不容易分离，因此，肺受到胸廓的牵拉而始终处于被动扩张状态，这使得肺具有一种弹性回缩力，这种回缩力正是形成胸内负压的根本原因。

由于胸膜壁层的外侧是较坚实的胸壁组织，因而大气压较难通过壁层胸膜影响到胸膜腔。胸膜的脏层即肺外膜是柔软的浆膜，肺内压可通过此膜影响到胸膜腔，而此种压力又因方向相反的肺回缩力被抵消了一部分，因而胸内压总是低于肺内压的，即（图7-15）：

胸内压 = 肺内压 - 肺回缩力

平静呼吸时，肺内压在大气压上下波动，当肺内压等于大气压时，上述公式即为：

胸内压 = 大气压 - 肺回缩力

如以大气压为零参照点，上述公式即为：

胸内压 = -肺回缩力

也就是说，由于肺回缩力的存在，胸内压是低于大气压的，故称为胸内负压。

2. 呼吸过程中胸内压的变化

平静呼吸时，胸内压的高低主要取决于肺回缩力的大小，而肺回缩力又和肺的扩张程度有关。在吸气过程中，由于肺的进一步扩张，肺回缩力加大，故胸内压下降（即负压加大），至吸气末肺扩张到最大，胸内压也降至最低（即负压最大），一般为 -5~-10mmHg；呼气过程中，由于肺的回缩，扩张程度减小，因而胸内压升高（即负压减小），至呼气末，胸内压最高（即负压最小），一般为 -3~-5mmHg。由此可见，平静呼吸时，胸膜腔内始终为负压。

用力呼吸时，由于胸廓运动的力量和速度均增加，胸内压的波动加大。用力吸气时，负压更大，可达 -20~-30mmHg；用力呼气时，负压减小，或者消失，甚至出现正压。如紧闭声门后用力做呼气动作（如举重物、拔河、吹号、排便等），胸内负压可消失而出现正压，可达几十毫米汞柱，此时对循环功能将有较大影响，应予注意。

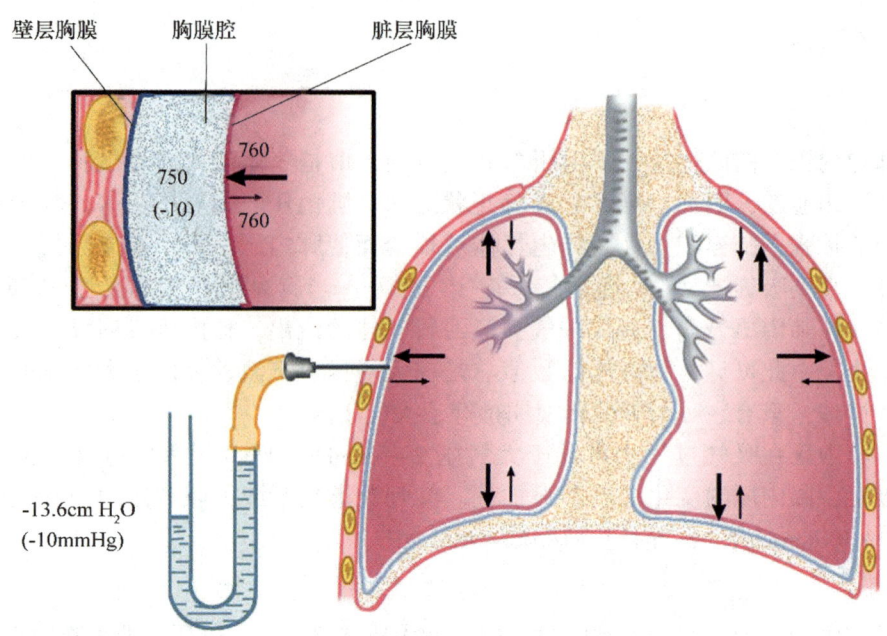

图 7-15　胸内负压产生示意图

3. 胸内负压的生理意义

胸内负压对维持正常呼吸和循环功能有重要意义。

（1）保持肺的扩张状态，维持呼吸运动的正常进行。前已述及，肺由于被动扩张而具有回缩力，这种回缩力形成胸内负压。另外，正因为胸膜腔内是负压，肺才能保持扩张状态而不萎缩，这是互为因果的两个方面。设想如胸膜腔与大气相通而其压力等于大气压（负压消失），肺泡也经呼吸道与大气相通，肺组织将因其自身弹性回缩到其自然容积状态，而不可能保持扩张状态。如开放性气胸时，尽管胸廓可以扩张作吸气动作，但由于胸膜腔密闭性被破坏，脏、壁两层胸膜分离，胸内负压消失，使肺不能随胸廓扩张而始终处于萎缩状态。

（2）促进静脉血和淋巴的回流。由于受到两侧胸膜腔负压的影响，纵隔内管壁较薄的器官如腔静脉和淋巴导管等处于较扩张的状态，从而降低了中心静脉压，有利于外周静脉血和淋巴的回流。由于吸气时负压加大，因而这种作用更强一些。值得重视的是，用力呼气时，胸内负压可消失甚至出现正压，将使中心静脉压升高而减少静脉血回流，心脏功能不好的人应避免做此类动作，如同时患有便秘，则更应予以特别注意。

三、肺通气阻力

肺通气的阻力有两种：一是弹性阻力，包括肺的弹性阻力和胸廓的弹性阻力，是平静呼吸时的主要阻力，约占总阻力的70%；二是非弹性阻力，包括气道阻力、惯性阻力和组织的黏滞阻力，约占总阻力的30%，其中又以气道阻力为主。

（一）弹性阻力

物体对抗外力作用所引起的变形的力称为弹性阻力。弹性阻力大者不易变形，弹性阻力小者易变形。肺通气时的弹性阻力来自肺和胸廓的弹性回缩力，这种弹性回缩力成为阻碍肺扩张的阻力。肺的弹性阻力来自肺组织的弹性纤维和肺泡内表面液体层与空气界面形成的表面张力；胸廓的弹性阻力则是由胸廓弹性组织形成的。以下主要讨论肺的弹性阻力。

如前所述，肺的自然容积远小于胸廓的自然容积，肺总是处于一种被动扩张的状态而具有弹性回缩的趋势。当吸气时，肺进一步扩张，这种回缩力将加大，因而构成肺扩张阻力。来自肺组织弹性纤维的阻力约占肺弹性阻力的1/3，而肺泡表面张力形成的阻力则占到肺弹性阻力的2/3，是形成肺弹性阻力的主要因素。

1. 肺泡表面张力和肺表面活性物质

在肺泡内壁的表面，覆盖着一薄层液体，它与肺泡内气体之间形成了液-气界面，而具有了表面张力。表面张力的作用使液体表面积尽可能缩小，因而对近似球形的肺泡来说，这个力是促使肺泡缩小而阻碍肺泡扩大的力。单个肺泡的表面张力并不大，但两肺共有约3亿个肺泡，其总的表面张力还是很大的。现已发现，在肺泡液体层的表面，还有一单分子层的表面活性物质。这种物质覆盖在肺泡液体表面，使表面张力较大的液-气界面转变为表面张力较小的油-气界面，从而大大降低了肺泡表面张力，防止因回缩力过大而阻碍肺的扩张甚至导致肺的塌陷。

缺氧会影响肺泡表面活性物质的合成。有些新生儿尤其是早产儿因缺乏表面活性物质而导致肺不张，难以存活。在成年人患肺炎、肺血栓时，也可能因表面活性物质减少或变性而发生肺不张。

2. 肺的顺应性

外来压力克服弹性阻力所引起的肺容量变化称为肺的顺应性，它反映了肺扩张的难易程度。在一定压力作用下，如弹性阻力大，则肺扩张程度小，是为顺应性小；如弹性阻力小，则肺扩张度大，是为顺应性大。故顺应性是弹性阻力的倒数，即：

$$顺应性 = \frac{1}{弹性阻力}$$

肺的顺应性可因肺充血、肺不张、肺泡表面活性物质减少、肺纤维化等原因而减退；在肺气肿患者，当弹性纤维已被破坏，但尚未被胶原纤维组织所取代时，肺的顺应性是增大的。

（二）气道阻力

气道阻力是当气流通过呼吸道时，气体与呼吸道管壁的摩擦及气体内部间的摩擦而产生的，它的大小也服从泊肃叶定律，即：

$$R = \frac{8\eta l}{\pi r^4}$$

由于气体的黏滞性（η）很小，故气道阻力一般不大，平静呼吸时仅占肺通气阻力的1/3左右。但如支气管平滑肌发生痉挛，细支气管半径（r）缩小时，气道阻力将明显增大，气体进出肺泡将非常困难。由于呼气时肺内压升高，用力呼气时更高，对小支气管有一定压迫作用，因而呼气时的气道阻力大于吸气时的气道阻力。所以，支气管哮喘病情发作时，呼气困难远甚于吸气困难。

气道阻力还与气流的速度有关。气流速度加快时，气道阻力加大。

四、肺容量及其变化

肺通气过程中，肺容量随呼吸运动的进行而不断改变。吸气时，肺容量增大；呼气时，肺容量减小。呼吸的深度不同，肺容量的变化量也不同。现分述如下：

（一）潮气量

平静呼吸时，每次吸入或呼出的气体量称潮气量，400~500ml。机体在安静状态下，能量代谢水平是稳定的，耗O_2量和CO_2产生量也较稳定，因而潮气量也很稳定。当运动或情绪发生变化时，这一气量将有变化，一般会增大。

（二）补吸气量

在平静吸气末，再尽力吸气所能吸入的气体量称补吸气量，正常人1500~2000ml。此时，肺已扩张至最大状态。补吸气量反映了人体吸气能力的贮备，故又称吸气贮备量。有时，将潮气量与补吸气量之和称为深吸气量。

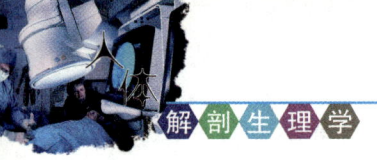

（三）补呼气量

在平静呼气末，再尽力呼气，所能呼出的气体量称补呼气量，正常人 900~1200ml，此时肺已缩至最小状态。补呼气量反映了机体呼气能力的贮备，故又称呼气贮备量。

（四）肺活量

尽力吸气后，再尽力呼气，所能呼出的气体量称肺活量。此即肺扩张至最大，再缩至最小时，肺容积的变化量，是肺脏在一次活动中的最大通气能力。肺活量在数值上等于补吸气量、潮气量和补呼气量三者之和。正常成年男性的肺活量约为 3500ml，女性约 2500ml。肺活量反映了肺每次通气的最大能力，因而常作为重要的健康指标。但在某些呼吸道狭窄的病人，尽管通气功能已受影响，但在测量肺活量时，如不在时间上加以限制，则与正常人相差不大。因此，提出了时间肺活量的概念。时间肺活量是一相对值，测定时，受试者先尽力吸气，然后以尽快的速度尽力呼气，分别测试其在第 1s、2s、3s 末呼出的气体量占其肺活量的百分比。正常人应分别为 83%、96%、99%。时间肺活量不仅反映受试者的肺活量大小，更能反映通气速度。呼吸道狭窄的患者，尽管肺活量可能正常，但时间肺活量却明显下降。

（五）功能残气量和残气量

在平静呼气末，肺中剩余的气体量称功能残气量；用力呼气末，肺中仍剩余一定的气量称残气量。显然，功能残气量应为补呼气量与残气量之和。正常男性残气量约 1500ml，女性约 1000ml。功能残气量和残气量在呼吸气体交换过程中起着缓冲肺泡气体分压变化的作用，其存在使得即使在呼气末流经肺泡的血液也能与肺泡进行气体交换，防止了血液气体含量随呼吸周期变化而发生大幅度波动。

（六）肺总量

肺所能容纳的气体总量称肺总量，即肺扩张至最大时，肺内气体的容积。肺总量等于肺活量与残气量之和，成年男性约 5000ml，女性约 3500ml。

五、肺通气效率

（一）呼吸频率

呼吸频率指单位时间（每分钟）呼吸的次数。平静呼吸时，呼吸频率因年龄和性别而不同。新生儿可达 60~70 次/分，以后随年龄增长而逐渐减慢；正常成人 12~18 次/分，女性比男性每分钟快 2~3 次。劳动、运动或情绪激动时，呼吸频率可明显加快。

（二）肺每分通气量

肺每分通气量是指每分钟呼吸的气量，即每分钟进或出肺泡的气体总量。显然，它应是每次呼吸气量（潮气量）与呼吸频率的乘积，即：

$$肺每分通气量 = 潮气量 \times 呼吸频率$$

肺每分通气量可简称为肺通气量，它是肺通气功能的重要指标。正常成年人平静呼吸时的肺通气量为 6~8L/min。劳动和运动时，机体的新陈代谢加快，耗 O_2 量和 CO_2 产生量增多，此时不仅呼吸频率加快，每次呼吸的深度也加大，故肺通气量可显著增高，最高可达 70~120L/min。在单位时间内，肺脏最大限度的呼吸气量称最大通气量，是肺全部通气功能得以充分发挥时的通气量，因而也是反映肺通气功能的重要指标。

（三）无效腔和肺泡通气量

肺通气的目的是不断更新肺泡内气体，使之能与流经肺部的血液进行交换。然而，能够与血液进行气体交换的部位仅在肺泡，从鼻腔至细支气管以前的呼吸道因不具有换气的结构条件，是不能直接与血液进行气体交换的。因此，从气体交换这一角度来说，这部分呼吸道的容积被称为无效腔，又称为解剖无效腔，无效腔的容积约 150ml。由于无效腔的存在，使肺通气过程中肺泡内气体的实际更新量远低于肺通气量。以潮气量 450ml 时为例，当每次吸气时，首先吸入的是上次呼气末停留在无效腔中气体约 150ml，然后才是新鲜空气约 300ml，而又有 150ml 新鲜空气停留在无效腔中；当呼气时，首先呼出体外的是吸气末停留在无效腔中的新鲜空气，然后才是肺泡排出的气体，但又有 150ml 的肺泡气停留在无效腔中，而在下次吸气时首先被吸入。由此看来，尽管每次呼吸进出肺泡的气体量是 450ml，但实际进入肺泡的新鲜空气量只有 300ml，实际呼出体外的肺泡气也只有 300ml。生理学上，将每分钟进入肺泡的新鲜空气量称为肺泡通气量。显然，它明显低于肺每分通气量：

肺泡通气量＝（潮气量－无效腔容积）×呼吸频率

肺泡通气量是肺泡实际更新的气体量。当呼吸频率和深度改变时，对肺通气量和肺泡通气量的影响是不一样的。当呼吸运动变得浅而快时，肺泡通气量将明显下降，从而影响血液与肺泡的气体交换。下表即说明如潮气量减少（增加）一倍而呼吸频率增加（减少）一倍时，尽管肺每分通气量没有改变，肺泡通气量却有很大变化（表 7-1）：

表 7-1 不同呼吸频率和幅度的每分通气量及肺泡通气量

呼吸形式	呼吸频率 （次/分）	潮气量 （ml）	每分通气量 （ml/min）	肺泡通气量 （ml/min）
平静呼吸	16	500	500×16＝8000	（500－150）×16＝5600
浅快呼吸	32	250	250×32＝8000	（250－150）×32＝3200
深慢呼吸	8	1000	1000×8＝8000	（1000－150）×8＝6800

有时，一些肺泡未得到充分的血液供应，不能进行气体交换，这部分肺泡也成了无效腔，称肺泡无效腔。上述解剖无效腔和肺泡无效腔合称为生理无效腔。在肺部血液供应充分的情况下，所有的肺泡均能进行气体交换，即不存在肺泡无效腔，此时生理无效腔与解剖无效腔相等。

在平静呼气末，肺功能残气量约 2000ml，而每次吸入的新鲜空气量 300~350ml，即每次呼吸使肺泡内气体更新约 1/7，这有利于肺泡气成分在呼吸过程中的变化不至于过大，进而对保持动脉血气成分在呼吸周期中的稳定有重要意义。

第三节 气体交换

气体交换包括肺泡与血液间的气体交换和血液与组织间的气体交换，二者遵循相同的物理学原理。本节主要介绍肺换气过程及其影响因素。

一、气体分压与分压差

在混合气体中，由某一种气体单独形成的压力称该气体的分压，其大小与该气体占混合气体的容积百分比成正比。如空气中，O_2 占 20.96%，而标准状态下大气压为 760mmHg，则 O_2 分压为 760mmHg × 20.96% ＝ 159mmHg。

根据物理学原则，气体分子总是从分压高的一侧向分压低的一侧扩散。因此，气体的分压差是气体交换的动力，并决定了气体交换的方向。必须指出，混合气体或液体中各气体的扩散方向和速率只与该气体本身的分压差有关，而与其他气体分压差无关。体内肺泡气、血液和组织液中氧分压（PO_2）和二氧化碳分压（PCO_2）列表 7-2 如下：

表 7-2　肺泡气、血液及组织液中各种气体的分压（mmHg）

	肺泡气	静脉血	动脉血	组织液
PO_2	104	40	100	30
PCO_2	40	46	40	50

由此可见，在肺部，肺泡气中 PO_2 大于静脉血，而 PCO_2 小于静脉血，因此 O_2 由肺泡向血液扩散，CO_2 由血液向肺泡扩散，形成肺换气，使静脉血变为动脉血（图 7-15）；在组织，动脉血中 PO_2 大于组织液，而 PCO_2 小于组织液，因此 O_2 由血液向组织液扩散，而 CO_2 由组织液向血液扩散，形成组织换气，使动脉血又变成静脉血。

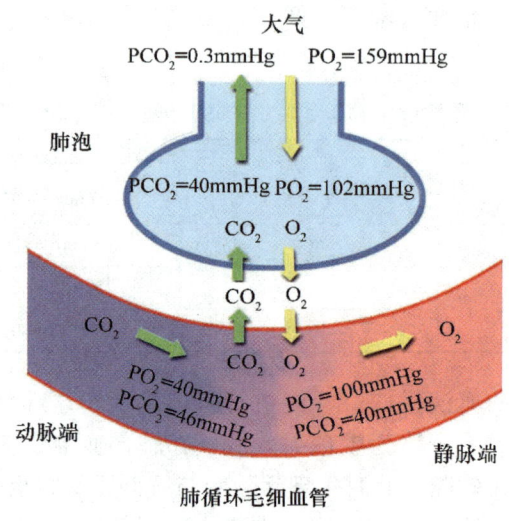

图 7-16　肺换气示意图

二、气体物理特性对气体扩散速率的影响

单位时间内气体扩散的容积称气体扩散速率。气体扩散速率应与气体的分压差、气体的溶解度、扩散面积和温度成正比，而与扩散距离、气体分子量平方根成反比。CO_2 的溶解度是 O_2 的 24 倍，CO_2 分子量的平方根是 O_2 分子量的平方根的 1.17 倍，O_2 的分压差约是 CO_2 的 10 倍。总体来说，在扩散面积、温度和扩散距离相同的情况下，肺换气过程中 CO_2 的扩散速率约为 O_2 的 2 倍。当肺换气出现障碍时，首先受到影响的将是 O_2 的扩散，即缺 O_2 可能早于 CO_2 潴留出现，而且较为严重。

三、影响气体交换的因素

（一）呼吸膜

呼吸膜是指肺泡与血液间气体交换时须通过的膜性组织。此膜由六层结构组成，由肺泡面起依次为：表面活性物质层、液体分子层、肺泡上皮细胞、结缔组织间隙、毛细血管基膜和毛细血管内皮细胞，但总厚度平均不超过 1μm。正常情况下，呼吸膜总面积可达 60～100m²，为气体交换提供了有效的扩散面积，而且膜的通透性很大，这些都十分有利于血液流经肺泡时，能与肺泡气迅速地进行交换。在某些疾病情况下，呼吸膜面积减小或（和）膜厚度增加而通透性降低，都会影响到肺换气过程，可能导致低氧血症和高碳酸血症的发生。

（二）肺通气/血流比值

气体交换还依赖于肺泡通气量与肺血流量两者间的配合。如运动时，机体耗 O_2 量增加、CO_2 产生量增加，此时不仅需要增大肺泡通气量，以摄入更多 O_2 和排出更多 CO_2，还要相应增加肺血流量（即心输出量），才能满足气体交换的需要。换言之，肺泡通气量与肺血流量必须保持一个恰当的比值。同一时间内肺泡通气量（V）与肺血流量（Q）之间的比值，称为肺通气/血流比值（V/Q）。这一比值反映了循环功能和呼吸功能的内在关联性。正常成人安静时，肺泡通气量约4200ml/min，肺血流量约5000ml/min，故V/Q正常情况为0.84。

V/Q正常意味着由右心射出的静脉血通过肺毛细血管时能够进行充分的气体交换，全部成为动脉血，满足全身组织代谢对气体更新的需要。当V/Q增大时，表示有部分肺泡气不能与血液进行充分交换，亦即增加了肺泡无效腔；当V/Q减小时，则意味着有部分血液流经未通气或通气不良的肺泡，得不到充分的气体更新，犹如动-静脉短路那样，部分静脉血未能成为动脉血，故称为功能性动-静脉短路。

由于重力影响，人体在直立时，肺底部血流量大于肺尖部，因此，肺底部V/Q较低，而肺尖部较高，故体位变化对肺换气也有一定影响。

第四节　气体在血液中的运输

在呼吸过程中，血液起着运输气体的作用。它将O_2从肺运送到全身组织，又将组织产生的CO_2运送到肺部。这其中，血液中的红细胞起着特别重要的作用。

一、气体在血液中的存在形式

O_2和CO_2在血液中以两种形式存在：一是物理溶解状态；二是与血液中的物质形成化学结合的状态。前已述及，气体在一定分压下，可溶解于液体中，但气体的溶解度一般很低，而由于化学结合方式的存在，血液运输O_2和CO_2的能力得以大大提高。

在动脉血中，每100ml血液含O_2量可达20ml左右，而其中以溶解形式存在的O_2仅为0.3ml，即仅占总量的1.5%；在静脉血中，每100ml血液中CO_2含量约52ml，其中以溶解形式存在的CO_2约3.09ml，亦仅占总量的6%左右。因此，从血液运输气体的量来看，化学结合是主要的形式。但从气体交换的角度来看，物理溶解却起着十分重要的作用。因为在肺部或组织进行气体交换时，进入血液的气体必须先溶解于血液，使得血液中该气体的分压提高，然后才能转为化学结合状态；相反，当气体从血液中释放时，也是处于溶解状态的气体首先逸出，血液中该气体的分压下降，于是结合状态的气体再分离出来进入溶解状态，如此继续释放气体。在生理状态下，溶解状态与结合状态的气体之间存在着动态平衡。

二、O_2的运输

血液中的O_2以溶解和结合两种形式存在，其中结合O_2占总O_2量的98.5%左右。O_2的结合形式是形成氧合血红蛋白（HbO_2）。血红蛋白（Hb）是红细胞内一种结合蛋白质，其分子结构特征使之成为极好的运O_2载体。血红蛋白还参与CO_2的运输，所以在血液的气体运输方面，血红蛋白具有极其重要的作用。

（一）Hb与O_2结合的主要特征

(1) 反应快、可逆、不需酶的催化，反应进行的方向取决于PO_2。当血液流经肺泡时，O_2由肺泡扩散入血，使血PO_2升高，血红蛋白与O_2结合，生成HbO_2；当血液流经组织时，O_2由血液扩散到组织，血PO_2下降，于是HbO_2又解离，释放出O_2：

$$Hb + O_2 \underset{PO_2 \text{低（组织）}}{\overset{PO_2 \text{高（肺部）}}{\rightleftharpoons}} HbO_2$$

(2) 血红素中的铁与O_2结合后仍是亚铁（Fe^{2+}），所以此反应是氧合，而不是氧化。如某些物质（如亚硝酸盐）使Fe^{2+}氧化成Fe^{3+}，则血红蛋白失去携O_2能力。

（3）Hb 与 O_2 的结合存在着变构效应。当 Hb 的 4 个亚铁血红素中有一个与 O_2 结合，其他几个与 O_2 结合的能力立即加强，这是蛋白质分子构型变化的结果，有利于 Hb 与 O_2 的结合；另一方面，当氧合 Hb 中的一个亚单位释放出 O_2 后，其他几个亚单位也更容易释放 O_2，这又有利于氧合 Hb 的解离。

（4）Hb 与 O_2 的结合存在严格的定比关系：1 分子 Hb 可结合 4 分子 O_2，即 1mol Hb 可结合 4mol O_2，即每克 Hb 大约可结合 1.34~1.36ml O_2。

在 100ml 血液中，Hb 全部与 O_2 结合时，所能结合的 O_2 量，称为 Hb 氧容量，主要取决于血液中 Hb 的量。如某人 100ml 血液中含 Hb 15g，则其 Hb 氧容量约为 1.35×15≈20ml/100ml 血液。贫血病人的 Hb 含量低，故血氧容量低，血液携氧能力差。

每 100ml 血液中，Hb 实际结合的 O_2 量称 Hb 氧含量。Hb 氧含量的高低既取决于 Hb 含量的高低，还取决于血 PO_2 的高低。动脉血与静脉血的 Hb 含量是相同的，但动脉血的 PO_2 高，Hb 与 O_2 结合的比例高；静脉血的 PO_2 低，Hb 与 PO_2 结合的比例低，故动脉血的 O_2 含量高于静脉血。动-静脉血含 O_2 量的差值正是血液给组织供氧的数值。

Hb 氧含量与 Hb 氧容量的比值称 Hb 氧饱和度，即：

$$Hb\ 氧饱和度 = \frac{Hb\ 氧含量}{Hb\ 氧容量} \times 100\%$$

Hb 氧饱和度反映了 Hb 与 O_2 结合的程度，它受血 PO_2 的影响。血 PO_2 高，氧饱和度高；血 PO_2 低，氧饱和度低。

（二）氧解离曲线

氧解离曲线是表示血氧饱和度和血 PO_2 关系的曲线。它反映了在不同 PO_2 时，O_2 与 Hb 结合或解离的情况，所以氧解离曲线实际上也是氧合曲线。氧解离曲线并非是直线，而近似呈 S 形，这一特征有着重要的生理意义。

1. 氧解离曲线上段

此段相当于血 PO_2 为 60~100mmHg，即血 PO_2 较高时的血氧饱和度水平。这段曲线较平坦，表明血 PO_2 的变化对血氧饱和度的影响不大。当 PO_2 为 70mmHg 时，血氧饱和度为 94%；100mmHg 时，为 97.4%，只增加了 3.4%。因此，即使吸入气或肺泡 PO_2 有所下降，但只要血 PO_2 不低于 60mmHg，血氧饱和度仍能保持在 90% 以上，血液仍可携带较多的氧，而不致发生严重低氧血症。

2. 氧解离曲线中段

相当于血 PO_2 60~40mmHg，该段曲线较陡。血 PO_2 为 40mmHg 时，相当于混合静脉血的 PO_2，血氧饱和度为 75%，即动脉血中 25% 的 O_2，约 5ml/100ml 血液，已释放出供组织利用。若心输出量为 5000ml/min，则此时机体耗 O_2 量约为 250ml/min。

3. 氧解离曲线下段

相当于血 PO_2 40~15mmHg，是氧解离曲线最陡的一段。

氧解离曲线的中下段较陡，有重要的生理意义。这表明：此时若血 PO_2 稍下降，血氧饱和度即有较大的下降，可有较多的氧释出。当血液流经代谢旺盛的组织时，由于此处耗 O_2 量大，PO_2 也低，这样血液释放 O_2 也多，使组织 O_2 供应能适应其代谢的水平。如组织活动加强，PO_2 降至 15mmHg 时，血氧饱和度仅 25% 左右，即有 75% 的氧 O_2 释出，是安静时的 3 倍，可见该段曲线还反映了血液的 O_2 贮备能力。

（三）影响氧解离曲线的因素

O_2 与 Hb 的结合和解离受到多种因素的影响，使氧解离曲线的位置发生偏移。曲线右移，表明 O_2 与 Hb 的亲和力下降，有利于 HbO_2 的解离，即同样 PO_2 下，血氧饱和度较低；曲线左移，表明 O_2 与 Hb 的亲和力提高，有利于 O_2 与 Hb 的结合，即同样 PO_2 下，血氧饱和度较高（图 7-16）。

1. PCO_2 的影响

PCO_2 升高时,氧解离曲线右移;下降时,氧解离曲线左移。当血液流经组织时,CO_2 进入血液,使氧解离曲线右移,促进 HbO_2 的解离;血液流经肺部时,CO_2 逸出,使氧解离曲线左移,促进 O_2 与 Hb 的结合。PCO_2 对氧解离曲线的这种影响显然有利于 Hb 的运 O_2 和对组织的供 O_2。

2. pH 值的影响

pH 值降低时,氧解离曲线右移,有利于组织供 O_2;而当血液流经肺部时,随着 CO_2 的呼出,pH 值升高,又使氧解离曲线左移,有利于 O_2 与 Hb 的结合。

3. 温度的影响

温度升高,氧解离曲线右移,促进 HbO_2 的解离;温度下降,曲线左移,不利于 O_2 的释放。临床低温麻醉时,应考虑到这一点。寒冷季节中,受到冻害的组织由于温度低,更难得到 O_2,而使组织损伤加重。

上述 PCO_2、pH 值、温度对氧解离曲线的影响有着重要的生理意义。当局部组织代谢加强时,CO_2 和其他酸性代谢产物增多,温度亦增加,使流经此处的血液氧解离曲线右移,释放出更多的 O_2,这就使组织的 O_2 供应能很好地适应组织的代谢水平。

4. 2,3-二磷酸甘油酸(2,3-DPG)的影响

2,3-DPG 是红细胞内的代谢中间产物。2,3-DPG 浓度升高,O_2 与血红蛋白亲和力降低,氧解离曲线右移,反之左移。库存时间较长的血液,由于代谢滞缓,红细胞内 2,3-DPG 含量下降,氧解离曲线左移,O_2 不易与血红蛋白解离。所以,用大量贮存血给病人输血时,其供 O_2 能力较差。

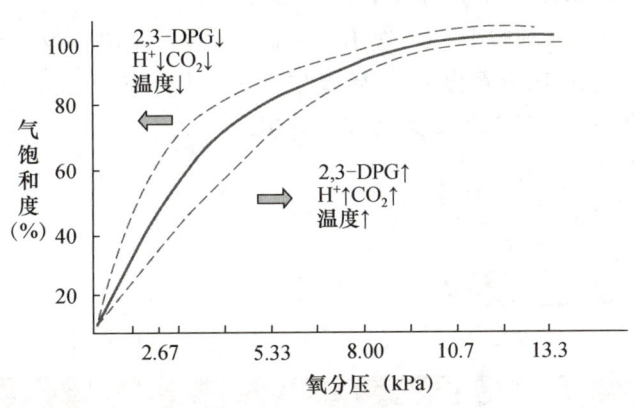

图 7-17 影响氧解离曲线的因素

(四)发绀与一氧化碳(CO)中毒

1. 发绀

氧合 Hb 呈鲜红色,而还原 Hb 呈紫蓝色。动脉血因其 Hb 几乎都与 O_2 结合而呈鲜红色;静脉血因有部分 Hb 与 O_2 解离呈暗红色。若血液中缺 O_2,去氧 Hb 含量达到 50g/L 血液时,就会在皮肤、黏膜等处呈现浅蓝色,称为发绀。红细胞增多症患者易出现发绀,而严重贫血患者,如去氧 Hb 低于 50g/L 血液,则不会出现发绀。故发绀一般来说是缺 O_2 的表现,但不发绀并不等于不缺 O_2。

2. CO 中毒

去氧中的亚铁离子不仅能与 O_2 结合,也能与 CO 结合,生成碳氧血红蛋白(HbCO)。CO 与 Hb 结合后,就占据了 O_2 与 Hb 结合的位点,使 Hb 失去携 O_2 功能。CO 与 Hb 的亲和力比 O_2 更强,大约是 O_2 的 210 倍。空气中 O_2 浓度约为 20.96%,当空气中 CO 浓度达到 O_2 浓度的 1/210,即约 0.1% 时,就足以与氧 O_2 抗衡,竞争与 Hb 结合,而造成低氧血症,引起脑等重要组织的代谢障碍,即 CO 中毒。HbCO 呈樱

桃红色，故 CO 中毒的病人常有特殊的面容。

此外，CO 还有一极为有害的效应，即当 CO 与 Hb 中的某个血红素结合后，将使其他 3 个血红素与 O_2 的解离变得困难。因此，CO 既妨碍 O_2 与 Hb 的结合，又妨碍 O_2 与 Hb 的解离，使含量已少的血氧 O_2 也不能很好地供组织利用，故对机体危害极大。

三、CO_2 的运输

CO_2 在血液中也是以物理溶解和化学结合两种形式进行运输。物理溶解大约占 CO_2 总量的 6%，化学结合约占 94%。其化学结合的形式较为复杂，主要是形成碳酸氢盐和氨基甲酸血红蛋白。化学结合的反应主要在红细胞内进行，其中碳酸酐酶起着重要作用。

（一）碳酸氢盐

CO_2 与水可化合成碳酸，后者又可解离成 HCO_3^- 和 H^+，这两步反应均为可逆反应。红细胞中由于含有碳酸酐酶，使反应极为迅速，不到 1s 即可达到平衡：

$$CO_2 + H_2O \xrightleftharpoons[]{\text{碳酸酐酶}} H_2CO_3 \rightleftharpoons HCO_3^- + H^+$$

在组织，大量的 CO_2 扩散入血并进入红细胞，使 PCO_2 升高，反应向右进行，红细胞中 HCO_3^- 和 H^+ 不断增多。根据化学反应平衡移动的原理，减少生成物的浓度，有利于反应不断向右进行。此时，H^+ 可与 Hb 结合，部分 HCO_3^- 透过红细胞膜进入血浆，Cl^- 则由血浆进入细胞以保持电荷平衡，这种交换又称为 Cl^- 转移。由于细胞内主要的阳离子是 K^+，细胞外主要的阳离子是 Na^+，所以，大量的 CO_2 实际上是以红细胞内的 $KHCO_3$ 和血浆中的 $NaHCO_3$ 形式存在的（图 7-18）。

在肺部，CO_2 向肺泡扩散，红细胞中 CO_2 逸出，使血液 PCO_2 下降，反应向左进行；血浆中 HCO_3^- 又与 Cl^- 交换进入细胞，Hb 与氧 O_2 结合释出 H^+，后者与 HCO_3^- 化合成 H_2CO_3，H_2CO_3 分解成 CO_2 和水。这样，以碳酸氢盐形式运输的 CO_2，在肺部又变成 CO_2 呼出。

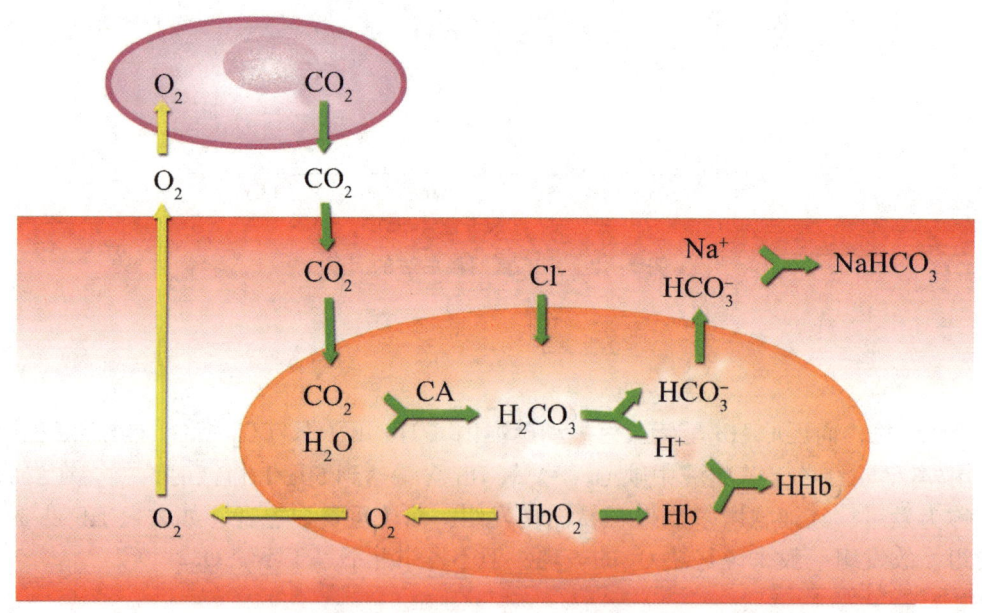

图 7-18　CO_2 在血液中的运输示意图

（二）氨基甲酸血红蛋白

CO_2 也能与 Hb 结合，但不是与辅基部分的血红素结合，而是与珠蛋白部分多肽链上的游离氨基结合，生成氨基甲酸血红蛋白（HbNHCOOH）。这一反应不需酶的催化，反应迅速、可逆，决定反应方向的主要因素是PCO_2，而Hb和O_2的结合与解离也起着重要的调节作用。

氧合Hb与CO_2结合的能力小于去氧Hb。在组织，氧合Hb解离，释氧后成为去氧Hb；而此处CO_2进入血液使PCO_2升高，这些都有利于CO_2与Hb的结合。此外，氧离Hb与H^+结合力也强，进而促进氨基甲酸血红蛋白的生成，同时也缓冲了pH值变化。在肺部，氧合Hb生成增多，促使氨基甲酸血红蛋白解离，释放出CO_2和H^+：

$$HbO_2 + CO_2 + H^+ \underset{P\,CO_2 \text{低（肺部）}}{\overset{P\,CO_2 \text{高（组织）}}{\rightleftharpoons}} HHbNHCOOH + O_2$$

由此看出，在组织，氧离作用有利于血液容纳较多的CO_2；在肺部，氧合作用又有利于CO_2的释出，通过肺泡排出体外。以这一方式运输的CO_2尽管仅占血液CO_2总量的7%，但由于HHbNHCOOH在肺部很易解离，故由肺部排出的CO_2中有17.5%是从中释放出来的。

CO_2也能与血浆蛋白中的游离氨基结合，生成氨基甲酸血浆蛋白，但生成的量很少，且其在动、静脉中的浓度基本相同，表明其对CO_2的运输不起重要作用。

血液运O_2和运CO_2之间存在着相互促进的关系。在组织，CO_2进入血液促进氧合Hb的解离，而氧合Hb的解离又促进CO_2与Hb的结合和碳酸氢盐的生成。这种相互作用既有利于组织得到O_2，又有利于组织产生的CO_2进入血液，而保持内环境的相对稳定；在肺部，Hb与O_2的结合促进氨基甲酸血红蛋白的解离，促进碳酸氢盐重新变成CO_2，而CO_2的释出又可促进氧合Hb的生成，这样既有利于血液从肺泡中摄O_2，又有利于血液中CO_2向肺泡中扩散，从而加快血液中气体的更新。

第五节　呼吸运动的调节

呼吸运动是肺通气的原动力，其基本意义是实现肺泡气与外界空气的交换，保证肺换气的正常进行，从而有效地提供机体代谢所需的O_2和排出体内代谢产生的CO_2。进行呼吸运动的呼吸肌是骨骼肌，并无自动节律性，然而呼吸运动却可以自动地、有节律地进行，这是中枢神经系统调节的结果。与心脏活动的自律性不同的是，呼吸运动也可以是一种随意运动，即在很大程度上，由大脑皮质产生的人的意识可以控制呼吸运动的进行。

正常呼吸运动是在中枢神经系统各级中枢的相互配合调节下进行的。它们在多种传入冲动的作用下，反射性地调节着呼吸运动的频率和深度，从而改变肺通气量以适应机体代谢的需要。

一、呼吸中枢

呼吸中枢是指中枢神经系统中产生和调节呼吸运动的神经细胞群。这些细胞群分布于大脑皮质、间脑、脑桥、延髓和脊髓等部位。各部位中枢在呼吸节律的产生和调节中所起作用不同，但彼此相互配合，保证呼吸运动的正常进行，满足机体不同状态下新陈代谢对气体更新的需要。

（一）脊髓

支配呼吸肌的运动神经元胞体位于脊髓前角。其中，支配肋间肌的肋间神经起自胸脊髓，支配膈肌的膈神经起自颈脊髓。但如在脊髓和脑干之间横断，呼吸运动立即停止，说明呼吸的自动节律不是脊髓产生的。脊髓是联系上位脑和呼吸肌的中继站和整合某些呼吸反射的初级中枢。脊髓高位损伤或高位麻醉时，有可能影响呼吸功能。

（二）低位脑干

低位脑干系指延髓和脑桥。实验表明，在动物脑桥上端与中脑之间横断，呼吸运动并无明显变化，表明低位脑干是呼吸节律产生的部位。

（三）大脑皮质对呼吸运动的调节

大脑皮质对呼吸运动的调节，可通过两条途径实现：一是通过脑桥和延髓呼吸中枢的作用，调节呼吸的节律和深度；二是通过皮质脊髓束下行，直接支配脊髓呼吸神经元的活动。前者是对自主节律呼吸运动的调节或影响，后者则是一种随意性调节。人类的语言、唱歌等，实际上都依赖于大脑皮质支配下的复杂的呼吸运动的配合。人还可以在一定范围内随意进行屏气或加深加快呼吸。由大脑皮质建立的呼吸条件反射，对机体更好地适应内外环境的变化也有重要的意义。

二、呼吸运动的反射性调节

呼吸运动可因机体受到各种刺激而反射性加强或减弱，其中比较重要的反射是：

（一）肺牵张反射

肺牵张反射感受器位于气管到细支气管的平滑肌里，是一种牵张感受器。当吸气时，肺扩张牵拉呼吸道，使感受器兴奋。传入冲动沿迷走神经传入纤维传至延髓，促使吸气中止，转为呼气。由此可见，这一反射的生理作用，在于防止吸气过深，促使吸气及时转为呼气，从而加速吸气与呼气的交替，调节呼吸的频率和深度。在动物实验中，如切断迷走神经，动物将立即出现深而慢的呼吸，这是肺扩张反射被中断的结果。

（二）呼吸肌本体感受器反射

呼吸肌尤其是肋间外肌内有肌梭感受器，是呼吸肌的本体感受器。当肌梭受到牵拉时，感受器兴奋并传至脊髓，反射性使肌梭所在肌肉收缩加强。这一反射在机体自动调节呼吸强度以克服呼吸阻力时，有重要作用。

（三）防御性呼吸反射

呼吸道的鼻腔、喉、气管、支气管等受到机械性或化学性刺激时，都将引起防御性呼吸反射，以排出呼吸道内的异物。

1. 咳嗽反射

咳嗽是常见而重要的防御性呼吸反射，其感受器分布于喉及以下的呼吸道的黏膜上皮。大支气管以上部位对机械刺激较敏感，二级支气管以下部位对化学刺激较敏感，感受器的传入神经在迷走神经中上行。

咳嗽时，先出现短促或深的吸气，然后声门紧闭，并发生强烈的呼气动作，使胸内压和肺内压均迅速上升。此后声门突然开放，由于压力差极大，肺泡内气体以极高的速度喷出，将存在于气道中的异物或分泌物随之排出体外。但强烈的持续咳嗽可使胸内压显著上升，阻碍静脉血的回流，对机体可能造成不利影响。长期的慢性咳嗽还可因肺内压持续升高而使肺组织弹性下降，并引起肺循环阻力加大，是形成肺气肿和肺心病的重要原因。

2. 喷嚏反射

感受器位于鼻部黏膜，传入神经为三叉神经。这一反射过程与咳嗽反射相似，特点是气流从鼻腔和口腔同时喷出，以清除鼻腔中的异物。

（四）化学感受性呼吸反射

血液中化学成分的改变，特别是血液 PO_2、PCO_2 和 pH 值的变化，可通过刺激化学感受器，改变呼吸中枢的功能状态而调节呼吸运动。呼吸运动的变化又改变了血液中 PO_2、PCO_2 和 pH 值的水平。这种负反馈调节使得呼吸运动能够与机体代谢水平相适应，在保证机体内环境的相对稳定方面，具有特别重要的意义。

1. 化学感受器

接受血液和脑脊液中化学物质刺激的感受器称化学感受器。以其所在部位不同，分为两类：

（1）外周化学感受器。即颈动脉体和主动脉体，二者分别经窦神经和主动脉神经传入冲动，然后再分别混入舌咽神经和迷走神经中到达延髓呼吸中枢。外周化学感受器可感受动脉血中 PO_2、PCO_2 和 pH 值的变化。当血液 PO_2 下降、PCO_2 升高和 pH 值下降时，传入冲动增多，可使呼吸运动加强。相比而言，颈动脉体的作用更重要。

（2）中枢化学感受器。位于延髓腹侧浅表部位，与延髓呼吸中枢是分开的，但有神经纤维联系。中枢化学感受器的敏感刺激是脑脊液中 H^+ 浓度的变化。当脑脊液中 H^+ 浓度升高时，中枢化学感受器兴奋，并传至呼吸中枢而加强呼吸运动。血液中的 CO_2 较易通过血脑屏障，进入脑脊液后，CO_2 与水化合生成碳酸，后者再分解为 HCO_3^- 和 H^+，而 H^+ 对中枢化学感受器有刺激作用。血液中的 H^+ 因不易透过血脑屏障而对中枢化学感受器的作用不大。

2. CO_2 对呼吸的影响

CO_2 是调节呼吸运动的最重要的体液因子。当动脉血中 PCO_2 升高时，可使呼吸运动加强，肺通气量加大；PCO_2 下降时，则出现相反效应，直到 PCO_2 回升后才恢复正常呼吸运动。可见，CO_2 不仅调节呼吸运动，也是维持呼吸中枢正常兴奋性所必需。机体在代谢过程中不断产生 CO_2，通过呼吸感受器作用于呼吸中枢，调节肺通气量的大小，从而使动脉血和肺泡气中 PCO_2 保持正常水平。

CO_2 刺激呼吸的作用，是通过血液 PCO_2 的变化作用于外周和中枢化学感受器而实现的。中枢化学感受器对血液 PCO_2 的变化较外周化学感受器敏感，但因脑脊液中碳酸酐酶含量较少，故反应的潜伏期较长。如 PCO_2 长期维持在较高水平，则在几天后，感受器出现适应现象，其刺激呼吸加强的效应逐步下降。

外界空气中，正常时 CO_2 浓度约 0.04%，如吸入气中 CO_2 含量增多，可立即引起呼吸运动加强，肺通气量随即加大。但当吸入气中 CO_2 浓度过高时，肺泡气和动脉血中 PCO_2 过度升高，将导致 CO_2 对中枢神经系统的麻醉作用，呼吸抑制。机体出现呼吸困难、头痛、意识丧失等症状，甚至发生惊厥。

总之，动脉血中 PCO_2 在一定范围内升高，可以加强对呼吸的刺激作用，但超过一定限度，则有抑制和麻醉效应。

3. 缺 O_2 对呼吸的影响

当动脉血 PO_2 下降时，可出现呼吸运动的加强，其特点是：

（1）缺 O_2 是通过刺激外周化学感受器起作用的，如切断外周化学感受器的传入神经，缺 O_2 兴奋呼吸的效应即消失。

（2）缺 O_2 对呼吸中枢有直接的抑制作用，但外周化学感受器的传入冲动对呼吸中枢的兴奋作用，可在一定范围内对抗缺 O_2 对呼吸中枢的直接抑制作用，而表现为呼吸运动的加强。只有在严重缺 O_2 的情况下，才表现为呼吸的抑制。

（3）从通气现象来看，缺氧对正常呼吸运动的调节，似乎作用不大，因为只有在动脉血 PO_2 下降至 80mmHg 时，才会出现可觉察到的肺通气量的增加，对于在海平面地带生活的人，这一般是不会发生的。但在一些特殊情况，缺 O_2 的刺激呼吸的作用有着特别重要的意义。如严重肺心病、肺气肿等患者，肺通气和肺换气受到限制，导致动脉血中 PCO_2 升高而 PO_2 下降，并可刺激呼吸增强。但以后随着中枢化学感受器对 CO_2 的适应，CO_2 的刺激效应逐渐减弱。此时，缺 O_2 成为维持和加强呼吸的主要刺激因素，因为外周化学感受器对缺 O_2 的适应很慢。

4. H^+ 浓度对呼吸的影响

当机体发生酸中毒时，血中 H^+ 浓度升高，将引起呼吸运动的明显加强。H^+ 主要通过外周化学感受器刺激呼吸。由于 H^+ 难以通过血脑屏障，故其对中枢化学感受器无明显作用。

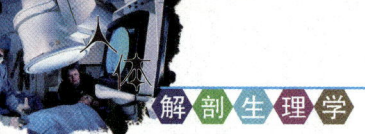

调节呼吸的各种体液因素是相互联系、相互影响的。在同一时间内，常常不单是一个因素在变动。例如，当缺O_2和H^+浓度增加时，都可以提高CO_2对呼吸的刺激效应。因此，在探讨呼吸运动的调节时，必须全面地、动态地进行观察和分析，才能得到正确的结论。

自我测评

一、单选题

1. 正常成人的呼吸形式为（　　）。
   A. 胸式呼吸　　　　　B. 腹式呼吸　　　　　C. 人工呼吸　　　　　D. 混合呼吸
   E. 以上都不对

2. 呼吸中枢的正常兴奋依赖于血液中（　　）。
   A. 高浓度的CO_2　　B. 正常浓度的CO_2　　C. 高浓度的O_2　　D. 正常浓度的O_2
   E. H^+浓度

3. 下列关于肺牵张反射的叙述，哪一项是错误的（　　）。
   A. 感受器接受肺扩张的刺激　　　　　　　B. 感觉器在支气管和细支气管的平滑肌层
   C. 传入神经是迷走神经　　　　　　　　　D. 正常人平静呼吸时即起调节作用
   E. 促使吸气及时转入呼气

4. 肺牵张反射的传入神经是（　　）。
   A. 迷走神经　　　　　B. 窦神经　　　　　C. 肋间神经　　　　　D. 主动脉神经
   E. 膈神经

5. 动脉血PCO_2增高引起呼吸兴奋主要是通过（　　）。
   A. 直接刺激呼吸中枢的神经元　　　　　　B. 刺激中枢化学感受器
   C. 刺激颈动脉体和主动脉体化学感受器　　D. 刺激心肺感受器
   E. 刺激颈动脉窦和主动脉弓压力感受器

6. 血液中H^+增多时，氧解离曲线（　　）。
   A. 上移　　　　　　　B. 不变　　　　　　C. 右移　　　　　　　D. 左移
   E. 下移

7. 胸内压的负值大小取决（　　）。
   A. 呼吸肌的舒缩　　　　　　　　　　　　B. 肺回缩力
   C. 肺内压与大气压之差　　　　　　　　　D. 肺内压与胸内压之差
   E. 大气压与肺回缩力之差

8. 正常人胸内压总是负值。维持胸内负压的必要条件是（　　）。
   A. 呼气肌的收缩　　　B. 吸气肌的收缩　　C. 肺内压低于大气压　　D. 胸膜腔的密闭性
   E. 呼吸道的阻力

9. 有关血红蛋白的叙述，错误的是（　　）。
   A. 能运输氧气和二氧化碳　　　　　　　　B. 男性体内含量多于女性
   C. 与一氧化碳结合力强不容易解离　　　　D. 从红细胞逸出后仍能运输氧气
   E. 成年男性正常值为120～160g/L

10. 肺通气的直接动力是（　　）。
    A. 呼吸肌的舒缩　　　　　　　　　　　　B. 肺回缩力
    C. 肺内压与大气压之差　　　　　　　　　D. 肺内压与胸内压之差
    E. 大气压与肺回缩力之差

11. 平静呼吸时，肺通气的主要阻力来自于（　　）。
   A. 弹性阻力   B. 肺弹性阻力   C. 气道阻力   D. 呼吸肌收缩力
   E. 胸内压
12. 测定肺通气效率较好的指标是（　　）。
   A. 潮气量   B. 肺活量   C. 时间肺活量   D. 通气/血流比值
   E. 肺扩散容量
13. 肺内压在下列哪一时相中与大气压相等（　　）。
   A. 呼气初与呼气末   B. 吸气初与吸气末   C. 吸气末与呼气末   D. 吸气初与呼气末
   E. 吸气初与呼气初
14. 下列关于肺泡表面活性物质生理作用的叙述，哪一项是错误的（　　）。
   A. 稳定肺泡内压   B. 降低肺泡表面张力
   C. 增加肺的回缩力   D. 维持肺泡于适当的扩张状态
   E. 阻止血管内水分滤入肺泡
15. 测定肺换气效率较好指标是（　　）。
   A. 肺活量   B. 时间肺活量   C. 通气/血流比值   D. 肺通气量
   E. 每分钟肺泡通气量
16. 如果空气进入一侧胸膜腔内，则该侧胸内压及肺将出现（　　）。
   A. 胸内负压消失，肺萎缩   B. 胸内负压升高，肺扩张
   C. 胸内负压减小，肺扩张   D. 胸内正压，肺扩张
   E. 胸内负压升高，肺缩小
17. 呼吸的基本中枢位于（　　）。
   A. 脊髓   B. 延髓   C. 脑桥   D. 中脑
   E. 小脑
18. 呼吸的调节中枢位于（　　）。
   A. 脊髓   B. 延髓   C. 脑桥   D. 中脑
   E. 小脑
19. 决定气体交换方向的主要因素是（　　）。
   A. 气体分子量   B. 气体分压差   C. 气体溶解度   D. 呼吸膜厚度
   E. 温度
20. 潮气量为500ml，无效腔为150ml，呼吸频率为18次/分，则肺泡通气量为（　　）。
   A. 2.4L/min   B. 4L/min   C. 5L/min   D. 6.3L/min
   E. 8L/min
21. 肺的呼吸部包括（　　）。
   A. 肺泡、肺泡管、肺泡囊、细支气管
   B. 呼吸性细支气管、肺泡管、肺泡囊、肺泡
   C. 肺泡、肺泡管、终末细支气管、呼吸性细支气管
   D. 肺泡囊、肺泡管、细支气管、呼吸性细支气管
   E. 肺泡管、肺泡、肺泡囊、终末细支气管
22. 右肺（　　）。
   A. 分上、中、下三叶   B. 分上、下二叶
   C. 最高处不超出胸廓上口   D. 底部凹陷称肺门
   E. 比左肺狭长
23. 成对的喉软骨是（　　）。

A. 甲状软骨   B. 会厌软骨   C. 环状软骨   D. 杓状软骨

E. 以上都不是

24. 右主支气管的特点是（   ）。

A. 细而长   B. 走向较倾斜

C. 粗而短   D. 异物不易坠入

E. 以上都不对

25. 肺尖的位置（   ）。

A. 高出锁骨内侧 1/3 以上 2~3cm   B. 高出锁骨外侧 1/3 以上 2~3cm

C. 高出胸锁关节上方 2~3cm   D. 在锁骨下方 2~3cm

E. 高出锁骨外侧 1/3 下方 2~3cm

26. 关于肺的描述，下列哪项是正确的（   ）。

A. 肺位于胸膜腔内，纵隔两侧   B. 肺尖可达胸廓上口

C. 深吸气时，肺下缘可伸入肋膈隐窝   D. 肺的内侧面有椭圆凹陷称肺门

E. 左肺可分为 3 叶，右肺可分为 2 叶

二、名词解释

1. 时间肺活量   2. 肺泡通气量   3. 潮气量   4. 肺牵张反射   5. 肺门

6. 胸膜腔   7. 肋膈隐窝   8. 纵隔

三、问答题

1. 何谓胸膜腔负压？其形成的原因及其生理意义是什么？
2. 何谓肺泡表面活性物质？其有何生理作用？
3. 试述机体缺氧时呼吸运动的变化及作用机制。
4. 从鼻腔吸入的空气依次经过哪些器官结构到达肺泡（可用箭头表示）？
5. 试述肺的形态、分叶。

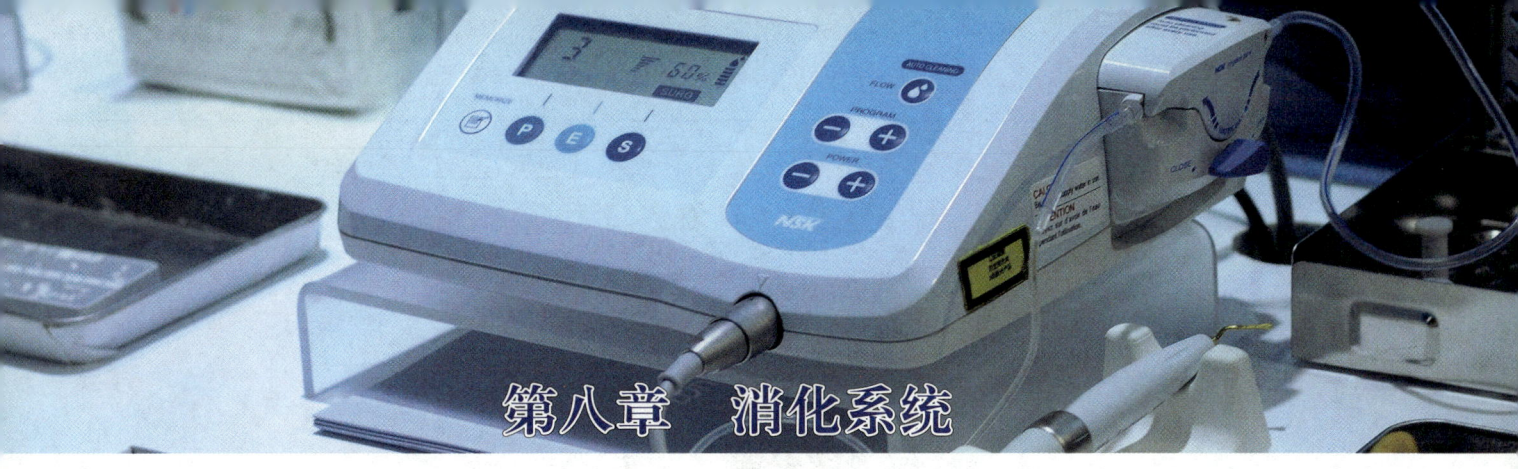

第八章 消化系统

※ 学习目标

> **掌握**：消化系统的组成，上、下消化道的概念．口腔、咽、食管、胃、十二指肠、空肠、回肠、大肠、肝、胰的位置和形态结构；消化和吸收的概念；胃液、胰液、胆汁的成分和作用；胃排空及控制；小肠的分节运动及生理作用。
>
> **熟悉**：胃、肝、胰的微细结构；小肠液的成分和作用；主要营养物质的吸收；消化活动的神经调节和体液调节。
>
> **了解**：了解消化管的一般结构；咀嚼和吞咽；大肠的运动和排便反射过程。

第一节 消化系统的解剖结构

一、概述

（一）消化系统的组成及功能

消化系统由消化管和消化腺组成（图8-1），消化管包括口腔、咽、食管、胃、小肠和大肠。临床上常将从口腔到十二指肠的消化管称为上消化道，空肠以下的消化管称为下消化道。消化腺包括唾液腺、肝、胰及消化管壁内的小腺体。

消化系统的主要功能是消化食物、吸收营养物质和排出食物残渣。

（二）消化管的一般结构

消化管由内向外为黏膜、黏膜下层、肌层、外膜（图8-2）。

1. 黏膜

由上皮、固有层和黏膜肌组成，是消化管各段结构差异最大功能最重要的部分。固有层内还富含腺体能分泌消化液和黏液。

2. 黏膜下层

由疏松结缔组织组成，内含较大的血管与淋巴管。

3. 肌层

分为内环行、外纵行两层，其间有肌间神经丛，可调节肌层的运动。

4. 外膜

由薄层结缔组织与间皮共同构成者称浆膜。

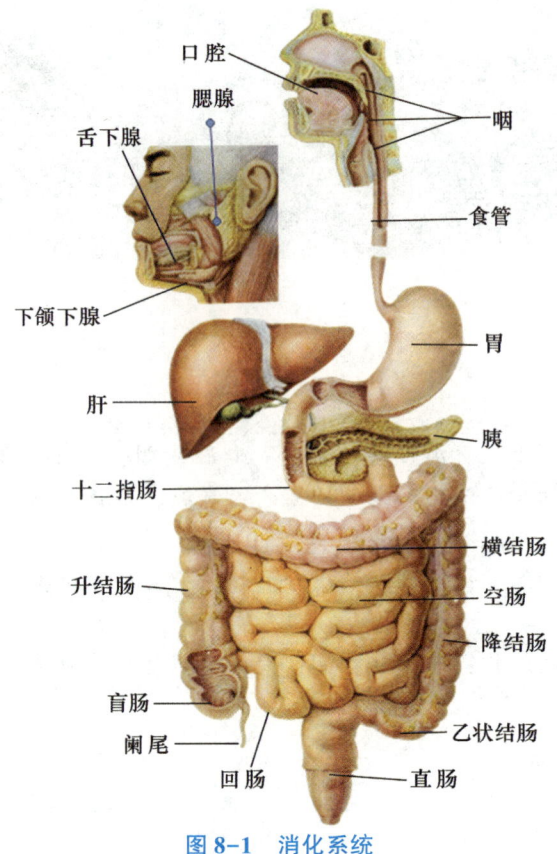

图 8-1 消化系统

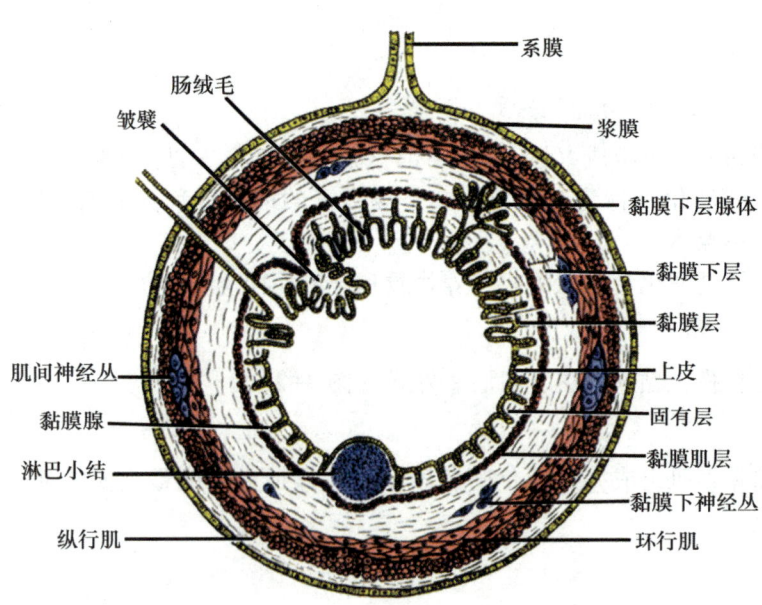

图 8-2 消化管的一般结构

（三）胸部的标志线和腹部的分区

消化系统的器官大部分位于胸、腹腔内，它们的位置相对恒定。为了便于描述各器官的位置，通常在胸、腹部表面确定若干标志线和分区（图 8-3）。

1. 胸部的标志线

（1）前正中线：沿身体前面正中所作的垂直线。

（2）胸骨线：通过胸骨外侧缘处所作的垂直线。

（3）锁骨中线：通过锁骨中点所作的垂直线。

（4）腋前线：通过腋前襞所作的垂直线。

（5）腋后线：通过腋后襞所作的垂直线。

（6）腋中线：通过腋前、后线之间中点所作的垂直线。

（7）肩胛线：通过肩胛骨下角所作的垂直线。

（8）后正中线：沿人体后面正中所作的垂直线。

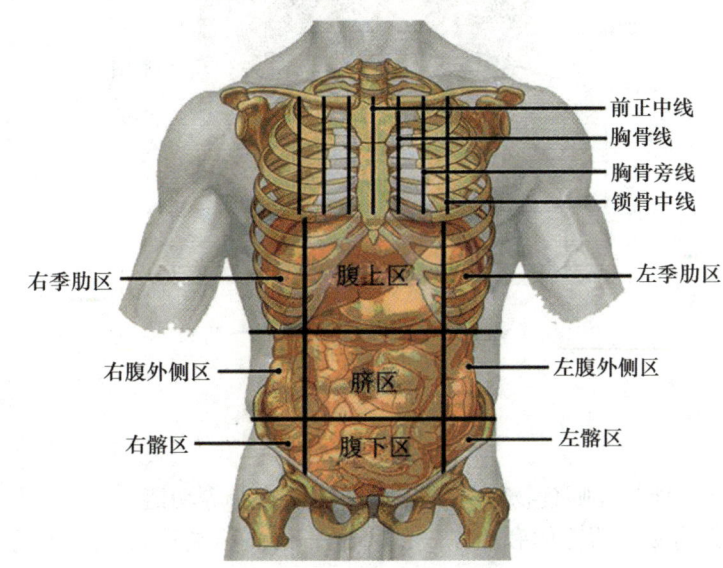

图 8-3 胸部标志线和腹部分区

2. 腹部的分区

通常用两条横线和两条纵线，将腹部分为 9 个区。两条横线分别是两侧肋弓最低点的连线和两侧髂结节的连线；两条纵线为通过左、右腹股沟韧带中点的垂线。上述 4 条线将腹部分成 9 个区，即：左季肋区、腹上区、右季肋区、左腹外侧区、脐区、右腹外侧区、左髂区、腹下区、右髂区。

临床上常通过以前正中线和通过脐的水平线，将腹部分为左上腹部、右上腹部、左下腹部、右下腹部 4 个区。

二、消化管

（一）口腔

口腔（图 8-4、图 8-5）是消化管的起始部，前壁为口唇，侧壁为颊，口腔的上壁为腭，下壁为口底。口腔以上、下牙弓为界分为前外侧部的口腔前庭和后内侧部的固有口腔。

1. 口唇

可分为上唇和下唇，当机体缺氧时，可变为暗红色，临床称为发绀。

2. 颊

位于口腔两侧，在正对上颌第二磨牙处的颊黏膜上有腮腺导管的开口。

3. 腭

是口腔的顶，腭的前 2/3 以骨腭为基础，称硬腭；后 1/3 以肌和腱为主，称软腭。软腭的后缘游离，其正中部向下突起，称腭垂。腭垂两侧有两个黏膜皱襞，前方的称腭舌弓；后方的称腭咽弓。腭垂、两侧的腭舌弓及舌根共同围成的区域称为咽峡，是口腔与咽的分界。

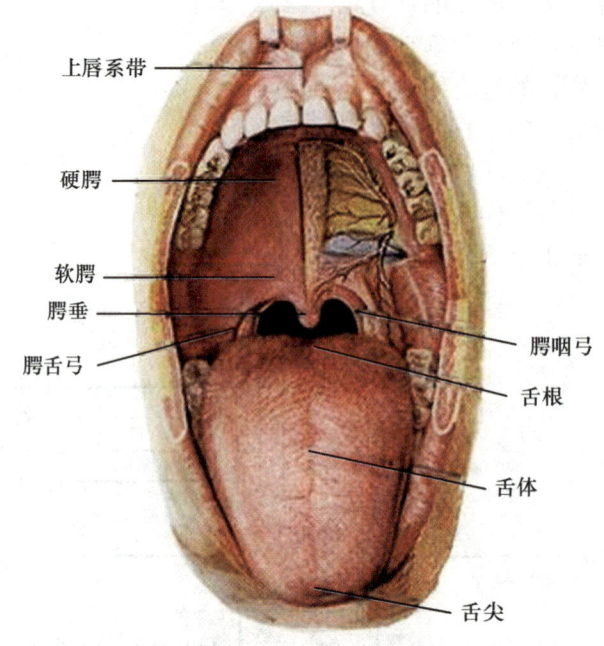

图 8-4 口腔和咽峡

3. 舌

舌位于口腔底，具有搅拌、吞咽食物、感受味觉和辅助发音等功能。

（1）舌的形态：分为前 2/3 的舌体和后 1/3 的舌根。舌体前端称舌尖。舌的上面隆起，称舌背。舌下面正中线处有一条连于口腔底的黏膜皱襞，称舌系带。舌系带两侧各有黏膜形成一个小圆形隆起，称舌下阜。舌下阜的后外侧有黏膜形成的斜行皱襞，称舌下襞。

（2）舌黏膜：呈淡红色。舌体背面的黏膜形成许多小突起，称舌乳头。舌乳头的形态、功能不一，部分舌乳头有味觉感受器（味蕾），能感受味觉。

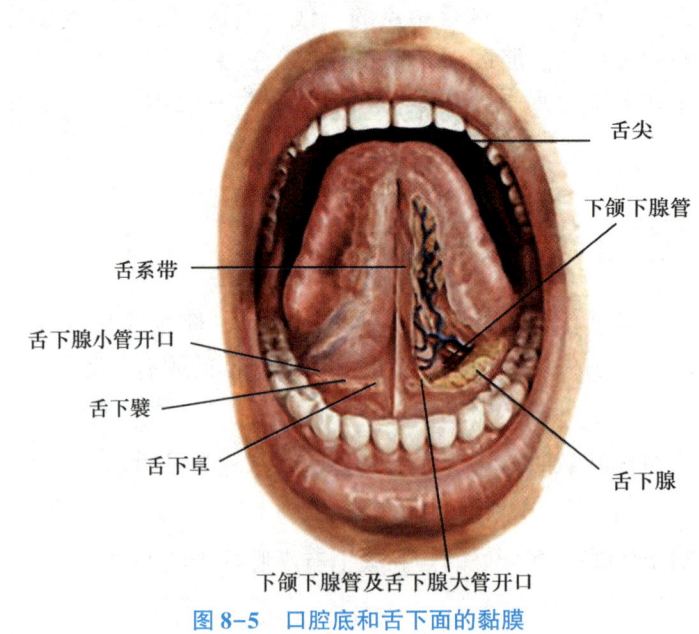

图 8-5 口腔底和舌下面的黏膜

4. 牙

分别镶嵌在上、下颌骨的牙槽内，有咀嚼食物和辅助发音等功能。

(1) 牙的名称和排列：乳牙一般在出生后 6 个月开始萌出，3 周岁前出齐，共 20 个。6 岁左右，乳牙陆续脱落，被长出的恒牙所代替。大部分恒牙在 14 岁左右出齐。第 3 磨牙，一般在 17~25 岁才萌出，恒牙 32 个。

(2) 牙的形态和构造：牙外形上分 3 部分：暴露在口腔内的部分为牙冠；嵌于牙槽内的部分为牙根；介于牙冠和牙根交界部分为牙颈（图 8-6）。

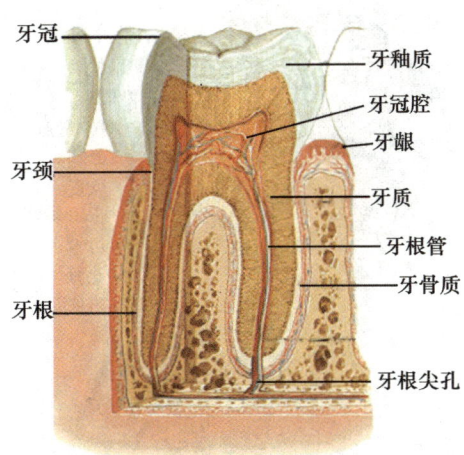

图 8-6　牙的形态和构造

牙主要由釉质、牙本质和牙骨质构成。牙本质构成牙的主体。在牙冠的牙本质表面覆有釉质；在牙颈和牙根，牙本质的表面包有牙骨质。牙的中央有一空腔，称牙腔，腔内容纳牙髓。牙髓由结缔组织、神经、血管和淋巴管共同组成。

5. 唾液腺

唾液腺分泌唾液，排入口腔，具有湿润口腔黏膜、帮助消化等作用。主要有腮腺、下颌下腺、舌下腺 3 对大唾液腺（图 8-7）。

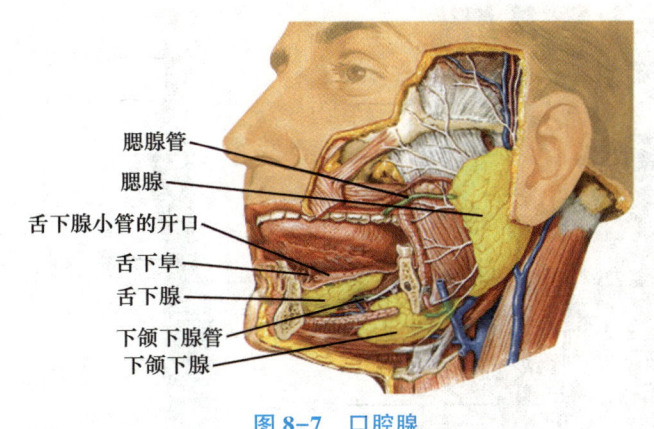

图 8-7　口腔腺

(1) 腮腺：是最大的唾液腺。腺体略呈不规则三角形，位于耳的前下方。腮腺导管开口于上颌第 2 磨牙相对应的颊黏膜上。

(2) 下颌下腺：位于下颌体的深面，其导管开口于舌下阜。

(3) 舌下腺：位于口腔底舌下襞的深面，其导管分别开口于舌下阜和舌下襞。

（二）咽

咽（图 8-8）位于第 1~6 颈椎体的前方，上附于颅底，向下于第 6 颈椎下缘与食管相续，长约 12cm。咽前壁不完整，自上而下分别与鼻腔、口腔和喉腔相通，因而咽以软腭和会厌上缘为界，分为鼻咽、口咽、喉咽 3 部分。咽腔是消化道和呼吸道的共同通道。在鼻咽的侧壁上，有咽鼓管咽口，鼻咽经此口与中耳鼓室相通。在口咽的外侧壁，在腭舌弓与腭咽弓之间有一凹窝，称扁桃体窝，窝内容纳腭扁桃体，腭扁桃体主要由淋巴组织构成。

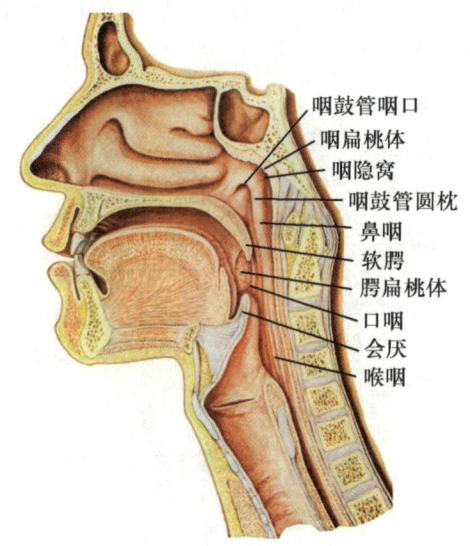

图 8-8　咽的正中矢切面

（三）食管

1. 食管的形态和位置

食管（图 8-9）为前后扁平的肌性管道，上端接续于咽下缘，沿脊柱的前面下降，经胸廓上口入胸腔，穿膈的食管裂孔进入腹腔，至第 11 胸椎体的左侧与贲门相续。全长约 25cm。食管全程分为颈、胸、腹 3 部。

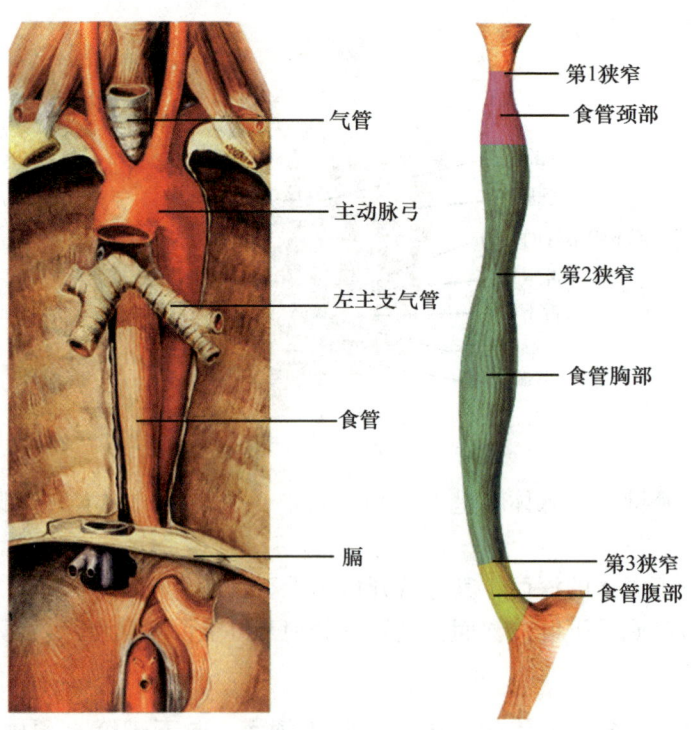

图 8-9　食管前面观及 3 处狭窄

2. 食管的 3 处狭窄

食管全长有 3 处狭窄：食管的起始处，距中切牙约 15cm；食管与左主支气管交叉处，距中切牙约 25cm；食管穿经膈的食管裂孔处，距中切牙约 40cm。3 处狭窄是食管肿瘤的好发部位。

（四）胃

胃（图 8-10）是消化管中最膨大的部分，上连食管，下续十二指肠，除具有受纳和消化食物的功能外，还有内分泌功能。

1. 胃的位置形态和分部

胃的位置受体型、体位和充盈程度等多种因素的影响，中等充盈时，胃大部分位于左季肋区，小部分位于腹上区。胃为前后略扁的肌性囊，有前、后壁，入、出口，上、下缘。胃的入口称贲门，与食管相续，出口称幽门，与十二指肠相接。两壁即前壁和后壁。上缘凹而短，朝向右上方，称胃小弯，其最低点明显转折处，称角切迹；下缘凸而长，朝向左下方，称胃大弯。

胃可分四部：①贲门部：围绕贲门周围的部分。②胃底：指贲门平面以上隆凸部分。③胃体：指自胃底向下与角切迹之间的部分。④幽门部：角切迹至幽门之间的部分，临床常称此部为胃窦。幽门部又分为左侧的幽门窦和右侧的幽门管。

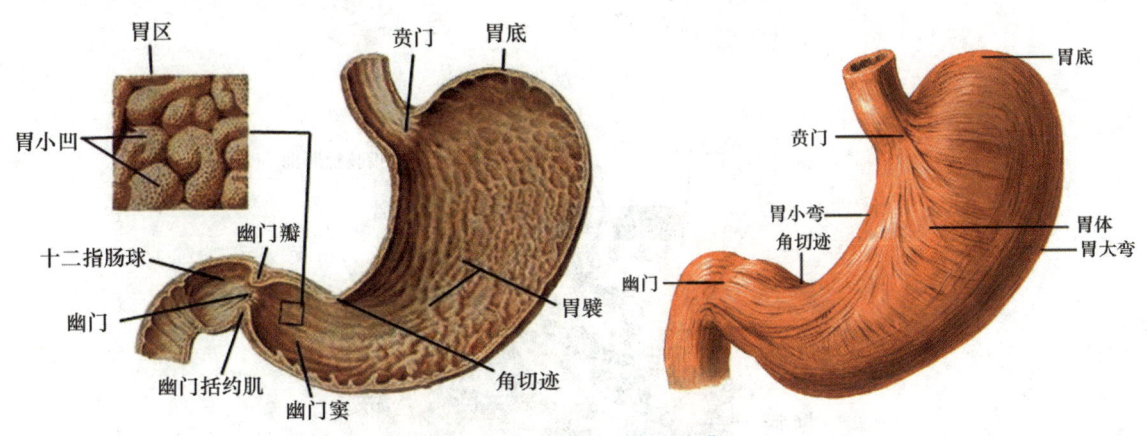

图 8-10 胃的形态及黏膜

2. 胃壁黏膜的结构特点

胃黏膜（图 8-11）活体呈橘红色，胃空虚时形成许多皱襞，充盈时变平坦，幽门处的黏膜形成环形皱襞，突向腔内称幽门瓣。黏膜由上皮、固有层和黏膜肌构成。上皮能分泌黏液，覆盖于胃黏膜的表面，防止胃酸和胃蛋白酶对胃黏膜的损害。固有层含有大量的胃腺，它们分别是贲门腺、幽门腺、胃底腺。贲门腺和幽门腺分别位于贲门部和幽门部的固有层内，主要分泌黏液。胃底腺主要位于胃底和胃体的固有层内，是产生胃液的主要腺体。胃底腺由多种腺细胞组成，主要是主细胞和壁细胞。主细胞又称为胃酶细胞，主要功能是分泌胃蛋白酶原。壁细胞又称为盐酸细胞，壁细胞主要功能是分泌盐酸，具有激活胃蛋白酶原和杀菌作用；同时壁细胞还分泌内因子，具有促进维生素 B_{12} 吸收的作用。

（五）小肠

小肠是消化食物和吸收营养物质的主要器官，成人长 5~7m，上接幽门，下续盲肠，分为十二指肠、空肠和回肠三部分。

1. 十二指肠

全长约 25cm。上部接幽门，向下续于空肠，呈 "C" 形包绕胰头，可分为上部、降部、水平部和升部四部（图 8-12）。上部肠壁较薄、黏膜面较光滑，称十二指肠球。其中降部的黏膜，其后内侧壁上有一纵行皱襞，纵襞下端有一突起称十二指肠大乳头，是胆总管和胰管的共同开口。

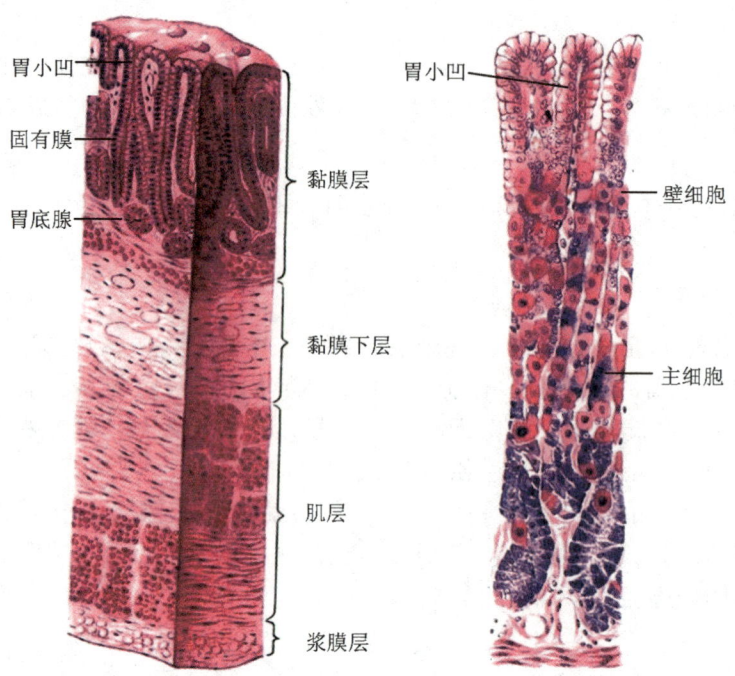

图 8-11 胃的组织结构

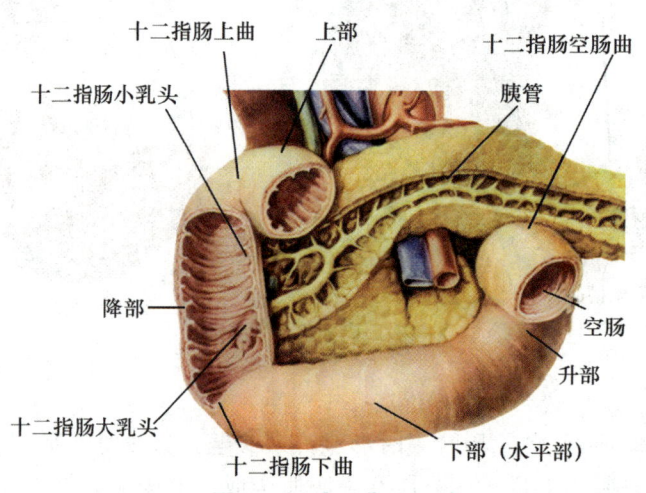

图 8-12 十二指肠和胰

2. 空肠和回肠

空肠和回肠（图 8-13）借小肠系膜固定于腹后壁，空肠上部接十二指肠，回肠下端连盲肠，空肠与回肠无明显分界。通常空肠主要位于腹腔的左上部，管径较粗，管壁较厚，血供丰富，在活体呈淡红色；回肠位于腹腔的右下部，管径略细，管壁较薄。

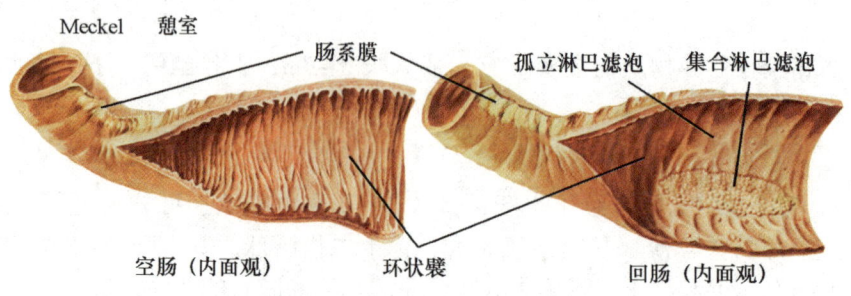

图 8-13 空肠与回肠的比较

(六) 大肠

大肠起始段与回肠相接,末端终于肛门,全长约 1.5m,分为盲肠、阑尾、结肠、直肠和肛管 5 部分。大肠主要功能是吸收水分、分泌黏液,并将食物残渣形成粪便排出体外。

盲肠和结肠外形特征(图 8-14):①结肠带:是肠壁的纵行肌聚集而成的带状结构,共 3 条。②结肠袋:是肠壁呈袋状向外膨出而成。③肠脂垂:附于结肠带的边缘的脂肪组织聚集成的突起。上述 3 种结构是肉眼区别盲肠、结肠和小肠的重要依据。

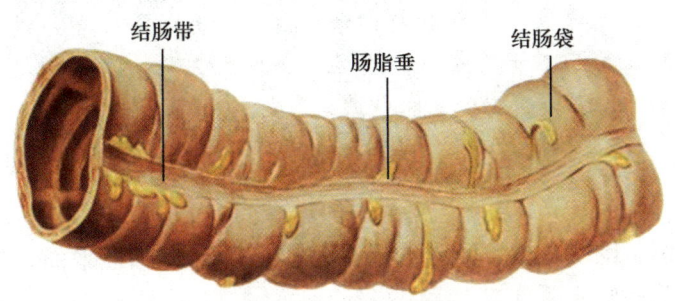

图 8-14 结肠的特征

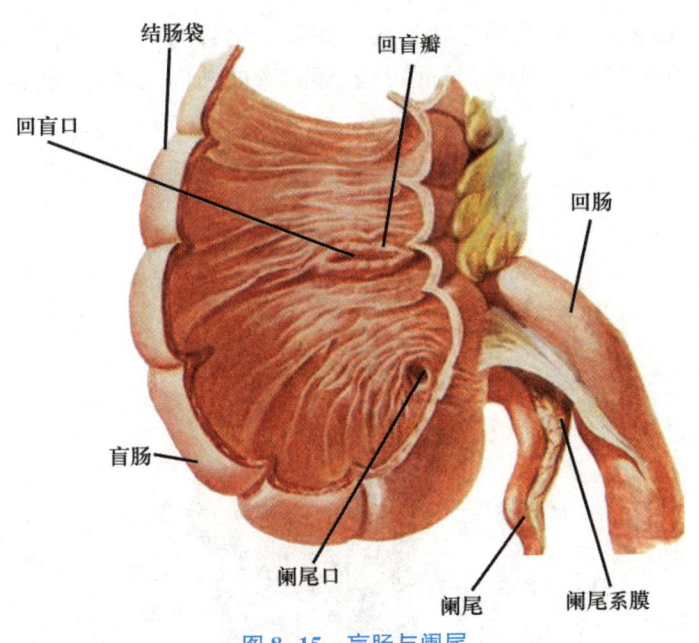

图 8-15 盲肠与阑尾

1. 盲肠

位于右髂窝内,是大肠的起始段,呈囊袋状,长 6~8cm。左接回肠,向上续升结肠(图 8-15)。在回肠末端突入盲肠内形成上、下两个唇状的皱襞,称回盲瓣,回盲瓣既可控制回肠内容物过快进入盲肠,又有阻止大肠内容物向回肠反流的作用。

2. 阑尾

形似蚯蚓,平均长度 6~8cm,开口于盲肠的后内侧壁,末端游离,但根部的位置较恒定。阑尾根部的体表投影,通常在脐与右髂前上棘连线的中、外 1/3 交点处,此点称为麦氏点(Mc Burney),急性阑尾炎时,该处常有明显的压痛。

> **小贴士**
>
> **急性阑尾炎**
>
> 　　急性阑尾炎是一种常见病，居各种急腹症的首位。常常急性发病，腹痛多起于上腹或脐周，开始痛不重，位置不固定，数小时后腹痛转移并固定于右下腹，持续性加重。部分患者病起即出现右下腹痛。右下腹（麦氏点多见）固定压痛、反跳痛、肌紧张，肠鸣音减弱或消失。由于阑尾管腔细窄，开口狭小，壁内淋巴组织丰富，由于食物残渣、粪石、异物等滞留，造成阑尾管腔阻塞。当阑尾的分泌物及细菌因管腔阻塞而不能排除时，阑尾就会发生炎症。急性阑尾炎阑尾破裂穿孔时，可导致腹膜炎，腹部疼痛加剧、恶心、呕吐及板状腹。

3. 结肠

结肠是盲肠的直接延续，围绕在空、回肠的周围，向下至第 3 骶椎平面，移行于直肠，可分为升结肠、横结肠、降结肠和乙状结肠 4 部分。

4. 直肠

位于小骨盆腔内，长 10~14cm，上接乙状结肠，在骶、尾骨的前面下行，至尾骨末端穿过盆膈，与肛管相连。直肠并不直，在矢状面上有两个弯曲，上部的弯曲凸向后，称骶曲；下部的弯曲凸向前，称会阴曲（图 8-16）。

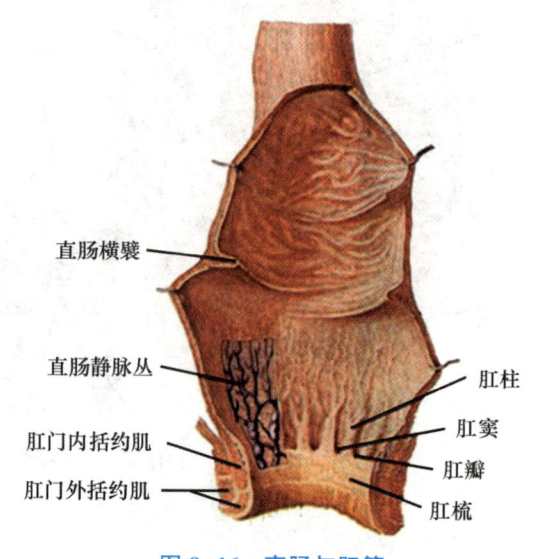

图 8-16　直肠与肛管

5. 肛管

肛管上续直肠，末端终于肛门，长约 4cm。肛管内面有 6~10 条纵行的黏膜皱襞，称肛柱。连接相邻肛柱下端的黏膜皱襞，称肛瓣。各肛柱的下端和肛瓣的边缘连成一锯齿状线，称齿状线，此线是黏膜和皮肤的分界线，齿状线以上的腔面被覆黏膜，齿状线以下的腔面覆以无角化层的复层扁平上皮，肛管壁内含有丰富的静脉丛。当某种原因导致静脉丛瘀血、曲张时，便成为痔。

在肛管和肛门的周围有肛门内、外括约肌环绕。肛门内括约肌属平滑肌，此肌有协助排便的作用，在肛门内括约肌的周围和下方，有由骨骼肌构成的肛门外括约肌，此肌有控制排便的功能。

三、消化腺

消化腺除口腔腺和胃腺、肠腺等外，还有肝和胰。消化腺的主要功能是分泌消化液，参与食物的消化。

（一）肝

是人体最大的腺体，占体重的 1/50~1/40（图 8-17、图 8-18）。肝的功能极为复杂，不仅分泌胆汁参与脂肪的消化和吸收，还具有代谢、解毒、防御等功能。

1. 肝的形态

肝在活体呈红褐色，质软而脆，易因暴力破裂而引起出血。肝可分为前、后两缘和上、下两面。肝前缘锐利，后缘钝圆。肝的上面膨隆，与膈相接触，称为膈面，此面被矢状位的镰状韧带分为左叶和右叶。肝的下面凹凸不平，邻接腹腔器官，称为脏面。脏面有一呈 H 形的沟，即两条矢状位的纵沟和位于纵沟之间的横沟。横沟称肝门，是肝管、肝固有动脉、肝门静脉和神经等出入肝的部位。右侧纵沟的前部为一浅窝，容纳胆囊，后部有下腔静脉通过。肝的脏面借上述诸沟分为四叶：肝右叶、肝左叶、方叶、尾状叶。

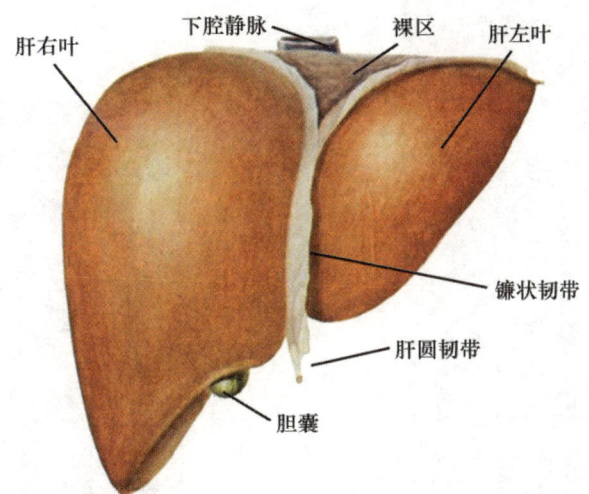

图 8-17　肝的膈面

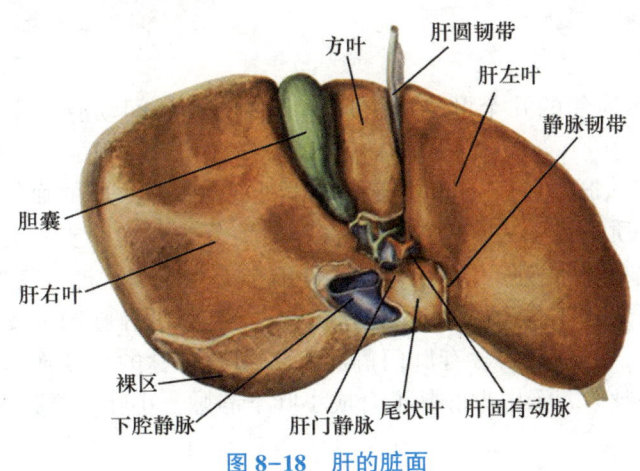

图 8-18　肝的脏面

2. 肝的位置和体表投影

肝大部分位于右季肋区和腹上区，小部分位于左季肋区。肝的上界与膈一致，其最高点在右侧相当于右锁骨中线与第 5 肋的交点，左侧相当于左锁骨中线与第 5 肋间隙的交点。肝的下界，右侧大致与右肋弓一致，在腹上区剑突下 3~5cm。肝的位置随膈的运动而上、下移动，在平静呼吸时肝可上、下移动 2~3cm。

3. 肝脏的微细结构

肝脏的表面有一薄层致密的结缔组织构成的被膜。被膜深入肝内形成网状支架，将肝实质分隔为许多具有相似形态和相同功能的基本单位，称为肝小叶（图 8-19、图 8-20）。

（1）肝小叶：肝小叶呈多角棱柱体，由中央静脉、肝板、肝血窦、胆小管、窦周隙构成。①中央静脉：在肝小叶中央，有肝血窦开口。②肝板：肝细胞以中央静脉为中心呈放射状排列，形成肝细胞索。③肝血窦：位于肝板之间，是一种扩大了毛细血管，通透性大，其内有肝巨噬细胞，该细胞能吞噬血液中细菌、异物和衰老的红细胞。④胆小管：位于肝细胞之间有细胞膜的凹陷围成，肝细胞分泌的胆汁排入胆小管内。⑤窦周隙：位于血窦壁肝细胞与内皮细胞之间，其内充满肝血窦渗出的血浆，是肝细胞与血液进行物质交换的部位。

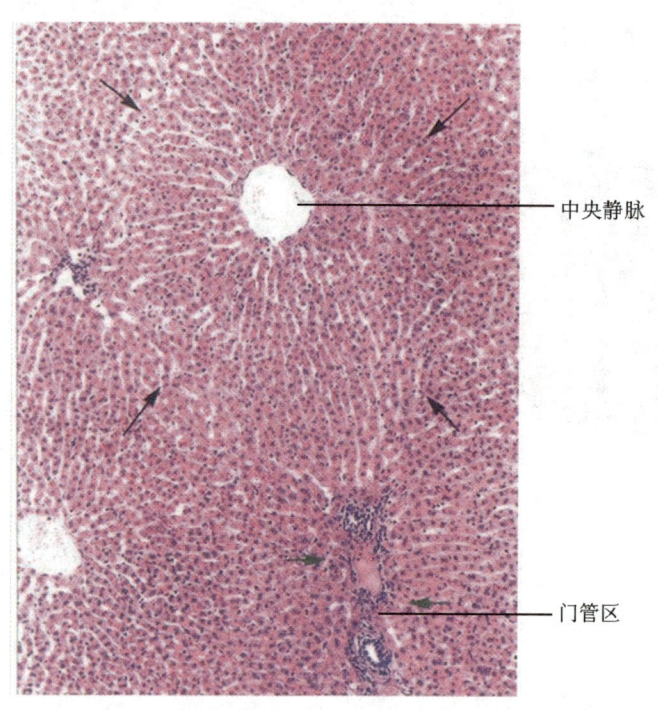

图 8-19 肝小叶

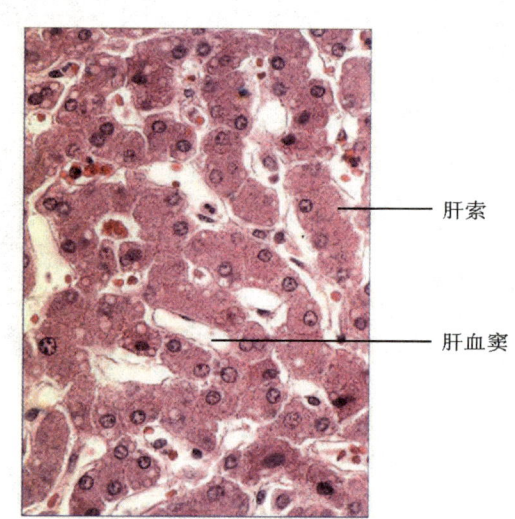

图 8-20 肝索与肝血窦

（2）肝门管区：位于相连邻的几个肝小叶之间，其内有小叶间动脉、小叶间静脉、小叶间胆管等结构。

（3）肝的血液循环：进入肝的血管有肝门静脉和肝固有动脉，故肝的血供丰富。肝门静脉是肝的功能血管，将从胃肠吸收的物质输入肝内。肝门静脉在肝门处分为左右两支，分别进入肝左、右叶，继而在肝小叶间反复分支，形成小叶间静脉。小叶间静脉分出小支与血窦相连，将肝门静脉血输入肝小叶内。肝固有动脉血富含氧，是肝的营养血管，肝固有动脉的分支与肝门静脉的分支伴行，依次分为小叶间动脉，最后也通入血窦。因此，肝血窦内含有肝门静脉和肝固有动脉的混合血液。肝血窦的血液，从小叶周边流向中央，汇入中央静脉。若干中央静脉汇合成小叶下静脉，小叶下静脉进而汇合成 2~3 支肝静脉，出肝后入下腔静脉。

（4）胆囊与输胆管道

①胆囊：位于胆囊窝内，呈梨形，容量为 40~60ml，可分为底、体、颈、管四部分（图 8-21），有贮存和浓缩胆汁的作用。胆囊底常露出于肝的前缘，其体表投影在右锁骨中线与右肋弓交点处的稍下方，胆囊炎时，此处常有明显的压痛。

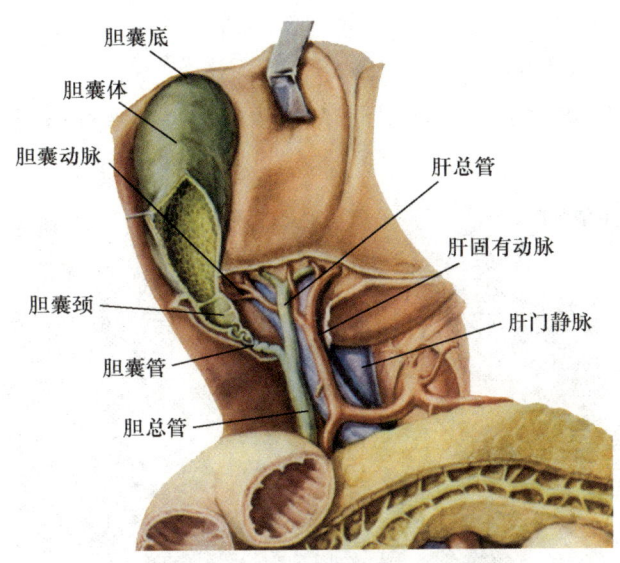

图 8-21 胆囊及肝外管道

②输胆管道：是将胆汁输送至十二指肠的管道，肝内胆小管汇成小叶间胆管，逐渐汇成肝左管、肝右管出肝，合成肝总管，肝总管下行与胆囊管汇合成胆总管。经肝十二指肠韧带，在十二指肠降部与胰头之间下降，在此与胰管汇合成肝胰壶腹，开口于十二指肠大乳头。在胆总管、胰管的末端及肝胰壶腹的周围，有肝胰壶腹括约肌（Oddi 括约肌）。肝胰壶腹括约肌的收缩和舒张，可控制胆汁和胰液的排出。胆汁的排出途径，可归纳如下。

肝细胞产生胆汁→胆小管→小叶间胆管→肝左、右管→肝总管→胆总管→十二指肠
　　　　　　　　　　　　　　　　　　　　　　　　　　　　↓↑
　　　　　　　　　　　　　　　　　　　　　　　　　　　胆囊管
　　　　　　　　　　　　　　　　　　　　　　　　　　　↓↑
　　　　　　　　　　　　　　　　　　　　　　　　　　　胆囊

（二）胰

1. 胰的位置和形态

（图 8-22）胰位于胃的后方，在第 1、2 腰椎水平横贴于腹后壁，分头、体、尾三部分，在胰的实质内，有一条自胰尾沿胰长轴右行的输出管，称胰管，它沿途汇集许多小导管，到达胰头时与胆总管汇合后，共同开口于十二指肠大乳头。

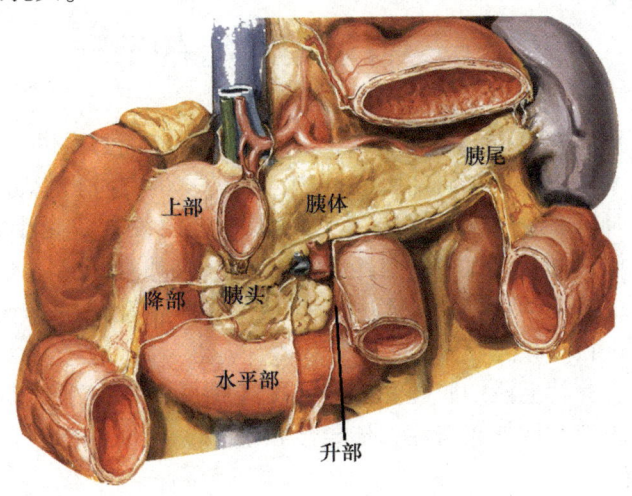

图 8-22 胰的分布

2. 胰的微细结构

胰实质分为外分泌部和内分泌部两部分（图8-23）。

（1）外分泌部：由腺泡和腺管组成，腺泡分泌胰液，腺管是胰液排出的通道。胰液通过胰管排入十二指肠。

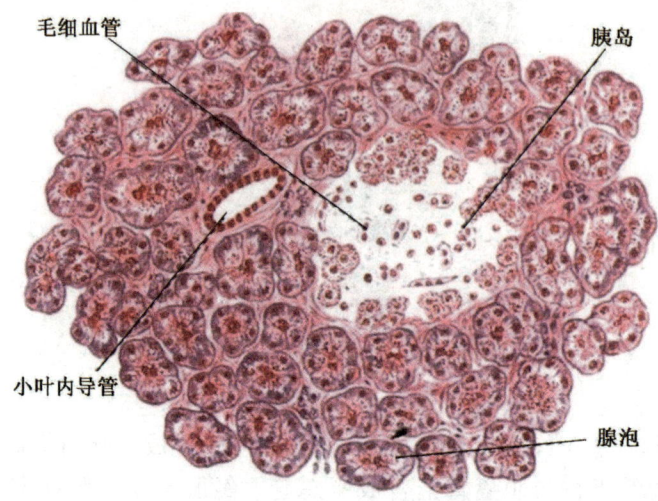

图8-23　胰的组织结构

（2）内分泌部：由大小不同的细胞团组成，又称胰岛，每一个胰岛都包含至多种细胞：A细胞分泌胰高血糖素，可以促进肝糖原分解，使血糖升高。B细胞分泌胰岛素，起降低血糖，促进肝糖原的合成等作用。

四、腹膜

腹膜为覆盖于腹、盆腔壁内面和腹、盆腔脏器表面的一层薄而光滑的浆膜，由间皮和少量结缔组织构成，呈半透明状。衬于腹、盆壁内面的腹膜，称为壁腹膜或腹膜壁层；被覆于脏器表面的腹膜，称为脏腹膜或腹膜脏层，它构成腹膜内位器官的外膜。脏、壁腹膜相互移行所围成的潜在性腔隙，称为腹膜腔，腔内仅有少量具有润滑作用的浆液。男性腹膜腔为一封闭的腔隙；女性腹膜腔则借输卵管腹腔口，经输卵管、子宫、阴道与外界相通。腹膜具有分泌、吸收、保护、支持、修复等功能。它形成的韧带、系膜等结构还有固定和支持脏器的作用。

第二节　各段消化管的消化

消化系统的主要功能是对食物进行消化和吸收，为机体的新陈代谢提供必不可少的营养物质和能量。食物中的水、无机盐和维生素可以直接被机体吸收利用，而糖、蛋白质和脂肪为结构复杂的大分子物质，必须经消化分解成小分子物质才能被吸收利用。食物在消化道内被分解为小分子物质的过程称为消化。消化的方式有两种：一是机械性消化，即通过消化道的运动，将食物磨碎，使之与消化液充分混合，同时将其推向消化管的远端；二是化学性消化，通过消化液中各种消化酶的作用将食物分解成小分子物质的过程。两种消化方式同时进行，相互配合。

消化管中，除口腔、咽、食管上段的肌肉和肛门外括约肌是骨骼肌外，其他部位的肌肉均为平滑肌，消化道平滑肌除具有肌肉组织的共性如兴奋性、传导性和收缩性外，还有其自身的特点：

1. 兴奋性低、收缩缓慢

消化道平滑肌的兴奋性较骨骼肌低，收缩的潜伏期、收缩期和舒张期所占的时间比骨骼肌的长。

2. 自律性

消化道平滑肌在离体后，置于适宜的环境中，仍能进行节律性舒缩，但其节律缓慢且远不如心肌那样规则。

3. 紧张性

消化道平滑肌经常保持一种微弱的持续收缩状态，称为平滑肌的紧张性。紧张性有助于维持胃、肠的正常形态和位置，使消化管内保持一定的基础压力。消化道各种不同形式的运动也都是在紧张性的基础上进行的。

4. 伸展性

消化道平滑肌能做大幅度的伸展，使之适应实际的需要。这一特性使消化管（特别是胃）容纳较多食物时也不发生明显的压力变化。

5. 对牵拉、温度和化学刺激敏感

消化道平滑肌对电刺激不敏感，但对牵拉、温度和化学刺激敏感，如温度升高、微量的乙酰胆碱均能引起其强烈的收缩。

一、口腔内消化

消化过程从口腔开始。食物在口腔内停留的时间为 15~20s，在口腔内，食物被咀嚼、磨碎并与唾液混合，形成食团，而后被吞咽。口腔中的唾液具有较弱的化学性消化作用。

（一）唾液及其作用

唾液由口腔内三对大唾液腺（腮腺、颌下腺和舌下腺）及众多散在的小唾液腺所分泌。唾液为无色、无味、近中性（pH 值为 6.6~7.1）的液体，正常成人每日的分泌量为 1.0~1.5L。其主要成分是水，含有球蛋白、唾液淀粉酶、溶菌酶、无机物等物质。

唾液的作用：①湿润和溶解食物，使食物易于吞咽并引起味觉；②唾液淀粉酶可将食物中的淀粉分解为麦芽糖；③唾液中的溶菌酶和免疫球蛋白具有杀灭细菌的作用；④排泄功能，进入体内的某些物质如铅、汞等可随唾液排出；⑤唾液可清除口腔内的食物残渣，对口腔有清洁和保护的作用。

（二）咀嚼和吞咽

1. 咀嚼

咀嚼是由咀嚼肌群的顺序收缩所完成的复杂的反射动作，受意识控制。通过咀嚼，将食物切碎、研磨、搅拌，并与唾液混合形成食团，便于吞咽。此外，咀嚼动作能反射性地引起胃、肠、胰、肝和胆囊等消化器官的活动，为食物的进一步消化做好准备。

2. 吞咽

吞咽是食物由口腔经咽、食管进入胃的过程，是一种复杂的反射动作。据食物通过的部位，可以分为三期：第一期由口腔到咽，通过舌的翻转运动将食物推向咽部。第二期由咽到食管上端，食团到达咽部反射性地引起软腭上移，咽后壁向前突出，封闭鼻咽通道；声带内收，喉头升高并紧贴会厌，封闭咽与气管的通路，呼吸暂停，由于喉头上移，食管上口张开，食团被挤入食管。第三期沿食管下行至胃，食管肌肉的顺序收缩，使食管产生从上向下的蠕动，将食团向下推送（图 8-24）。蠕动是消化道共有的一种运动形式，表现为上段收缩下段舒张，食团从上段推送至下段。

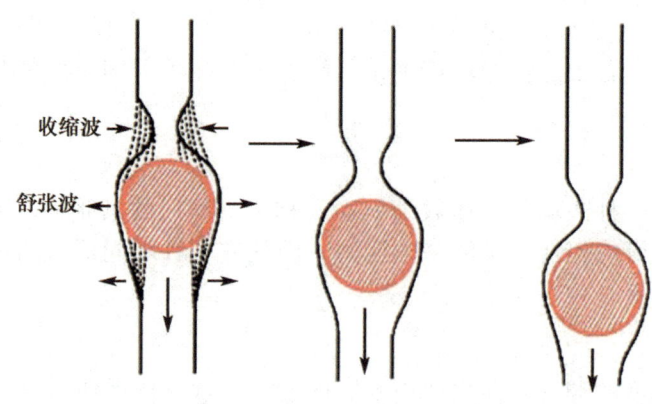

图 8-24 食管蠕动

二、胃内消化

正常成人胃的容量为 1~2L，胃具有暂时储存食物和消化食物的功能。食物在胃内通过机械性消化和化学性消化，与胃液混合形成食糜，并逐步排入十二指肠。

（一）胃液的分泌

1. 胃液的成分和作用

胃液是无色的酸性液体，pH 值为 0.9~1.5，正常成人每日的分泌量为 1.5~2.5L。除水外，其主要成分和作用如下：

（1）盐酸：壁细胞分泌，胃液中的盐酸大部分为游离酸，小部分与蛋白质结合为结合酸，两者在胃液中的总浓度合称为胃液的总酸度。盐酸的作用：①激活胃蛋白酶原，使其转变为有活性的胃蛋白酶，并为其发挥作用提供酸性环境。②可杀灭随食物进入胃内的细菌。③使食物中的蛋白质变性，使之易于分解。④盐酸进入小肠，促进胰液、胆汁和小肠液的分泌。⑤盐酸所造成的酸性环境利于铁和钙在小肠的吸收。盐酸分泌过多，对胃、十二指肠黏膜有侵蚀作用，可能诱发胃和十二指肠溃疡；若盐酸分泌过少，可产生腹泻、腹胀等消化不良的症状。

（2）胃蛋白酶原：由泌酸腺中的主细胞分泌，在盐酸的作用下无活性的胃蛋白酶原转变成有活性的胃蛋白酶。胃蛋白酶能分解食物中的蛋白质，主要分解产物为䏡和胨，以及少量的多肽和氨基酸。胃蛋白酶只在较强的酸性环境中才发挥作用，最适 pH 值为 2.0~3.5，其活性随 pH 值升高而降低，当 pH 值 > 5.0 便失活。

（3）黏液和碳酸氢盐：黏液由胃腺的黏液细胞和胃黏膜表面的上皮细胞分泌。其主要成分是糖蛋白，具有较高的黏滞性，其覆盖在胃黏膜的表面，形成厚约 0.5mm 的凝胶样保护层，具有润滑作用，可减少粗糙食物对胃黏膜的机械性损伤。胃内 HCO_3^- 由胃黏膜上皮细胞分泌，与黏液结合构成黏液-碳酸氢盐屏障（图 8-25），由于黏液具有较高的黏滞性，可减慢胃腔内的 H^+ 向黏液深层扩散的速度，当 H^+ 从黏膜表面向深层扩散时，与胃黏膜上皮细胞分泌的 HCO_3^- 相遇而发生中和，使黏液层中出现一个 pH 值梯度，即靠近胃腔面一侧的黏液层呈酸性，pH 值约为 2.0；靠近上皮细胞一侧的黏液层则呈中性或偏碱性，pH 值约为 7.0。因此，黏液-碳酸氢盐屏障在一定程度上能有效保护胃黏膜免受 H^+ 的直接侵蚀，黏液深层的中性 pH 环境使胃蛋白酶丧失分解蛋白质的作用，从而有效阻挡盐酸和胃蛋白酶对胃黏膜的损伤作用。

（4）内因子：内因子是由胃腺壁细胞分泌的一种糖蛋白。它能与食物中的维生素 B_{12} 结合形成复合物，以保护维生素 B_{12} 不被消化液破坏，并能与回肠黏膜上皮细胞特异性受体结合，促进维生素 B_{12} 的吸收。

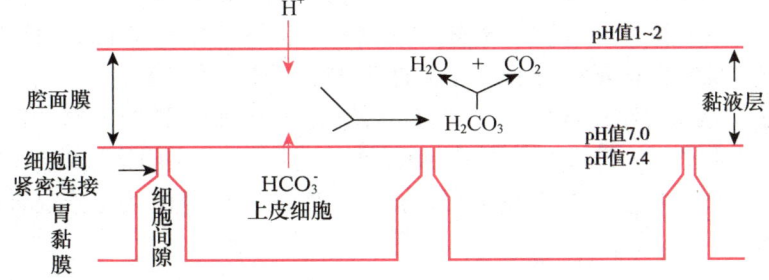

图 8-25 胃黏液-碳酸氢盐屏障模式图

> **小贴士**
>
> **幽门螺旋杆菌与消化性溃疡**
>
> 消化性溃疡主要指发生于胃和十二指肠的慢性溃疡，是一多发病、常见病。研究表明，超过 90% 的十二指肠溃疡和 80% 左右的胃溃疡，都是由幽门螺杆菌感染所导致的。幽门螺杆菌是革兰阴性、微需氧的细菌，生存于胃部及十二指肠的各区域内，幽门螺杆菌是人类至今唯一一种已知的胃部细菌，它会引起胃黏膜轻微的慢性发炎，甚或导致胃及十二指肠溃疡与胃癌。消化科医生可以通过内窥镜检查和呼气试验等诊断幽门螺杆菌感染。抗生素的治疗方法已被证明能够根除幽门螺旋杆菌感染。

2. 消化期胃液分泌的特点

空腹时胃液分泌很少，进食是胃液分泌的自然刺激。进食后，胃液分泌开始增多，按接受食物刺激的部位，将胃液分泌分为头期、胃期和肠期，这种划分是人为的，实际上，这三个时期几乎是同时开始，相互重叠的，也都受到神经和体液因素的双重调节。

（1）头期胃液分泌：引起胃液分泌的传入冲动主要来自位于头部的感受器（眼、耳、口腔、咽等），故称头期胃液分泌。头期胃液分泌的特点是胃液分泌量多，酸度和胃蛋白酶原的含量都很高，消化能力很强。研究表明，头期胃液分泌量和食欲有很大关系，可口的食物引起的胃液分泌远多于不可口的食物。

（2）胃期胃液分泌：食物入胃后，继续引起胃液分泌，其主要机制是：①食物对胃的扩张刺激作用于胃底、胃体部的感受器，通过迷走-迷走反射和壁内神经丛短反射，引起胃腺分泌；②食物扩张刺激作用于幽门部，通过壁内神经丛引起 G 细胞释放促胃液素，刺激胃腺分泌；③食物的化学成分（主要是蛋白质的消化产物）直接作用于 G 细胞，引起促胃液素释放。胃期胃液分泌特点是胃液分泌量大，酸度高，但胃蛋白酶原的含量较头期少，故消化能力较头期弱。

（3）肠期胃液分泌：胃内食糜进入小肠后能继续引起胃液分泌。肠期胃液分泌的特点是分泌量少，大约占进食后胃液分泌总量的 10%，盐酸和胃蛋白酶原的含量很低。

（二）胃的运动

食物在胃内的机械性消化是通过胃的运动实现的。胃底和胃体前部（也称头区）运动较弱，其主要功能是贮存食物；胃体的远端和胃窦（也称尾区）运动较强，其主要功能是磨碎食物，使食物与胃液充分混合，形成食糜，并逐步将食糜排入十二指肠。

1. 胃的主要运动形式

（1）容受性舒张：咀嚼和吞咽食物时，食物对咽和食管等处感受器的刺激可反射性地引起胃底和胃体的肌肉舒张，胃容积增大，称为容受性舒张。这种舒张可使胃容量由空腹时的 50ml 左右增大到进食后的 1.5L 左右，其生理意义在于能使胃容纳大量食物而胃内压不发生明显变化。

(2) 紧张性收缩：胃壁平滑肌经常处于一定程度的持续微弱的收缩状态，称为紧张性收缩。胃的紧张性收缩使胃腔内具有一定的压力，有助于胃液进入食物，促进化学性消化。同时还有助于维持胃的正常形态和位置，临床上出现的胃扩张和胃下垂与胃的紧张性收缩降低有关。

(3) 蠕动：胃的蠕动是在食物进入胃 5min 左右开始的。蠕动始于胃的中部，1min 左右到达幽门，每分钟约 3 次，通常是一波未平，一波又起。蠕动在开始时较弱，在向幽门推进的过程中逐渐加强，当接近幽门时明显增强（图 8-26）。其生理意义在于磨碎食物，使食物与消化液充分混合形成食糜，并将食糜排入十二指肠。

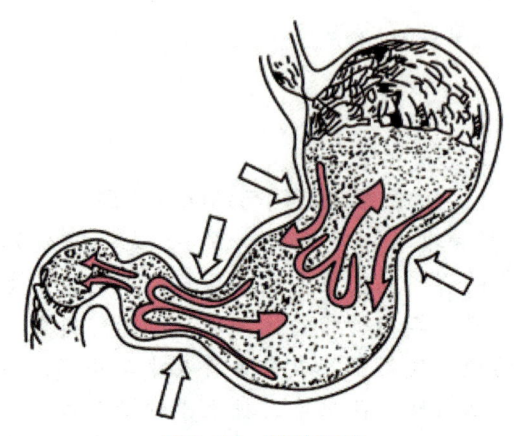

图 8-26　胃的蠕动

2. 胃排空

食糜由胃进入十二指肠的过程称为胃排空。一般食物入胃后 5min 就有部分食糜被排入十二指肠。胃排空的速度与食糜的物理性状和化学组成相关。在三种主要的营养物质中，糖类的排空速度最快，蛋白质次之，脂肪最慢；一般来说，稀的、流体食物比稠的、固体食物排空快；颗粒小的食物比大块食物排空快。对于混合性食物，胃完全排空大概需要 4~6h。胃排空的动力是胃的运动以及由此形成的胃与十二指肠之间的压力差，进食后胃运动增强使胃内压升高，当胃内压力超过十二指肠压力时，食糜就排入十二指肠。

胃排空的速率受两个方面的因素控制：

(1) 胃内因素促进胃排空：胃内容物对胃壁的扩张刺激，通过壁内神经丛反射和迷走-迷走反射，使胃的运动增强，促进胃排空；另外，胃内食物的机械扩张刺激和化学刺激，可引起胃窦部 G 细胞分泌胃泌素，胃泌素可使胃的运动增强，从而促进胃排空。

(2) 十二指肠内因素抑制胃排空：进入十二指肠的酸、脂肪、高渗溶液以及食糜对肠壁的机械扩张，均可刺激肠壁上的相应感受器，通过肠-胃反射抑制胃的运动，使胃排空减慢。肠-胃反射对胃酸刺激十分敏感，当小肠内 pH 值降低至 3.5~4.0 时，该反射即可发生，抑制胃的运动和胃排空，从而延缓胃内酸性食糜进入十二指肠。当酸或脂肪进入十二指肠后，可引起小肠黏膜释放促胰液素、抑胃肽、缩胆囊素等，这些激素可抑制胃的运动，延缓胃排空。

总之，当十二指肠的酸性食糜增多时，能通过神经调节和体液调节，抑制胃的运动，延缓胃排空。随着酸性食糜被肠内碱性消化液中和，以及食物被消化、吸收，这种抑制作用消失，胃的运动又加强，又推送食糜到十二指肠。如此反复，直到食物被完全消化、吸收。由此可见，胃排空是间断进行的，并与十二指肠内的消化和吸收相适应。

(三) 呕吐

呕吐是将胃及肠内容物经口腔强力驱出的过程。呕吐中枢位于延髓。引起呕吐的原因很多，舌根、咽部、胃肠、泌尿生殖器官受刺激均可引起呕吐；颅内压升高可直接刺激呕吐中枢，引起喷射性呕吐；

晕车晕船时，内耳前庭器官受刺激也可引起呕吐。呕吐是一种保护性反射，可排出胃内有害物质。临床上抢救误服药物或毒物患者时，可采用刺激呕吐敏感区人工催吐的方法，使毒物或药物排出。但剧烈频繁的呕吐会影响进食和正常的消化活动，丢失大量的消化液，造成体内水、电解质和酸碱平衡紊乱。

三、小肠内消化

小肠内消化是整个消化过程中最重要的阶段。在这里，食糜经过胰液、胆汁和小肠液的化学性消化及小肠运动的机械性消化，整个消化过程基本完成。同时，被消化的营养物质被小肠黏膜吸收，未被消化的食物残渣进入大肠参与粪便的形成。

（一）胰液及其作用

1. 胰液的性质、成分和作用

胰液是由胰腺的外分泌部分泌的无色、无味的碱性液体，pH 值 7.8~8.4，每日分泌量为 1~2L。其成分除大量的水外，主要有多种消化酶和碳酸氢盐等。

（1）碳酸氢盐：碳酸氢盐的作用是中和进入十二指肠的胃酸，保护小肠黏膜免受酸的侵蚀；同时也为小肠内多种消化酶发挥作用提供适宜的 pH 值环境。

（2）胰淀粉酶：胰淀粉酶可将食物中的淀粉水解为麦芽糖。胰淀粉酶作用的最适 pH 值为 6.7~7.0。

（3）胰脂肪酶：胰脂肪酶可将三酰甘油分解为脂肪酸、甘油一酯和甘油。其最适 pH 值为 7.5~8.5。胰脂肪酶只有在辅脂酶存在的条件下才能发挥其作用，辅脂酶是胰腺分泌的一种小分子蛋白质，辅脂酶能将胰脂肪酶牢固地附着于脂肪颗粒表面，防止胆盐把胰脂肪酶从脂肪表面置换下来。

（4）蛋白水解酶：主要有胰蛋白酶和糜蛋白酶两种。两种酶都以没有活性的酶原的形式存在于胰液中。胰液进入肠道，胰蛋白酶原被小肠液中的肠致活酶激活，也可被胃酸和胰蛋白酶本身激活，转化为有活性的胰蛋白酶。糜蛋白酶原在胰蛋白酶的作用下转变为有活性的糜蛋白酶。胰蛋白酶与糜蛋白酶的作用相似，都能将蛋白质水解成胨和脉，当两者共同作用于蛋白质时，可将蛋白质分解为多肽和氨基酸。

正常胰液中除含有上述三种消化酶外，还含有核糖核酸酶、脱氧核糖核酸酶和羧基肽酶等水解酶，它们都是以没有活性的酶原的形式存在，它们都是由胰蛋白酶激活。核糖核酸酶和脱氧核糖核酸酶能将相应的核酸水解为核苷酸。

胰液中含有三大物质的消化酶，因而胰液是最重要的消化液。当胰液分泌障碍时，即使其他消化液分泌正常，也会严重影响食物中脂肪和蛋白质的消化和吸收，但糖类消化一般不受影响。

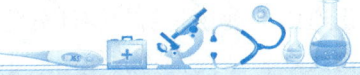

小贴士

急性胰腺炎

急性胰腺炎为腹部外科常见病，近年来重型胰腺炎发病率逐渐增多。由于它对生理扰乱大，而且对各重要脏器损害明显，故死亡率甚高，有时可引起骤然死亡。其诱因可为胆道疾患、酗酒和暴饮暴食等。正常胰腺能分泌多种酶，多以无活性的酶原形式存在，在病理情况下，胰酶在胰腺内被激活后对胰腺组织自身消化，从而引发急性胰腺炎。临床以急性上腹痛、恶心、呕吐、发热和血胰酶增高等为特点，通常通过抑制或减少胰液分泌的方法进行治疗。

2. 胰液分泌的调节

在非消化期，胰液几乎不分泌或很少分泌，进食后胰液开始分泌。胰液的分泌受神经和体液的双重调节。

（1）神经调节：食物的色、香、味、形对口腔、咽、食管、胃和小肠的刺激都可通过条件反射和非条件反射引起胰液分泌增多，其传出神经主要是迷走神经。迷走神经兴奋引起胰液分泌的特点是：酶含

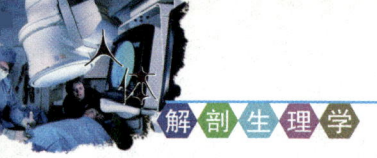

量丰富，而水分和碳酸氢盐含量却很少。

（2）体液调节：引起胰液分泌的激素主要是促胰液素和缩胆囊素。①促胰液素：由小肠上段黏膜S细胞分泌。引起其分泌的最强刺激是盐酸，其次是蛋白质分解产物和脂肪酸，糖类几乎没作用。促胰液素主要作用于胰腺小导管上皮细胞，使其分泌大量的水和碳酸氢盐，但酶的含量很低。②缩胆囊素：由小肠上段的I细胞分泌的一种肽类激素。引起其释放的因素由强到弱为：蛋白质分解产物、脂肪酸、盐酸、脂肪。缩胆囊素有两个作用：促进胰液中各种酶的分泌（故也称促胰酶素）和促进胆囊收缩排放胆汁。另外，缩胆囊素对胰腺组织还有营养作用，能促进胰组织中蛋白质和核酸的合成。

（二）胆汁的分泌及其作用

1. 胆汁的性质和成分

胆汁是由肝细胞分泌的具有苦味的有色液体，成人每日分泌量为0.8~1.0L。分泌后直接流入小肠的胆汁称为肝胆汁，肝胆汁为金黄色，pH值7.8~8.6。在胆囊中储存的胆汁为胆囊胆汁，因被浓缩呈黄绿色，因碳酸氢盐被吸收呈中性或弱酸性，pH值6.8~7.0。胆汁中不含消化酶，其成分除水和无机盐外，主要有胆盐、胆色素、胆固醇、卵磷脂等。胆盐是胆汁酸与甘氨酸或牛磺酸结合形成的钠盐或钾盐，是胆汁中参与消化吸收的主要成分。胆色素是血红蛋白的分解产物。

2. 胆汁的作用

胆汁对脂肪的消化和吸收有重要作用，主要是胆盐的作用：①乳化脂肪，胆盐可使脂肪乳化成脂微滴，增加脂肪与胰脂肪酶的接触面积，有利于脂肪的分解。②促进脂肪分解产物的吸收，胆盐与脂肪酸、甘油一酯、胆固醇等结合形成水溶性的复合物，将不溶于水的甘油一酯、长链脂肪酸等分解产物运送到肠黏膜表面，帮助它们的吸收。③促进脂溶性维生素A、维生素D、维生素E、维生素K的吸收。

胆汁中的胆盐进入十二指肠后，约95%被回肠末端吸收，经门静脉回到肝脏，重新组成胆汁又由肝细胞分泌入十二指肠，这一过程称为胆盐的肠-肝循环。另外，胆汁中的胆盐（或胆汁酸）、胆固醇和卵磷脂之间必须维持适当的比例，胆固醇才能处于溶解状态。当胆固醇分泌过多，或胆盐、卵磷脂合成减少时，胆固醇将会析出沉积，是形成胆结石的原因之一。

3. 胆汁的分泌和排出及其调节

肝细胞持续不断的分泌胆汁，在非消化期，肝胆汁大部分经胆囊管流入胆囊内储存，胆囊可吸收胆汁中的水分和无机盐，使肝胆汁浓缩4~10倍，增加了胆囊储存胆汁的效能。在消化期，胆汁直接由肝脏和胆囊大量排入十二指肠。

消化道内的食物是引起胆汁分泌和排出的自然刺激物。高蛋白食物引起胆汁排放最多，高脂肪或混合型食物次之，糖类食物的作用最小。在胆汁排出的过程中，胆囊和Oddi括约肌的活动具有相互协调的关系，在非消化期，Oddi括约肌收缩，胆汁不能流入肠腔，胆囊舒张容纳胆汁；进食后，胆囊收缩，Oddi括约肌舒张，胆汁被排入十二指肠。胆汁的分泌受神经和体液双重调节，以体液调节为主。

（1）神经调节：神经对胆汁分泌和胆囊收缩的作用较弱。进食动作或食物对胃和小肠的刺激，都可通过神经反射引起胆汁分泌轻度增加，胆囊收缩也轻度增强。反射的传出神经是迷走神经，切断迷走神经或应用胆碱能受体的拮抗剂阿托品后，上述反应消失。

（2）体液调节：调节胆汁分泌和排放的体液因素有缩胆囊素、促胰液素和胆盐。①缩胆囊素：肠道内蛋白质和脂肪的分解产物能有效地刺激缩胆囊素的释放，缩胆囊素通过血液循环到达胆囊，引起胆囊平滑肌收缩，Oddi括约肌舒张，促进胆囊胆汁大量排放入十二指肠。②促胰液素：其主要作用是刺激胰液分泌，同时也作用于胆管系统，引起胆汁的分泌，但主要作用是增加胆汁中水和碳酸氢盐的量，胆盐的量不明显增加。③胆盐：通过胆盐的肠-肝循环返回到肝的胆盐有刺激肝胆汁分泌的作用。每次进餐后可进行2~3次肠-肝循环，每个胆盐分子经过十余次的肠-肝循环后才随粪便排出。

（三）小肠液及其作用

小肠中有两种腺体，即位于十二指肠黏膜下层的十二指肠腺和分布于整个小肠内的小肠腺。小肠液是由这两种腺体分泌的弱碱性液体，pH 值约 7.6，渗透压与血浆相等，主要含有水、无机盐、肠致活酶和黏蛋白等。小肠液的分泌量变化范围很大，成人每日的分泌量为 1~3L。

小肠液的主要作用是：①保护十二指肠黏膜免受胃酸的侵蚀。②大量的小肠液可稀释消化产物，降低肠内容物的渗透压，从而有利于小肠内水分和营养物质的吸收。③肠致活酶能够激活胰液中的胰蛋白酶原，使之转化为有活性的胰蛋白酶。

此外，在小肠绒毛上皮细胞表面含有多种消化酶，如分解寡肽的肽酶，分解二糖的乳糖酶、蔗糖酶、麦芽糖酶和异麦芽糖酶，它们可催化绒毛外表面的寡肽和二糖进一步分解为氨基酸和单糖，随后，分解产物进入小肠上皮细胞，这可阻止没有被完全分解的消化产物被吸收入血。

（四）小肠的运动

小肠的运动功能是继续研磨食糜，利于食糜与消化液充分混合，使食糜与肠黏膜广泛接触，便于营养物质的吸收，同时将食糜向前推进。

1. 小肠的运动形式

（1）紧张性收缩：紧张性收缩是小肠其他运动形式有效进行的基础。紧张性收缩使小肠平滑肌保持一定的紧张度，从而使小肠保持一定的形状和维持一定的肠腔内压，有助于肠内容物的混合以及食糜与肠壁的接触，有利于小肠内的消化和吸收。

（2）分节运动：分节运动是一种以环行肌舒缩为主的节律性运动。在食糜所在的一段肠道上，相隔一定距离的环行肌同时收缩，将食糜分割成许多节段，随后，原来收缩处舒张，原来舒张处收缩，使原来的节段分成两半，而相邻的两半合并为新的节段（图 8-27），使食糜不断分开又不断混合。分节运动的作用是使食糜与消化液充分混合，有助于化学性消化；还可使食糜与肠壁紧密接触，便于吸收活动的完成。

分节运动在空腹时几乎不存在，进食以后才逐渐增强。小肠各段分节运动的频率不同，十二指肠为 11 次/分，回肠末端为 8 次/分，这种活动梯度有助于将食糜从小肠上段推向下段。

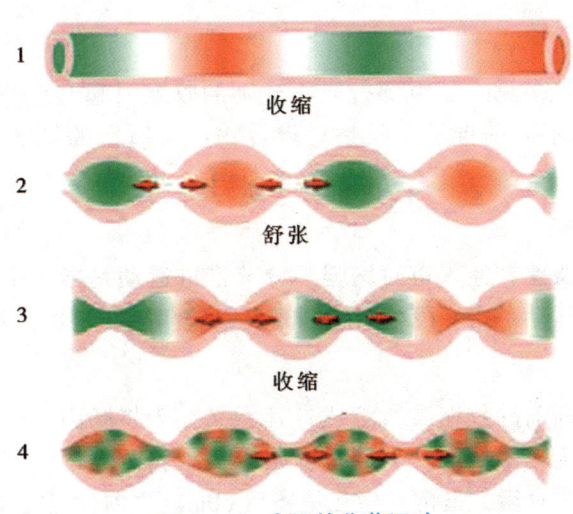

图 8-27　小肠的分节运动

（3）蠕动：蠕动可发生在小肠的任何部位，可将食糜向大肠方向推进，其速率为 0.5~2.0cm/s，小肠的蠕动波很弱，通常只推进数厘米后即消失。蠕动的意义是使经过分节运动的食糜向前推进，到达下一新的节段后再进行分节运动。另外，在小肠还存在一种推进速度很快（2~25cm/s）、传播距离较远的蠕动，称为蠕动冲，蠕动冲可把食糜从小肠的始端一直推送到小肠末端，有时还可推送到大肠，蠕动冲可由进食时的吞咽动作或食糜刺激十二指肠引起。小肠蠕动出现的气过水声称肠鸣音，肠蠕动增强时，肠鸣音增强；肠麻痹时，肠鸣音减弱或消失。肠鸣音可作为手术后判断肠功能恢复的指标。

2. 回盲括约肌的功能

回肠末端与盲肠交界处的环行肌明显增厚，形成回盲括约肌。回盲括约肌的主要功能是防止回肠内容物过快的进入大肠，以延长食糜在小肠内的停留时间，有利于小肠内容物的完全消化和吸收。同时，回盲括约肌还起着活瓣样的作用，阻止大肠内容物倒流入回肠。

四、大肠的功能

人类的大肠内没有重要的消化活动。大肠的主要功能是吸收水和无机盐，吸收由结肠内微生物合成的 B 族维生素和维生素 K，加工食物残渣，形成并暂时贮存粪便。

（一）大肠液及细菌的作用

大肠液是由大肠腺和大肠黏膜杯状细胞分泌的。大肠液的主要成分是黏液和碳酸氢盐，pH 值 8.3～8.4。大肠液的主要作用是保护黏膜和润滑粪便。

大肠内有大量的细菌。大肠内含有的有机物、酸碱度和温度等条件适宜细菌的生长繁殖，据统计，粪便中的细菌（包括活的和死的）占粪便固体总量的 20%～30%。大肠内的细菌可以分解食物残渣，细菌对糖及脂肪的分解称为发酵，其产物有乳酸、醋酸、CO_2、沼气等。细菌对蛋白质的分解称为腐败，其产物有氨、硫化氢、组胺、吲哚等。这些分解产物大部分都是有害的，随粪便或气体排出体外，其中有些成分由肠壁吸收后到肝脏进行解毒。若便秘或消化不良时，有害物质不能及时清除，被吸收入血太多，会损害肝脏功能。

大肠内的细菌还可以利用肠内较为简单的物质合成 B 族维生素和维生素 K，因此，长期使用肠道抗生素时，应注意补充上述维生素。

（二）大肠的运动

大肠的运动少而慢，对刺激的反应比较迟缓，这些特点有利于大肠暂时贮存粪便。大肠的主要运动形式有：

1. 袋状往返运动

这种运动在空腹和安静时最多见。是由环行肌不规则的收缩引起，它使结肠袋中的内容物向前、后两个方向做短距离的位移，但不向前推进，只是对内容物进行缓慢的揉搓，这种运动有助于促进水的吸收。

2. 分节推进或多袋推进运动

这种运动在人进餐后或副交感神经兴奋时增强。分节推进运动是指一个结肠袋的内容物被推送到下一邻近肠段的运动。多袋推进运动是指一段结肠上同时发生较多袋装收缩，并将其内容物向下推送。

3. 蠕动

大肠的蠕动是由一些稳定向前的收缩波所组成，其意义在于将肠内容物向远端推进。大肠还有一种进行很快且行程远的蠕动，称为集团蠕动。它通常开始于横结肠，能将一部分大肠内容物推送至降结肠或乙状结肠。集团蠕动常见于进食后，最常发生在早餐后 60min 之内，可能是胃内容物进入十二指肠，由十二指肠-结肠反射所引起。十二指肠-结肠反射敏感的人往往在餐后或餐间产生便意，这属于生理现象，多见于儿童。

（三）排便

食物残渣在大肠内可停留 10 个小时以上，绝大部分的水、无机盐和维生素被大肠黏膜吸收，其余部分经过细菌的发酵和腐败作用，形成粪便。粪便中除食物残渣外，还包括脱落的肠上皮细胞、大量的细菌、胆色素的衍生物，以及钙、镁、汞等某些金属。

一般情况下直肠内没有粪便，当肠蠕动将粪便推入直肠时，会刺激直肠壁内的感受器使之兴奋，冲动经盆神经和腹下神经传入脊髓腰骶段的初级排便中枢，同时上传至大脑皮层，产生便意。如果条件不许可，大脑皮层将发出抑制性的传出冲动，抑制排便；如果条件许可，大脑皮层发出兴奋性的传出冲动，使初级排便中枢兴奋，兴奋经盆神经传出，使降结肠、乙状结肠和直肠收缩，肛门内括约肌舒张，同时，阴部神经传出冲动减少，肛门外括约肌舒张，粪便排出体外。此外，由于支配腹肌和膈肌的神经兴奋，腹肌和膈肌也发生收缩，腹内压增加，促进粪便排出。

正常人的直肠对粪便的压力刺激具有一定的阈值，当达到此阈值时即可引起便意。如果经常有意抑制排便，就会使直肠对粪便的压力刺激变得不敏感，加之粪便在大肠内停留过久，水分吸收过多而变得干硬，引起排便困难，这是引起便秘的原因之一。脊髓横断，初级排便中枢和高级中枢的联系中断，使排便反射失去大脑皮层的控制将导致大便失禁；如果排便反射的反射弧任一部分受损，粪便不能排出，称大便潴留。

第三节 吸 收

吸收指食物经过消化以后，透过消化道黏膜，进入血液或淋巴的过程。

一、吸收的部位

消化道不同部位对各种物质的吸收能力和速度是不同的。食物在口腔和食管内一般不被吸收，只有某些脂溶性的药物（如硝酸甘油）能通过口腔黏膜进入血液；胃只能吸收酒精和少量的水分；大肠主要吸收水分和无机盐。小肠则是主要的吸收部位，一般认为，糖类、蛋白质、脂肪的消化产物大部分在十二指肠和空肠被吸收，胆盐和维生素 B_{12} 在回肠被主动吸收（图 8-28）。

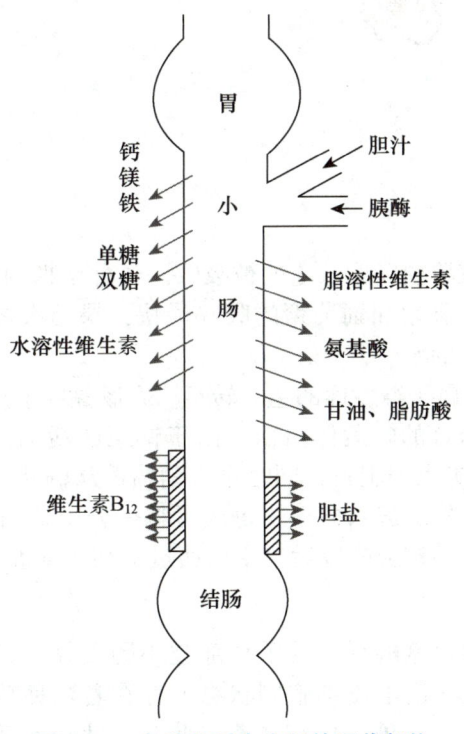

图 8-28 各种物质在小肠的吸收部位

小肠是营养物质吸收的主要部位，这是因为小肠具备多方面的有利条件：①吸收面积大。小肠长 5~7m，管壁上有黏膜和黏膜下层向管腔突出形成的环行皱襞，皱襞上有由上皮细胞和固有层向管腔突出形成的大量小肠绒毛，在小肠绒毛上又有由上皮细胞的细胞膜和细胞质突出形成的大量微绒毛。这样的结构可使小肠黏膜的总面积增加600倍，吸收面积可达200m²左右（图8-29）；②食糜在小肠内停留3~8h，保证了吸收时间；③食物在小肠内已被消化为可以吸收的小分子；④小肠绒毛内有丰富的毛细血管和毛细淋巴管。绒毛活动可促进血液和淋巴液流动，有助于吸收。

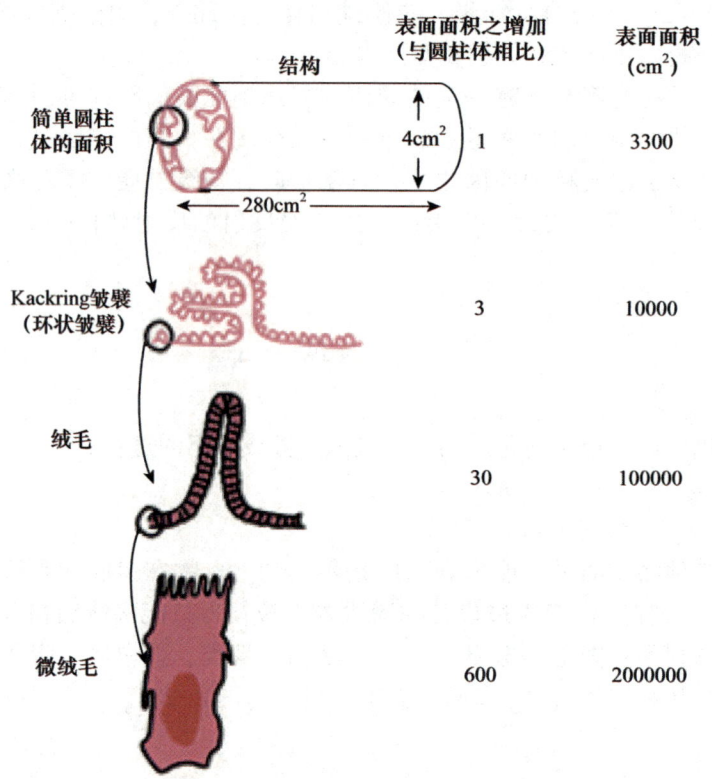

图8-29 增加小肠表面面积的绒毛结构

二、主要营养物质的吸收

（一）糖的吸收

食物中的淀粉和糖原需消化成单糖以后，才能被吸收。各种单糖的吸收速率不同，己糖的吸收很快，而戊糖的吸收很慢。在己糖中，半乳糖和葡萄糖的吸收最快，果糖次之，甘露糖最慢。在肠管中吸收的主要单糖是葡萄糖，约占单糖总量的80%。

葡萄糖的吸收需Na^+的参与，属于继发性的主动转运。在肠黏膜上皮细胞上有钠泵，腔面膜的刷状缘上存在着一种可与Na^+和葡萄糖结合的转运体蛋白。由于钠泵的活动，造成肠腔液中Na^+的高势能。当Na^+通过与转运体的结合顺浓度差进入细胞时，同时也将葡萄糖从刷状缘的肠腔面转入细胞内，葡萄糖再以易化扩散的方式扩散到细胞外，然后进入血液。每次可将一分子葡萄糖和两个Na^+同时转运到细胞内。半乳糖的吸收机制与葡萄糖相似。糖被吸收以后，主要通过毛细血管进入血液，进入淋巴的很少。

（二）蛋白质的吸收

食物中的蛋白质经消化分解成氨基酸后，几乎全部被小肠吸收。氨基酸的吸收过程与葡萄糖的吸收相似，也属于继发性主动转运。在小肠上皮细胞刷状缘上存在着数种转运氨基酸的运载系统，分别选择性的转运中性、酸性和碱性氨基酸。另外，还存在着二肽和三肽转运系统，也属于继发性主动转运，许多二肽和三肽可完整的被小肠上皮细胞吸收，进入细胞内的二肽和三肽，可被细胞内的二肽酶和三肽酶进一步分解为氨基酸，再进入血液循环。

（三）脂肪的吸收

在小肠内，脂肪被消化为脂肪酸、甘油一酯、甘油等，甘油酯和长链脂肪酸都是脂溶性的它们很快与胆汁中的胆盐形成混合微胶粒。胆盐具有亲水性，能携带脂肪消化产物通过小肠绒毛表面的非流动水层到达微绒毛。在这里，甘油一酯、脂肪酸又从混合微胶粒中释出，通过扩散进入上皮细胞，胆盐则被留在肠腔内继续发挥作用。

长链脂肪酸和甘油一酯进入肠上皮细胞后，在内质网中大部分被重新合成甘油三酯，并与细胞中的载脂蛋白合成乳糜微粒，再以出胞的方式离开上皮细胞，进入细胞间隙，扩散入淋巴。中、短链的三酯甘油水解产生的脂肪酸和甘油一酯是水溶性的，可直接进入血液循环而不进入淋巴管。由于膳食中的动、植物油中含长链脂肪酸多，所以脂肪的吸收途径以淋巴为主（图 8-30）。

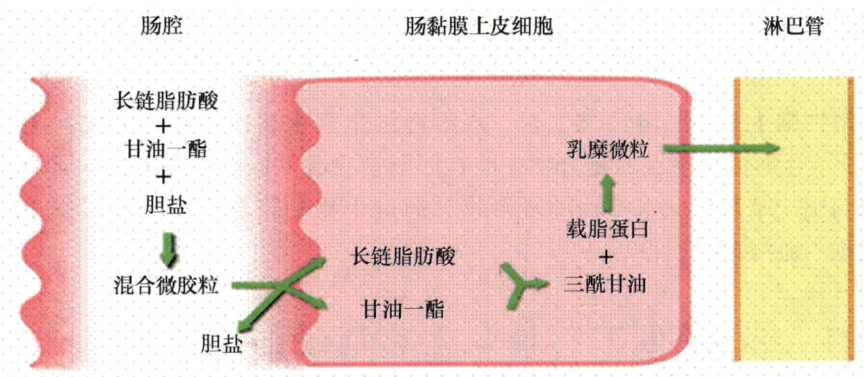

图 8-30 脂肪的吸收

（四）胆固醇的吸收

肠道内的胆固醇主要来源于胆汁和饮食。胆汁中的胆固醇是游离的，可被吸收。食物中的胆固醇部分是酯化的，酯化的胆固醇必须经胆固醇酯酶的催化，水解为游离的胆固醇才能被吸收。游离的胆固醇通过形成混合微胶粒，进入小肠上皮细胞后又重新酯化，形成胆固醇酯，然后与载脂蛋白一起组成乳糜微粒由淋巴系统进入血液循环。

胆固醇的吸收受众多因素的影响。食物中（如蛋黄、动物脂肪）胆固醇含量越高，吸收就越多；食物中的脂肪和脂肪酸能促进胆固醇吸收；各种植物醇（如豆固醇等）则抑制其吸收。胆盐可与胆固醇形成混合微胶粒有助于胆固醇的吸收，而食物中的纤维素、果胶、琼脂等易和胆盐结合形成复合物，妨碍混合微胶粒的形成，减少胆固醇的吸收。

（五）水的吸收

人体每日由胃肠吸收的水大约在 8L，主要包括随饮食进入的水和消化液中的水。水的吸收是被动的，吸收的动力是溶质被主动吸收所产生的渗透压梯度。

（六）无机盐的吸收

1. 钠的吸收

小肠每天吸收 25~30g 钠。钠的吸收是主动的，小肠上皮细胞基底侧膜上的钠泵将细胞内的 Na^+ 主动转运入血，造成细胞内低 Na^+，肠腔内的 Na^+ 便顺浓度差以易化扩散的方式进入细胞。此外，Na^+ 的吸收使膜两侧产生电位差，这也为肠腔内负离子（Cl^-、HCO_3^-）的被动吸收提供了动力。

2. 铁的吸收

铁主要在十二指肠和空肠被吸收。成人每日吸收约 1mg 的铁，仅为每日膳食中含铁量的 1/10。铁的吸收与机体对铁的需求相关，如孕妇、儿童和急性失血患者对铁的需要量大，因而对铁的吸收量也大。食物中的铁绝大部分是三价的高铁，不易被吸收，须还原成亚铁以后才能被吸收。维生素 C 能将高铁还原成亚铁，因而可促进铁的吸收。胃酸可使铁溶解并使之维持可被吸收的离子状态，因而胃酸有促进铁吸收的作用，胃大部分切除或胃酸分泌减少的病人，可影响铁的吸收而导致缺铁性贫血。

3. 钙的吸收

食物中的钙仅有一小部分被吸收，大部分随粪便排出。影响钙吸收的主要因素是维生素D和人体对钙的需求量，维生素D能促进钙从肠腔进入肠黏膜细胞，并能协助钙从细胞进入血液，促进钙的吸收，儿童、孕妇和哺乳期妇女对钙的需求大而对钙的吸收增加。可溶性的钙（氯化钙、葡糖糖酸钙）才能被吸收，在酸性环境（如胃酸）中，钙呈离子状态，利于吸收；食物中的草酸和植酸与钙结合形成不溶性的钙盐，从而妨碍钙的吸收。

钙的吸收部位在小肠上段，主要是通过主动转运完成的。肠黏膜细胞的钙通过位于侧膜和底膜上的钙泵活动主动转运入血液。

（七）维生素的吸收

维生素分为水溶性维生素和脂溶性维生素。水溶性维生素主要以扩散的方式在小肠上段吸收，维生素B_{12}必须与内因子结合形成水溶性的复合物才能在回肠被吸收。脂溶性维生素的吸收机制与脂肪消化产物的吸收相似，先与胆盐结合形成水溶性的复合物，通过小肠黏膜表面的静水层进入细胞，然后与胆盐分离，透过细胞膜进入血液或淋巴。

第四节 消化器官活动的调节

消化器官的活动与整个人体的需要是相适应的。在非消化期，消化液的分泌量较少，消化道的运动较弱；当进食时或进食后，消化液的分泌增多，消化管的运动也加强。消化器官活动的这种协调是在神经和体液因素的调节下实现的。

一、神经调节

（一）胃肠道的神经支配及其作用

消化器官接受外来神经和内在神经的双重支配，两者相互协调，共同调节胃肠功能活动。

1. 内在神经

在消化道壁内，存在无数神经元和神经纤维，其中神经元有感觉神经元、中间神经元和运动神经元，感觉神经元感受消化道内的化学、机械和温度刺激，运动神经元则支配消化道平滑肌、腺体和血管。各类神经元通过神经纤维组成一个结构与功能十分复杂、相对独立而完整的神经网络系统，即壁内神经丛。壁内神经丛分为肌间神经丛和黏膜下神经丛，前者主要参与消化道运动的控制，后者主要调节消化腺和内分泌细胞的分泌、肠内容物的吸收等。在整体，内在神经系统的活动受外来神经纤维的支配。

2. 外来神经

消化道除口腔、咽、食管上段和肛门外括约肌是骨骼肌受躯体神经支配外，主要接受自主神经系统的支配。自主神经包括交感神经和副交感神经。

（1）交感神经：支配胃肠的交感神经发自脊髓胸腰段的灰质侧角，在腹腔神经节、肠系膜神经节或腹下神经节更换神经元后发出节后纤维，节后纤维末梢释放去甲肾上腺素。交感神经兴奋时，胃肠运动减弱，腺体分泌减少，括约肌收缩。

（2）副交感神经：支配胃肠的副交感神经主要是迷走神经和盆神经，节前纤维进入胃肠组织后，在壁内神经丛中更换神经元，大部分节后纤维为胆碱能纤维，兴奋时节后纤维释放乙酰胆碱，引起胃肠运动加强，腺体分泌增多，括约肌舒张。

（二）消化器官活动的反射性调节

消化器官活动的反射性调节包括条件反射和非条件反射。

1. 非条件反射

非条件反射主要是由食物的化学或机械刺激直接作用于消化管壁上的感受器而引起的。例如，食物在口腔内刺激舌、口腔黏膜的感受器，可反射性地引起唾液分泌；食物对胃肠的刺激，可反射性地引起胃肠的运动和消化液的分泌。此外，上段消化管的活动可影响下段消化管的活动。例如，食物在口腔内咀嚼和吞咽时，可反射性地引起胃的容受性舒张以及胃液、胰液、胆汁的分泌。下段消化管的活动也可以影响上段消化管的活动，如当酸性食糜进入十二指肠后，通过肠-胃反射，抑制胃的运动，延缓胃排空。以上这些都是非条件反射，通过这些反射，使消化器官各部分的活动相互影响，相互配合，更好地完成消化和吸收。

2. 条件反射

食物的性状、颜色、气味，与食物有关的语言、文字、声音，进食的环境等刺激可分别作用于视、嗅、听觉感受器，兴奋经视、嗅、听神经传入中枢，反射性地引起消化腺分泌和消化道运动。"望梅止渴"是条件反射引起唾液分泌增加的典型例子，其意义是使消化器官提前做好消化食物的准备。

二、体液调节

（一）胃肠激素

在胃肠的黏膜层中，散在分布着多种内分泌细胞，这些细胞分泌的激素统称为胃肠激素。胃肠激素的主要作用是调节消化道的运动和消化腺的分泌，调节其他激素的释放以及营养作用。下面介绍几种主要的胃肠激素：

1. 促胃液素

由胃窦、小肠上部黏膜 G 细胞分泌。主要作用有：促进胃液分泌、胃肠运动；促进消化道黏膜生长；促进胰液、胆汁的分泌。

2. 缩胆囊素

由小肠上部黏膜 I 细胞分泌。主要作用有：促进胆囊收缩、胆汁分泌；促进胰酶分泌；增强小肠的运动，促进胰腺外分泌组织生长。

3. 促胰液素

由小肠上部黏膜 S 细胞分泌。主要作用有：促进胰腺分泌碳酸氢盐和水；抑制胃液分泌和胃运动。

4. 抑胃肽

由小肠上部黏膜 K 细胞分泌。主要作用是：抑制胃液分泌和胃的运动，促进胰岛素的释放。

另外，研究表明，一些胃肠激素不仅存在于胃肠道，也存在于中枢神经系统，而原来认为只存在于中枢神经系统的神经肽也在消化道中发现。这些双重分布的肽被称为脑-肠肽。脑-肠肽提示了神经系统和消化系统之间存在紧密的内在联系。

（二）其他体液因素

胃肠黏膜内含有大量的组胺，组胺可与壁细胞上组胺Ⅱ型受体（H_2受体）结合，从而促进胃酸的分泌，同时组胺还能提高壁细胞对乙酰胆碱和促胃液素的敏感性。H_2受体拮抗剂西咪替丁可阻断组胺与壁细胞结合，阻断上述作用。因此，西咪替丁是临床上治疗胃溃疡的最常用药物。

盐酸是胃泌酸腺壁细胞的分泌物，它又能反过来抑制胃泌酸腺的分泌。当胃窦或十二指肠内盐酸增多时，可抑制 G 细胞分泌促胃液素，从而使胃液分泌减少。盐酸对胃液分泌的这种负反馈作用对胃液分泌的调节具有重要作用。

三、社会心理因素对消化器官活动的影响

社会心理因素与人的身体健康有着密切联系，社会竞争、工作压力、紧张的生活节奏等都可以引起

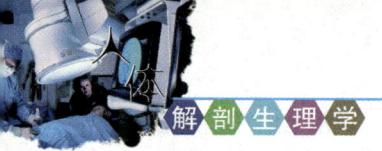

消化系统的功能紊乱。不良的心理刺激既影响胃肠运动，又影响消化腺的分泌。例如，人在愤怒时，唾液分泌减少而出现口干，此时如果进食可能影响食团吞咽；在焦虑和愤怒时，胃肠黏膜充血，胃肠蠕动加快，胃酸分泌增加，可诱发和加重胃肠溃疡，还可能发生胃肠痉挛，引起腹痛；如果过分悲伤、失望，消化液分泌抑制，可出现厌食、恶心、甚至呕吐。精神性呕吐就是心理因素对胃肠功能影响的结果。另外，忧虑、沮丧的情绪可使十二指肠-结肠反射受到抑制，因而缺少集团运动，可引起便秘。

临床上常见到的一些消化系统疾病的发生和发展往往出现在心理情绪变化之后，有些患者的病情已经好转或痊愈，但由于不良的心理刺激又使病情恶化；相反，精神乐观、情绪稳定可使消化器官活动旺盛，从而促进食欲，利于身体健康。近代医学研究认为，社会、心理因素对消化功能的影响主要通过神经系统、内分泌系统和免疫系统作用实现的。

自我测评

一、单选题

1. 上消化道指（　　）。
   A. 口腔和咽　　　　B. 从口腔到食管　　　C. 从口腔到胃　　　D. 从口腔到十二指肠
   E. 从口腔到空肠

2. 腮腺管开口处平对（　　）。
   A. 上颌第二前磨牙　B. 上颌第二磨牙　　　C. 下颌第二磨牙　　D. 下颌第二前磨牙
   E. 以上都不是

3. 食管的第二狭窄在（　　）。
   A. 起始处
   B. 穿膈处
   C. 与左主支气管交叉处
   D. 与右主支气管交叉处
   E. 与胃相接处

4. 胆总管（　　）。
   A. 由左、右肝管构成
   B. 由肝总管和胆囊管构成
   C. 开口于空肠
   D. 为胆囊的一部分
   E. 以上都不是

5. 胆总管和胰管共同开口于十二指肠的（　　）。
   A. 上部　　　　B. 降部　　　　C. 水平部　　　D. 升部
   E. 以上都不是

6. 肝门内不含（　　）。
   A. 肝管　　　　B. 肝固有动脉　　　C. 肝门静脉　　　D. 淋巴管
   E. 胆囊

7. 肝脏右纵沟的前半为（　　）。
   A. 腔静脉沟　　B. 肝周韧带　　　C. 镰状韧带　　　D. 静脉韧带
   E. 胆囊

8. 食物由胃排空的速度从快到慢依次为（　　）。
   A. 糖，脂肪，蛋白质
   B. 糖，蛋白质，脂肪
   C. 蛋白质，糖，脂肪
   D. 蛋白质，脂肪，糖
   E. 脂肪、蛋白质，糖

9. 胃大部分切除的病人出现严重贫血，表现为外周血中巨幼红细胞增多，其主要原因是下列哪项减少（　　）。

A. HCl　　　　　B. 内因子　　　　　C. HCO_3^-　　　　　D. 胃蛋白酶原

E. 黏液

10. 胰液中不含有的酶是（　　）。

A. 蛋白酶　　　　B. 脂肪酶　　　　C. 淀粉酶　　　　D. 致活酶

E. 肽酶

11. 激活糜蛋白酶原的物质是（　　）。

A. 胃酸　　　　　B. 胰蛋白酶　　　C. 组胺　　　　　D. 糜蛋白酶

E. 肠致活酶

12. 胃酸的生理作用不包括（　　）。

A. 激活胃蛋白酶原，为胃蛋白酶作用提供酸性环境

B. 杀死进入胃内的细菌

C. 促进胰液、胆汁的分泌

D. 促进铁和钙的吸收

E. 促进维生素 B_{12} 吸收

13. 对脂肪、蛋白质消化作用最强的消化液是（　　）。

A. 唾液　　　　　B. 胃液　　　　　C. 胆汁　　　　　D. 胰液

E. 小肠液

14. 胆汁中与消化有关的最重要的物质是（　　）。

A. 消化酶　　　　B. 胆盐　　　　　C. 卵磷脂　　　　D. 胆色素

E. 胆固醇

15. 吸收营养物质的主要部位是在（　　）。

A. 口腔　　　　　B. 胃　　　　　　C. 小肠　　　　　D. 升结肠

E. 横结肠

16. 淀粉在小肠内被吸收的主要形式是（　　）。

A. 麦芽糖　　　　B. 果糖　　　　　C. 葡萄糖　　　　D. 蔗糖

E. 乳糖

17. 迷走神经兴奋时，可使胃肠产生下列哪种变化（　　）。

A. 运动加强，分泌减少，括约肌收缩　　　　B. 运动加强，分泌减少，括约肌松弛

C. 运动加强，分泌增多，括约肌松弛　　　　D. 运动减弱，分泌增多，括约肌松弛

E. 运动减弱，分泌减少，括约肌收缩

18. 主动吸收胆盐和维生素 B_{12} 的部位是（　　）。

A. 十二指肠　　　B. 结肠　　　　　C. 空肠　　　　　D. 回肠

E. 直肠

19. 关于大肠功能的叙述，下列哪项是错误的（　　）。

A. 大肠可吸收水分　　　　　　　　　　　B. 贮存食物残渣形成粪便

C. 分泌大肠液保护肠黏膜　　　　　　　　D. 大肠液中的消化酶对消化起重要作用

E. 进食后往往发生集团运动

二、名词解释

1. 上消化道　2. 咽峡　3. 麦氏点　4. 齿状线　5. 消化　6. 吸收　7. 胃排空　8. 容受性舒张

9. 分节运动　10. 胃肠激素

三、简答题

1. 消化管和消化腺包括哪些器官？

2. 胃的位置形态和分部？
3. 试述胃液的主要成分和作用。
4. 试述胃排空及其控制因素。
5. 试述胰液的主要成分和作用。
6. 试述淀粉、蛋白质和脂肪在消化道内的消化分解过程。

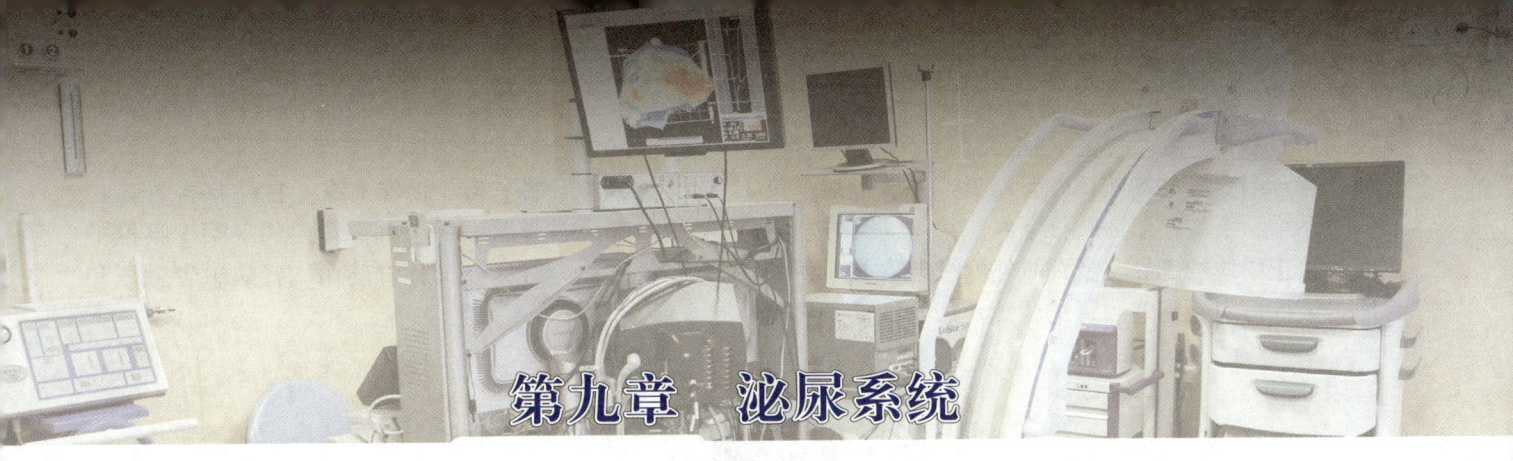

第九章 泌尿系统

❖ 学习目标

掌握：排泄、肾小球滤过、肾小球滤过率、肾糖阈、渗透性利尿的概念；影响肾小球滤过的因素；抗利尿激素、醛固酮对尿生成的调节；排尿反射。

熟悉：肾的位置和形态，肾的结构和血液循环特点，肾单位组成及各部结构特点；肾小管和集合管的重吸收和分泌功能。

了解：了解泌尿系统的组成，输尿管、膀胱和尿道的形态结构；正常尿量；尿生成的自身调节和神经调节因素。

排泄是指机体将新陈代谢的终产物、过剩的物质以及进入体内的各种异物通过血液循环由排泄器官排出体外的过程。

机体的排泄途径主要有：①呼吸器官：以气体形式，由肺经呼吸道排出 CO_2、少量的水和挥发性物质；②皮肤：以不感蒸发和发汗形式，排出水、少量 NaCl、尿素和乳酸等；③消化器官：随唾液的分泌排出铅和汞，随粪便排出胆色素和无机盐（如钙、镁、铁等）；④肾：机体主要的排泄器官，以尿液形式，排出大部分代谢终产物、过剩的水和无机盐等。尿液中排泄物的种类多、数量大，并且可以随着机体的需要调整尿量和尿液的成分。

第一节 泌尿系统的解剖结构

泌尿系统由肾、输尿管、膀胱和尿道组成（图9-1）。其主要功能是排出机体的代谢产物。机体在新陈代谢过程中所产生的废物，如尿素、尿酸、多余的水分和无机盐等，经血液运送到肾，在肾内形成尿液，经输尿管流入膀胱暂时储存，当尿液达到一定量后，再经尿道排出体外。

一、肾

（一）肾的形态和位置

肾是实质性器官，左、右各一，形似蚕豆，新鲜时呈红褐色。肾可分上、下两端，前、后两面和内、外侧两缘。肾上端宽而薄，下端窄而厚。前面较凸，朝向前外侧；后面较平，紧贴腹后壁。外侧缘隆凸；内侧缘中部凹陷称肾门，为肾的血管、淋巴管、神经和肾盂出入的部位，出入肾门的结构合称为肾蒂。肾蒂主要结构的排列关系，由前向后依次为肾静脉、肾动脉、肾盂；从上向下依次为肾动脉、肾静脉和肾盂。

肾门向肾内续于一个较大的腔，称为肾窦，内含肾动脉分支、肾静脉属支、肾小盏、肾大盏、肾盂和脂肪组织等。

肾位于脊柱两侧，腹膜后隙内，紧贴腹后壁的上部（图9-2）。肾的长轴向外下倾斜，略呈八字形排列。右肾因受肝的影响比左肾略低。左肾上端平第 12 胸椎上缘，下端平第 3 腰椎上缘；右肾上端平第 12 胸椎下缘，下端平第 3 腰椎下缘。第 12 肋斜过左肾后面的中部，右肾后面的上部。肾门约平第 1 腰椎平面，距正中线约 5cm。竖脊肌外侧缘与第 12 肋所形成的夹角区称为肾区，又称脊肋角。肾病患者触压和叩击该处可引起疼痛。肾的位置一般女性低于男性，儿童低于成人。

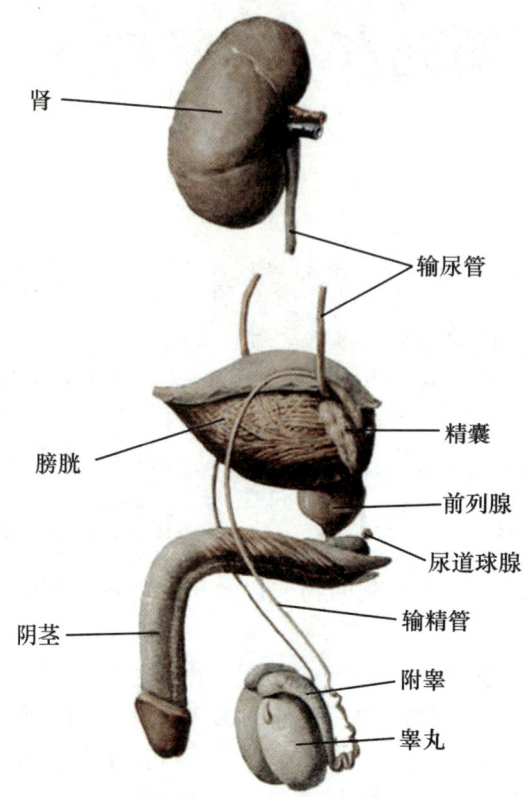

图 9-1　泌尿系统组成示意图

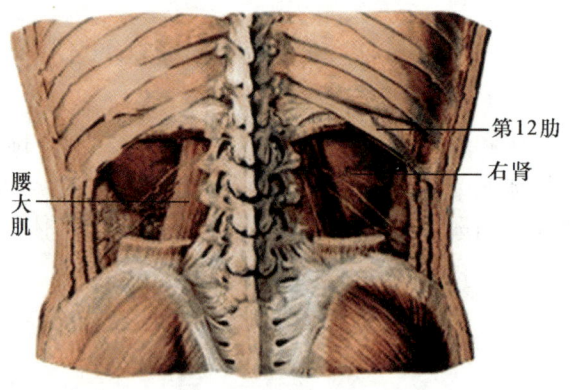

图 9-2　肾的位置

（二）肾的剖面结构和组织结构

肾实质包括皮质和髓质。在肾冠状剖面上，皮质位于肾的外周，髓质由 10~18 个肾锥体组成。每个肾锥体尖端朝向肾门，底部朝向皮质，肾锥体间有皮质伸入称肾柱。2~3 个肾锥体尖端合并成肾乳头，其尖端有小孔称乳头孔。肾小盏呈漏斗形，包绕肾乳头。2~3 个肾小盏合成肾大盏，2~3 个肾大盏合成一个肾盂。肾盂离开肾门向下渐变细与输尿管相移行（图 9-3）。

肾实质主要由肾单位和集合管系组成，其间有少量结缔组织、血管和神经等构成肾间质（图 9-4）。

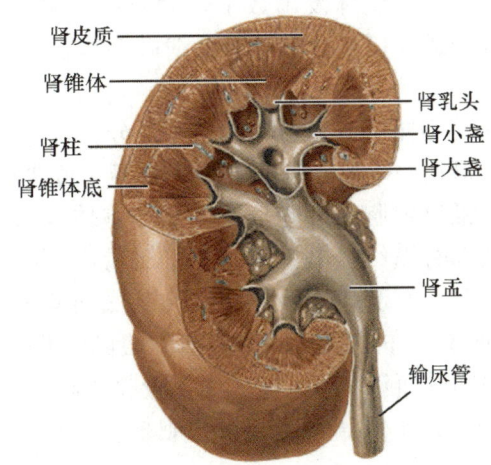

图 9-3 肾的冠状切面

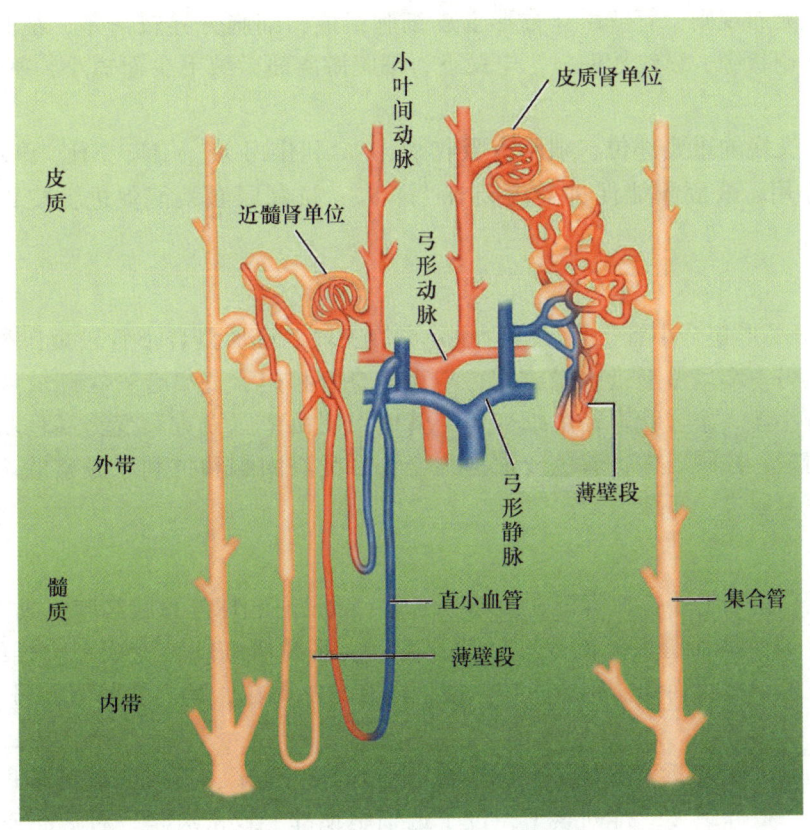

图 9-4 肾单位和肾血管示意图

1. 肾单位

是肾的结构和功能单位。由肾小体和肾小管两部分组成，每个肾约有 100 万个以上的肾单位，它们与集合管系共同行使泌尿功能。

（1）肾小体：呈球形，由肾小球和肾小囊组成。

①肾小球：为肾小囊中一团盘曲的毛细血管。入球微动脉从血管极进入肾小体内，分支形成网状毛细血管袢，后汇集成出球微动脉，经血管极离开肾小体。

②肾小囊：是肾小管起始端膨大凹陷而成的双层囊杯状结构，分壁层和脏层，两层上皮之间的腔隙为肾小囊腔。壁层为单层扁平上皮，在尿极处与近曲小管上皮相延续，在血管极处反折为肾小囊脏层。

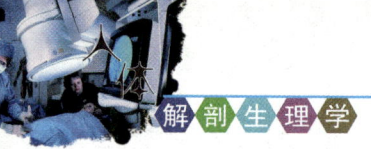

脏层由一层多突起的足细胞构成，足细胞胞体发出数个较大的初级突起，初级突起再发出许多细指状的次级突起，相邻的次级突起互相嵌合成栅栏状并包绕于毛细血管基膜外。次级突起之间存在有狭窄裂隙，称裂孔，裂孔上覆以裂孔膜。

（2）肾小管：由单层上皮组成，有重吸收原尿中的某些成分和排泄等作用。

①近端小管：是肾小管中最长最粗的一段，分近端小管曲部（近曲小管）和近端小管直部两段。

近曲小管管壁为单层立方形或锥形细胞，细胞分界不清，胞体较大，核圆，位于细胞基底部，胞质强嗜酸性。细胞腔面有刷状缘，基部有纵纹。电镜下可见细胞游离面有长而密集的微绒毛，构成光镜下的刷状缘，扩大了细胞游离面表面积，有利于重吸收；细胞基底面有发达的质膜内褶，其间有许多线粒体，形成光镜下的纵纹。细胞侧面伸出许多侧突，相邻细胞的侧突相互嵌合，故光镜下细胞分界不清。侧突和质膜内褶使细胞侧面及基底面的面积扩大，有利于重吸收物质的排出。

②细段：细段管径细，管壁薄，为单层扁平上皮，细胞核椭圆形，突向管腔，胞质弱嗜酸性。细段上皮特点有利水和离子的通透。

③远端小管：分远端小管直部和远端小管曲部（远曲小管）两段。

远端小管的管腔大而规则，管壁由立方形上皮细胞组成，细胞分界较清楚，细胞较小，着色浅，核圆形，位于中央，无刷状缘，纵纹较明显。电镜下，细胞游离面微绒毛少而短小，基底部质膜内褶发达，侧突广泛。

远端小管是离子交换的重要部位，细胞有吸收水、Na^+和排出K^+、H^+、NH_3^+等功能，对维持体液的酸碱平衡发挥重要作用。醛固酮能促进上皮吸Na^+排K^+；抗利尿激素能促进上皮重吸收水分，使尿液浓缩。

2. 集合管系

长20~38mm，分弓形集合小管、直集合管和乳头管三段。弓形集合小管较短，位于皮质迷路内，一端与远曲小管相接，另一端呈弓形进入髓放线，与直集合管相连。直集合管在髓放线下行至肾乳头处改称乳头管，开口于肾小盏。集合管管径由细变粗，管壁上皮由单层立方渐变为高柱状，上皮细胞胞质淡而清亮，细胞分界清楚，核圆居中，着色较深。集合管系受醛固酮和抗利尿激素的调节，能进一步重吸收水和交换离子，使原尿进一步浓缩。

3. 球旁复合体

也称肾小球旁器，位于肾小体血管极，由球旁细胞、致密斑和球外系膜细胞组成。

（1）球旁细胞：肾小体血管极处的入球微动脉管壁上平滑肌细胞转变成上皮样细胞，称球旁细胞。细胞体积较大，立方形，核大而圆，胞质弱嗜碱性，内有分泌颗粒，其内含肾素，可使血管平滑肌收缩，血压升高。

（2）致密斑：远端小管靠近肾小体一侧的上皮细胞增高、变窄，形成一椭圆形斑，称致密斑。致密斑细胞柱状，胞质淡，核椭圆形，排列紧密，位于近细胞顶部。致密斑是一种离子感受器，能感受远端小管内滤液的Na^+浓度变化。当滤液内Na^+浓度降低时，可将信息传递给球旁细胞，促进球旁细胞分泌肾素，增强远端小管和集合管对Na^+的重吸收。

（三）肾的被膜

肾的表面包有三层被膜，由内向外为纤维囊、脂肪囊和肾筋膜。

（1）纤维囊：紧贴肾表面，薄而坚韧，由致密结缔组织和少量弹性纤维构成。正常情况下，易与肾实质分离，但在病理情况下，则与肾实质粘连。肾破裂或肾部分切除时，须缝合此膜。

（2）脂肪囊：为纤维囊外面的脂肪组织，通过肾门与肾窦内的脂肪组织相连续。对肾起弹性垫样的保护作用。

（3）肾筋膜：为肾被膜的最外层，由腹膜外组织发育而来。肾筋膜分前、后层包裹肾及肾上腺。两层在上方和外侧相互融合；向内侧，前层越过脊柱及大血管前面与对侧相续，后层与腰大肌筋膜融合；在肾的下方两层分开，有输尿管通过。肾筋膜向深面发出许多结缔组织小束，穿过脂肪囊连于纤维囊，对肾起固定作用。

肾的正常位置除主要靠肾的被膜维持外，肾血管、腹膜及肾的毗邻器官等对肾也起一定固定作用。当肾的固定装置发育不良时，可引起肾下垂或游走肾。

（四）肾的血液循环特点

肾的血液循环与肾功能密切相关，它有如下特点：①肾动脉来自于腹主动脉，血流量大且流速快，约占心输出量的1/4。②90%的血液供应皮质，进入肾小体后被滤过。③入球微动脉较出球微动脉粗，使血管球内的压力较高，有利于滤过。④两次形成毛细血管网，即血管球和球后毛细血管网。由于血液流经血管球时大量水分被滤出，因此球后毛细血管内血液的胶体渗透压较高，有利于肾小管上皮细胞的重吸收和尿液浓缩。⑤髓质内的直小血管与髓袢伴行，有利于肾小管和集合管的重吸收和尿液的浓缩。

二、输尿管

（一）输尿管的行程分部

输尿管为一对细长的肌性管道，起于肾盂末端，终于膀胱，长20~30cm。管壁有较厚的平滑肌，可作节律性蠕动，使尿液不断流入膀胱。根据其行程可分为三部（图9-5）。

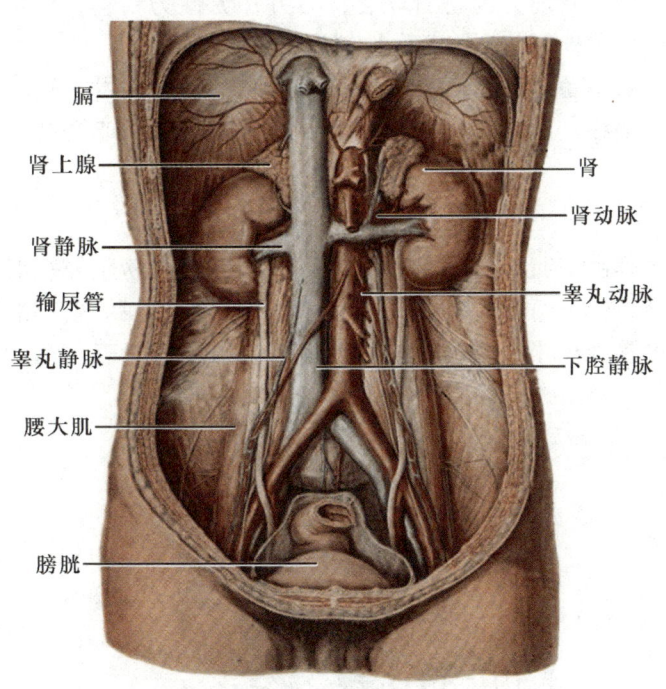

图9-5 肾及输尿管的位置

1. 腹部

起自肾盂下端，经腰大肌前面下行，至小骨盆入口处，左侧跨过左髂总动脉，右侧跨过右髂外动脉，进入盆腔移行为盆部。

2. 盆部

该段先沿盆侧壁向后下，再向前内达膀胱底。男性输尿管与输精管交叉后斜穿膀胱底；女性输尿管行经子宫颈两侧达膀胱底，距子宫颈外侧1~2cm处，有子宫动脉横过其前方。临床上子宫切除术结扎子宫动脉时，应注意此关系，以免误伤输尿管。

3. 壁内部

此部为输尿管斜穿膀胱壁的部分，长约 1.5cm，以输尿管口开口于膀胱内面。当膀胱充盈时，内压增高，压迫壁内部，使管腔闭合，可阻止尿液逆流入输尿管。

（二）输尿管的狭窄

输尿管全长有 3 处生理性狭窄：① 肾盂与输尿管移行处；② 与髂血管交叉处；③ 壁内段。这些狭窄处常是输尿管结石的滞留部位。

三、膀胱

膀胱是储存尿液的囊状肌性器官，其形状、大小和位置均随尿液的充盈程度而变化。一般正常成人的膀胱容量为 300~500ml。

（一）膀胱的形态

空虚的膀胱呈三棱锥体形，可分为尖、底、体、颈四部分。膀胱尖细小，朝向前上方。膀胱底近呈三角形，朝向后下方。膀胱尖与膀胱底之间的部分为膀胱体。膀胱的最下部称膀胱颈。膀胱各部之间无明显界限。充盈的膀胱呈卵圆形。

（二）膀胱的位置

成人膀胱位于盆腔的前部。其前方为耻骨联合；后方在男性为精囊、输精管壶腹和直肠，在女性为子宫和阴道。膀胱颈的下方，男性邻前列腺，女性邻尿生殖膈。

膀胱空虚时，膀胱尖一般不超过耻骨联合上缘。充盈时，膀胱尖可超过耻骨联合以上，这时由腹前壁返折向膀胱的腹膜也随之上移。此时在耻骨联合上方进行膀胱穿刺或膀胱手术，不会伤及腹膜和污染腹膜腔。

（三）膀胱的构造

膀胱壁内面，空虚时黏膜由于肌层的收缩而形成许多皱襞，当膀胱充盈时，皱襞可消失。但在膀胱底的内面有一个三角形区域，位于两个输尿管口与尿道内口之间，称膀胱三角。此区由于缺少黏膜下层，黏膜与肌层紧密相连，无论膀胱扩张或收缩，黏膜均保持光滑。膀胱三角是肿瘤、结核和炎症的好发部位（图 9-6）。

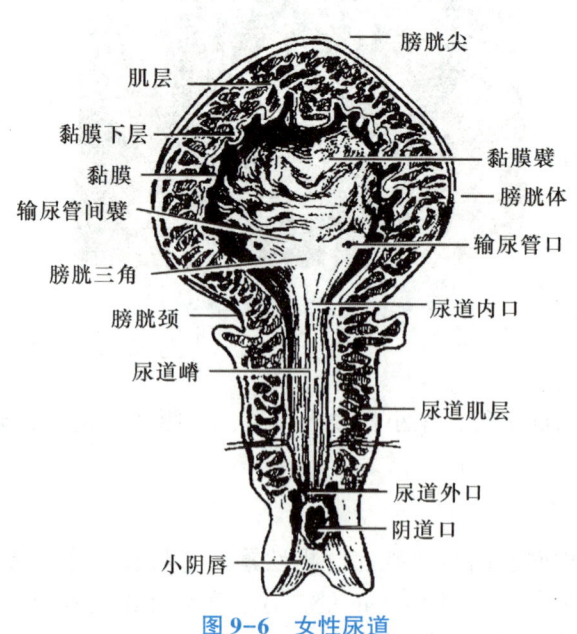

图 9-6 女性尿道

四、尿道

尿道是膀胱与体外相通的一段管道。男性尿道兼有排尿和排精的功能，故在男性生殖系统叙述。

女性尿道较男性尿道短、宽，且较直，长约5cm，仅有排尿功能。起于膀胱的尿道内口，经阴道前方行向前下，穿尿生殖膈，开口于阴道前庭的尿道外口（图9-6）。在女性尿道穿尿生殖膈处，有尿道阴道括约肌（骨骼肌）环绕，可控制排尿。由于女性尿道的特点，故易患尿路逆行性感染。

第二节 尿的生成过程

尿的生成过程是在肾单位和集合管中进行的。尿生成的过程包括三个基本步骤：肾小球的滤过、肾小管和集合管的重吸收、肾小管和集合管的分泌。

一、肾小球的滤过功能

当血液流经肾小球毛细血管时，血浆中的水和小分子溶质通过滤过膜进入肾小囊囊腔生成原尿的过程，称为肾小球的滤过作用。微穿刺结果显示，原尿的化学成分与血浆相比，除蛋白质含量很少外，各种晶体物质的成分及浓度与血浆基本相同（表9-1）。这说明原尿就是血浆的超滤液。

表9-1 血浆、原尿和终尿的主要成分比较（g/L）

成分	血浆	原尿	终尿	终尿中浓缩倍数
水	900	980	960	1.1
蛋白质	80	0.3	0	-
葡萄糖	1	1	0	-
Na^+	3.3	3.3	3.5	1.1
K^+	0.2	0.2	1.5	7.5
Cl^-	3.7	3.7	6	1.6
$H_2PO_4^-$、HPO_4^{2-}	0.04	0.04	1.5	37.5
尿素	0.3	0.3	18	60.0
尿酸	0.04	0.04	0.5	12.5
肌酐	0.01	0.01	1.5	150.0
氨	0.001	0.001	0.4	400.0

（一）滤过膜

滤过膜是肾小球滤过的结构基础，由毛细血管内皮细胞（内层）、基膜（中层）和肾小囊脏层细胞——足细胞（外层）三层结构组成（图9-7）。

电镜下观察：毛细血管内皮细胞上有直径50~100nm的小孔，称为窗孔；基膜主要由Ⅳ型胶原构成，膜上有直径为2~8nm的多角形网孔；肾小囊脏层上皮细胞（足细胞）有初级突起和次级突起，次级突起相互交错对插，在突起之间形成滤过裂隙膜，膜上有直径4~14nm的小孔。由此可见，滤过膜每层结构上都存在不同直径的微孔，构成了滤过的机械屏障（图9-7），决定了滤过膜能够允许分子量不超过69000的物质通过；滤过膜的每层结构上还覆盖有带负电荷的糖蛋白，构成了滤过膜的电学屏障，所以带负电荷的大分子物质则不易通过。因此，滤过膜对血浆中的物质通过具有高度选择性，两种屏障作用决定了原尿中没有大分子蛋白质，其他成分与血浆相似。

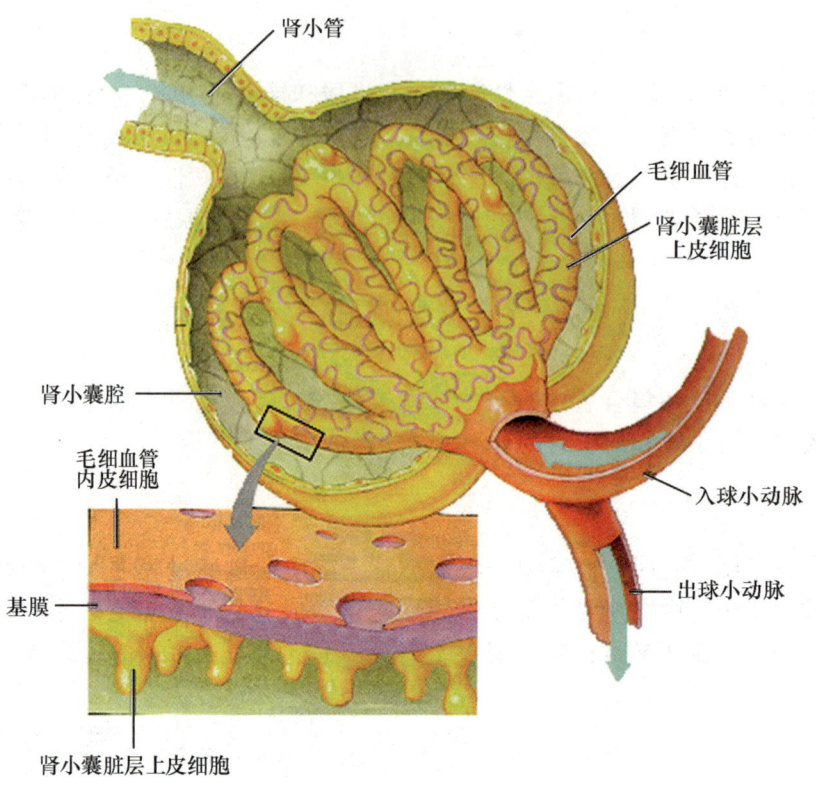

图 9-7 肾小球滤过膜示意图

(二) 有效滤过压

有效滤过压是肾小球滤过的动力,与组织液生成的有效滤过压原理相似。由于滤过膜的屏障作用,使原尿中蛋白质含量极低,囊内液胶体渗透压可忽略不计。故肾小球有效滤过压=肾小球毛细血管血压-(血浆胶体渗透压+囊内压)。

用微穿刺法测得大鼠肾小球毛细血管血压从入球端到出球端血压下降不多,约为45mmHg。囊内压较为恒定,约为10mmHg。由于血液在肾小球毛细血管中流动时,血浆中水和小分子物质不断滤出,使血浆中蛋白浓缩,因此血浆胶体渗透压在入球小动脉端为25mmHg,到出球小动脉端逐渐升高(图9-8)。

由此可见,血液从入球小动脉端流动到出球小动脉端,有效滤过压逐渐降低,原尿生成的量逐渐减少,当有效滤过压降低到零时,称为滤过平衡,滤过停止。所以只有在有效滤过压为零之前的一段毛细血管才有滤过发生。

(三) 肾小球滤过功能的评价指标

1. 肾小球滤过率(GFR)

肾小球滤过率是指单位时间(每分钟)内,两肾生成的原尿量。正常成人安静时约为125ml/min。以此推算,每昼夜两肾生成的原尿量高达180L。

2. 滤过分数(FF)

肾小球滤过率与肾血浆流量的比值称为滤过分数。经测算肾小球血浆流量约为660ml/min,故滤过分数约为125/660×100%=19%。这说明,流经肾的血浆约有1/5由肾小球滤入囊腔生成原尿。

(四) 影响肾小球滤过的因素

肾小球滤过功能受许多因素影响,如滤过膜、有效滤过压和肾血浆流量等。

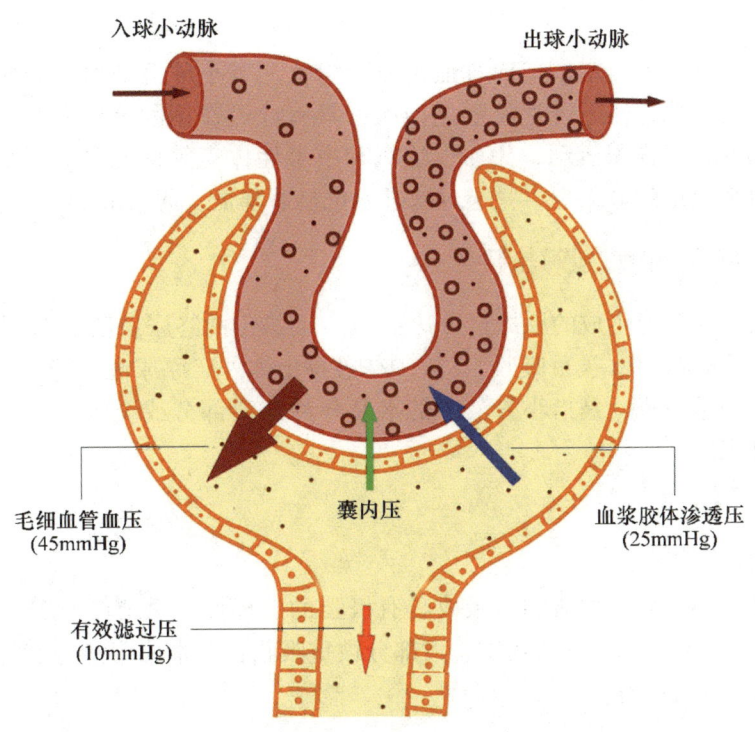

图 9-8 有效滤过压示意图

1. 滤过膜的面积和通透性

正常成人两肾全部的肾小球都具有滤过功能，滤过膜的总面积在 $1.5m^2$ 以上，足以保证肾小球持续而稳定得滤过。但在病理情况下（如急性肾小球肾炎），由于肾小球毛细血管管腔狭窄甚至完全阻塞，导致有效滤过面积急剧减少，肾小球滤过率降低，出现少尿甚至无尿。

生理情况下，滤过膜的通透性比较稳定。然而，某些肾疾病（急慢性肾小球肾炎、肾病综合征）可使滤过膜各层带负电荷的糖蛋白减少，或者基膜损伤、破裂，足突融合及消失，使电学屏障、机械屏障作用减弱，滤过膜的通透性明显增大，导致原本不能滤过的血浆蛋白滤出，甚至红细胞也能滤出，因此出现蛋白尿和血尿。

2. 有效滤过压

有效滤过压是肾小球滤过的动力，其大小决定了肾小球滤过率的多少，从而决定了尿量的多少。

（1）肾小球毛细血管血压：正常情况下，当动脉血压在 80~180mmHg 范围内变动时，肾血流量通过自身调节机制，肾小球毛细血管血压可保持相对稳定，肾小球滤过率基本不变。当大失血或休克等原因引起平均动脉压降到 80mmHg 以下时，超出了上述自身调节范围，使肾小球毛细血管血压下降，进而有效滤过压降低，肾小球滤过率减少，尿量减少。另外，剧烈运动，强烈的伤害性刺激或情绪激动等情况下，可使交感神经活动加强，入球小动脉强烈收缩，导致肾血流量、肾小球毛细血管血压下降，从而导致肾小球滤过率减少，尿量减少。

（2）血浆胶体渗透压：血浆胶体渗透压在正常情况下不会发生大幅度波动。当静脉内快速输入大量生理盐水，或病理情况下肝功能严重受损使血浆蛋白合成减少，或因某些肾疾病，血浆蛋白丢失过多，都会导致血浆蛋白浓度降低，血浆胶体渗透压下降，使有效滤过压和肾小球滤过率增大，尿量因此增多。

（3）囊内压：正常情况下囊内压一般比较稳定。当肾盂或输尿管结石、肿瘤压迫等原因引起输尿管阻塞，或小管液中磺胺类药物的结晶过多堵塞肾小管时，均可造成囊内压升高，使有效滤过压和肾小球滤过率降低，引起少尿甚至无尿。

3. 肾血浆流量

当静脉内快速输入大量生理盐水，造成肾血浆流量增大，肾小球毛细血管中血浆胶体渗透压上升速度减缓，从而使肾小球有效滤过压下降速度随之减缓，具有滤过作用的毛细血管延长，肾小球滤过率增大，尿量增多。与此相反，当剧烈运动、失血、缺氧和中毒性休克等情况下，肾交感神经强烈兴奋引起入球小动脉收缩，肾血浆流量明显减少，肾小球滤过率也显著降低，尿量减少。

二、肾小管和集合管的重吸收功能

正常情况下，成人每天两肾生成的原尿量可达180L，而排出的终尿量仅1.5L左右，由此可见原尿中的水流经肾小管和集合管时约99%被重吸收，只有1%被排出体外。原尿流入肾小管和集合管后，称为小管液。肾小管和集合管的重吸收，是指小管液中的水及各种溶质部分或全部经肾小管和集合管的上皮细胞重新转运回血液的过程。

（一）重吸收的选择性、部位和方式

1. 重吸收的选择性

肾小管和集合管对于小管液中物质的重吸收具有极强的选择性。重要的营养物质（如葡萄糖、氨基酸等）全部被重吸收；水、Na^+等有用的物质，大部分被重吸收；基本无用甚至有害的物质小部分（如尿素）或完全不被重吸收（如肌酐）。

2. 重吸收部位

肾小管和集合管都具有重吸收的功能，但不同部位重吸收能力不同。近端小管在肾小管中最长最粗，其管腔膜上有大量密集的微绒毛，使重吸收面积达 50~60m²，重吸收的物质种类最多，数量最大，是重吸收的主要部位。

3. 重吸收方式

重吸收基本方式包括主动重吸收和被动重吸收。主动重吸收包括主动转运（原发性、继发性）和入胞等方式。一般来说，小管液中葡萄糖、氨基酸、Na^+等都属于主动重吸收；而小管液中的尿素、水和Cl^-等物质均属于被动重吸收。

（二）几种重要物质的重吸收

1. Na^+的重吸收

小管液中99%以上的Na^+被重吸收入血，其中绝大多数在近端小管被重吸收。在近端小管，Na^+进入上皮细胞的过程与葡萄糖、氨基酸的转运以及与H^+的分泌相耦联（图9-9），具体机制见葡萄糖的重吸收和H^+的分泌。在髓袢升支粗段的顶端膜上有Na^+-K^+-$2Cl^-$同向转运体，可使小管液中1个Na^+、1个K^+和2个Cl^-一起被转运进入上皮细胞内（图9-10）。

2. 水的重吸收

原尿中99%以上的水被重吸收，只排出1%。肾小管和集合管对水的重吸收有两种情况：一种是在近端小管伴随Na^+、葡萄糖等溶质的重吸收而被动重吸收，重吸收的比例相对固定，占原尿中水的65%~70%，与机体是否缺水无关，属于必需性重吸收；另一种是在远曲小管和集合管，重吸收量与机体是否缺水有关，受抗利尿激素（ADH）的调节，属于调节性重吸收。当机体缺水时，ADH分泌增多，水的重吸收增多；反之则减少。由此可见，远曲小管和集合管对水的重吸收在机体水平衡的调节中具有重要意义。

3. 葡萄糖的重吸收

微穿刺实验证明肾小球滤过的葡萄糖在近端小管被重吸收。近端小管上皮细胞顶端膜上有Na^+-葡萄糖同向转运体，小管液中Na^+和葡萄糖与转运体结合后被转入细胞内，属于继发性主动转运。由于近端小

管上的 Na^+-葡萄糖同向转运体的数目是有限的，因此其对葡萄糖的重吸收能力是有一定限度的。当血糖浓度超过 160~180mg/100ml 时，部分近端小管对葡萄糖的重吸收已达极限，葡萄糖不能被完全重吸收，尿中开始出现葡萄糖，从而出现糖尿。通常将尿中开始出现葡萄糖时的最低血浆葡萄糖浓度称为肾糖阈。

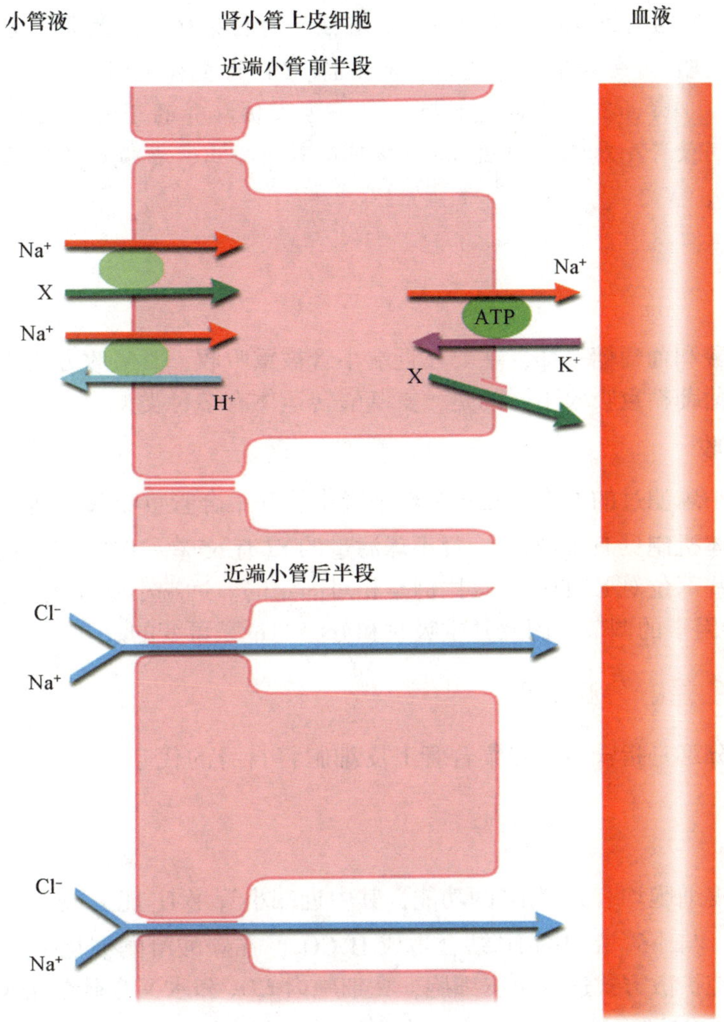

图 9-9　近端小管重吸收 NaCl 示意图
X 代表葡萄糖、氨基酸等；

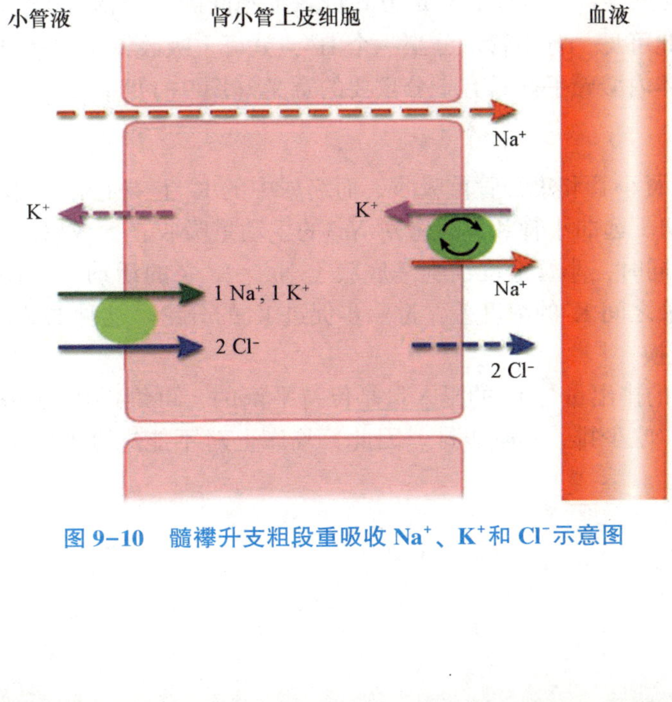

图 9-10　髓袢升支粗段重吸收 Na^+、K^+ 和 Cl^- 示意图

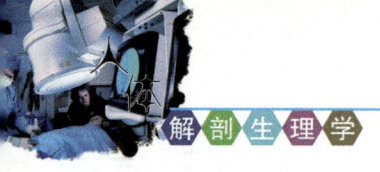
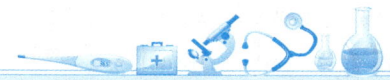

> **小贴士**
>
> **襻类利尿药**
>
> 呋塞米（速尿）、依他尼酸以及布美他尼，具有强效的利尿作用。主要是通过阻断髓襻升支粗段顶端膜上的 $Na^+-K^+-2Cl^-$ 同向转运体，使该段对 Na^+、Cl^- 的重吸收明显减少，小管液中溶质增加，小管液的渗透压升高。一方面阻止水的重吸收，另一方面破坏肾的逆流倍增系统，损害了肾的浓缩与稀释能力。上述作用使肾小球滤液的 20%~30% 可从尿中排出，在强烈的情况下，数分钟内尿量可达到正常的 25 倍之多。

4. 氨基酸的重吸收

肾小球滤过的氨基酸和葡萄糖一样，主要在近端小管被重吸收，其吸收方式也需 Na^+ 的存在，属于继发性主动重吸收，但与葡萄糖重吸收不同的是，氨基酸转运体有多种类型。

5. 其他物质的重吸收

正常情况下，从肾小球滤过的 HCO_3^- 几乎全部被肾小管和集合管重吸收，其中高达 80% 的 HCO_3^- 是由近端小管重吸收的，具体机制见 H^+ 的分泌。肾小球滤过的 K^+ 有 65%~70% 在近端小管重吸收，25%~30% 在髓襻细段重吸收，这些部位对 K^+ 的重吸收比例是相对固定的。远端小管和集合管既能重吸收 K^+，又能分泌 K^+，并可接受多种因素的调节，因此其重吸收和分泌的量是可变的。

三、肾小管和集合管的分泌功能

肾小管和集合管的分泌是指肾小管和集合管上皮细胞将自身的代谢产物或血浆中的某些物质转运至小管液的过程。

1. H^+ 的分泌

肾小管和集合管上皮细胞均有分泌 H^+ 的功能，其中近端小管泌 H^+ 能力最强。血液中的 HCO_3^- 经过肾小球滤过进入小管液中，与小管液中的 H^+ 结合生成 H_2CO_3，在碳酸酐酶催化下很快生成 CO_2 和水。CO_2 为脂溶性小分子，以单纯扩散方式进入上皮细胞，在细胞内 CO_2 和水又在碳酸酐酶的催化下形成 H_2CO_3，后者解离成 H^+ 和 HCO_3^-。H^+ 则通过顶端膜上的 Na^+-H^+ 逆向转运进入小管液，而小管液中的 Na^+ 则顺浓度梯度进入上皮细胞内，该过程称为 Na^+-H^+ 交换。进入细胞内的 Na^+ 经基底侧膜上的钠泵被泵出细胞，上皮细胞内的大部分 HCO_3^- 与其他离子以联合转运方式进入细胞间隙，小部分 HCO_3^- 通过 $Cl^--HCO_3^-$ 逆向转运方式进入细胞外液。由此可见，肾小管每分泌一个 H^+，就可重吸收一个 Na^+ 和一个 HCO_3^-，这一交换过程对机体排酸保碱，维持体内酸碱平衡具有十分重要的意义（图 9-11）。

2. K^+ 的分泌

原尿中的 K^+ 约 90% 在肾小管和集合管重吸收，而终尿中的 K^+ 主要是由远曲小管和集合管分泌的，并且与 Na^+ 的重吸收关系密切。远曲小管和集合管对 Na^+ 的主动重吸收，造成管腔内为负电位，可促进上皮细胞分泌带正电荷的 K^+；同时，小管上皮细胞基底膜上 Na^+-K^+ 泵的活动，是保证上皮细胞内高 K^+ 的前提，增加了细胞内与小管液之间 K^+ 的浓度差，进一步促进 K^+ 的分泌。这种 K^+ 的分泌与 Na^+ 的重吸收相联系的过程，称为 Na^+-K^+ 交换。

正常情况下，机体 K^+ 的排出量与 K^+ 的摄入量是保持平衡的，可维持血 K^+ 浓度相对稳定。机体 K^+ 代谢的特点是：多吃多排，少吃少排，不吃也排。因此，临床上对不能进食的病人应适量补 K^+，以免引起低血 K^+。

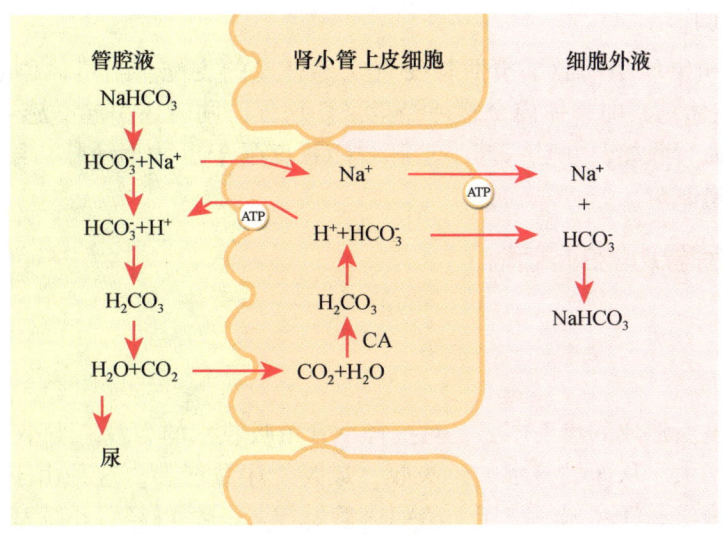

图 9-11　近端小管重吸收 HCO_3^- 示意图

3. NH_3 的分泌

肾小管上皮细胞在代谢过程中可生成 NH_3，主要来自谷氨酰胺在谷氨酰胺酶的作用下的脱氨反应。NH_3 是脂溶性分子，以单纯扩散的形式通过细胞膜进入小管腔。在小管液中 NH_3 与 H^+ 结合生成 NH_4^+，NH_4^+ 进一步与小管液中强酸盐（如 NaCl）的负离子结合生成铵盐（如 NH_4Cl）随尿排出。NH_4^+ 的生成一方面使小管液中 NH_3 的浓度下降，造成管腔膜两侧 NH_3 的浓度梯度，可加速 NH_3 的继续分泌；另一方面降低了小管液中 H^+ 浓度，也有利于 H^+ 的进一步分泌，进而促进机体排酸保碱，维持体内酸碱平衡。

4. 其他物质的分泌

肾小管上皮细胞还可分泌一些代谢产物，如肌酐、尿酸，以及进入体内的某些物质，如青霉素、酚红和呋塞米（速尿）等。进入体内的酚红、青霉素和呋塞米等，在血液中与血浆蛋白结合，很少被肾小球滤过，但主要在近端小管被排入小管液并随尿液排出。因此，将酚红注入静脉后，可通过检测尿中酚红的排泄量来判断近端小管的分泌功能。呋塞米被排入小管液中使之浓度高出血浆数倍，从而有利于其在髓袢升支粗段发挥利尿作用。

第三节　尿生成的调节

尿生成的调节是通过影响肾小球的滤过、肾小管和集合管的重吸收和分泌三个基本过程而实现的。包括肾小球功能的调节以及肾小管和集合管功能的调节。

一、肾小球功能的调节

肾小球功能的调节主要是通过调节肾血流量实现的。

1. 肾血流量的自身调节

安静情况下，当肾动脉灌注压在 80~180mmHg 范围内变化时，肾血流量能保持相对稳定。当肾动脉灌注压在一定范围内升高时，肾小血管收缩，血流阻力相应增大，使肾血流量不至于增多；反之，当肾动脉灌注压降低时，肾小血管舒张，血流阻力则相应减小，使肾血流量不至于减少。这种在没有外来神经支配的情况下，肾血流量在动脉血压一定的变动范围（80~180mmHg）内能够保持相对恒定的现象，称为肾血流量的自身调节。该种调节使肾血流量相对恒定，进而使 GFR 保持相对恒定。但是当肾动脉灌注压超出上述范围时，肾血流量将随灌注压的改变而发生相应的变化。

2. 肾血流量的神经调节

肾小球入球小动脉和出球小动脉平滑肌均受肾交感神经的支配。当机体剧烈运动或某些病理情况（如严重大失血、中毒性休克）时，体内交感神经紧张性增强，同时还引起交感-肾上腺髓质系统活动增强，以上因素均能使肾血管收缩，并且入球小动脉收缩程度强于出球小动脉，导致肾血流量减少，肾小球滤过率随之降低，尿量减少。

二、肾小管、集合管功能的调节

（一）自身调节

1. 小管液溶质的浓度

小管液中溶质的浓度所形成的渗透压，是对抗肾小管重吸收水的力量。当小管液中溶质浓度升高时，可使小管液渗透压随之增大，从而妨碍水的重吸收，最终使尿量增多。这种由于小管液渗透压升高而引起尿量增多的现象，称为渗透性利尿。临床上给病人静脉输入一些可经肾小球滤过但不能被肾小管和集合管重吸收的药物（如甘露醇），可产生渗透性利尿效应，从而达到利尿消肿的治疗效果。

2. 球-管平衡

近端小管对小管液中溶质（特别是 Na^+）和水的重吸收与肾小球滤过率之间有着密切的关系。当肾小球滤过率增大时，近端小管对 Na^+ 和水的重吸收量也增大；反之，肾小球滤过率减少时，近端小管对 Na^+ 和水的重吸收量也相应减少。实验证明，近端小管中 Na^+ 和水的重吸收率始终占肾小球滤过率的 65%～70%。这种近端小管对 Na^+ 和水的重吸收量可随肾小球滤过率的变化而改变的现象称为球-管平衡。其生理意义在于使尿中排出的 Na^+ 和水不会随肾小球滤过率的增减而出现大幅度的变化，从而保持尿量和尿钠的相对稳定。在某些情况下，球-管平衡可被破坏，如发生渗透性利尿时，虽然肾小球滤过率不变，但近端小管重吸收率减少，尿量和尿 Na^+ 的排出则明显增多。

（二）体液调节

1. 抗利尿激素

抗利尿激素（ADH）也称血管升压素，是在下丘脑视上核和室旁核神经元胞体内合成，沿下丘脑-垂体束的轴突被运输到神经垂体贮存，并由此释放入血液。ADH 的主要生理作用是，通过提高远曲小管和集合管上皮细胞管腔膜对水的通透性，使水的重吸收增加，尿量减少。ADH 的合成和释放主要受血浆晶体渗透压和循环血量的影响。

（1）血浆晶体渗透压：血浆晶体渗透压的改变是调节 ADH 合成和释放的最重要因素。在下丘脑视上核及其附近有渗透压感受器，它对血浆晶体渗透压的改变十分敏感。当机体大量出汗、严重呕吐或腹泻等情况引起机体失水过多时，血浆晶体渗透压升高，对渗透压感受器刺激增强，ADH 的合成和释放增多，通过使远曲小管和集合管增加对水的重吸收，使尿量减少，从而保存了体内的水，有利于维持水的平衡；相反，短时间内大量饮清水后，血浆被稀释，血浆晶体渗透压降低，ADH 合成和释放减少，尿量明显增加，从而及时排出体内多余的水。这种大量饮清水后，引起尿量增多的现象称为水利尿。若饮用生理盐水，则排尿量不会出现饮清水后的那种变化（图 9-12）。

（2）循环血量：循环血量减少（如急性大失血），对左心房和胸腔大静脉壁上的容量感受器的刺激减弱，经迷走神经传入至下丘脑的冲动减少，对 ADH 释放的抑制作用减弱或消失，故 ADH 释放增加，水重吸收增多，尿量减少，从而有利于循环血量的恢复；反之，当循环血量增多（静脉快速输入大量生理盐水），刺激容量感受器，抑制 ADH 释放，尿量增多。容量感受器的敏感性远远低于渗透压感受器，循环血量需降低 5%～10% 及以上时，才能刺激 ADH 的释放增加。

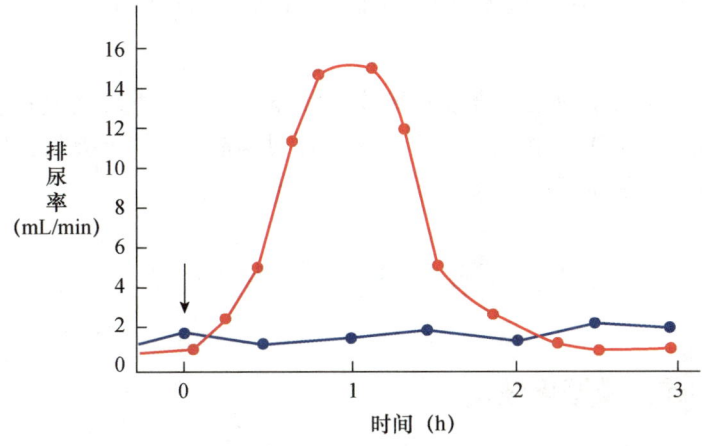

一次饮一升清水(红线)和饮一升等渗盐水(0.9%NaCl溶液)(蓝线)后的排尿率,箭头表示饮水时间

图9-12 一次饮一升清水(红线)和饮一升生理盐水(蓝线)后排尿率

(箭头表示饮水时间)

> **小贴士**
>
> **尿崩症**
>
> 尿崩症是指由于各种原因使抗利尿激素(ADH)的产生和作用发生障碍,肾不能保留水分,导致尿量明显增多的一种疾病。
>
> 临床上多数是由于脑外伤、脑肿瘤等导致ADH缺乏的中枢性尿崩症,也有部分是由于肾小管对ADH的反应障碍导致的肾性尿崩症。也有各种因素导致饮水过多所表现的多饮、多尿症状。尿崩症患者均有多饮、烦渴、多尿,夜尿显著增多等临床表现。一般尿量常大于4L/d,最多有达到18L/d者。

2. 醛固酮

醛固酮是由肾上腺皮质球状带细胞合成和分泌的一种类固醇激素,主要作用是增加远曲小管和集合管上皮细胞对K^+的分泌和对Na^+的重吸收,由于Na^+的重吸收同时伴有水的重吸收,所以醛固酮具有保Na^+、保水、排K^+的作用。醛固酮的分泌主要受肾素-血管紧张素-醛固酮系统,以及血K^+和血Na^+浓度的调节。

(1) **肾素-血管紧张素-醛固酮系统**:肾素是由球旁细胞分泌的一种酸性蛋白酶,可将血管紧张素原水解,生成十肽血管紧张素Ⅰ(AngⅠ),AngⅠ在血管紧张素转换酶(ACE)的作用下,生成血管紧张素Ⅱ(AngⅡ)。AngⅡ则可在ACE2等酶的作用下,生成七肽血管紧张素Ⅲ(AngⅢ)。其中AngⅡ和AngⅢ可刺激肾上腺皮质球状带细胞分泌醛固酮。可见,肾素、血管紧张素、醛固酮之间关系密切,故称为肾素-血管紧张素-醛固酮系统。

该系统活动的水平主要取决于肾素的释放量,肾素的释放主要与肾内两种感受器有关。当循环血量减少时,肾血流量相应减少,入球小动脉管壁受到的牵拉刺激减弱,从而激活了管壁上的牵张感受器,使球旁细胞释放肾素增多;同时,肾血流量减少,肾小球滤过率降低,流经致密斑处的小管液中Na^+含量降低,可激活致密斑感受器,使肾素释放增多;此外,肾交感神经兴奋时,可直接刺激球旁细胞使之释放肾素增多。

(2) **血K^+和血Na^+浓度**:当血K^+浓度升高或血Na^+浓度降低时,尤其是血K^+浓度升高时,可直接刺激肾上腺皮质球状带细胞分泌醛固酮增加,促进远曲小管和集合管保Na^+排K^+,进而使血K^+浓度降低、

血 Na^+ 浓度升高；反之亦然，从而维持机体血 K^+ 和血 Na^+ 浓度的相对稳定。

3. 心房钠尿肽

心房钠尿肽（ANP）是由心房肌细胞合成并释放的肽类激素。当循环血量过多使心房壁受到牵拉时，可刺激心房肌细胞释放 ANP。ANP 的作用，一方面主要通过抑制 Na^+ 的重吸收，从而明显地促进机体 Na^+ 和水的排出；另一方面可以舒张血管，降低血压。

第四节 尿液及其排放

一、尿量、尿液的成分及理化性质

1. 尿量

正常成人尿量为 1~2L/d，平均约为 1.5L/d。每天尿量长期超过 2.5L，称为多尿；每天尿量在 0.1~0.5L，则为少尿；不足 0.1L，则为无尿。多尿，可因大量水分的丢失引起机体脱水。正常成人每天大约产生 35g 固体代谢产物，至少需要 0.5L 尿液才能将其溶解并排出。少尿或无尿，可导致代谢产物排出障碍而在体内堆积，严重时可引起尿毒症。

2. 尿的化学成分

尿的主要成分是水，占 95%~97%，固体物占 3%~5%。正常尿的固体成分包括无机物和有机物两大类。无机物主要是电解质，如氯化钠、硫酸盐、磷酸盐等；有机物主要是蛋白质代谢的含氮化合物，如尿素、尿酸、肌酐、马尿酸和氨等。

3. 尿的理化性质

正常新鲜尿液为淡黄色的透明液体。尿的颜色主要来自胆红素的代谢产物尿色素，并受一些食物和药物的影响。例如，摄入大量胡萝卜或服用维生素 B_2 时，尿呈亮黄色。病理情况下，可出现血尿、血红蛋白尿（洗肉水色或深褐色）、胆红素尿（黄色）、乳糜尿（乳白色）等。

正常尿液的比重一般介于 1.015~1.025 之间。尿液的渗透压一般高于血浆，在 50~1200mmol/L 范围。大量饮清水后，尿液被稀释，颜色变浅，比重和渗透压均降低；大量出汗后，尿液被浓缩，颜色变深，比重和渗透压均升高。

正常尿液一般为弱酸性，pH 值在 5.0~7.0。尿液的酸碱度主要受食物成分的影响。荤素杂食者，尿中蛋白质分解产生的硫酸盐、磷酸盐等较多，故尿多呈酸性；素食者，尿中有机酸氧化产生的碱基比较多，酸性产物较少，故尿多呈弱碱性。

> **小贴士**
>
> **尿液检查**
>
> 通过检查尿液的变化，可以帮助了解患者有无肾功能异常、尿路损害和某些代谢异常，进而辅助许多疾病的诊断和治疗。主要包括以检查尿液的颜色、透明度、酸碱度、红细胞、白细胞、上皮细胞、管型、蛋白质、比重及尿糖定性为主的常规检查内容，中段尿培养，尿三杯检验，阿迪氏计数，尿蛋白定量等项目。其中尿常规检查取材方便，临床上应用广泛。

二、尿液的排放

终尿生成后由集合管流出，汇入乳头管，经肾盏到肾盂，肾盂中的尿液通过输尿管周期性蠕动输送到膀胱贮存。当膀胱内贮存的尿液达到一定量时，可引起排尿反射，尿液经尿道排出体外。因此，尿的生成是连续不断的过程，但排尿是间断的。

（一）膀胱和尿道的神经支配

膀胱壁由逼尿肌构成，膀胱与尿道连接处为内括约肌，二者都属于平滑肌组织，受盆神经和腹下神经双重支配；尿道外部为尿道外括约肌，属于骨骼肌，受阴部神经支配（图9-13）。

1. 盆神经

起自骶髓第2~4节段侧角；传入纤维传导膀胱充胀感觉；传出纤维属于副交感神经，兴奋时使膀胱逼尿肌收缩，尿道内括约肌松弛，促进排尿。

2. 腹下神经

起自腰髓第1~2节段侧角；传入纤维传导膀胱痛觉；传出纤维属于交感神经，兴奋时使膀胱逼尿肌松弛，尿道内括约肌收缩，阻止排尿。

3. 阴部神经

起自骶髓第2~4节段前角；传入纤维传导尿道感觉；传出纤维属于躯体运动神经，其活动受意识控制。兴奋时使尿道外括约肌收缩，阻止排尿。

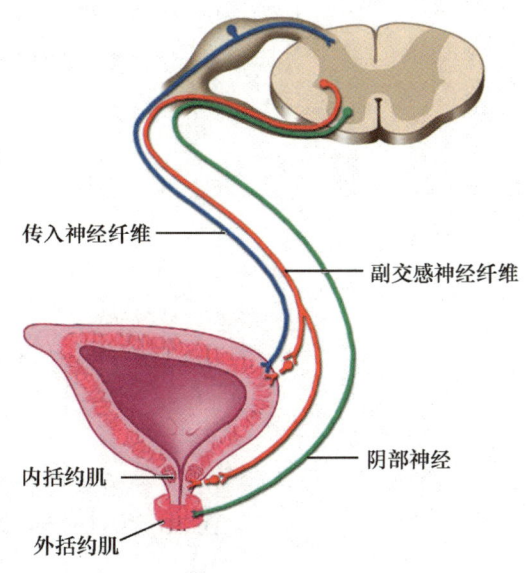

图9-13 膀胱和尿道的神经支配

（二）排尿反射

正常情况下，当膀胱内尿量增多至400~500ml时，膀胱壁牵张感受器受到牵拉而兴奋，冲动沿盆神经传入到达骶髓的初级排尿中枢；同时经过初级排尿中枢继续上传到大脑皮层的高级排尿中枢，产生尿意。

如果环境条件允许，大脑皮层向下发放排尿指令，使盆神经兴奋，从而使膀胱逼尿肌收缩，尿道内括约肌松弛，于是尿液进入后尿道。进入后尿道的尿液刺激后尿道黏膜内的感受器，冲动返回骶髓的初级排尿中枢，一方面加强骶髓初级排尿中枢的活动，使原有的排尿活动加强；另一方面反射性地抑制阴部神经，使尿道外括约肌松弛，将尿液排出体外。尿液对尿道的刺激反射性地加强排尿中枢的活动，正反馈地促进排尿反射活动一再加强，直至尿液排完为止。

如果条件不允许，则大脑皮层高级中枢对骶髓排尿中枢产生抑制作用，阻止排尿。婴幼儿大脑皮层尚未发育完善，对初级中枢的控制能力较弱，因此排尿次数较多，且易发生夜间遗尿现象。

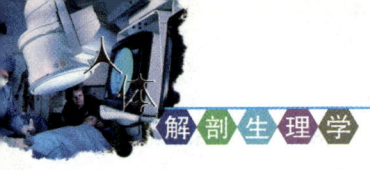
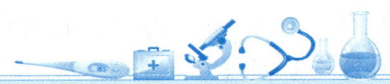

> **小贴士**
>
> **排尿异常**
>
> 　　排尿或贮尿过程中任何一个环节发生障碍，均可导致排尿异常。当膀胱有炎症或受机械性刺激（如膀胱结石）时，可引起排尿次数增多，称为尿频。当腰骶部脊髓损伤时，使初级排尿中枢的活动发生障碍，膀胱内尿液充盈时也不能发动排尿反射，以致尿液不能排出体外，称为尿潴留。尿路受阻也能造成尿潴留，如男性前列腺肥大。当脊髓横断损伤时，使初级排尿中枢与大脑皮层失去功能联系，排尿便失去了意识控制，称为尿失禁。

自我测评

一、单选题

1. 肾（　　）。
   A. 皮质紧贴腹膜　　　　　　　　　　B. 髓质由肾柱构成
   C. 肾小盏包绕肾乳头　　　　　　　　D. 肾大盏出肾门与输尿管移行
   E. 输尿管位于肾门处

2. 肾门平对的平面是（　　）。
   A. 第十一胸椎体　　B. 第十二胸椎体　　C. 第一腰椎体　　D. 第二腰椎体
   E. 第三腰椎体

3. 膀胱（　　）。
   A. 是腹膜内位器官　　　　　　　　　B. 可分尖、体、颈三部分
   C. 内面黏膜平滑　　　　　　　　　　D. 下方在男性与前列腺相邻
   E. 后方在女性与直肠相邻

4. 输尿管（　　）。
   A. 起于肾大盏　　　　　　　　　　　B. 可分为腹部和盆部二部分
   C. 管壁有较厚的肌层　　　　　　　　D. 后方与小肠毗邻
   E. 全长有三处狭窄

5. 下列有关女性尿道的描述，错误的是（　　）。
   A. 较男性尿道直　　　　　　　　　　B. 较男性尿道短、宽
   C. 前邻耻骨联合，后邻直肠　　　　　D. 末端开口于阴道前庭
   E. 仅有排尿的功能

6. 人体最主要的排泄器官是（　　）。
   A. 消化道　　　　B. 皮肤　　　　C. 呼吸道　　　　D. 肾
   E. 肛门

7. 原尿的成分（　　）。
   A. 比血浆多葡萄糖　　B. 比血浆少蛋白质　　C. 比终尿少葡萄糖　　D. 比血浆少葡萄糖
   E. 比血浆多蛋白质

8. 促进肾小球滤过的是（　　）。
   A. 肾小球毛细血管血压　　　　　　　B. 肾小囊内压
   C. 血浆胶体渗透压　　　　　　　　　D. 集合管内压

E. 全身动脉血压

9. 下列情况中肾小球滤过率基本保持不变的是（　　）。
   A. 血浆胶体渗透压降低
   B. 滤过膜的有效面积减小
   C. 动脉血压在 80~180mmHg 变动
   D. 肾小囊内压升高
   E. 肾小球滤过膜的通透性下降

10. 正常情况下，在近端小管，全部被重吸收的是（　　）。
    A. 葡萄糖、氨基酸　　B. 肌酐　　C. 尿素　　D. 氨
    E. 水

11. 各段肾小管对 Na^+ 的重吸收率，最大的是（　　）。
    A. 近端小管　　B. 远曲小管　　C. 髓袢升支　　D. 髓袢降支
    E. 集合管

12. 当肾小管泌 H^+ 增多时可引起（　　）。
    A. 泌 K^+ 增加、泌 NH_3 减少
    B. 泌 K^+ 增加、泌 NH_3 增加
    C. 泌 K^+ 减少、泌 NH_3 增加
    D. 泌 K^+ 减少、泌 NH_3 减少
    E. 泌 K^+ 减少、泌 NH_3 不变

13. 损毁动物的下丘脑视上核，将出现何种变化（　　）。
    A. 尿量增加，尿高度稀释
    B. 尿量增加，尿浓缩
    C. 尿量减少，尿高度稀释
    D. 尿量减少，尿浓缩
    E. 无尿

14. 大量饮清水后，尿量增多的主要原因是（　　）。
    A. 血浆胶体渗透压降低　　B. 醛固酮分泌减少　　C. 肾小球滤过率增加
    D. 抗利尿激素分泌减少
    E. 血压升高

15. 在兔急性实验中，静脉注射20%葡萄糖溶液5ml引起尿量增加的主要原因是（　　）。
    A. 肾小球滤过率增加
    B. 肾小管液中溶质浓度增加
    C. 血容量增加
    D. 血浆胶体渗透压升高
    E. 肾血浆流量增加

16. 正常人每昼夜排出的尿量约为（　　）。
    A. 100ml 以下　　B. 100~500ml　　C. 1000~2000ml　　D. 2000~2500ml
    E. 3500ml

17. 排尿反射的初级中枢位于（　　）。
    A. 脊髓胸腰段　　B. 下丘脑　　C. 延髓　　D. 脊髓腰骶段
    E. 大脑皮质

二、名词解释

1. 肾门　2. 肾窦　3. 排泄　4. 肾小球滤过率　5. 肾糖阈　6. 渗透性利尿

三、问答题

1. 影响肾小球滤过的因素有哪些？各有何影响？
2. 试用生理机制解释糖尿病患者为何会尿量增多？
3. 高温季节大量出汗后，尿量有何改变，为什么？
4. 简述排尿反射的过程。
5. 试述膀胱的位置、形态、分部及毗邻。

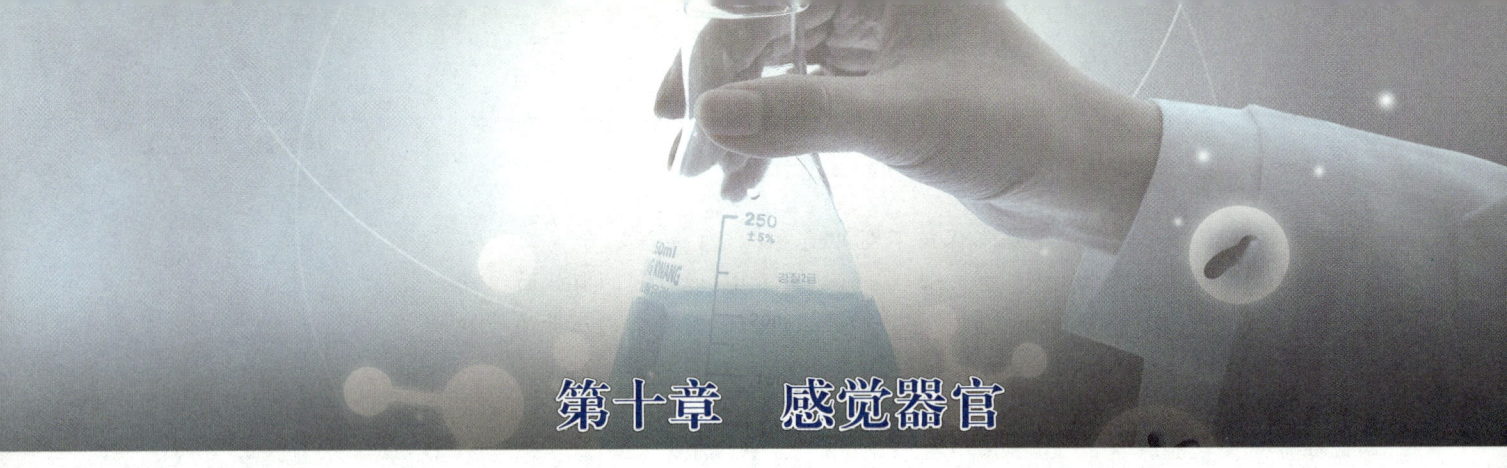

第十章 感觉器官

❖学习目标

> **掌握**：眼的调节；声波传入内耳的途径。
> **熟悉**：眼的折光异常及其矫正，几种视觉现象；眼球的形态结构和耳的形态结构。
> **了解**：耳蜗的感音功能，前庭器官的功能。

第一节 概 述

感觉是客观物质世界在人脑中的主观反映。机体内、外环境中的各种刺激首先作用于不同的感受器或感觉器官，通过感受器的换能作用，将各种刺激所包含的能量转换为相应的神经冲动，后者沿一定的神经传入通路到达大脑皮质的特定部位，经过中枢神经系统的整合，从而产生相应的感觉。因此，各种感觉的产生都是通过特定的感受器或感觉器官、传入神经和大脑皮质的共同活动完成的。

一、感受器和感觉器官的概念

感受器是指分布于体表或组织内部的一些专门感受机体内、外环境变化的结构或装置。感觉器官简称感官，在结构上包括感受器及其附属结构。人体主要的感觉器官有眼（视觉）、耳（听觉）、前庭（平衡觉）、鼻（嗅觉）、舌（味觉）等，这些感觉器官都分布在头部，称为特殊感觉器官。机体的感受器种类繁多，根据分布部位的不同，可分为内感受器和外感受器；根据它们所接受的刺激性质的不同，可分为光感受器、机械感受器、温度感受器、化学感受器等。

二、感受器的一般生理特性

1. 感受器的适宜刺激

一种感受器通常只对某种特定形式的刺激最敏感，这种形式的刺激就称为该感受器的适宜刺激。例如，一定波长的电磁波是视网膜感光细胞的适宜刺激，一定频率的机械振动是耳蜗毛细胞的适宜刺激等。

2. 感受器的换能作用

各种感受器受刺激时，能将作用于它们的各种形式的刺激能量转换为传入神经的动作电位，这种能量转换称为感受器的换能作用。

3. 感受器的编码功能

感受器在把外界刺激转换为神经动作电位时，不仅发生了能量形式的转换，而且把刺激所包含的环境变化的信息也转移到了动作电位的序列之中，起到了信息的转移作用，这就是感受器的编码功能。

4. 感受器的适应现象

当某一恒定强度的刺激持续作用于一个感受器时，感觉神经纤维上动作电位的频率会逐渐降低，这一现象称为感受器的适应现象。根据适应现象发生的快慢，可将感受器分为快适应感受器和慢适应感受器。快适应感受器以皮肤触觉感受器为代表，慢适应感受器以肌梭、颈动脉窦和关节囊感受器为代表。

第二节 眼

一、眼的解剖结构

视器又称眼，由眼球和眼副器组成（图10-1），主要负责感受光波的刺激，经视觉传导通路传至脑的视觉中枢产生视觉。

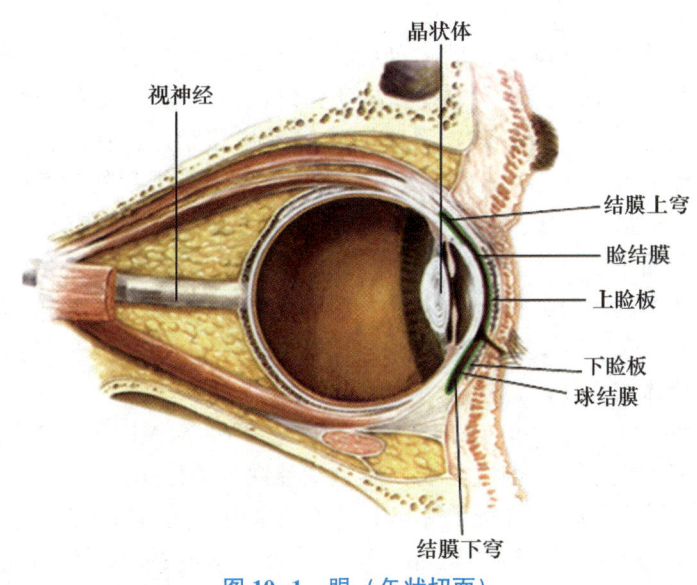

图10-1 眼（矢状切面）

（一）眼球

眼球是视器的主要部分，位于眼眶内，近似球形，后端借视神经连于间脑。眼球由眼球壁和眼球内容物组成（图10-2）。

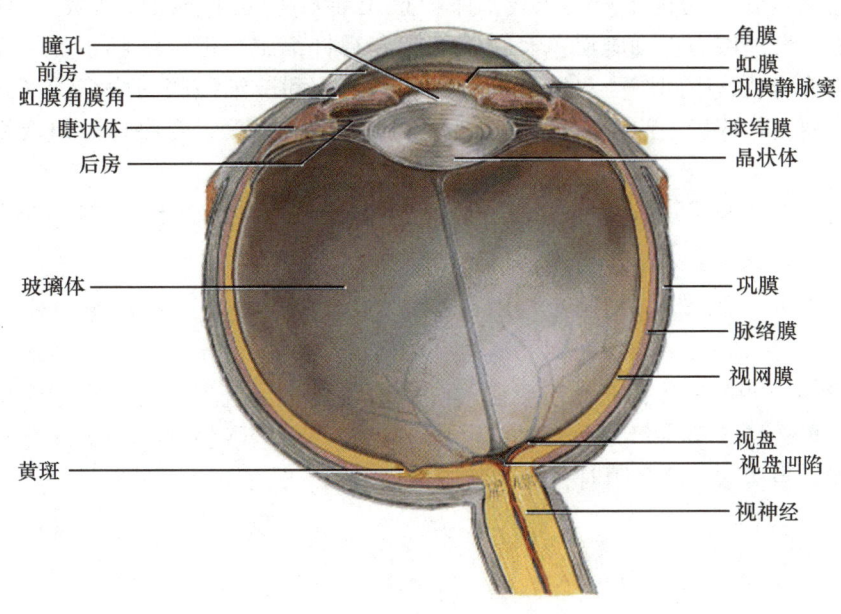

图10-2 眼球（水平切面）

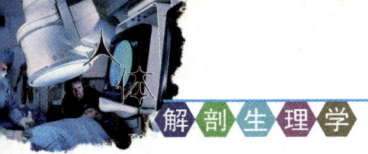

1. 眼球壁

眼球壁从外向内由外膜、中膜和内膜组成。

（1）外膜（纤维膜）：由致密结缔组织组成，具有维持眼球外形和保护眼球作用。可分为前1/6的角膜和后5/6的巩膜。

①角膜：曲度较大，无色透明，有折光作用，角膜内无血管但有丰富的感觉神经末梢，感觉灵敏。当角膜病变时疼痛剧烈。

②巩膜：呈不透明的乳白色，前缘与角膜相连，二者交界处的深面有一环形的小管称巩膜静脉窦，是房水回流的通道。巩膜在视神经穿出部增厚，并与视神经鞘膜相续。

（2）中膜（血管膜）：富含血管、神经和色素，呈棕黑色，有营养和遮光的作用。分为虹膜、睫状体和脉络膜三部分。

①虹膜：位于中膜的最前部，在额状位呈圆盘状，中央有圆形的瞳孔，是光线进入眼球的通道。虹膜的颜色有人种差异，黄种人多呈棕黑色。角膜和晶状体之间的间隙称眼房，虹膜将其分为前后两部分，虹膜之前的为眼前房，虹膜之后的为眼后房，前房和后房借瞳孔相通，在虹膜与角膜交界处有环形的虹膜角膜角。虹膜内有两种排列方向不同的平滑肌；围绕瞳孔呈环形排列的为瞳孔括约肌，围绕瞳孔呈放射状排列的为瞳孔开大肌，瞳孔开大或缩小可调节进入眼球内的光线，在弱光下或看远物时瞳孔开大；在强光下或看近物时，瞳孔缩小。

②睫状体：是中膜最肥厚的部分，位于巩膜和角膜移行部的内面。后部较为平坦，为睫状环；前部有向内突出呈放射状排列的皱襞，叫睫状突。在眼球矢状切面上，睫状体呈三角形，所含平滑肌称睫状肌，收缩和舒张可调节晶状体的曲度。

③脉络膜：占中膜的后2/3，其外面与巩膜结合较疏松，内面与视网膜色素层紧密相贴。富含血管和色素，具有营养眼球内组织和吸收眼内分散光线，避免扰乱视觉的作用。

（3）内膜（视网膜）：衬于中膜的内面，借与中膜的关系由前向后分为三部，即虹膜部、睫状体部和视部。虹膜部和睫状体部无感光作用，称为盲部。视部最大，附着在脉络膜内面，具有感光功能，视网膜后部偏鼻侧处，有一圆盘状的隆起，称视神经盘，为视神经的起始部和视网膜中央动、静脉出入的部位，无感光细胞，故称生理性盲点。在视神经盘颞侧稍偏下方3.5mm处有一黄色斑块，称黄斑，其中央凹陷称中央凹，是视觉最敏锐的部位。在活体，可经检眼镜直接观察到上述结构。

视网膜的组织结构可分为内、外两层，外层为色素上皮层，与脉络膜紧密相连，由单层色素上皮构成，胞质内含有黑色素颗粒，色素能吸收光线，保护感光细胞免受过强光线刺激。内层为神经细胞层，由三层神经细胞组成，最外层为视细胞层，有视锥细胞和视杆细胞，视锥细胞感受强光和分辨颜色，视杆细胞感受弱光，不能辨色；中间层为双极细胞层，是视细胞和节细胞间的联络神经元；内层为节细胞层，为多极神经元，树突与双极细胞构成突触，轴突在视神经盘处聚集穿眼球壁组成视神经，沿视神经将光的刺激传入脑。

视网膜神经部与色素部两层间连结疏松，病理情况下两层易分离，临床上称为"视网膜剥离症"。

2. 眼球内容物

眼球内容物包括房水、晶状体和玻璃体，均具有折光作用。与角膜一起称为眼球的屈光系统（或折光装置）。

（1）房水：为无色透明的液体，充满于眼房内。房水由睫状体上皮分泌和血管渗出形成，自眼后房经瞳孔流入眼前房，再经虹膜角膜角处渗入巩膜静脉窦，最后汇入眼静脉。房水具有营养角膜、晶状体和维持眼内压的功能。当房水回流受阻时，可引起眼内压增高，致使视力受损。

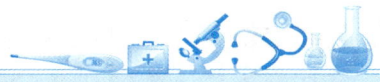

> **小贴士**
>
> **青光眼**
>
> 由于虹膜和晶状体粘连或虹膜角狭窄的原因，造成房水循环障碍，房水停滞在眼房内，引起眼内压升高，压迫视网膜，导致视力减退或失明，称为青光眼。

（2）晶状体：位于虹膜与玻璃体之间，呈具有弹性的双凸透镜状，无色透明，不含血管和神经。表面包有一层无色透明的晶状体囊，周缘借睫状小带连于睫状体。

晶状体的曲度可随所视物体的远近不同而改变。当视近物时，反射性地使睫状肌收缩，睫状小带松弛，晶状体由于自身弹性回位曲度增大，折光力增强，使光线恰能聚焦在视网膜上。视远物时与此相反。晶状体曲度改变的能力随年龄增长而逐步减弱，眼的调节能力减弱，视近物时模糊，视远物时清晰，俗称"老花眼"。若某种原因引起晶状体混浊，临床上称为"白内障"。

（3）玻璃体：为无色透明的胶状物质，表面覆有玻璃体囊，填充于晶状体和视网膜之间，具有折光和支撑视网膜作用。若玻璃体混浊，眼前可见晃动的黑点，临床上称为"飞蚊症"。

（二）眼副器

眼副器包括眼睑、结膜、泪器、眼外肌等，对眼球起保护、运动和支持作用。

1. 眼睑

俗称眼皮，是眼前方的皮肤皱襞，分为上睑和下睑，有保护眼的作用。上、下睑之间的裂隙称为睑裂，内外侧的夹角分别称为内眦和外眦，睑的游离缘称为睑缘，有向前生长的睫毛。睫毛根部的皮脂腺称为睑缘腺。

2. 结膜

结膜为富含血管的透明薄膜，覆盖于眼睑内面的为睑结膜；覆盖于眼球巩膜前面的为球结膜；上下睑结膜与球结膜的移行处所形成的隐窝，分别称为结膜上穹和结膜下穹。眼裂闭合时围成结膜囊。沙眼和结膜炎是结膜的常见病。

3. 泪器

泪器由泪腺和泪道组成。泪腺位于眶腔前部外上方的泪腺窝内，能分泌泪液。泪道包括泪点、泪小管、泪囊和鼻泪管。鼻泪管向下通鼻腔。

4. 眼外肌

均为骨骼肌，是视器的运动装置，共有7块，其中1块运动眼上睑，即上睑提肌，6块运动眼球，分别为上直肌、下直肌、内直肌、外直肌、上斜肌和下斜肌。

（三）眼的血管

1. 动脉

颈内动脉发出眼动脉经视神经管入眶，分支营养眼球和眼球外肌、泪腺和眼睑等。其中最重要的分支为视网膜中央动脉，其在眼球后方穿入视神经，从视神经盘处穿入眼球，分为4支，分布于视网膜，营养视网膜内层，临床常用检眼镜观察此动脉。

2. 静脉

眼球内静脉血大多汇入眼上静脉、眼下静脉。眼静脉无瓣膜，向前与面静脉吻合，向后经眶上裂入颅，注入海绵窦，故面部感染可经此途径入颅内结构。

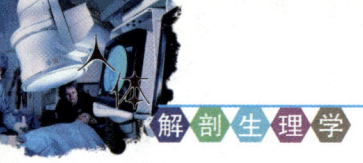

二、眼的功能

眼的主要功能是产生视觉。视网膜上的感光细胞是视觉感受器，其适宜刺激为波长 380～760nm 的电磁波。来自外界的光线，经过眼的折光系统成像在视网膜上，被感光细胞所感受并将其转换为神经冲动后传至视觉中枢，从而产生视觉。

（一）眼的折光系统的功能

1. 简化眼

眼的折光过程与凸透镜成像过程相似，但复杂得多。为了便于理解，有人设计出一种与正常眼在折光效果上相同，但更为简单的等效光学模型，称为简化眼。该模型和正常安静时的人眼一样，使远处物体发出的平行光线刚好聚焦在视网膜上，形成清晰的影像（图10-3）。

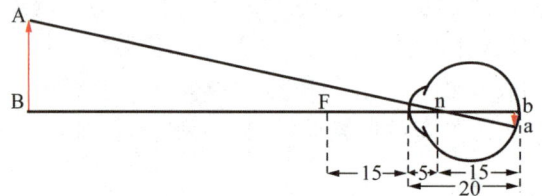

图 10-3　简化眼成像示意图（单位：mm）

2. 眼的调节

来自 6m 以外物体发出的光线近似平行光，眼无须调节，即可在视网膜上形成清晰的像。看 6m 以内的近物时，入眼光线由平行变为辐散，聚焦在视网膜之后，不能在视网膜上清晰成像。但通过眼的调节，视近物时，物像仍能清晰聚焦在视网膜上。

（1）晶状体的调节：眼看远物时，睫状肌处于松弛状态，睫状小带保持一定的紧张度，晶状体处于扁平状态，远物的平行光线入眼后经折射刚好成像在视网膜上。看近物时，反射性地引起睫状肌收缩，睫状小带松弛，晶状体由于自身的弹性而变凸（前凸为主），折光力增强，从而使物像仍然成像在视网膜上（图10-4）。

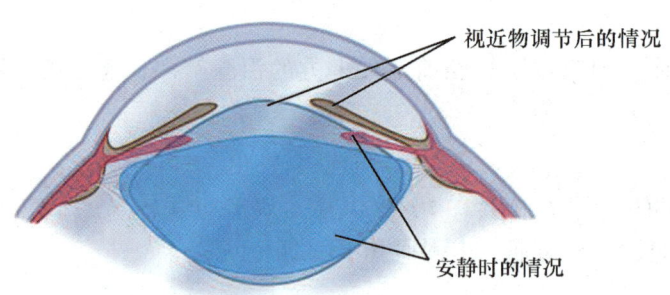

图 10-4　眼调节前后晶状体和睫状体位置的改变

眼视近物时的调节能力主要取决于晶状体变凸的程度。随着年龄增长，晶状体的弹性逐渐下降，导致眼的调节能力减弱而视近物不清，这种现象称为老视。看近物时佩戴适当的凸透镜，可用于矫正老视。

（2）瞳孔的调节：瞳孔大小可随视物的远近和光线的强弱发生改变。视近物时，反射性地引起双侧瞳孔缩小，称为瞳孔近反射，其意义在于减少入眼的光线量和折光系统造成的球面像差与色像差，使成像更清晰。瞳孔在弱光下散大，强光下缩小，称为瞳孔对光反射，其意义在于使视网膜不致因光线过强而损伤，也不会因光线过弱而影响视觉。瞳孔对光反射的中枢在中脑，临床上通过检查该反射来了解中枢神经系统的病变部位和观察病情的危重程度。

（3）双眼会聚：双眼注视一个由远移近的物体时，发生两眼视轴向鼻侧会聚，称为双眼会聚，其意义在于两眼同时看一近物时，物像仍落在两眼视网膜的对称点上，避免复视。

3. 眼的折光异常

眼的折光能力或眼球的形态异常，使平行光线不能聚焦成像在视网膜上，称为眼的折光异常。包括近视、远视和散光（图10-5）。

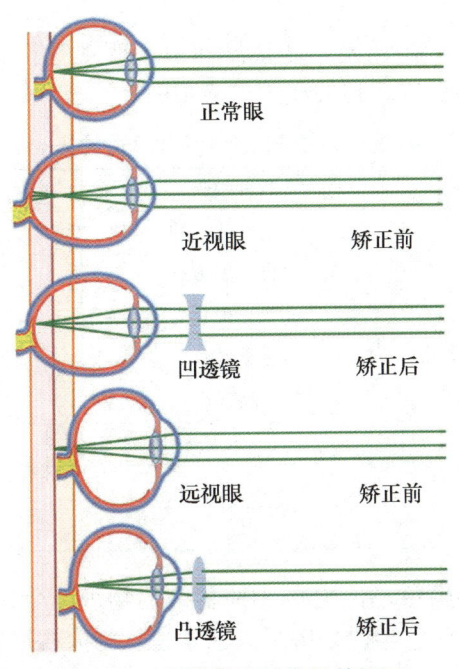

图10-5　眼的折光异常及其矫正

（1）近视：眼球的前后径过长或折光能力过强，使平行光线聚焦在视网膜之前，故视远物模糊不清。近视眼的形成，部分是由于遗传，部分则是后天用眼不当造成，如照明不足，阅读距离过近等。矫正近视可用凹透镜。

（2）远视：眼球的前后径过短或折光能力过弱，使远物的平行光线聚焦在视网膜之后，而当看近物时，物像更加靠后。故远视眼无论看近物还是远物都需要动用眼的调节，较易发生疲劳。矫正远视可用凸透镜。

（3）散光：散光是由于角膜表面不呈正球面，即球面上各个方向的曲率半径都不同，光线经折射后不能聚焦成单一的焦点，故视物不清或物像变形。纠正散光通常用柱面镜。

（二）眼的感光功能

1. 视杆细胞与暗适应

视杆细胞对光的敏感度较高，能感受弱光刺激而引起暗视觉，但无色觉，产生的视觉只有较粗略的轮廓，对物体表面结构的分辨能力较差。

视杆细胞内的感光物质是视紫红质，由视蛋白和视黄醛组成。视紫红质的光化学反应是可逆的：光照时迅速分解为视蛋白和视黄醛，且分解速度大于合成速度，使得视杆细胞几乎失去感光能力；在暗处，光线越暗，视紫红质的合成速度越快，视网膜对弱光也就越敏感。光照会引起视蛋白和视黄醛分子构象的变化，经复杂的信号传递系统的活动，可诱发视杆细胞产生感受器电位。

维生素A在体内代谢可转变为视黄醛。在视紫红质的分解与合成的过程中，有一部分视黄醛被消耗，需要从食物中吸收维生素A来补充。长期维生素A摄入不足，使视紫红质合成减少，可导致视杆细胞功能障碍而影响暗视觉，引起夜盲症。

从明亮的地方突然进入暗处时，起初看不见任何物体，过一段时间后视觉敏感度才逐渐提高，能逐

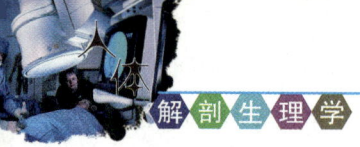

渐看清暗处的物体，这种现象称为暗适应。这是由于在明亮环境中，视杆细胞中的视紫红质因受强光照射大量分解，使得存量减少不足以引起对暗光的感受，而视锥细胞对暗光的敏感度较低，因此最初进入暗处时看不见任何物体。过一段时间后，由于视紫红质的合成增多，对暗光的感受能力增强，于是在暗处的视力逐渐恢复。

2. 视锥细胞与色觉

视锥细胞对光的敏感度较低，只在强光下才被激活引起明视觉，能分辨颜色，对物体表面的细微结构有较高的分辨能力。视杆细胞和视锥细胞的比较见表10-1。

表10-1　视杆细胞和视锥细胞的比较

	视杆细胞	视锥细胞
形状	杆状	锥状
分布	视网膜周边部	视网膜中央部
细胞间联系方式	多为会聚联系	多为单线联系
感光色素	视紫红质	视锥色素（三种）
视觉	暗视觉	明视觉
色觉	无	有
空间分辨能力	弱	强
视力	低	高

视锥细胞最重要的功能是辨别颜色。色觉是一种复杂的物理、生理现象。人眼可区分可见光范围内的150种颜色。色觉的形成多以三原色学说来解释。该学说认为人视网膜上存在3种不同的视锥细胞，能分别感受红、绿、蓝3种基本颜色。某一波长的光线作用于视网膜时，使这3种视锥细胞发生不同程度的兴奋，进而产生某种色觉。例如，当红、绿、蓝3种视锥细胞兴奋程度的比例为4∶1∶0时，人脑产生红色的色觉；三者比例为2∶8∶1时，产生绿色色觉；三者比例为1∶1∶1时，产生白色色觉。

色盲是一种对全部或部分颜色缺乏分辨能力的色觉障碍，分为全色盲和部分色盲。全色盲极少见，表现为只能分辨光线的明暗，呈单色视觉；部分色盲分为红色盲、绿色盲及蓝色盲，其中以红色盲和绿色盲最为多见。色盲男性居多，女性少见，属隐性遗传。有些人对某种颜色的识别能力较差，称为色弱。

3. 视力与视野

视力是指眼对物体微小结构的分辨能力，即分辨物体上两点间最小距离的能力，通常以视角的大小作为衡量标准。眼能分辨的视角越小，表明视力越好。

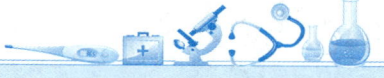

小贴士

视角与视力表

视角是指物体上的两个点发出的光线射入眼球后，在节点相交所形成的夹角（图10-7）。正常眼能分辨的最小物体，需要的视角大约为1分（1/60°），此时视网膜上物像两点的距离约为5μm，稍大于一个视锥细胞的平均直径，两点间刚好隔着一个未被兴奋的视锥细胞，冲动传入中枢后可形成两点分开的感觉，即可产生清晰的视觉。

目前常用国际标准视力表来检查视力，距离视力表5m远处看表上对应1.0行的E字形视标，其每一笔画的宽度和每两笔画间空隙的宽度均为1.5mm，各自形成1分视角，此时物像如能被眼辨认，则视力为1.0，表明视力正常。若按对数视力表表示则为5.0。正常视力可达到1.0~1.5。

单眼固定注视正前方一点时，该眼所能看到的范围，称为视野。在同一光照条件下，不同颜色的目标物测得的视野大小不同，依次为白、黄、蓝、红、绿。另外，视野的大小还与人面部结构有关：一般颞侧和下方视野较大，鼻侧和上方视野较小（图10-6）。

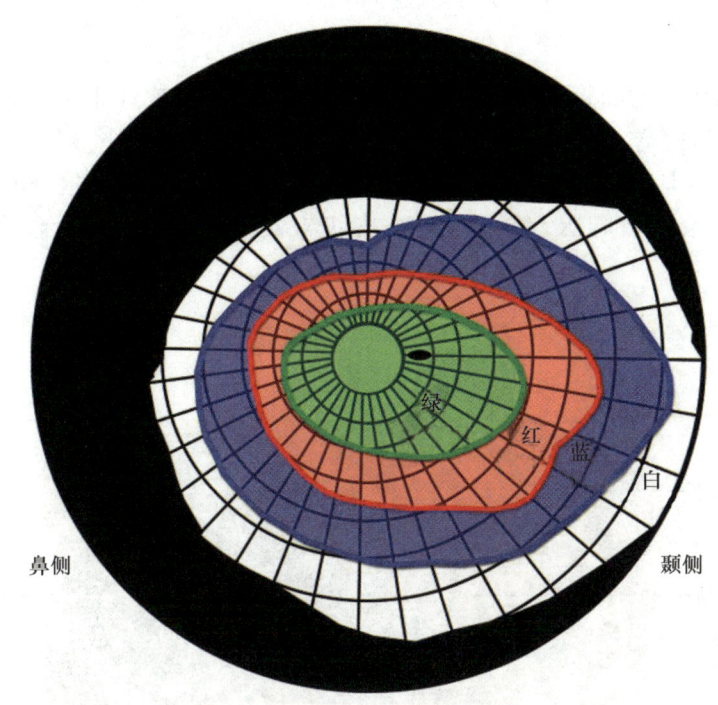

图10-6　人右眼视野图

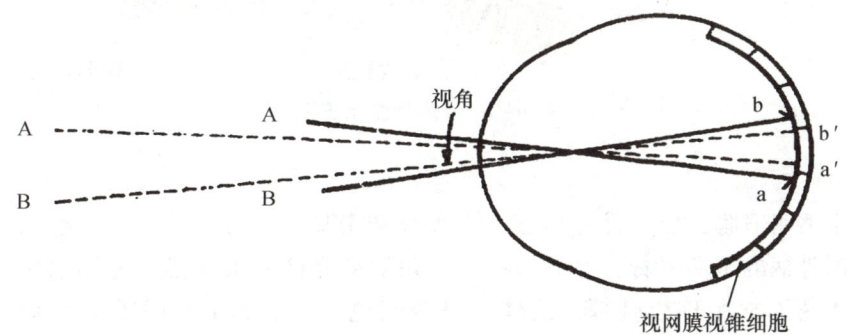

图10-7　视角与视网膜关系示意图

第三节　耳

一、耳的解剖结构

前庭蜗器（位听器）又称耳，包括感受头部位置变化的前庭器（位觉器）和感受声波的蜗器（听器）。两部在功能上虽不相同，在结构上难以分割。前庭蜗器按部位可分为外耳、中耳和内耳三部分（图10-8）。

（一）外耳

外耳包括耳廓、外耳道和鼓膜三部分，具有收纳和传导声波的作用。

1. 耳廓

耳廓位于头部的两侧，凸面朝后，凹面朝向前外。由皮肤和弹性软骨构成，血管和神经末梢丰富。耳郭下方无软骨的部分称耳垂，外耳门前方的突起称耳屏。

2. 外耳道

外耳道是外耳门至鼓膜的弯曲管道，长 2.1~2.5cm。外侧 1/3 为软骨部（与耳郭软骨延续），内侧 2/3 为骨部，两部交界处较为狭窄。外耳道从外向内先弯向前上，再转向前下。做外耳道、鼓膜检查时，向后上牵拉耳廓，即可拉直外耳道，窥视鼓膜。儿童外耳道狭小、短且水平，检查时应将耳郭拉向后下方。外耳道的皮肤薄，含有毛囊及耵聍腺，分泌耵聍。皮肤与软骨膜和骨膜结合致密，故炎症肿胀时疼痛剧烈。

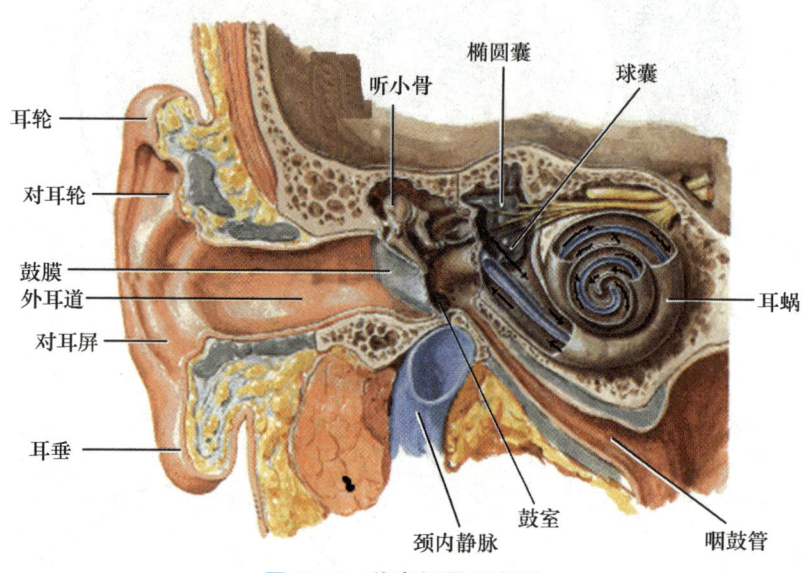

图 10-8　前庭蜗器示意图

3. 鼓膜

鼓膜为椭圆形半透明薄膜，位于外耳道底，为外耳和中耳的分界。鼓膜的边缘附着于颞骨上，中央凹陷称鼓膜脐，有锤骨柄的末端附着，前下部有一三角形反光区称为光锥。光锥消失是鼓膜内陷的重要标志。鼓膜前上 1/4 薄而松弛称松弛部，活体上呈淡红色。后下 3/4 厚而紧张称紧张部，活体上呈灰白色。

（二）中耳

中耳包括鼓室、咽鼓管、乳突窦和乳突小房。

1. 鼓室

鼓室为颞骨岩部内形态不规则的一个含气腔隙，位于鼓膜与内耳之间。腔内有听小骨等结构，表面覆盖有黏膜，与咽鼓管、乳突窦和乳突小房的黏膜相延续。

2. 咽鼓管

咽鼓管为连通鼓室与鼻咽部的管道，使鼓室和外界大气压相等，以保持鼓膜内外压力平衡，维持鼓膜正常形态和功能。咽鼓管外侧端开口于鼓室前壁；内侧端开口于咽鼓管咽口。咽鼓管内面覆盖有黏膜，并与鼓室和咽的黏膜相延续。幼儿咽鼓管较成人粗短而水平，管腔大，故咽部感染易沿咽鼓管侵入鼓室，引起中耳炎。

3. 乳突窦和乳突小房

乳突小房为颞骨乳突内的许多含气小腔，这些小腔相互交通，向前经乳突窦开口于鼓室后壁，乳突窦和乳突小房内衬有由鼓室延续而来的黏膜，故中耳炎时可蔓延到乳突小房，引起乳突小房炎。

> **小贴士**
>
> **中耳炎**
>
> 中耳炎及并发症：慢性化脓性中耳炎可侵犯和破坏听小骨及鼓室壁的黏膜、骨质和骨膜，向邻近结构蔓延可引起各种并发症，若侵犯鼓膜可引起鼓膜穿孔，侵犯内耳壁可引起化脓性迷路炎，若侵犯面神经管可损伤面神经，若侵犯乳突窦和乳突小房则引起乳突炎，若侵犯鼓室盖可引起颅内感染。

（三）内耳

内耳为前庭蜗器的主要部分，包埋于颞骨岩部内，由骨迷路和膜迷路构成。骨迷路由骨质围成，膜迷路为套在骨迷路内的膜性管道，两者之间的间隙充满外淋巴，膜迷路内充满内淋巴。内外淋巴互不相通。

1. 骨迷路

骨迷路由后上向前下分为骨半规管、前庭和耳蜗（图10-9）。

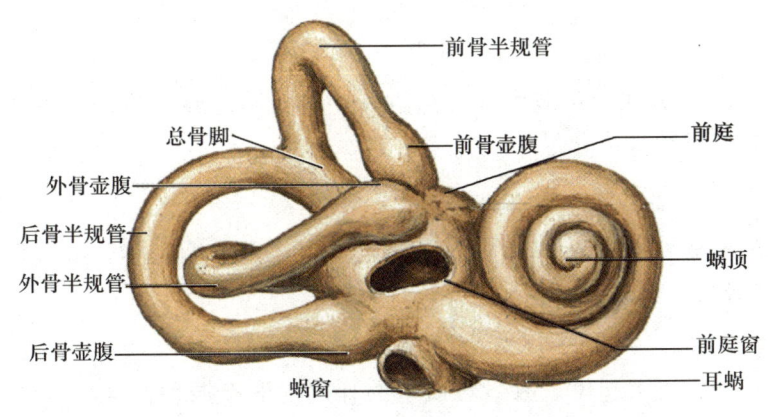

图10-9 骨迷路示意图

（1）骨半规管：是由三个相互垂直的C形小管组成。按其位置分别称为前半规管、后半规管和外半规管。每个半规管都有两个脚，一为单脚，一为膨大的壶腹骨脚，其膨大部称骨壶腹。上、后半规管的单脚合成一个总骨脚，因此三个半规管有五个孔开口于前庭。

（2）前庭：位于骨迷路中部，后部有五个孔通三个半规管，前部借一大孔与耳蜗相通。前庭外侧壁有前庭窗和蜗窗，内侧壁为内耳道的底。

（3）耳蜗：形似蜗牛壳。蜗顶朝向前外，蜗底朝向内侧，耳蜗的中轴称蜗轴，呈圆锥形，耳蜗由一条蜗螺旋管围绕蜗轴旋转2.5~2.75圈构成。蜗轴向骨螺旋管内发出骨螺旋板，并与膜迷路的蜗管相接，将蜗螺旋管分为上、下两条半管，上半为前庭阶，下半为鼓阶，上、下半管借蜗孔相通。前庭阶与前庭窗相接，被镫骨底封闭；鼓阶与蜗窗相接，被第二鼓膜封闭。前庭阶和鼓阶内均充满外淋巴。

2. 膜迷路

位于骨迷路内，由膜半规管、膜性的椭圆囊、球囊和蜗管组成（图10-10）。

(1) 膜半规管：位于骨半规管内，形态与骨半规管相似，在膜壶腹壁上有黏膜呈嵴状隆起的壶腹嵴，是位觉感受器，能感受头部旋转变速运动的刺激。

(2) 椭圆囊和球囊：位于前庭内。椭圆囊位于后上方，与膜半规管相通，球囊位于前下方，借连合管与蜗管相通，借椭圆球囊管与椭圆囊相通。椭圆囊的底壁和球囊的前壁黏膜呈斑块状隆起，分别称椭圆囊斑和球囊斑，均为位觉感受器，感受头部直线变速运动的刺激。

(3) 蜗管：位于蜗螺旋管内。横切面上呈三角形，上壁为前庭膜，分隔前庭阶与蜗管；外侧壁为增厚的骨膜；下壁为基底膜（又称螺旋膜），与鼓阶相隔。在基底膜上有螺旋器（也称Corti器），为听觉感受器，可感受声波的刺激。螺旋器由毛细胞、支持细胞和盖膜所组成。

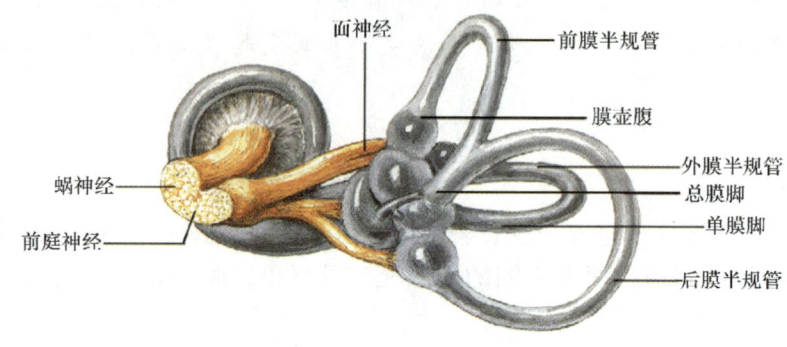

图10-10　膜迷路示意图

二、耳的功能

（一）外耳与中耳的传音功能

耳郭收集声波并判断声源方向，声波由外耳道进入中耳，引起鼓膜振动，再由听骨链传递到内耳。声波传入内耳的途径有气传导和骨传导。

1. 气传导

声波经外耳道引起鼓膜振动，再经听骨链和卵圆窗膜传入内耳的耳蜗，这种传导途径称为气传导，是产生正常听觉的主要途径。

2. 骨传导

声波直接引起颅骨振动，再引起位于颞骨骨质中的耳蜗内淋巴振动，这种传导途径称为骨传导。正常情况下，骨传导的效率比气传导要低得多。临床上可通过检查患者气传导和骨传导的情况，帮助诊断听觉异常的病变部位和原因。

（二）内耳的功能

1. 感音功能

耳蜗中的毛细胞是听觉感受器。声波振动经听骨链到达前庭窗膜时，其压力的变化通过耳蜗内淋巴液的作用，引起基膜发生振动，导致基膜螺旋器上的毛细胞受刺激而兴奋，进而引起听神经发生动作电位，通过听觉传入通路传到听觉中枢，产生听觉。

2. 对声音频率的初步分析

人耳通常能听到16~20000Hz的声波频率。对于声波频率的分析，常用行波学说来解释，该学说认为：声波传入内耳引起基膜振动，以行波的方式由耳蜗底部向顶部传播，如同抖动一端固定的绸带，形成行波向远端传播一样。声波频率越高，行波传播距离越近，最大振幅出现的部位越靠近耳蜗底部；相反，声波频率越低，行波传播距离越远，最大振幅出现的部位越靠近耳蜗顶部；中频声波最大振幅出现在基膜的中段。因此不同区域的毛细胞受到刺激时，产生的神经冲动传到听觉中枢的不同部位，进而产生不同音调的感觉。

3. 前庭功能

前庭器官包括三个半规管、椭圆囊和球囊。三个相互垂直的半规管能感受任何平面上不同方向旋转变速运动的刺激，经前庭神经传入中枢，引起眼球震颤和骨骼肌紧张性的改变，以调整姿势，保持平衡；同时，冲动上传到大脑皮质，引起旋转的感觉。椭圆囊和球囊的功能是感受头部的空间位置和直线变速运动，同时由于重力和惯性的作用，可反射性调节躯体肌肉的紧张性引起姿势反射，以维持身体的平衡。例如，乘电梯上升时，可反射性地引起四肢伸肌抑制而下肢屈曲；下降时则出现伸肌紧张而下肢伸直。这是由于直线变速运动时刺激了椭圆囊和球囊，反射性引起四肢和躯干肌紧张性的改变所致。

当前庭器官受到过强或过长时间的刺激，或前庭功能过敏时，可反射性地出现一系列自主神经反应，如恶心、呕吐、眩晕、出汗、皮肤苍白、心率加快、血压下降、呼吸加快等现象，称为前庭自主神经反应。在前庭器官功能过度敏感的人，一般的前庭刺激也会引起自主神经反应，如晕车、晕船反应。

自我测评

一、单选题

1. 专门感受机体内、外环境变化的结构或装置成为（　　）。
   A. 受体　　　　　　B. 感受器　　　　　　C. 分析器　　　　　　D. 感觉器官
   E. 特殊器官
2. 各种感受器均各有其最敏感、最容易接受的刺激形式，称为感受器的（　　）。
   A. 阈值　　　　　　B. 阈刺激　　　　　　C. 适宜刺激　　　　　D. 适宜强度
   E. 阈强度
3. 睫状肌收缩使睫状小带放松，可引起（　　）。
   A. 角膜折光力增加　B. 角膜折光力减小　　C. 晶状体折光力增加　D. 晶状体折光力减小
   E. 玻璃体折光力增加
4. 因晶状体弹性减弱使视物时眼的调节能力下降，称为（　　）。
   A. 正视眼　　　　　B. 近视眼　　　　　　C. 远视眼　　　　　　D. 老视眼
   E. 散光眼
5. 近视眼患者眼轴（　　）。
   A. 正常
   B. 变短，应用凹透镜矫正
   C. 变短，应用凸透镜矫正
   D. 变长，应用凹透镜矫正
   E. 变长，应用凸透镜矫正
6. 与视杆细胞相比，视锥细胞对光敏感性较（　　）。
   A. 低，故主明视觉
   B. 低，故分析物体细微结构的能力较差
   C. 高，故主明视觉
   D. 高，故有色觉
   E. 低，故主暗视觉
7. 夜盲症主要是由于缺乏（　　）。
   A. 维生素A，使视杆细胞视紫红质合成减少
   B. 维生素A，使视锥细胞视紫蓝质合成减少

C. 维生素C，使视杆细胞视紫红质合成减少

D. 维生素C，使视锥细胞视紫蓝质合成减少

E. 维生素A，使视杆细胞视紫蓝质合成减少

8. 三原色学说设想在视网膜上存在对哪三种色光特别敏感的三种视锥细胞（　　）。

　A. 蓝、绿、白　　　　　　B. 红、绿、白　　　　　　C. 红、绿、黄　　　　　D. 蓝、绿、红

　E. 蓝、绿、黄

9. 声波经外耳，中耳，卵圆窗传入内耳时（　　）。

　A. 振幅变大，声压变小　　　　　　　　　B. 振幅变大，声压变大

　C. 振幅变小，声压变大　　　　　　　　　D. 振幅不变，声压变大

　E. 振幅变小，声压变小

10. 按行波理论，高频声波可引起基膜（　　）。

　A. 顶部振幅最大　　　　　　　　　　　　B. 底部振幅最大

　C. 振动幅度中部最小　　　　　　　　　　D. 振动幅度中部最大

　E. 振动幅度顶部最小

11. 眼球（　　）。

　A. 壁由巩膜、脉络膜和视网膜组成　　　　B. 黄斑是生理性盲点

　C. 折光系统包括角膜、房水、晶状体和玻璃体　　D. 视神经盘是感光最敏锐的部位

　E. 房水由虹膜分泌而成

12. 下列关于黄斑的描述，错误的是（　　）。

　A. 有中央凹　　　　　　　　　　　　　　B. 位于视网膜的视部

　C. 辨色敏锐　　　　　　　　　　　　　　D. 活体呈褐色或红褐色

　E. 位于视神经盘鼻侧3.5mm稍偏下方

13. 下列关于视神经盘描述，错误的是（　　）。

　A. 位于眼球前部视神经起始处　　　　　　B. 呈白色圆盘状隆起

　C. 视网膜中央动脉由此穿入　　　　　　　D. 其颞侧有黄斑

　E. 是生理学上的盲点

14. 具有感光作用的结构为（　　）。

　A. 角膜　　　　　　B. 视网膜虹膜部　　　　C. 视网膜睫状体部　　　D. 视神经盘

　E. 黄斑

15. 外耳道的结构特点是（　　）。

　A. 外耳与内耳之间的弯曲管道　　　　　　B. 皮下组织较多

　C. 外侧2/3为骨性部　　　　　　　　　　　D. 内侧2/3为软骨部

　E. 成人检查鼓膜拉耳郭向后上方

16. 关于咽鼓管的叙述错误的是（　　）。

　A. 连通咽腔和鼓室　　　　　　　　　　　B. 咽鼓管鼓室口位于鼓室外侧壁

　C. 咽鼓管咽口平对下鼻甲后方　　　　　　D. 幼儿的咽鼓管较成人短

　E. 幼儿的咽鼓管较成人宽且平直

17. 内耳（　　）。

　A. 位于鼓室和咽鼓管之间　　　　　　　　B. 由构造复杂的管道组成故又称骨迷路

　C. 在骨迷路内有内淋巴　　　　　　　　　D. 在骨迷路外有外淋巴

E. 内、外淋巴互不相通

二、名词解释

1. 老视　2. 暗适应　3. 瞳孔对光反射　4. 夜盲症　5. 视神经盘　6. 黄斑　7. 螺旋器　8. 咽鼓管

三、问答题

1. 分析看近物时，眼的调节及其生理意义。
2. 简述声波传入内耳的两种途径。
3. 简述房水产生和循环及其作用。
4. 耳郭收集声波后通过哪些结构的传递方能刺激听觉感受器？

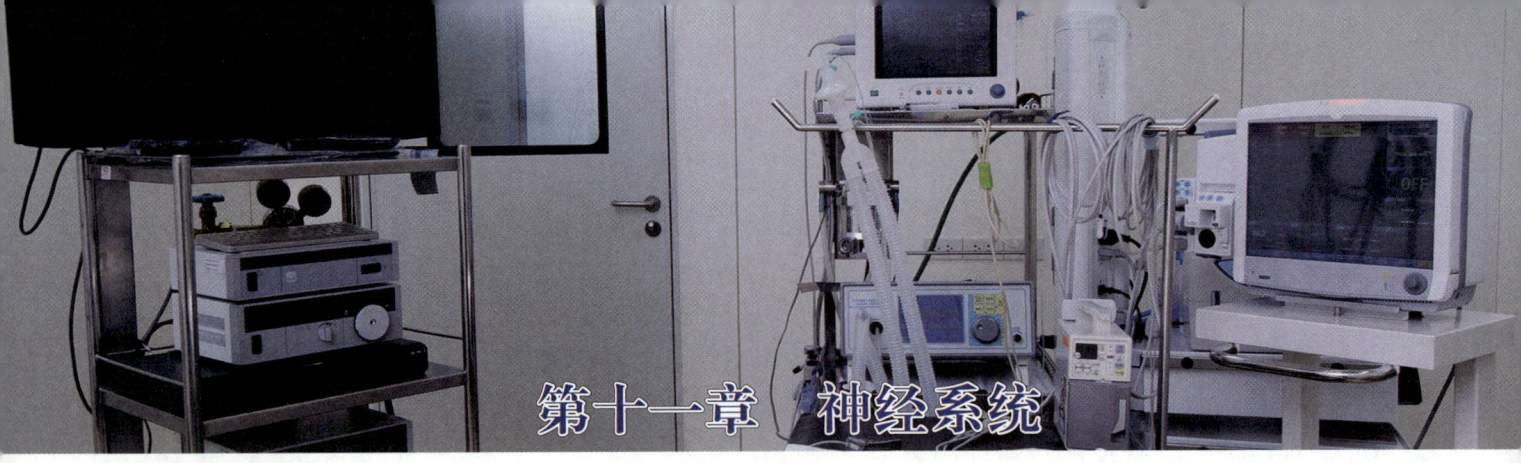

第十一章 神经系统

◈ 学习目标

> **掌握**：神经系统的分类和常用术语；脊髓、脑干、端脑的外形和脊髓和端脑的内部结构；脑和脊髓的被膜、脑的血管、脑脊液循环。
> **熟悉**：突触的结构和信息传递；脑干的内部结构；小脑、间脑的外形；脊神经前支和脑神经的分布；交感和副交感神经。
> **了解**：神经元的分类、神经递质；小脑的内部结构；脊髓的血管和血脑屏障；传导通路；反射和条件反射、大脑半球的语言功能、学习与记忆和睡眠。

神经系统是由脑、脊髓和分布于全身的周围神经组成。神经系统是对人体生理功能发挥主导调节作用的系统。神经系统借助感受器接受机体内外环境中各种变化因素的信息，并对其进行分析、整合，发出指令对身体各器官、系统的功能进行调节，从而使机体适应多变的外环境并维持内环境的稳定。

第一节 神经系统的解剖结构

一、神经系统的分类和常用术语

（一）神经系统的分类

神经系统按其位置和功能，分为中枢神经系统和周围神经系统（图11-1）。中枢神经系统包括脑和脊髓，分别位于颅腔和椎管内。周围神经系统是中枢神经系统以外的所有神经成分。周围神经按其与中枢相连部位的不同，分为脑相连的脑神经和与脊髓相连的脊神经；按其在周围分布的部位不同，分为躯体神经和内脏神经；按其功能可分为感觉（传入）神经和运动（传出）神经。内脏运动（传出）神经称为自主神经系，又称为植物性神经系，分为交感神经和副交感神经两大类。

（二）神经系统的常用术语

组成神经系统的基本结构单位是神经元，神经元有胞体和突起，因部位和排列方式的不同给予不同的术语。

1. 灰质和白质

在中枢神经系统中，神经元胞体和树突聚集处，新鲜时色泽灰暗，称灰质。在大脑和小脑，灰质分布于它们的表面，分别称大脑皮质（皮层）和小脑皮质（皮层）。在中枢神经系统中，神经元轴突聚集处，因其表面的髓鞘色泽亮白，称白质。在大脑和小脑，白质分布于皮质的深面，称髓质。

2. 神经核与神经节

形态和功能相似的神经元胞体聚集成的灰质团块，位于中枢神经系统内称神经核；位于周围神经系统内称神经节。

3. 纤维束和神经

在中枢神经系统中,起止和功能基本相同的神经纤维聚集成的束,称纤维束或传导束;在周围神经系统中,神经纤维聚集成粗细不等的条索状结构,称神经。

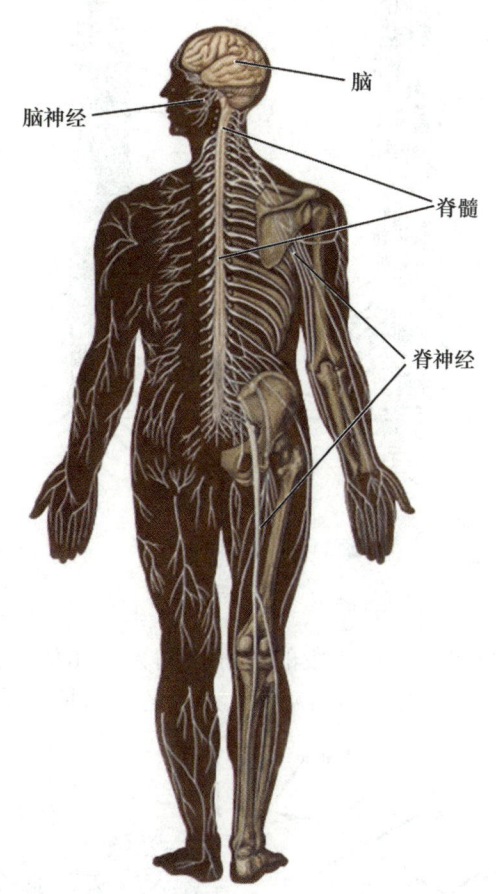

图 11-1 神经系统的概况

二、脊髓和脊神经

(一) 脊髓

1. 脊髓的位置和外形

脊髓位于椎管内,其上端平枕骨大孔处与延髓相连,下端在成人平第 1 腰椎体下缘,新生儿可达第 3 腰椎下缘。成人脊髓长 40~45cm,呈前后略扁的圆柱形。脊髓全长有两个膨大,上端的为颈膨大,连有分布到上肢的神经;下端的为腰骶膨大,连有分布到下肢的神经。脊髓末端变细呈锥形,称脊髓圆锥,脊髓圆锥的下端延续为无神经组织的终丝,附于尾骨(图 11-2)。

脊髓表面有纵贯全长的六条沟和裂,位于前面正中的称前正中裂,较深;位于后面正中的称后正中沟,较浅,它们将脊髓分为左右对称的两部分。前正中裂和后正中沟的两侧,各有一条浅沟,分别称前外侧沟和后外侧沟,沟内分别连有 31 对脊神经的前根和后根。前、后根在出椎间孔处汇合成脊神经,每条脊神经后根上,都有一个膨大的脊神经节。脊神经共有 31 对,每对脊神经所连的一段脊髓,称一个脊髓节段。因此脊髓相应分为 31 个节段,即 8 个颈节、12 个胸节、5 个腰节、5 个骶节和 1 个尾节。

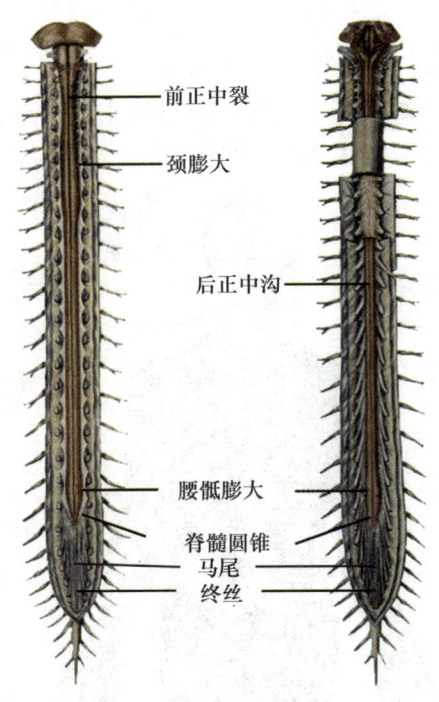

图 11-2 脊髓的外形

2. 脊髓的内部结构

脊髓主要由灰质和白质两部分组成，各节段的内部结构大致相似。在脊髓横切面上，中央有一小孔称中央管，纵贯脊髓全长，其周围为"H"形的灰质，灰质的四周是白质（图 11-3）。

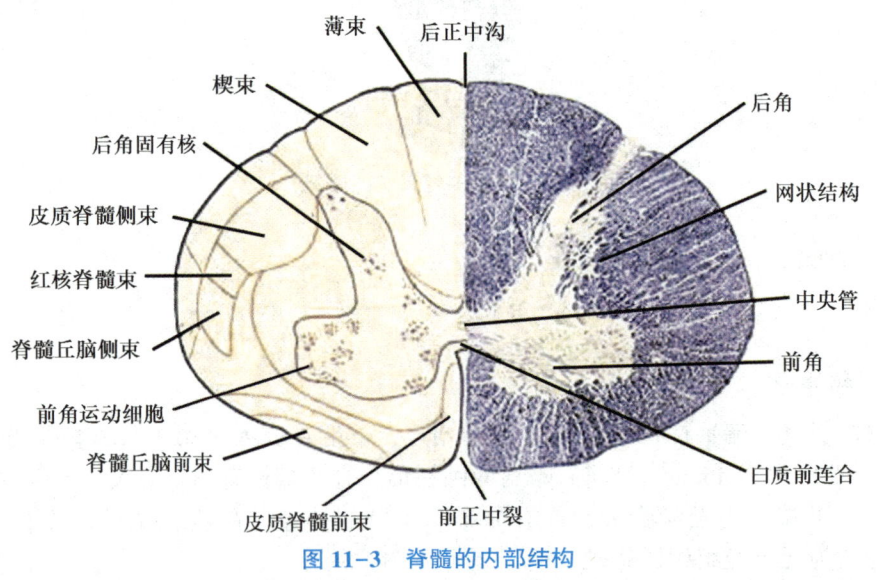

图 11-3 脊髓的内部结构

（1）灰质：在横切面上呈"H"形，左、右对称。每一侧灰质向前突出的宽而短的部分，称前角（柱），内含躯体运动神经元胞体；向后突出的部分狭长，称后角（柱），内含与感觉传导有关的联络神经元胞体；在脊髓第1胸节至第3腰节，前角与后角之间有向外突出的侧角（柱），内含交感神经元胞体；脊髓第2~第4骶节虽无侧角，但在相当于侧角的部位含副交感神经元胞体，称骶副交感核。

（2）白质：脊髓白质排列在灰质周围，借脊髓表面的沟、裂分为：两侧前外侧沟之间的前索、前外侧沟与后外侧沟之间的外侧索、两侧后外侧沟之间的后索。各索都由多个纵行纤维束组成。起自脊神经节或脊髓灰质后角，将脊神经传入的感觉冲动传至脑的称上行传导束，有传导躯干、四肢本体觉和精细触觉的薄束、楔束，二者位于后索内；传导躯干、四肢痛、温度、触（粗）压觉的脊髓丘脑束等，位于外侧索和前索内。起自脑的不同部位，下行止于脊髓各节段，将脑发出的冲动传至脊髓的称下行传导束，有管理骨骼肌随意运动的皮质脊髓侧束和皮质脊髓前束，分别位于外侧索和前索中；以及调节肌张力、协调肌群间活动的红核脊髓束，位于外侧索内。

（二）脊神经

脊神经共 31 对，其中颈神经 8 对、胸神经 12 对、腰神经 5 对、骶神经 5 对、尾神经 1 对。每条脊神经都由前根和后根在出椎间孔前汇合而成。脊神经出椎间孔后立即分为前支、后支、脊膜支和交通支。脊神经前支较粗大，除胸神经前支在胸、腹部保持明显的节段性分布外，其余前支先相互交织形成神经丛，再由丛发出分支分布到头颈、上肢和下肢。神经丛的形态和分布已失去明显节段性。脊神经丛有：颈丛、臂丛、腰丛、骶丛。

1. 颈丛

由第 1~4 颈神经的前支组成，位于胸锁乳突肌的深面，发出皮支和肌支（图 11-4）。皮支自胸锁乳突肌后缘中点的附近，穿深筋膜浅出，呈放射状走向颈侧后外侧部、耳部及肩部，布于相应区域的皮肤。肌支主要是膈神经，膈神经是混合性神经，其运动纤维支配膈，感觉纤维主要布于胸膜、心包及膈下中心腱的腹膜，右膈神经的感觉纤维还分布于肝、胆囊、胆道。

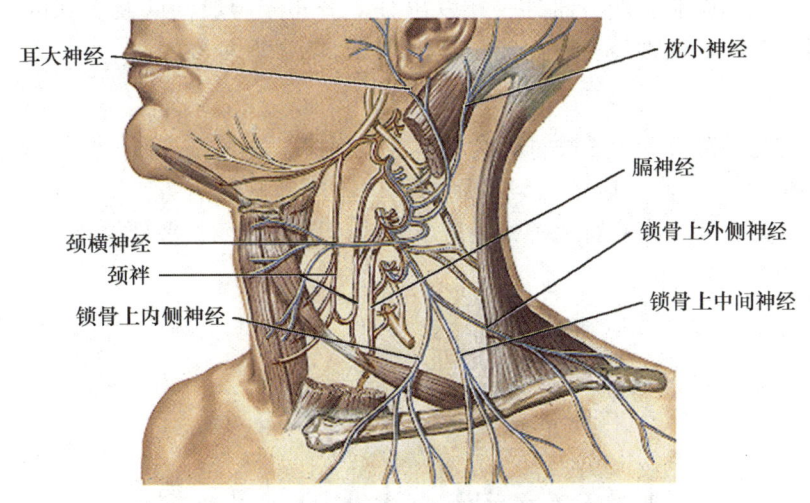

图 11-4 颈丛的组成

2. 臂丛

由第 5~8 颈神经前支和第 1 胸神经前支的大部分纤维组成，穿斜角肌间隙，行于锁骨下动脉的后上方，经锁骨后方入腋窝，从外、后、内三方包绕腋动脉。臂丛的分支主要有腋神经、肌皮神经、正中神经、尺神经、桡神经等，分布于胸、背浅层肌（斜方肌除外）以及上肢肌和皮肤（图 11-5）。

3. 胸神经前支

胸神经前支共 12 对，除第 1 对大部分参加臂丛，第 12 对小部分参加腰丛外，其余各对均不形成丛。第 1~11 对胸神经前支，称肋间神经，行于相应的肋沟内，第 12 对称肋下神经，行于第 12 肋下方。胸神经前支的肌支分布于胸腹壁肌；皮支在胸、腹壁皮肤的分布有明显的节段性，按神经序数自上而下依次排列。如 T_2 相当于胸骨角平面；T_4 相当于乳头平面；T_6 相当于剑突平面；T_8 相当于肋弓下缘平面；T_{10} 相当于脐平面；T_{12} 相当于耻骨联合与脐连线的中点平面。临床上椎管内麻醉时，亦可依据痛觉丧失平面来判断麻醉平面的高低。脊髓损伤时可根据感觉障碍平面的高低，对脊髓损伤节段进行定位。

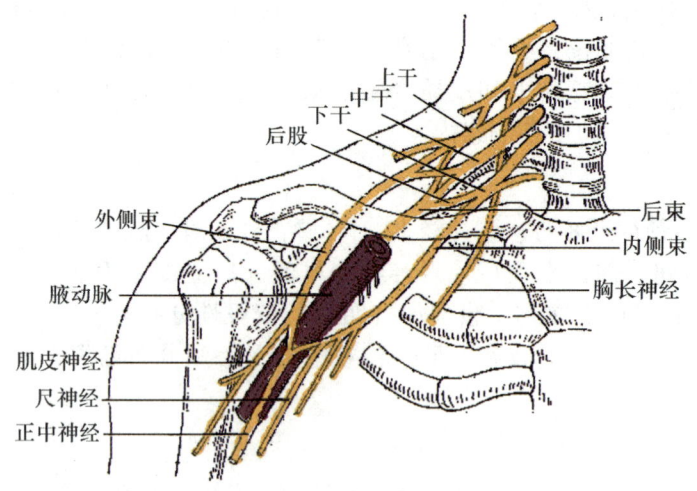

图 11-5　臂丛的组成

4. 腰丛

由第 12 胸神经前支的一部分及第 1~3 腰神经前支全部和第 4 腰神经前支的一部分组成，位于腰大肌的深面，除发出肌支支配髂腰肌和腰方肌外，还发出分支分布于腹股沟区及大腿的前部和内侧部。其主要分支有髂腹下神经、髂腹股沟神经、股神经、闭孔神经、生殖股神经。

5. 骶丛

由第 4 腰神经前支的一部分和第 5 腰神经前支聚成腰骶干，再与全部骶、尾神经前支组成，是全身最大的神经丛（图 11-6）。位于盆腔后壁、梨状肌前面、髂内动脉的后方。分支布于盆壁、臀部、会阴、股后部、小腿以及足。其主要分支有臀上神经、臀下神经、阴部神经、坐骨神经。

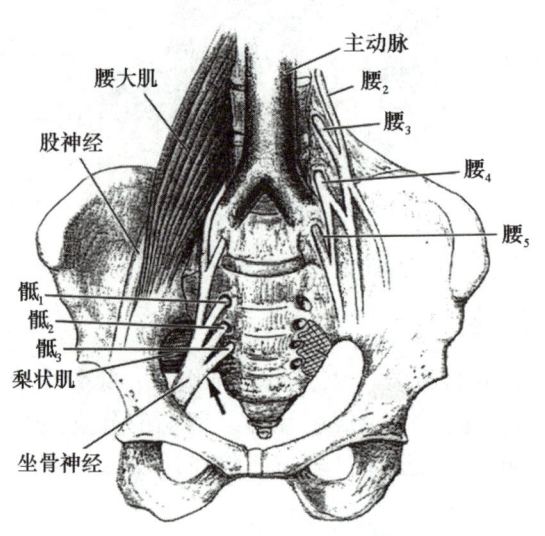

图 11-6　腰、骶丛的组成

三、脑和脑神经

（一）脑

脑位于颅腔内，可分为端脑、间脑、小脑、脑干（中脑、脑桥、延髓）四部分（图 11-7）。

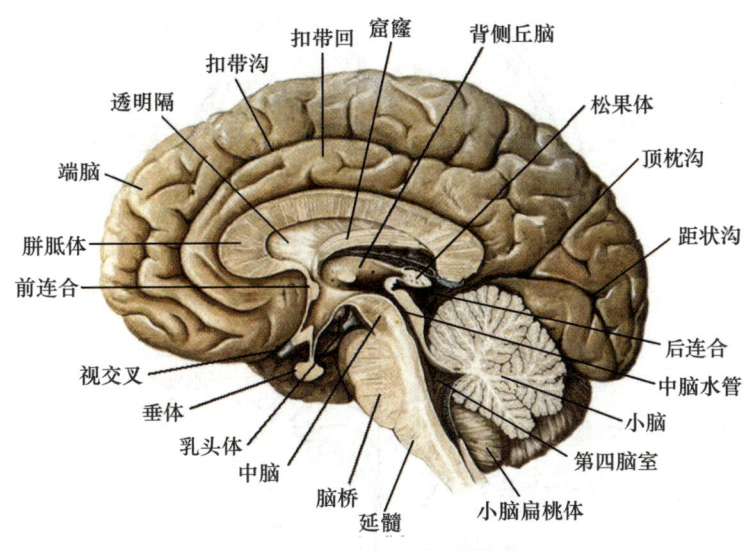

图 11-7 脑的正中矢状断面

1. 脑干

脑干位于颅后窝枕骨大孔前上方的斜坡上，上接间脑，下续脊髓，背侧与小脑相连。脑干自上而下分为中脑、脑桥和延髓三部分。延髓、脑桥与小脑之间的室腔称第四脑室，中脑内的管腔称中脑水管。

（1）脑干的外形

①腹侧面：延髓上部膨大，下部缩细，表面有与脊髓相续的同名沟、裂。上部前正中裂的两侧各有一纵形隆起称锥体，它由大脑皮质到脊髓的皮质脊髓束（又称锥体束）构成（图11-8）。自锥体下端起，皮质脊髓束的大部分纤维左、右交叉，构成锥体交叉。锥体外侧为前外侧沟，连有舌下神经根，再外侧从上向下依次是舌咽神经根、迷走神经根、副神经根。延髓与脑桥之间有明显的沟，称延髓脑桥沟，沟内自内向外依次有展神经根、面神经根和前庭蜗神经根。

脑桥腹侧面宽阔膨隆，称基底部，正中有纵行浅沟，称基底沟。基底部的两侧逐渐缩窄与背侧的小脑相连。在脑桥基底部，有较粗的三叉神经根。

中脑腹侧面有一对柱状结构，称大脑脚。两脚之间的凹窝，称脚间窝，窝内连有动眼神经根。

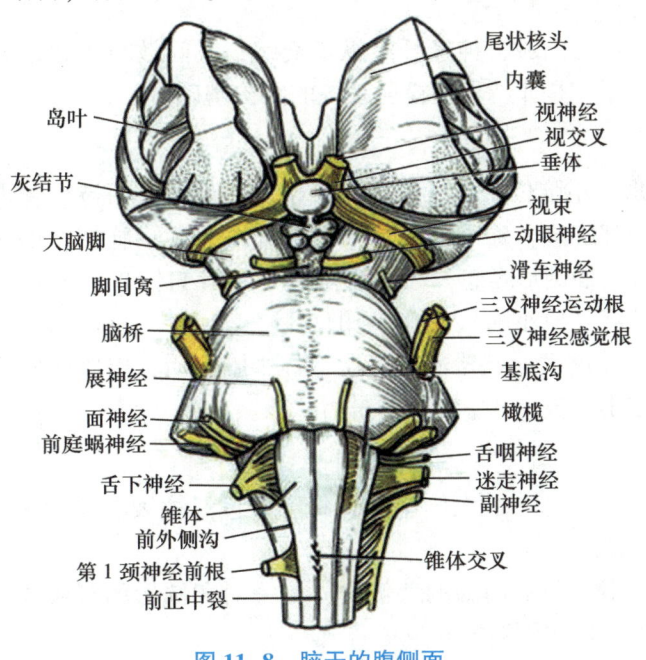

图 11-8 脑干的腹侧面

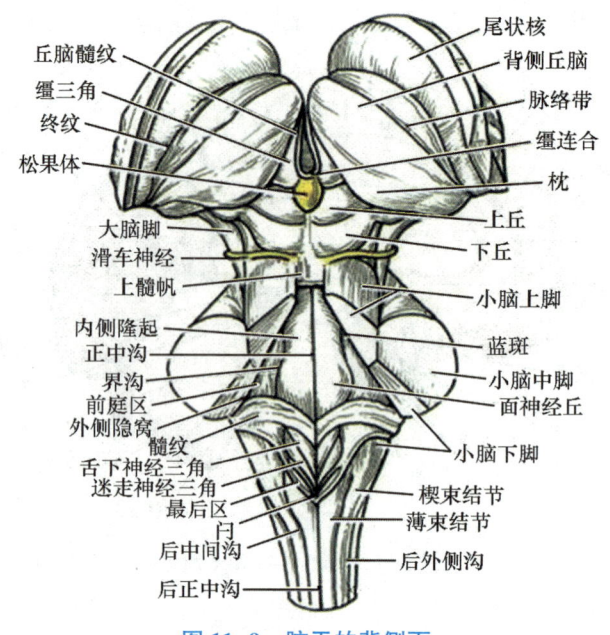

图 11-9 脑干的背侧面

②背侧面：延髓背侧面下部，后正中沟两侧各有两个纵行隆起，内侧的称薄束结节，外侧的称楔束结节，深面分别埋有薄束核和楔束核（图 11-9）。延髓上部和脑桥共同形成菱形的凹窝，称菱形窝，是第四脑室底部。中脑背侧面有上、下两对隆起，上方的一对称上丘，与视觉反射有关；下方的一对叫下丘，与听觉反射有关。在下丘的下方有滑车神经根穿出。

（2）脑干的内部结构：脑干的内部是由灰质、白质和网状结构构成。

脑干的灰质为分散的神经核团，大致分为两类。一类与脑神经有关的称脑神经核。其名称与其相连的脑神经的名称一致，如与滑车神经相连的滑车神经核。各脑神经核的位置与其相连脑神经的连脑部位大致相对应。另一类与脑神经不直接相关，称非脑神经核，作为脑干低级中枢或上、下行传导束的中继站，如延髓的薄束核、楔束核，与本体觉和精细触觉冲动的传导有关。

脑干的白质主要由纤维束构成。其中，上行传导束有脊髓丘脑束（脊髓丘系）、内侧丘系、三叉丘系等，下行传导束有锥体束等。

脑干网状结构位于脑干中央区域，神经纤维纵横交织，其间散布着大量大小不等的细胞核团，与中枢神经系统的各部有广泛联系，是非特异性投射系统的结构基础。

2. 小脑

（1）小脑的位置和外形：小脑位于颅后窝内，脑干的背侧，上面被大脑半球所覆盖。脑干和小脑之间为第四脑室。小脑的两侧部膨隆，称小脑半球，中间部缩窄称小脑蚓。小脑的上面较平坦，下面正中部凹陷，内侧近枕骨大孔处有椭圆形隆起，称小脑扁桃体（图 11-10）。小脑以原裂和后外侧裂为界，可分为三叶，分别是绒球小结叶（原小脑）、前叶（旧小脑）和后叶（新小脑）。

（2）小脑的内部结构：小脑表面被覆薄层灰质，称小脑皮质；皮质深面是白质，称小脑髓质；在髓质深部藏有四对神经核，称小脑核，其中最大的是齿状核。

3. 间脑

间脑位于中脑的前上方，大部分被大脑半球所掩盖。间脑主要包括背侧丘脑、后丘脑和下丘脑等。间脑的室腔称第三脑室。

（1）背侧丘脑：又称丘脑，位居间脑的背侧份，是一对卵圆形的灰质块。它被"Y"形的白质板分隔为三部分：前核群、内侧核群和外侧核群。

(2)后丘脑:在背侧丘脑的后下方,为左、右各一对隆起。位于内侧的称内侧膝状体,为听觉传导的中继核(皮质下听觉中枢);位于外侧的称外侧膝状体,为视觉传导的中继核(皮质下视觉中枢)。

(3)下丘脑:位于背侧丘脑的前下方,由前向后包括视交叉,灰结节,灰结节向下移行为漏斗,漏斗下端接垂体,灰结节后方为一对乳头体。下丘脑内部结构复杂,含多个重要核群,包括视上核、室旁核等。

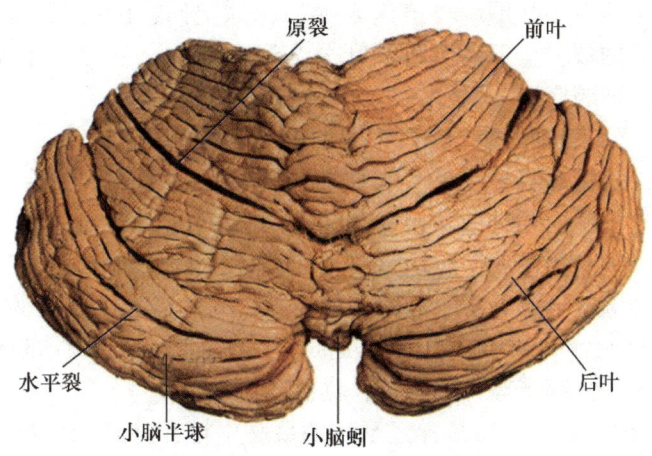

图 11-10　小脑的外形(上面和下面)

4. 端脑

端脑又称大脑,是脑的高级部位。主要由左、右两大脑半球借胼胝体组连而成。两侧大脑半球之间的深裂,称大脑纵裂。端脑与小脑之间的裂,称大脑横裂。

(1)大脑半球的外形和分叶:大脑半球的表面凸凹不平,满布深浅不同的沟,沟与沟之间是隆起的脑回。每侧大脑半球都可分为上外侧面、内侧面和底面,并借三条叶间沟分为五叶。

大脑半球的叶间沟和分叶:外侧沟位于大脑半球的上外侧面,是一条自前下斜向后上行走的深沟;中央沟位于大脑半球的上外侧面,自半球上缘中点的稍后方向前下斜行,几乎达外侧沟;顶枕沟位于大脑半球内侧面的后部,自胼胝体后端的稍后方斜向后上,并略延至上外侧面。借此三沟将半球分成的五叶是:额叶位于外侧沟之上,中央沟的前方;顶叶位于外侧沟的上方,中央沟与顶枕沟之间;枕叶位于顶枕沟的后方;颞叶位于外侧沟的下方,枕叶的前方;岛叶隐于外侧沟的深处,被额、顶、颞叶所掩盖,略呈三角形(图11-11)。

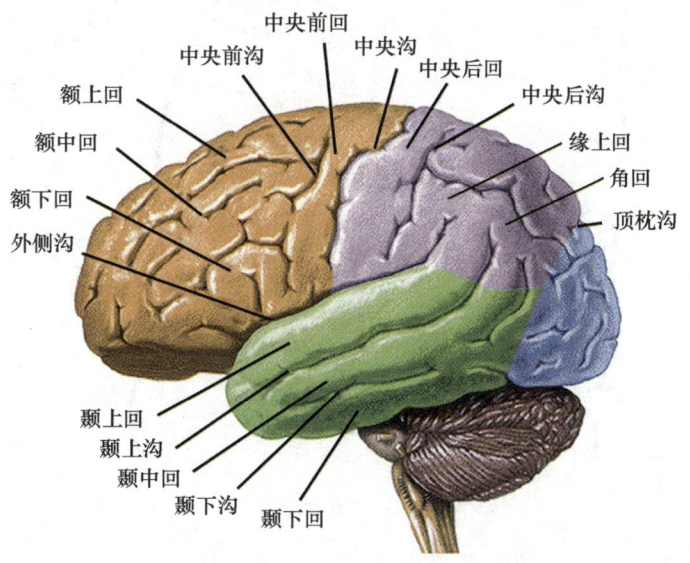

图 11-11　大脑半球的外形(外侧面)

在大脑半球的上外侧面，位于中央沟的前方且大致与其平行的中央前沟，两沟之间的脑回，称中央前回。自中央前沟的中部向前发出上、下两条大致与半球上缘平行的沟，分别称额上、下沟，它们将额叶中央前回之前的部分分为额上、中、下回。位于中央沟的后方且大致与其平行的中央后沟，两沟之间的脑回，称中央后回。自中央后沟后方有一条大致与半球上缘平行的沟，称顶内沟，它将中央后回以后的部分分为顶上、下小叶，顶下小叶围绕外侧沟末端的称缘上回，围绕颞上沟末端的称角回。外侧沟下方，两条大致与外侧沟平行的颞上、下沟，将颞叶分为颞上、中、下回。在颞上回的后部、外侧沟的下壁处，有数条斜行的短回，称颞横回。

在大脑半球的内侧面，位于胼胝体背侧和头端的脑回，称扣带回。扣带回背侧的中部有中央前、后回在半球内侧面的延续部，合称中央旁小叶。自胼胝体后端的下方开始，有一弓形伸入枕叶的沟，称距状沟，距状沟的前下方，自枕叶向前伸入颞叶的沟，称侧副沟。侧副沟前部的上方为海马旁回。海马旁回前端向后返曲的部分，称钩。扣带回、海马旁回和钩等环绕大脑内侧缘、间脑和脑干，总称为边缘叶。

在大脑半球的下面，在额叶下方有一对椭圆形的嗅球，它的后端缩窄延伸成嗅束，与嗅觉传导有关。

（2）大脑半球的内部结构：大脑半球表面的灰质层，即大脑皮质；深部的白质，即大脑髓质；藏于髓质的灰质团块，称基底核；大脑半球内的室腔，称侧脑室。

1）大脑皮质的功能定位：大脑皮质是神经系统的最高中枢，神经元数目约140亿个，分层排列，各层神经元之间的联系非常复杂。在皮质不同部位，各层厚度、细胞形态和纤维联系等存在差异，其实质反映了功能上的区别。在人类长期的进化过程中，大脑皮质的不同部位逐渐成为接受某种刺激、完成相应功能活动的相对区域，称为大脑皮质的特定功能区（中枢）。

躯体运动区：主要位于中央前回和中央旁小叶前部，特点是：①左右交叉，管理对侧半身骨骼肌的随意运动；②上下倒立，身体各部在此区的对应定位关系，犹如一个倒置的人形，但头面部是正立的；③身体各部在此区所占面积的大小与体表面积不成正比，而与功能的精细、复杂程度成正比（图11-12）。

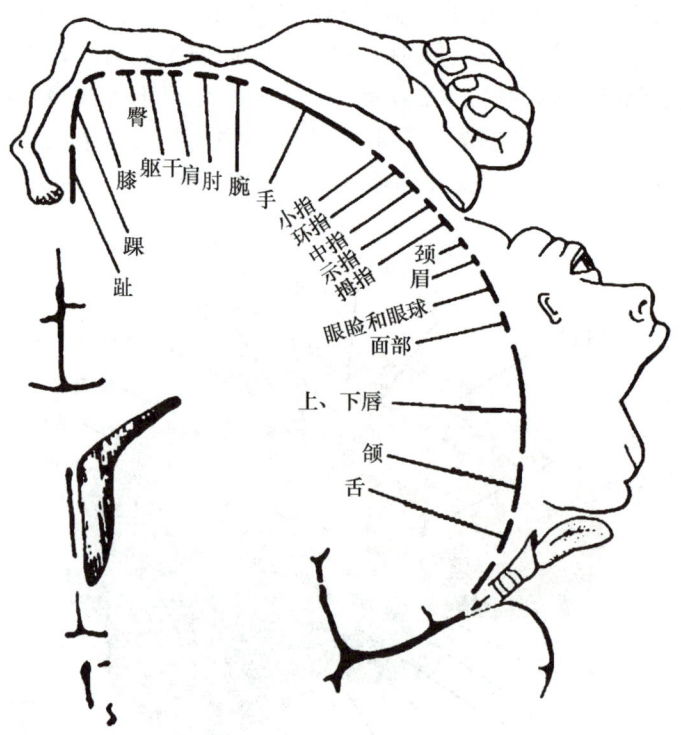

图11-12 躯体运动区

躯体感觉区：主要位于中央后回和中央旁小叶后部，特点是：①左右交叉，接受对侧半身感觉冲动；

②上下倒立，传导对侧冲动的纤维在此区的投影，亦呈一个倒置的人形，但头面部仍正立；③身体各部在此区所占面积的大小，不与体表面积成正比，而与感觉的灵敏程度成正比（图11-13）。

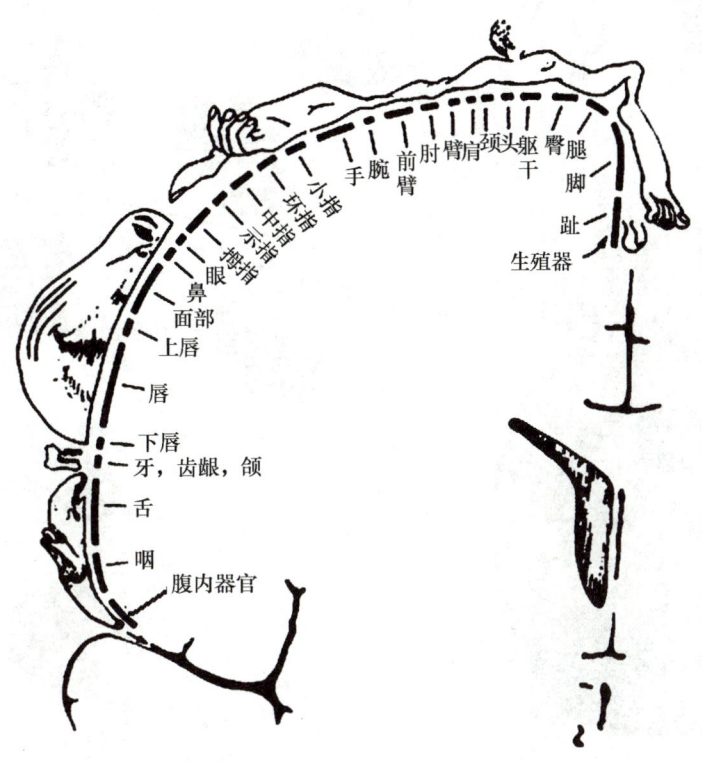

图11-13　躯体感觉区

视区：位于半球内侧面枕叶距状沟上、下缘。一侧视区接受同侧眼颞侧和对侧眼鼻侧视网膜传来的视觉信息。

听区：位于颞横回。每侧接受双侧螺旋器的听觉冲动。

2）基底核：位于大脑髓质的一群灰质团块，共有四对：尾状核、豆状核、杏仁体和屏状核。尾状核呈"C"字形，分头、体、尾。杏仁体连于尾状核的尾。屏状核位于岛叶皮质深面，呈片状。豆状核在屏状核深部，在水平切面上呈三角形，被两个白质薄板层分为三部分，外侧部最大，称壳，其余二部，称苍白球。尾状核和豆状核合称纹状体，其中尾状核和壳又称新纹状体，苍白球称旧纹状体。

3）大脑半球的髓质：大脑半球的髓质大体可分为三种：联络纤维是联系同侧半球皮质内回与回、叶与叶之间的纤维；联合纤维是联系左、右半球的大量横行纤维，位于两半球间纵裂的底部，主要是胼胝体；投射纤维是大脑皮质与皮质下结构之间相互联系的上、下行纤维束。投射纤维除嗅觉投射纤维外，其他所有投射纤维都通过内囊。内囊是位于背侧丘脑、尾状核与豆状核之间的宽厚白质板。在端脑水平切面上，两侧内囊呈尖端向内侧的"><"形。可分为三部：内囊前肢位于豆状核与尾状核头部之间，主要有额桥束和丘脑前辐射；内囊后肢位于豆状核与背侧丘脑之间，主要有皮质脊髓束、丘脑中央辐射、听辐射、视辐射等通过；内囊膝位于内囊前、后肢汇合处，主要有皮质核束通过。因此，内囊损伤时将导致三偏综合征（偏瘫、偏麻、偏盲）。

4）侧脑室：位于大脑半球内，左、右各一，内含脑脊液。侧脑室在前部经室间孔与第三脑室相通。侧脑室内有脉络丛，是产生脑脊液的主要部位。

（二）脑神经

脑神经与脑相连，共12对（图11-14）。每对脑神经所含的纤维成分不一，性质也不同。第Ⅰ、第Ⅱ、第Ⅷ对为感觉性脑神经；第Ⅲ、第Ⅳ、第Ⅵ、第Ⅺ、第Ⅻ对为运动性脑神经；第Ⅴ、第Ⅶ、第Ⅸ、第Ⅹ对为混合性脑神经。其中，第Ⅲ、第Ⅶ、第Ⅸ、第Ⅹ对脑神经中含内脏运动副交感纤维。

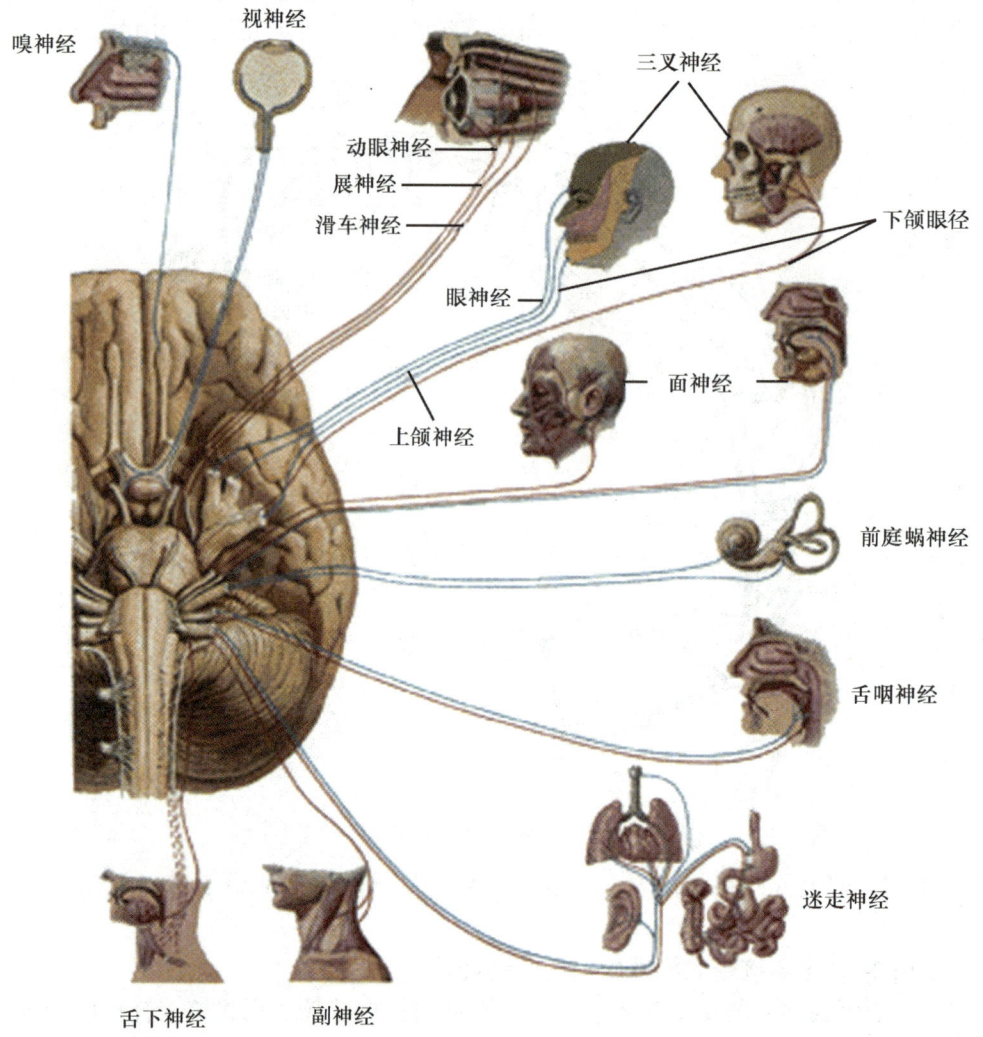

图 11-14 脑神经概况

Ⅰ嗅神经　传导嗅觉冲动。

Ⅱ视神经　传导视觉冲动。

Ⅲ动眼神经　躯体运动纤维支配上睑提肌、上直肌、下直肌、内直肌、下斜肌；内脏运动纤维（副交感神经纤维）支配瞳孔括约肌和睫状肌。

Ⅳ滑车神经　支配上斜肌。

Ⅴ三叉神经　分眼神经、上颌神经和下颌神经三支。

眼神经　分布于泪腺、眼球结膜，以及上睑和鼻背皮肤，额部皮肤。

上颌神经　分布于上颌窦、鼻腔和口腔顶的黏膜，以及上颌诸牙及牙龈，睑裂与口裂之间的皮肤。

下颌神经　感觉纤维布于下颌的牙、牙龈、口腔底、舌前 2/3 黏膜，下颌牙及牙龈，颏部、下唇皮肤及黏膜。运动纤维支配咀嚼肌。

Ⅵ展神经　支配外直肌。

Ⅶ面神经　内脏感觉纤维布于舌前 2/3 味蕾，传导味觉冲动。内脏运动纤维（副交感神经纤维）支配下颌下腺、舌下腺和泪腺的分泌。躯体运动纤维支配面肌。

Ⅷ前庭蜗神经　由前庭神经和蜗神经组成，分别传导位置（平衡）觉冲动和听觉冲动。

Ⅸ舌咽神经　内脏感觉纤维布于舌后 1/3 的黏膜和味蕾、咽、颈动脉窦和颈动脉小球。内脏运动纤维（副交感神经纤维）支配腮腺的分泌。躯体运动纤维支配茎突咽肌支。躯体感觉纤维布于耳后皮肤。

Ⅹ**迷走神经** 内脏运动纤维（副交感神经纤维）分布于颈部、胸腔、腹腔（肝、胆囊、脾、胰、肾、胃、结肠左曲以上肠管）脏器的心肌、平滑肌和腺体。内脏感觉纤维分布于颈部、胸腔、腹腔（肝、胆囊、脾、胰、肾、胃、结肠左曲以上肠管）脏器。躯体感觉纤维分布于硬脑膜、耳郭和外耳道皮肤。躯体运动纤维支配咽喉肌。

Ⅺ**副神经** 支配胸锁乳突肌和斜方肌。

Ⅻ**舌下神经** 支配舌内肌和舌外肌。

四、脑和脊髓的被膜、血管及脑脊液循环

（一）脑和脊髓的被膜

脑和脊髓的表面都包有 3 层被膜，从外向内依次是硬膜、蛛网膜和软膜。它们具有保护、支持脑和脊髓的作用。

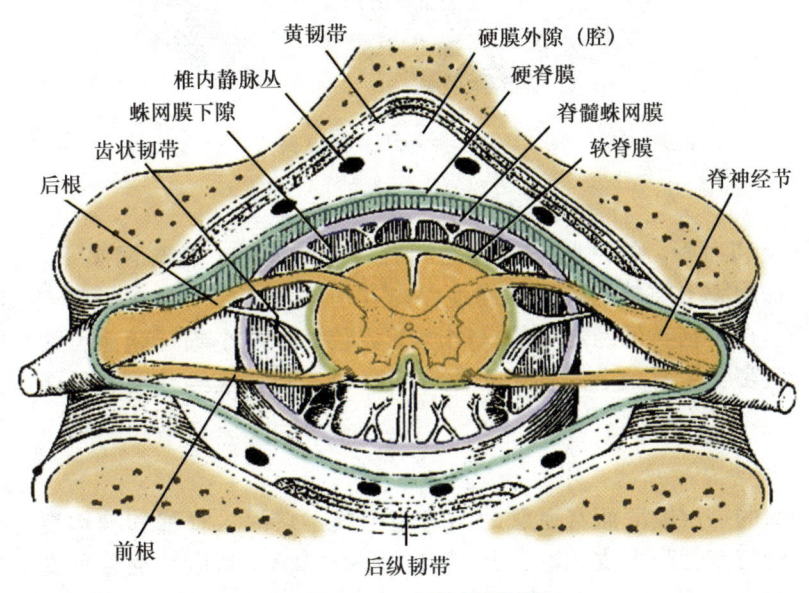

图 11-15 脊髓的被膜

1. 硬膜

（1）硬脊膜：厚而坚韧，上附枕骨大孔边缘并与硬脑膜相延续，下端包裹终丝附于尾骨背面（图 11-15）。硬脊膜与椎管内面的骨膜之间有狭窄腔隙，称硬膜外隙。隙内有脊神经根经此隙出椎间孔，并有大量静脉丛、脂肪、淋巴管。临床上硬膜外隙麻醉就是将局部麻药注入此隙内，阻滞脊神经根的传导作用。

（2）硬脑膜：厚而坚韧，由两层构成，外层为颅骨内面骨膜与硬膜合成。两层之间分布有硬脑膜的血管和神经。硬脑膜与颅盖诸骨连结疏松，故当颅盖骨损伤而出血时，易使硬脑膜与颅盖骨剥离而形成硬膜外血肿。硬脑膜与颅底诸骨结合较紧，故颅底骨折时，易将硬脑膜连同蛛网膜一起撕裂，导致脑脊液外漏。

硬脑膜内层在某些部位向内折叠形成不同形态的结构，主要有伸入大脑纵裂之间的大脑镰和伸入大脑横裂之间的小脑幕（图 11-16）。小脑幕前缘游离，称幕切迹，海马旁回及钩恰在切迹上方的两侧，当幕切迹上部颅腔内有占位性病变，引起颅内压升高时，常可挤压海马旁回及钩，嵌入此切迹内，形成小脑幕切迹疝（或称海马沟回疝）。

硬脑膜的某些部位内、外两层分开，内衬内皮细胞，形成特殊的颅内静脉管道，称硬脑膜窦。较大的硬脑膜窦有：上矢状窦、直窦、窦汇、横窦、乙状窦、海绵窦等。

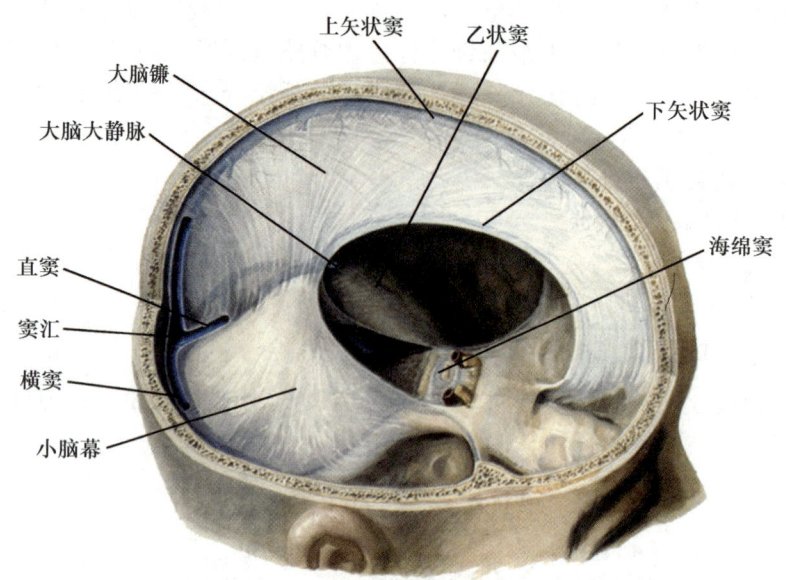

图 11-16 硬脑膜及静脉窦

2. 蛛网膜

薄而透明，缺乏神经和血管。蛛网膜与软膜之间有较宽的间隙，称蛛网膜下隙，隙内充满脑脊液。在脊髓下端平面以下的蛛网膜下隙特别大，称终池，内有马尾。临床上常在此部进行腰椎穿刺，以抽取脑脊液检查或注入药物。在小脑与延髓之间的蛛网膜下隙较大，称小脑延髓池。脑蛛网膜还形成许多颗粒状小突起，突入硬脑膜窦，主要是上矢状窦，称蛛网膜粒。脑脊液经蛛网膜粒渗入硬脑膜窦，回流入静脉。

3. 软膜

为紧贴脊髓和脑表面的一层极薄而富血管的结缔组织膜，它深入脊髓和脑沟裂之中。在各脑室的一定部位，软脑膜及其血管与室管膜上皮相贴，共同构成脉络组织，其血管反复分支，并连同其内表面的软脑膜和室管膜上皮一起突入脑室内，构成脉络丛。脉络丛是产生脑脊液的主要结构。

（二）脑和脊髓的血液供应

1. 脑的动脉

脑动脉主要来自颈内动脉和椎动脉（图 11-17）。颈内动脉供应大脑半球前 2/3 和部分间脑；椎动脉供应大脑半球后 1/3、部分间脑、小脑和脑干。

（1）颈内动脉：自颈动脉管入颅腔后，向前穿过海绵窦，在蝶骨前床突两侧发出眼动脉。颈内动脉主干向上分布于脑，主要分支有：

①大脑前动脉与前交通动脉：大脑前动脉位于视交叉的上面，在进入大脑纵裂前，常有横支连接两侧的大脑前动脉，称前交通动脉。主干沿胼胝体的背面向后行，分布于顶枕沟以前的大部分。其起始部发出数支细小的中央支，供应豆状核和尾状核的前部及内囊前肢。

②大脑中动脉：为颈内动脉主干的延续。它进入大脑外侧沟并沿沟向后行走，其分支分布于大脑上外侧面的大部分。在起始部发出数支中央支供应尾状核、豆状核的大部分和内囊膝、后肢。动脉硬化或高血压的病人，中央支较为脆弱，当情绪波动或其他原因使血压骤然增高时，可能使这些血管破裂，引起严重的内囊损伤（图 11-18）。

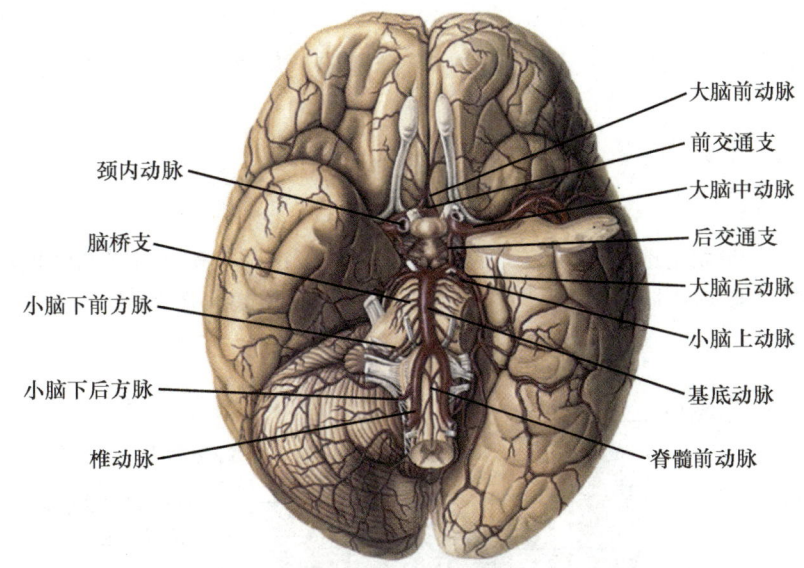

图 11-17 脑底的动脉

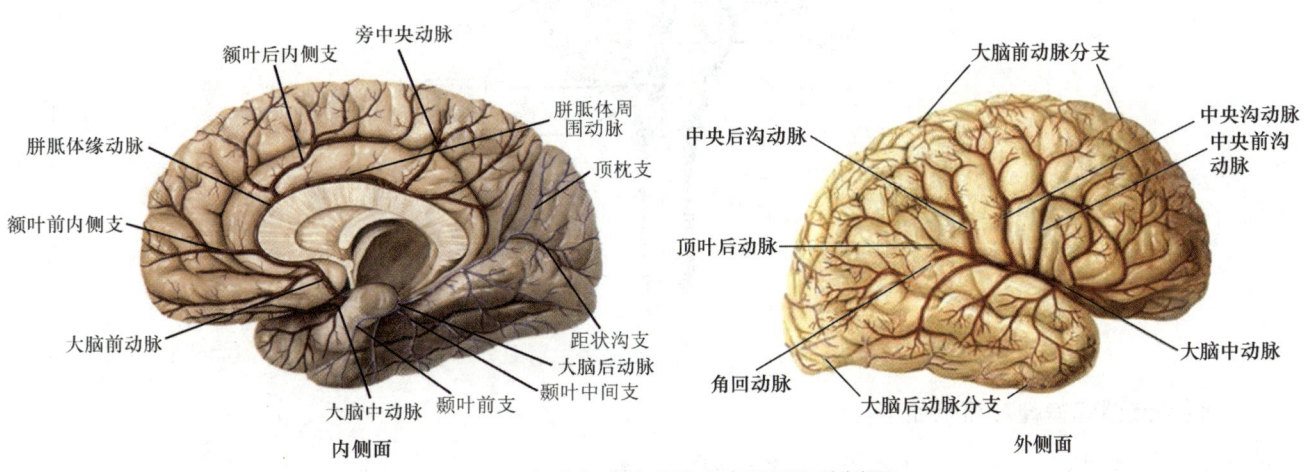

图 11-18 大脑半球的动脉（内侧面和外侧面）

③后交通动脉：在视束的下面向后行，与大脑后动脉吻合，是颈内动脉和椎动脉之间的重要吻合支。

（2）椎动脉：经枕骨大孔入颅后窝，在脑桥的基底部，左、右椎动脉合成一条基底动脉。基底动脉沿脑桥腹侧正中行走，至脑桥上缘分为左右大脑后动脉，它们分别营养左右大脑半球颞叶内侧面和下面及枕叶。

（3）大脑动脉环：又称 Willis 环，由前交通动脉、两侧大脑前动脉起始部、两侧颈内动脉终末端、两侧后交通动脉和两侧大脑后动脉起始段互相通连组成。因它位于脑的底部，所以又称脑底动脉环。动脉环将两侧颈内动脉和椎动脉相互沟通，有调节脑血流的作用。

2. 脑的静脉

一般不与动脉伴行，可分浅、深两组。浅静脉收集皮质和皮质下髓质的静脉血，并直接注入临近的静脉窦。深静脉收集大脑深部的髓质、基底核、间脑、脑室脉络丛等的静脉血，最后汇成一条大脑大静脉，于胼胝体压部的后下方向后注入直窦。

3. 脊髓的动脉

脊髓的动脉有两个来源，一是从椎动脉分出的脊髓前、后动脉；另一是来自一些节段性动脉，如肋间后动脉、腰动脉、骶外侧动脉的脊髓支。

4. 脊髓的静脉

脊髓的静脉比动脉多，口径也较大，最后集中于脊髓前、后静脉，再经过前、后根静脉注入硬膜外隙内的椎内静脉丛。

（三）脑脊液及其循环

1. 脑脊液

是各脑室脉络丛产生的无色透明的液体，成人总量约150ml，充满于脑室和蛛网膜下隙。脑脊液可缓冲外力冲击，减少震荡，以保护脑和脊髓，并对调节颅内压、脑和脊髓的营养供应和代谢产物的清除有很大作用（图11-19）。

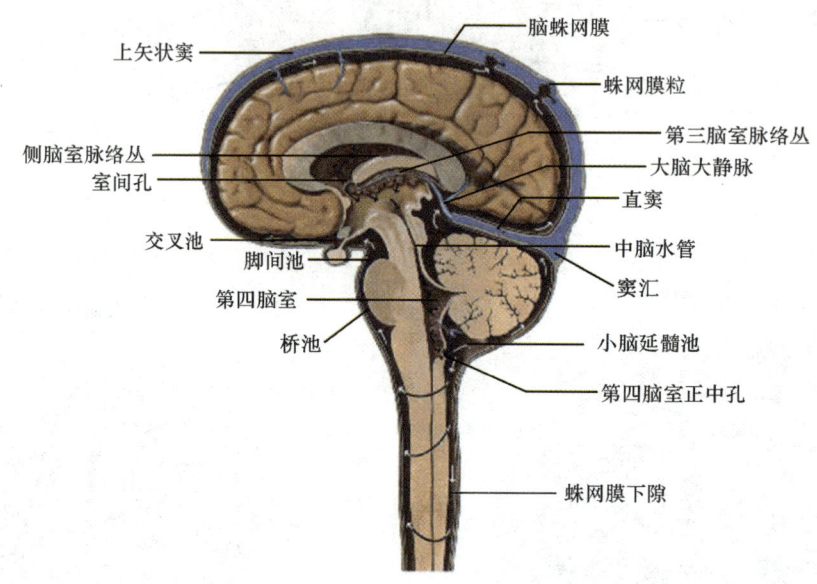

图11-19 脑脊液循环示意图

2. 脑脊液循环途径可简示如下：

左/右 侧脑室 —室间孔→ 第三脑室 —中脑水管→ 第四脑室 —1个正中孔 2个外侧孔→ 蛛网膜下隙 → 蛛网膜粒 → 上矢状窦 → 颈内静脉

（四）血-脑屏障

在中枢神经系统内，毛细血管内的血液与脑、脊髓组织细胞之间存在的一层具有选择通透性作用的结构，称血-脑屏障。其结构基础是：毛细血管内皮、内皮细胞之间的紧密连接、内皮基膜、神经胶质细胞的突起包绕毛细血管所形成的胶质膜等。它们具有防止有害物质进入脑组织，维持脑组织内环境的相对稳定，保证脑组织的正常生理活动等作用。

> **小贴士**
>
> **脑脊液鼻漏**
>
> 脑脊液鼻漏是脑脊液通过颅底（颅前、中或后窝）或其他部位骨质破裂、缺损处流出，经过鼻腔流出体外。主要表现为鼻腔间断或持续流出清亮、水样液体，早期因与血混合，液体可为淡红色。脑脊液鼻漏有多种分类方法，由于病因学影响到脑脊液鼻漏的治疗和预后，根据病因分类在临床上最有价值。根据病因脑脊液鼻漏分为创伤性和非创伤性，后者又分为先天性、自发性和肿瘤性。临床上外伤所致的脑脊液鼻漏最为常见。

第二节　神经元与反射活动的一般规律

一、神经元和神经纤维

(一) 神经元

神经元是神经系统的结构和功能单位,由为胞体和突起两部分构成,突起又分为树突和轴突。神经元的胞体和树突的主要功能是接受其他神经元传来的刺激。轴突较长,一个神经元只有一条,外面包有髓鞘或神经膜,称为神经纤维,主要功能是将兴奋传递给其他神经元、肌肉和腺体的部分。

(二) 神经纤维传导兴奋的特征

1. 生理完整性

神经纤维只有在结构和功能两方面都保持完整时,才能正常传导兴奋。如果神经纤维受损伤或遇到麻醉、低温等情况,可因生理传导功能障碍而造成传导阻滞。

2. 双向传导

在实验条件下,刺激神经纤维的某一点,产生的动作电位可向两端同时传导,称为双向传导。

3. 绝缘性

神经干内包含有许多条神经纤维。当神经冲动沿一条神经纤维传导时,基本上不会波及邻近的纤维,这就是神经纤维传导的绝缘性,其生理意义是保证神经调节的准确性。

4. 相对不疲劳性

神经纤维可长时间接受刺激而不疲劳,仍然保持不衰减地传导冲动的能力,其原因是神经传导冲动时耗能极少。

二、神经元之间的信息传递

神经元之间相接触并传递信息的部位称突触。突触之前的神经元称突触前神经元;突触之后的神经元称突触后神经元。突触可分为化学性突触和电突触。

(一) 化学性突触

1. 突触的类型和结构

根据神经元互相接触的部位不同,突触主要分为三类(图 11-20):①轴-体突触;②轴-树突触;③轴-轴突触。根据对下一个神经元功能活动的影响不同,突触又可分为兴奋性突触和抑制性突触。

经典的突触由突触前膜、突触间隙和突触后膜三部分组成(图 11-21)。轴突分支末梢膨大,称突触小体,突触小体内有丰富的突触小泡,内含神经递质。突触后膜有与递质结合的相应受体。

2. 化学性突触传递过程

信息通过突触由突触前神经元向突触后神经元的传递称突触传递。化学突触的传递的主要步骤:①动作电位由突触前神经元轴突传至神经末梢,突触前膜去极化一定程度,突触前膜上电压门控 Ca^{2+} 通道开放;②细胞膜外高 Ca^{2+},Ca^{2+} 内流,触发突触小泡前移出胞,释放神经递质进入突触间隙;③神经递质与突触后膜受体结合,改变后膜通透性,产生突触后电位;④后电位总和,一旦总和达到阈电位,就可触发突触后神经元产生动作电位。

突触后电位有兴奋性突触后电位和抑制性突触后电位。

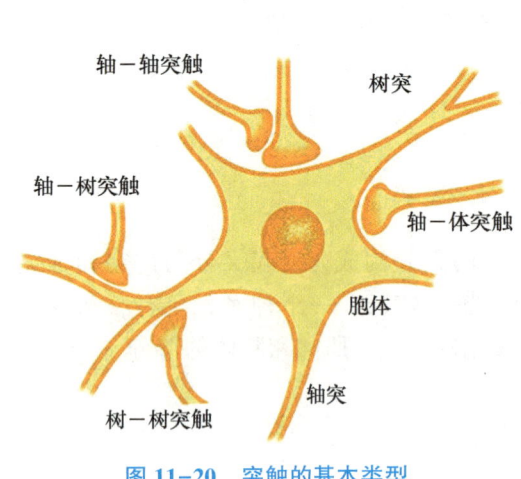

图 11-20 突触的基本类型

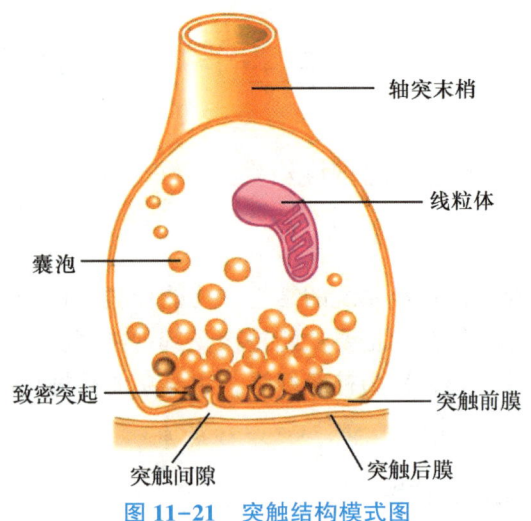

图 11-21 突触结构模式图

(二) 电突触

电突触的结构基础是缝隙连接。电突触传递为双向性，传递速度快，有助于促进神经元同步化活动。

三、神经递质

神经递质的种类很多，按产生的部位分外周神经递质和中枢神经递质两大类。

(一) 外周神经递质

主要是 Ach 和去甲肾上腺素，其产生部位和生理作用将在本章自主神经功能中介绍。

(二) 中枢神经递质

1. 乙酰胆碱

属兴奋性递质，分布于脊髓前角运动神经元、丘脑的特异性投射神经元、脑干网状上行激动系统、尾状核、边缘系统等。

2. 单胺类

包括多巴胺（DA）、去甲肾上腺素和 5-羟色胺（5-HT）等。此类递质就其主要作用而言是抑制性递质。DA 系统主要存在于中枢的黑质-纹状体系统。去甲肾上腺素系统的神经元主要位于脑干网状结构。5-HT 系统主要位于低位脑干的中缝核内。

3. 氨基酸类

主要是谷氨酸、γ-氨基丁酸和甘氨酸。前一种是兴奋性氨基酸，后两种是抑制性氨基酸。主要分布于脊髓、小脑和大脑皮质。

除上述三类主要的中枢神经递质外，还有一些神经肽如 P 物质、脑啡肽、强啡肽等，这些物质的详细作用，正待进一步研究。

四、中枢神经元及其联系、整合方式

神经调节的基本方式是反射，反射及反射弧的概念已在绪论中介绍，下面主要介绍反射活动的一般规律。

(一) 中枢神经元的联系方式

在中枢神经系统内存在着数以亿计的神经元，按其在反射弧中的不同作用分为传入神经元、中间神经元和传出神经元。中枢神经元之间的联系主要有以下几种方式（图 11-22）：

1. 辐散式

一个神经元通过轴突末梢分支与多个神经元构成突触联系的方式（一传多），称辐散。它可以把一个神经元的兴奋同时传给许多其他神经元，使它们同时兴奋或抑制。传入通路较多见此种联系方式。

2. 聚合式

多个神经元通过轴突末梢与同一个神经元构成突触联系的方式（多传一），称聚合。由于许多神经元的末梢汇聚在一个神经元上，兴奋和抑制信息在此神经元上发生总和，产生整合性的传递效果。

3. 链锁式与环式联系

在链锁式联系中，辐散式和聚合式都同时存在。兴奋通过神经元的链锁状联系，可以在空间上扩大其作用范围。环式联系是指环路中传出通路上的神经元发出侧枝返回到最初被传入刺激兴奋的神经元，与之形成反馈回路。它们是反馈与后发放的结构基础。

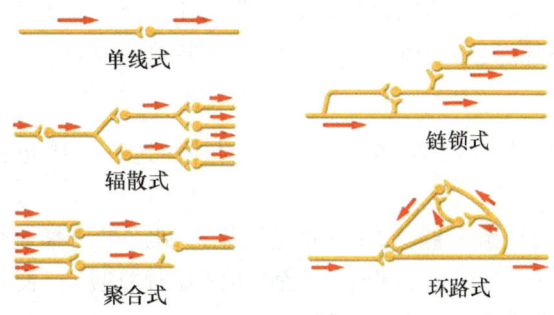

图11-22 中枢神经元的联系方式模式图

（二）中枢兴奋传递的特征

1. 单向传递

冲动在神经纤维上的传导是双向的，但通过突触时，只能从突触前神经元向突触后神经元传递，即是单向的，称单向传递。这是由于神经递质由突触前膜释放，与突触后膜相应受体结合后才实现信息的传递。这一特征保证了兴奋在中枢传布按特定的方向传递。

2. 中枢延搁

兴奋在中枢内传递比较缓慢，称中枢延搁。这是由于突触前膜去极化、释放递质、递质扩散、递质与受体结合、后膜去极化等过程所消耗的时间较长所致。某一反射活动在中枢内通过的突触数目越多，中枢延搁的时间就越长，反射所需时间也越长。

3. 总和

在反射活动中，单根传入纤维传入的单一神经冲动到达中枢，一般不能引起反射活动。但通过多根纤维同时把多个冲动传入同一神经元或一根神经纤维连续传入多个冲动，就能够引起反射活动，这种现象称总和。前者称空间性总和，后者称时间性总和。但突触后电位总和达到阈电位时，突触后神经元兴奋，产生动作电位。

4. 后发放

当刺激的作用停止后，传出神经仍可在一定时间内发放冲动，使反射活动持续一段时间，这种现象称后发放。在一定限度内，刺激越强或刺激作用时间越久，则后发放就持续得越久。后发放可发生在环式联系的反射通路和各种神经反馈活动中。

5. 对内环境变化敏感和易疲劳性

神经递质经突触间隙由突触前膜到突触后膜，对内环境的变化及某些药物十分敏感，如pH改变、血液中氧分压降低、二氧化碳分压升高、麻醉药物等均可影响突触的传递。当同一中枢连续发生多次兴奋传递后，其兴奋性则将逐渐降低，发生疲劳现象。这种疲劳是中枢突触传递受到阻碍的结果，原因可能与突触前末梢递质的耗竭有关。

(三) 中枢突触传递

1. 中枢突触的传递过程

（1）兴奋性突触：当突触前神经元兴奋时，冲动沿轴突传导至轴突末梢，突触前膜去极化，对 Ca^{2+} 通透性增大，细胞外液中 Ca^{2+} 进入突触前膜，促使突触囊泡向前膜移行并与之融合、破裂，释放出兴奋性递质，递质经突触间隙扩散至突触后膜，与后膜上相应受体相结合，提高突触后膜对某些离子，尤其是 Na^+ 的通透性，Na^+ 流入突触后膜，使突触后膜发生局部去极化，即产生兴奋性突触后电位（EPSP）。EPSP 是局部电位，当 EPSP 总和达到阈电位水平时，引起动作电位即突触后神经元兴奋。

（2）抑制性突触：冲动传至轴突末梢后，引起与兴奋性突触的相同效应，只是突触囊泡释放的是抑制性递质。此递质与突触后膜的相应受体结合后，提高膜对 K^+、Cl^-，尤其是 Cl^- 的通透性，Cl^- 流入突触后膜，使后膜超极化，形成抑制性突触后电位（IPSP）。使突触后神经元呈现抑制效应。

2. 中枢抑制过程

中枢抑制过程是兴奋过程的对立，但都是一种主动的神经过程。中枢抑制可分为突触后抑制和突触前抑制两种类型。

（1）突触后抑制：是发生在突触后膜上的一种超极化抑制，是由抑制性中间神经元活动引起的。一个兴奋性神经元先引起抑制性中间神经元兴奋，后者释放抑制性递质，使突触后神经元产生抑制性突触后电位，使突触后神经元呈现抑制效应（图 11-23）。

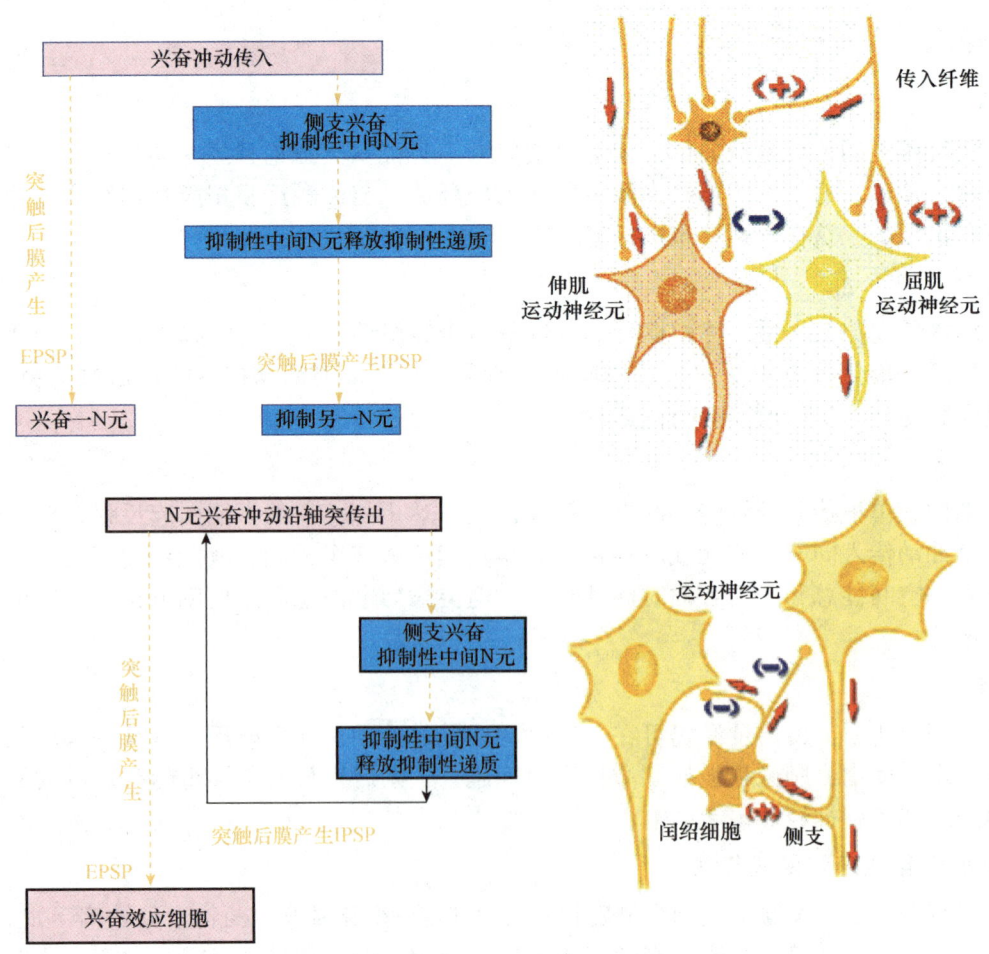

图 11-23 传入侧支性抑制和回返性抑制示意图

①传入侧支性抑制：冲动沿传入纤维到达中枢后，除直接兴奋某一中枢的神经元外，还发出侧支兴奋另一抑制性中间神经元，通过抑制性中间神经元的活动，转而抑制相拮抗中枢的神经元，称传入侧支性抑制。其意义在于保证反射活动的协调性。如膝跳（伸肌）反射活动，在兴奋伸肌中枢的同时，通过侧支兴奋抑制性中间神经元的作用，抑制屈肌中枢，从而完成膝跳（伸肌）反射。

②回返性抑制：冲动沿传出纤维传出的同时，此纤维发出侧支返回原来的中枢，兴奋一个抑制性中间神经元，通过抑制性中间神经元的活动，转而抑制同一传出神经元的活动，称回返性抑制。其意义在于可使神经元的活动及时终止，或使同一中枢内许多神经元的活动同步化。

（2）突触前抑制：是发生在突触前膜上的一种去极化抑制，是突触前神经元释放的兴奋性递质量减少，造成突触后神经元去极化幅度降低，达不到阈电位，而不能兴奋。突触前抑制多见于感觉传入途径，对调节感觉传入活动有重要作用。

第三节　神经系统的感觉功能

一、感觉传导通路

（一）躯干和四肢的本体觉及精细触觉传导通路

本体觉又称深感觉，即肌、腱、关节的感觉（位置觉、运动觉、振动觉）；精细触觉即辨别两点距离和物体纹理的感觉。第一级神经元是脊神经节的假单极神经元，它的周围突布于肌、腱、关节及皮肤精细触觉感受器，中枢突进入脊髓同侧的后索，组成薄束和楔束，两束上行至延髓分别终于薄束核和楔束核。第二级神经元是薄束核和楔束核，发出的纤维向前绕至中央管腹侧，左、右交叉，形成内侧丘系交叉，交叉后的纤维在中线的两侧折而上升，组成内侧丘系，继而向上经脑桥、中脑至背侧丘脑腹后核。第三级神经元是背侧丘脑腹后核，由此发出的纤维即丘脑中央辐射，经内囊后肢投射到大脑皮质中央后回的上 2/3 和中央旁小叶后部（图 11-24）。

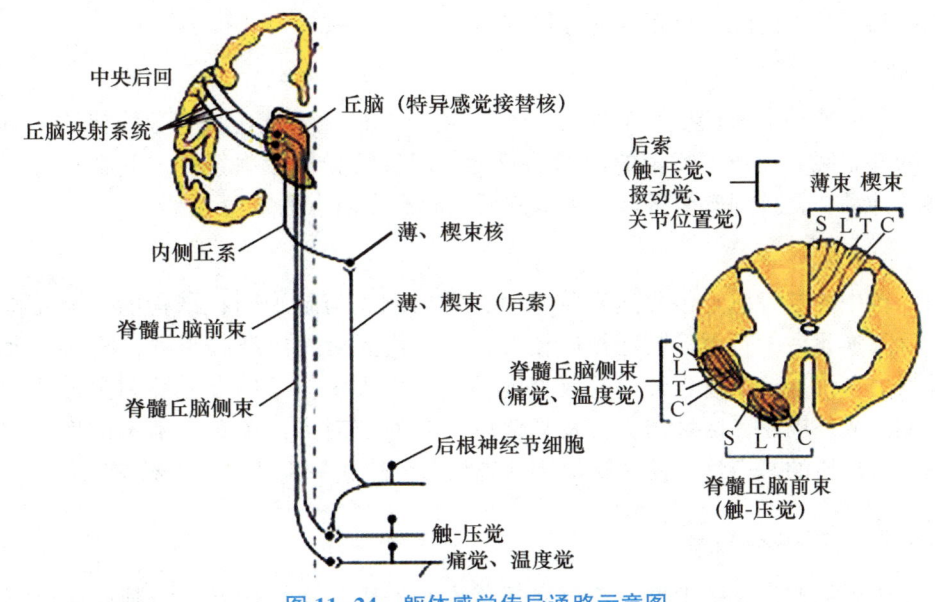

图 11-24　躯体感觉传导通路示意图

头面部的本体觉冲动一般认为通过三叉神经传入，经三叉神经中脑核中继后传入背侧丘脑并上达大脑皮质，但途径尚不够明确。

（二）躯干和四肢的痛、温度、触（粗）觉传导通路

痛、温度和触觉又称浅感觉。第一级神经元也是脊神经节的假单极神经元，它的周围突布于躯干和四肢皮肤的痛、温度及触觉感受器；中枢突经后根入脊髓，于同侧上行1~2个脊髓节段后，止于脊髓后角。第二级神经元是后角神经元，发出的纤维经白质前连合交叉至对侧外侧索的前部和前索折而上升，形成脊髓丘脑束，经脑干终止于背侧丘脑腹后核。第三级神经元是背侧丘脑腹后核，由此发出的纤维亦加入丘脑中央辐射，经内囊后肢投射到中央后回的上2/3和中央旁小叶的后部（图11-24）。

（三）头面部的痛、温度、触（粗）觉传导通路

第一级神经元是三叉神经节内的假单极神经元，其周围突分别组成三分支，布于头面部的痛、温度和触觉感受器，中枢突入脑，止于三叉神经感觉核群。第二级神经元是三叉神经感觉核群，发出的纤维交叉至对侧折而上升，组成三叉丘系，伴内侧丘系上行终止于背侧丘脑腹后核。第三级神经元是背侧丘脑腹后核，由此发出的纤维参与组成丘脑中央辐射，经内囊后肢投射到中央后回下1/3。

（四）视觉传导通路

视网膜的感光细胞（视锥细胞和视杆细胞）受到光刺激而产生电变化，经第一级神经元即双极细胞传给节细胞。第二级神经元即节细胞，其轴突汇集成视神经。两侧视神经在蝶鞍上方、下丘脑前部形成视交叉，其中来自视网膜鼻侧半的纤维左、右相互交叉，来自视网膜颞侧半的纤维不交叉，继而交叉的纤维和不交叉的纤维合成视束，视束的大部分纤维止于后丘脑的外侧膝状体。第三级神经元是外侧膝状体，由此发出的纤维组成视辐射，经内囊后肢的后部，投射到枕叶距状沟的两侧。

视束的另一部分纤维止于上丘的上方。后者发出的纤维终止于双侧动眼神经副核。由此发出纤维随动眼神经入眶，止于睫状神经节。睫状神经节发出的纤维支配瞳孔括约肌和睫状肌。这一传导路径是瞳孔对光反射的结构基础。

二、丘脑及其感觉投射系统

丘脑是由大量神经元组成的核团群，各种感觉通路（除嗅觉外）在此更换神经元后向大脑皮质投射。丘脑是感觉的中继站，并对感觉进行粗略的分析和整合（图11-25）。

（一）特异性投射系统

人体各种感觉传入冲动（除嗅觉外）多由脊髓、脑干上行，经过丘脑感觉接替核，换元后将其纤维投射到大脑皮质的特定区域，产生特定的清晰的感觉，即称特异性投射系统。其特点是：每一传导通路只能传导一种感觉冲动，且外周感受区域与大脑皮质之间有点对点的定位关系。

（二）非特异性投射系统

特异性投射系统中的各种感觉传导途经脑干时，发出侧支与脑干网状结构的神经元构成短轴突、多突触的联系，经反复换元后上行至丘脑髓板内核群，再行换元后发出纤维弥散地投射到大脑皮质广泛区域，称非特异性投射系统。这个过程经过反复换元传递，失去了传导的专一性和定位性，而且投射到大脑皮质的广泛区域，故外周感受区域与大脑皮质之间不具有点对点的关系，不再产生特定的感觉。其功能是维持和改变大脑皮质的兴奋性，使大脑保持觉醒状态，故这一系统又称上行激动系统。

三、大脑皮层的感觉分析功能

大脑皮层是各种感觉的最高级中枢。通过对接受不同的感觉上传信号，大脑皮质进行最后的分析和综合而产生知觉与意识。大脑皮质的不同部位其感觉功能不同（详见大脑皮质及其功能定位）。

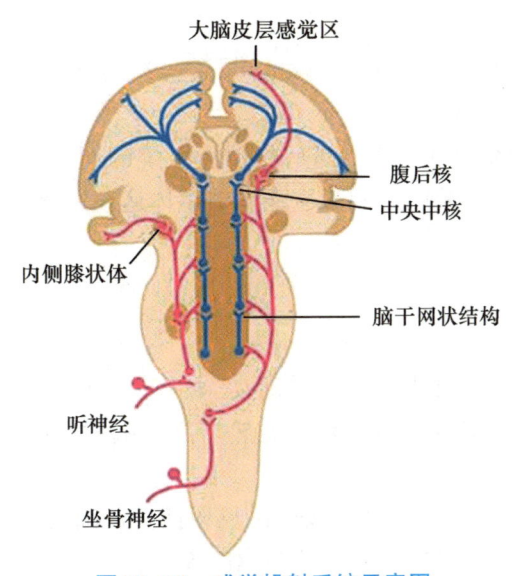

图 11-25　感觉投射系统示意图

四、痛觉与内脏感觉

（一）痛觉

痛觉是机体受到伤害性刺激时所引起的一种不愉快感觉和情绪体验。疼痛是一种防卫的反应，具有保护意义。剧烈的疼痛刺激，可引起中枢神经的调节功能障碍，严重者可致血压下降、心活动减弱等现象，临床称为"疼痛性休克"。疼痛总伴有焦虑、烦躁、恐惧等反应，故疼痛既是一种生理反应，又是一种心理反应。此外，疼痛的主观体验及所伴随的各种反应，常因机体所处的环境、功能状态和心理状态不同而有相当差异。

痛觉感受器是游离神经末梢，广泛存在于组织细胞之间。机械、温度和化学性刺激均能兴奋痛觉感受器。疼痛有快痛和慢痛之分。快痛的特点是感觉敏锐，定位清楚，受到刺激后约 0.1s 内感受到，一般不伴有明显的情绪变化；慢痛的特点是感觉比较模糊，定位不精确，常在受到刺激后 1s、数秒甚至数分钟后才感觉到，消退也需要一个过程，一般伴有明显的情绪反应和心血管、呼吸等内脏反应。

（二）内脏感觉和牵涉痛

内脏感觉神经元的胞体位于脊神经或脑神经的感觉性神经节内。它们的周围突随交感神经和副交感神经走行，布于内脏及心、血管、腺体的感受器，中枢突随脊神经和脑神经入中枢，部分参与完成内脏反射，如排尿、排便反射等，另一部分经脑干传至大脑皮质，产生内脏感觉。内脏中无本体感受器，温度、触压感受器也较少，有痛觉感受器，但比体表痛觉感受器分布的稀疏。内脏感觉主要表现为痛觉，与躯体痛觉相比，对机械性牵拉、痉挛、缺血及炎症等刺激敏感，对切割、烧灼等不敏感，疼痛发生缓慢、持久，定位不清。

当某些脏器发生病变时，在体表的一定区域产生感觉过敏或疼痛的感觉，这种现象称牵涉痛。例如，心绞痛时常在胸前区及左臂内侧皮肤感觉到疼痛；肝胆疾患时，右肩感到疼痛等。这种现象产生的原因，目前并不完全清楚，一般认为传导患病脏器疼痛冲动的内脏感觉神经和被牵涉区皮肤的感觉神经，进入同一脊髓节段。因此，从患病脏器传入的冲动与牵涉区皮肤的感觉冲动沿同一路径上达大脑皮质。由于平时痛觉起源于体表较多，因此，当来自内脏器官的痛觉上传到大脑皮质时，在主观上却感到是来自体表部位。如果患病内脏传来的冲动，仅提高相应脊髓中枢的兴奋性，以致由皮肤传入的微弱冲动能使相应脊髓中枢发生兴奋，并上传入大脑产生痛觉，这样就在被牵涉的体表部位产生了痛觉过敏。临床根据牵涉痛，可观察病情，协助诊断疾病。

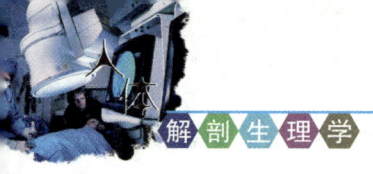

第四节 神经系统对躯体运动的调节

人体各种姿势的维持和躯体的各种运动，都是在神经系统的调节和控制下，通过骨骼肌舒缩，牵动骨和关节产生运动而实现的。神经系统的不同部位在调节躯体运动过程中具有不同作用。

一、脊髓对躯体运动的调节

（一）脊髓休克

脊髓有许多反射的基本中枢来完成相应的反射活动，然而完整的机体的脊髓经常处于高位中枢控制下，脊髓本身的功能不易表现出。实验动物在脊髓突然与高位脑中枢断离或失去联系后反射功能暂时丧失而进入无反应状态，这种现象称脊髓休克。

脊髓休克过后（时间长短不一），脊髓暂时丧失的反射活动逐渐得以恢复，而且有些反射活动较正常状态更为活跃，如腱反射；有些反射接受不到高位中枢的控制，如排便、排尿反射，出现大、小便失禁。

（二）牵张反射

有神经支配的骨骼肌受到外力牵拉而伸长时，反射性地引起被牵拉的同一块肌肉收缩，称牵张反射。牵张反射的类型有：

1. 腱反射

骨骼肌受到一次快速牵拉时，引起被牵拉肌的一次快而明显的收缩，称腱反射，如膝跳反射。

2. 肌紧张

骨骼肌在自然重力的作用下，受到持续、缓慢牵拉时，引起该肌的紧张性收缩（即缓慢而持久的收缩），称肌紧张。肌紧张是维持躯体姿势最基本的反射。

二、脑干对肌紧张的调节

脑干网状结构对肌紧张的调节时通过起加强作用的易化区和起减弱作用的抑制区实现。

1. 网状结构易化区及作用

脑干中央区背外侧部的网状结构中，有加强肌紧张及运动的区域，称易化区。此区发出冲动，传递兴奋信息到脊髓前角运动神经元，加强其活动。

2. 网状结构抑制区及作用

延髓网状结构的腹内侧部，具有抑制肌紧张及运动的区域，称抑制区。此区发出冲动，传递抑制信息到脊髓前角运动神经元，抑制其活动。

一般情况下，易化区的活动比较强，抑制区的活动比较弱，二者互相拮抗，调节肌紧张。

3. 去大脑强直

在动物中脑的上、下丘之间横断脑干，动物出现四肢伸直，头尾昂起，脊柱挺硬等伸肌过度紧张的现象，称去大脑强直。人类中脑病变时，也呈类似表现。这是由于横断使脑干网状结构抑制区失去了高位中枢的始动作用，对肌紧张的抑制作用减弱，而易化区很少受影响，即易化作用占绝对优势，因而致全身伸肌肌紧张亢进。

三、小脑对躯体运动的调节

小脑按功能分为原小脑、旧小脑和新小脑。

1. 原小脑

即绒球小结叶，主要与前庭有联系，又称前庭小脑。主要功能是维持躯体的平衡。

2. 旧小脑

即小脑前叶，又称脊髓小脑。主要功能是调节肌紧张。

3. 新小脑

即小脑后叶，又称皮质小脑。主要功能是协调随意运动。

四、大脑皮层对躯体运动的调节

大脑皮质是躯体运动的最高级中枢，大脑皮质控制躯体运动的区域为皮质运动区（详见大脑皮质及其功能定位）。大脑皮质对躯体运动的调节是通过锥体系和锥体外系下传来实现的。

（一）锥体系

锥体系主要由上、下两级运动神经元组成，其功能是管理骨骼肌的随意运动和调节精细动作。上运动神经元的胞体是中央前回和中央旁小叶前部的锥体细胞，其轴突组成下行纤维束大部分经过延髓锥体，故称锥体系（束），下行至脊髓前角的称皮质脊髓束；在脑干中陆续止于躯体运动核的称皮质核束。下运动神经元的胞体分别位于脊髓前角内和脑干躯体运动核内，前者发出的纤维组成脊神经的躯体运动纤维，后者发出的纤维组成脑神经的躯体运动纤维。

1. 皮质核束

上运动神经元是中央前回下1/3的锥体细胞，其纤维经内囊膝下降至脑干，陆续止于双侧脑神经躯体运动核，但面神经核的下部（支配睑裂以下面肌的核群）和舌下神经核，只接受对侧皮质核束的纤维。下运动神经元是脑神经运动核内的神经元，它们发出的纤维组成脑神经的躯体运动纤维，支配眼外肌、咀嚼肌、面肌、舌肌和咽喉肌等。

由于大多数脑神经运动核受双侧皮质核束的控制，所以一侧皮质核束损伤，不致引起下运动神经元所支配的骨骼肌的瘫痪；但面神经核下部和舌下神经核，因只受对侧皮质核束控制，则一侧皮质核束损伤时，可引起这些下运动神经元所支配的骨骼肌瘫痪。

2. 皮质脊髓束

上运动神经元是中央前回上2/3和中央旁小叶前部的锥体细胞，发出的纤维经内囊后肢前部、中脑大脑脚、脑桥腹侧部，至延髓腹侧形成锥体，在锥体下端大部分纤维左、右相互交叉，构成锥体交叉。交叉的纤维沿脊髓外侧索下行，称皮质脊髓侧束，它沿途逐节止于同侧的前角运动神经元；不交叉的纤维在脊髓同侧的前索内下行，称皮质脊髓前束，它逐节交叉至对侧，止于颈和胸段的前角运动神经元。下运动神经元是脊髓前角运动神经元，它们发出纤维随脊神经分布到躯干和四肢的骨骼肌。但皮质脊髓前束中有少量纤维始终不交叉，终于同侧前角运动神经元，支配躯干肌，所以躯干肌受双侧皮质脊髓束支配。

因此，一侧躯体运动区和皮质脊髓束损伤时可引起对侧的上、下肢瘫痪（硬瘫），但躯干肌运动障碍不明显。

（二）锥体外系统及其作用

锥体系以外的控制骨骼肌运动的下行纤维束，称锥体外系。其主要功能是协调肌群的运动，调节肌紧张，以协助锥体系完成精细的随意运动。锥体外系由多级神经元组成，包括中央前回以外的皮质、纹状体、背侧丘脑、底丘脑、红核、黑质、脑干网状结构和小脑等结构，经广泛联系，多次换元后，终于脊髓前角内和脑神经躯体运动核内的神经元，然后经脊神经和脑神经支配相应骨骼肌而实现其功能。

第五节 神经系统对内脏活动的调节

一、自主神经系统

调节内脏、心血管、腺体感觉和运动的神经叫内脏神经，其中支配心和平滑肌的收缩、腺体分泌活动的是内脏运动神经，又称植物性神经或自主神经。内脏运动神经根据其形态结构和生理功能分为交感神经和副交感神经（图11-26）。

(一) 交感神经和副交感神经

交感神经的低级中枢位于脊髓胸1~3节段的灰质侧角内。交感神经节靠近脊髓，按其所在部位分椎旁节和椎前节。椎旁节对称性地位于脊柱两侧，共有22~24对和一个奇节。每一侧的椎旁节之间借节间纤维支相互连接，末端皆连于奇节，成串珠状，称交感干。椎前节位于脊柱的前方，包括腹腔神经节、主动脉肾神经节、肠系膜上神经节、肠系膜下神经节等，交感神经节前纤维短而节后纤维长。

副交感神经低级中枢位于脑干的副交感神经核和脊髓2~4骶节的骶副交感核内。副交感神经节按其所在位置分器官旁节和器官壁内节，节前纤维长而节后纤维短。

交感神经和副交感神经同属内脏运动神经，体内绝大多数内部器官都受到它们的双重支配，它们的作用往往是相反的，在形态结构和分布范围等方面亦有不同（见表11-1）。

(二) 交感神经和副交感神经系统的递质和受体

内脏运动神经元的产生和释放的神经递质主要是乙酰胆碱和肾上腺素，相应受体主要分布于节后神经元和效应器细胞膜上。

1. 胆碱能纤维和受体

凡末梢释放乙酰胆碱的神经纤维，称胆碱能纤维。包括交感神经节前纤维、副交感神经节前纤维，极少数交感神经节后纤维（指支配汗腺、骨骼肌和腹腔器官的交感舒血管纤维）、全部副交感神经节后纤维；由于支配骨骼肌的躯体运动纤维末梢也释放乙酰胆碱，故从纤维性质上来说，也属于胆碱能纤维。

表11-1 交感神经和副交感神经的比较

	交感神经	副交感神经
低级中枢部位	脊髓胸腰部（T_1-L_3）灰质侧角	脑干和脊髓骶部（S_{2-4}）的副交感神经核
周围部神经节	椎旁节和椎前节	器官旁节和器官内节
节前、节后纤维	节前纤维短，节后纤维长	节前纤维长，节后纤维短
H节前与节后神经元的比例	一个节前神经元的轴突可与许多节后神经元组成突触	一个节前神经元的轴突与较少的节后神经元组成突触
分布范围	分布范围较广，分布于全身血管及胸、腹、盆腔脏器的平滑肌、心肌、腺体及竖毛肌和瞳孔开大肌	分布于胸、腹、盆腔脏器的平滑肌、心肌、腺体（肾上腺髓质除外）及瞳孔括约肌
对心脏的作用	心率加快，收缩力增强 冠状动脉舒张	心率减慢，收缩力减弱，冠状动脉轻度收缩
对支气管的作用	支气管平滑肌舒张	支气管平滑肌收缩
对消化系统的作用	胃肠平滑肌蠕动减弱，分泌减少，括约肌收缩	胃肠平滑肌蠕动增强，分泌增加，括约肌舒张
对泌尿系统的作用	膀胱壁的平滑肌舒张、括约肌收缩（贮尿）	膀胱壁的平滑肌收缩、括约肌舒张（排尿）
对瞳孔的作用	瞳孔散大	瞳孔缩小

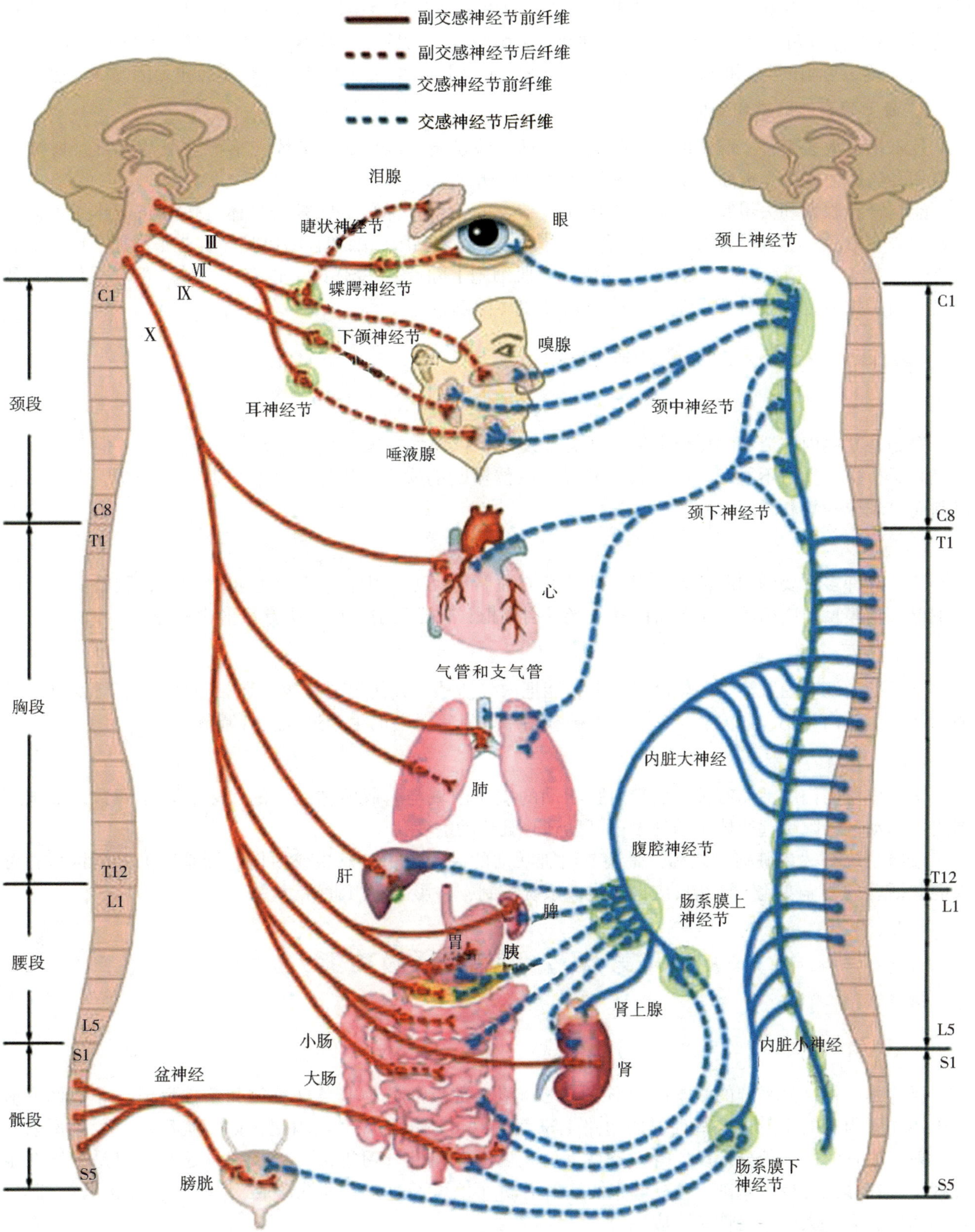

第十一章 神经系统

图 11-26　自主神经分布示意图

能与乙酰胆碱进行特异性结合的受体，称胆碱能受体。分为两种类型：毒蕈碱型受体（M受体）和烟碱型受体（N受体）。M受体分布在大多数副交感神经节后纤维所支配的效应器细胞、少数交感神经节

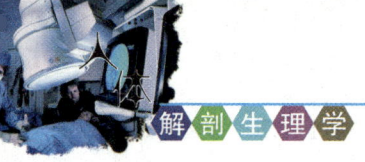

后纤维所支配的汗腺和骨骼肌血管的平滑肌上。这些作用称毒蕈碱样作用（M 样作用）。阿托品是 M 受体阻断剂。N 受体有两个亚型：分布在内脏神经节细胞膜（突触膜）上称 N_1 受体，存在于骨骼肌细胞膜上称 N_2 受体。箭毒可阻断 N_1 和 N_2 受体功能；六烃季胺主要阻断 N_1 受体功能，十烃季胺主要阻断 N_2 受体功能。

2. 肾上腺素能纤维和受体

凡末梢释放去甲肾上腺素的神经纤维，称肾上腺素能纤维。绝大多数交感神经节后纤维（除支配的汗腺和骨骼肌血管的平滑肌的交感胆碱能纤维外）属此类。

能与肾上腺素和去甲肾上腺素进行特异性结合的受体，称肾上腺素能受体。按分布与作用不同可分为 α 受体与 β 受体，β 受体又分为 $β_1$ 和 $β_2$ 受体。皮肤及黏膜、脑和肾的血管、虹膜平滑肌、唾液腺只有 α 受体；支气管平滑肌和睫状肌为 $β_2$ 受体。心肌细胞上除有 $β_1$ 受体外，也有 α 受体，但 β 受体的作用较明显。酚妥拉明是 α 受体阻断剂，心得安是 β 受体阻断剂。

二、各级中枢对内脏功能的调节

（一）脊髓

脊髓是某些内脏活动的低级中枢，可实现发汗、排便、排尿、血管运动等反射活动。但失去高位中枢控制后，这些反射不能完善地进行。如脊髓高位横断的病人，排尿、排便反射虽可发生，但不受意识控制而出现尿失禁和粪便失禁。

（二）脑干

脑干有许多重要的内脏活动中枢。延髓有心血管活动基本中枢、呼吸基本中枢等；脑桥有呼吸的调整中枢、角膜反射中枢等；中脑有瞳孔对光反射中枢、视觉反射中枢和听觉反射中枢等。

（三）下丘脑

下丘脑是调节内脏活动的较高级中枢，能把内脏活动与其他生理功能（包括躯体活动、情绪反应等）整合起来，对内分泌、体温、摄食、水平衡和情绪控制等重要的生理过程进行调节。

（四）大脑皮质

大脑皮质与内脏活动有关，引起内脏活动的皮质区域与引起躯体运动的代表区基本一致。如电刺激新皮质运动区，除引起躯体运动外，还可见到心脏活动的变化。

边缘系统有"内脏脑"之称，是调节内脏活动的高级中枢，刺激或损伤边缘系统的不同区域，可引起内脏活动的明显变化，情绪反应也受边缘系统控制，并影响着内脏活动。

第六节　脑的高级功能

一、条件反射

反射是中枢神经系统的基本活动形式。巴甫洛夫把反射分为非条件反射和条件反射。非条件反射是指机体先天固有的反射，这些反射的通路生来就有，可遗传，反射弧固定，如吸吮反射、角膜反射、膝跳反射、进食时的唾液分泌反射等。条件反射是后天获得性（习得性）的反射，这些反射是个体在生活过程中，在非条件反射基础上建立起来的反射活动（也可通过实验训练形成），如"望梅止渴"，其反射弧不固定，有很大的易变性和适应性。

条件反射形成的基本条件是无关刺激与非条件刺激在时间上的反复结合。例如：给狗进食，有唾液分泌，这是非条件反射，食物为非条件刺激；给狗以铃声刺激，狗无唾液分泌。因为铃声与唾液分泌无关，是无关刺激；但若在给狗进食前，先给铃声刺激，再进食，此时有唾液分泌。如此多次结合后，单独给以铃声刺激，也会有唾液分泌，这是因为铃声与食物多次结合，铃声已成为进食的信号，由无关刺激变为条件刺激，建立起条件反射。可见，条件反射的建立，实质上是无关刺激转变成条件刺激的过程。这一过程称强化。任何无关刺激经过强化后，都可成为条件刺激而建立条件反射，因而条件反射的数量是无限的。

条件反射建立后，如果只是反复使用条件刺激，不再用非条件刺激强化，一段时间后，条件反射逐渐减弱，甚至消失，称为条件反射的消退。因此，为使条件反射巩固，需要不断地强化。人们的学习过程也是一种条件反射建立的过程，要获得巩固的知识，就需要不断地强化（指不断复习巩固）。

机体在生活过程中，环境在不断地改变。条件反射的建立和消退可使机体不断随环境变化而发生相应的改变，使机体能大大扩展对外界复杂环境的适应能力，机体可在某些非条件刺激尚未来到之前预先做出不同的反应。可见，条件反射可使机体具有更大的预见性、灵活性、适应性。

巴甫洛夫通过对条件反射的研究，提出两个信号系统学说。现实的具体的信号（声、光、食物的颜色、形状、气味等）称第一信号。对第一信号发生反应的大脑皮质功能系统，称第一信号系统，它是人和动物共有的。语言、文字这些现实的抽象信号是现实的具体信号（第一信号）的信号，称第二信号。对第二信号发生反应的大脑皮质功能系统，称第二信号系统，第二信号系统是人类区别于动物的主要特征。人类由于有了第二信号系统的活动，便可以借助于语言文字来概括世界、表达思维，大大扩展了认识世界的能力和范围。

二、学习与记忆

学习就是机体通过神经系统不断接受环境的变化而获得新的行为习惯或称经验的过程。记忆则是信息的贮存和"读"的过程，是指至少不止一次或反复多次能够回想起某种信息地方思维能力。学习和记忆是两个互相联系的神经活动过程。

按信息的存储方式，记忆可分为陈述性记忆和非陈述性记忆。陈述性记忆的信息主要是客观事实、亲历事件等。非陈述性记忆是反复尝试、缓慢积累获得的，通过熟练的行为活动来表达。

人类的记忆过程可分为感觉性记忆、短期记忆（第一级记忆）、长期记忆（即固定记忆或持久记忆）。长期记忆又分为第二级记忆和第三级记忆。

三、大脑皮层的语言功能

人类有语言和思维，因此，人类大脑半球的某些部位成为与语言和思维有关的功能区，即语言区。此区在大脑皮质偏于左半球，故称左半球为语言优势半球，而右半球则对空间、音乐、美术等方面的辨别占优势。

运动性语言中枢（说话中枢）：位于额下回后部，紧靠中央前回管理头面部的运动区配合。此区受损，则与发音有关的肌虽未瘫痪，但却丧失了说话能力，称运动性失语症。

听觉性语言中枢（听话中枢）：位于颞上回后部，靠近听区。此区受损，则病人能听到别人讲话的声音，但对所听到的语言失去理解能力，此为感觉性失语症。

书写中枢（写字中枢）：位于额中回后部，紧靠中央前回管理手部肌的运动区。损伤此区，手肌运动完好，但书写、绘画等精细运动发生障碍，称失写症。

视觉性语言中枢（阅读中枢）：位于角回，靠近视区。损伤此区，视觉无障碍，但不能理解过去已知的文字符号，此为视性失语症（失读症）。

四、觉醒与睡眠

昼夜交替进行的觉醒与睡眠是维持人体正常生理活动的两个必要过程。觉醒时，机体对外界和内部环境刺激的敏感度增高，并能做出有目的和有效的反应，从事各种体力和脑力劳动。睡眠时人体意识暂时丧失，对内、外环境刺激敏感度降低、肌张力下降、反射阈提高，从生理意义上讲，睡眠的主要功能在于促进精神和体力的恢复。如果睡眠发生障碍，常常导致中枢神经系统尤其是大脑皮质的活动失常，产生幻觉、记忆力和工作能力下降。人每天所需睡眠时间，依年龄及个体工作情况不同而异，成人一般需7~9小时；儿童需12~14小时；新生儿18~20小时；老年人需5~7小时。

（一）觉醒状态的维持

人体的觉醒状态是靠脑干网状结构上行激动系统的紧张活动维持的。动物实验证明，电刺激中脑网状结构可唤醒动物，脑电图呈现低振幅去同步化快波。

（二）睡眠的两种时相及意义

通过对睡眠的观察，发现睡眠是由两种时相交替出现组成的，两种时相分别是正相睡眠和异相睡眠。

1. 正相睡眠

是一般的睡眠状态，其脑电图呈现同步化慢波，故又称慢波睡眠。在正相睡眠期间，垂体生长激素分泌明显增多，有利于促进生长和体力恢复。

2. 异相睡眠

异相睡眠时感觉功能进一步减退，肌肉进一步松弛，常发生阵发性眼球快速运动、血压升高、心率加快、呼吸快而不规则以及部分躯体抽动等，脑电图为去同步化快波，而此期又称快波睡眠或快动眼睡眠。此时相被唤醒，常述及正在做梦。

3. 睡眠时相的转换

成年人睡眠时，先以正相睡眠入睡，1~2小时后转入异相睡眠，异相睡眠维持5~15分钟又转入正相睡眠。如此两个睡眠时相互相转化，在整个睡眠期间反复4~5次，而且异相睡眠持续时间逐渐延长，但整个睡眠过程中正相睡眠总时间比异相睡眠长。正相睡眠、异相睡眠均可直接转为觉醒。

自我测评

一、单选题

1. 成人的脊髓下端约在（　　）。
   A. 椎管末端　　　　　B. 第一腰椎水平　　　　C. 第三腰椎水平　　　　D. 第一骶椎水平
   E. 第三骶椎水平

2. 脊髓灰质前角的神经元是（　　）。
   A. 交感神经元　　　　　　　　　　　　B. 感觉神经元
   C. 运动神经元　　　　　　　　　　　　D. 联络神经元
   E. 副交感神经元

3. 脑不包括（　　）。
   A. 脑干　　　　　　B. 间脑　　　　　　C. 小脑　　　　　　D. 大脑
   E. 脑神经

4. 基本生命中枢位于（　　）。
   A. 脊髓　　　　　　B. 延髓　　　　　　C. 中脑　　　　　　D. 下丘脑
   E. 端脑

5. 从脑干背面发出的脑神经（　　）。
   A. 动眼神经　　　　B. 滑车神经　　　　C. 展神经　　　　　D. 面神经
   E. 迷走神经

6. 躯体运动区主要位于（　　）。
   A. 中央后回和中央旁小叶的后部　　　　B. 中央后回和中央旁小叶的前部

C. 中央前回和中央旁小叶的后部　　　　　　　D. 中央前回和中央旁小叶的前部

E. 海马旁回

7. 视区位于（　　）。

A. 距状沟两侧皮质　　B. 颞横回　　C. 额下回　　D. 角回

E. 缘上回

8. 神经纤维传导兴奋的特点不包括（　　）。

A. 生理完整性　　B. 绝缘性　　C. 双向传导　　D. 延搁

E. 相对不疲劳性

9. 关于兴奋性突触后电位（EPSP）产生的叙述，错误的是（　　）。

A. 突触前轴突末梢去极化

B. Ca^{2+} 由膜外进入突触前膜内

C. 突触小泡释放递质，并与突触后膜受体结合

D. 突触后膜对 Na^+、K^+、Ca^{2+}，特别对 K^+ 的通透性升高

E. 突触后膜产生去极化

10. 感觉传入一般都要经过丘脑，但不包括（　　）。

A. 触觉　　B. 视觉　　C. 听觉　　D. 嗅觉

E. 味觉

11. 对大脑皮层感觉投射区的叙述，不正确的是（　　）。

A. 位于中央后回

B. 代表区的大小与体表部位的面积大小有关

C. 上行感觉纤维交叉投射

D. 投射区的总体安排是倒置的

E. 头面部代表区的内部安排是正立的

12. 内脏痛不具有的特征是（　　）。

A. 定位不准确　　　　　　　　B. 对烧灼、切割敏感

C. 性质为钝痛　　　　　　　　D. 由致痛物质作用于痛感受器引起

E. 对缺血敏感

13. 在中脑上下丘之间切断脑干的动物，将出现（　　）。

A. 肢体痉挛性麻痹　　B. 脊髓休克　　C. 去皮层僵直　　D. 去大脑僵直

E. 肌紧张丧失

14. 下列哪项活动存在正反馈（　　）。

A. 腱反射　　B. 排尿反射　　C. 减压反射　　D. 肺牵张反射

E. 膝跳反射

15. 交感神经兴奋时，收缩加强的是（　　）。

A. 瞳孔括约肌　　B. 膀胱括约肌　　C. 小肠平滑肌　　D. 支气管平滑肌

E. 腓肠肌

16. 支配肾上腺髓质的是（　　）。

A. 交感神经节前纤维　　　　　　B. 交感神经节后纤维

C. 副交感神经节前纤维　　　　　D. 副交感神经节后纤维

E. 运动神经纤维

17. 人类区别于动物的最主要特征是（　　）。

A. 能形成条件反射　　B. 有第一信号系统　　C. 有学习记忆能力　　D. 有第二信号系统

E. 对环境适应能力大

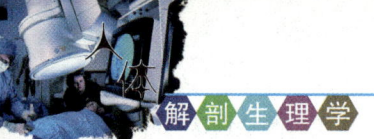

18. 以下引起唾液分泌的过程中，主要刺激第二信号系统的是（　　）。

A. 看见食物　　　　B. 闻到食物香味　　　C. 咀嚼食物　　　　D. 谈论食物

E. 听到开饭铃声

二、名词解释

1. 灰质　2. 神经核　3. 硬膜外隙　4. 蛛网膜下隙　5. 突触　6. 脊休克　7. 第二信号系统

三、问答题

1. 试述脑脊液的循环过程。
2. 试述特异性和非特异性投射系统的概念及其特征。

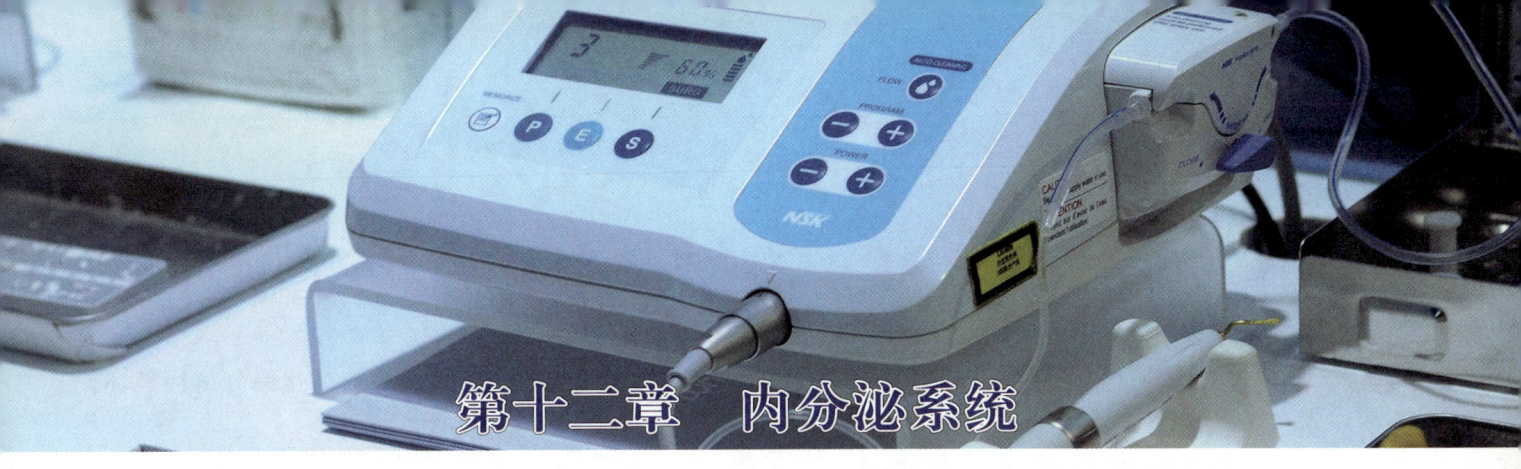

第十二章 内分泌系统

❖ 学习目标

掌握：生长素、甲状腺激素、肾上腺糖皮质激素和胰岛素的生理作用。
熟悉：激素的概念及其作用特点。
了解：催乳素、甲状旁腺激素和降钙素的生理作用。

第一节 概 述

一、内分泌、内分泌系统与激素

内分泌系统由内分泌腺和内分泌细胞组成。由于其分泌物直接进入血液或其他体液中，故称为内分泌。人体内主要的内分泌腺有脑垂体、甲状腺、胸腺、肾上腺和性腺等（图12-1）。内分泌细胞则散在分布于某些组织器官中，如胰腺内的胰岛、睾丸内的间质细胞、消化道黏膜、心、肾、胎盘以及下丘脑等。由内分泌腺或内分泌细胞分泌的高效能生物活性物质称为激素。激素对机体的基本生命活动，如新陈代谢、生长发育、水及电解质平衡等发挥重要的调节作用。

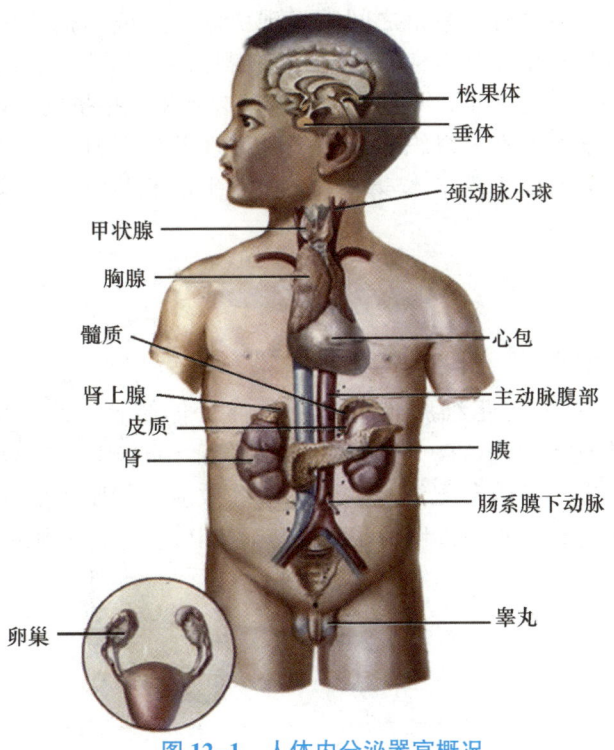

图 12-1 人体内分泌器官概况

二、激素的分类

激素按其化学性质分为两类。

（一）含氮类激素

包括肽类、胺类和蛋白质类激素。人体内大多数激素属于此类，这类激素易被消化酶分解而破坏，故口服无效，须注射给药。

（二）类固醇激素

包括肾上腺皮质激素和性激素。该类激素不易被消化酶破坏，可口服。另外，胆固醇的衍生物 1,25-二羟维生素 D_3 也被作为激素看待。

三、激素作用的一般特性

（一）相对特异性

有些激素仅选择性作用于某些器官、组织或细胞，产生特定的生物学效应。激素作用的器官、组织或细胞，分别称为靶器官，靶组织和靶细胞。如促甲状腺激素仅作用于甲状腺腺泡细胞，促进甲状腺激素分泌。激素作用的特异性与靶细胞上存在能与该激素发生特异性结合的受体有关。

（二）信息传递作用

激素在内分泌细胞与靶细胞之间仅起"信使"作用，表现为将生物信息传递给靶细胞，增强或减弱其原有的生理生化反应。例如，甲状腺激素增强代谢过程，胰岛素降低血糖。

（三）高效能生物活性

激素在血液中的浓度很低，但其作用却非常明显。如 1mg 的甲状腺激素可使机体增加 4200kJ 的热量。这主要是由于激素与受体结合后，在细胞内发生一系列酶促反应，形成了一个高效能的生物放大系统。由此可见，若某种激素的分泌稍有增多或减少，便会对机体的生理功能产生显著影响。

（四）激素间的相互作用

多种激素共同调节某项生理活动时，激素之间常出现协同作用或拮抗作用。如肾上腺素和去甲肾上腺素均可以增加心率，当两者共同作用时可使得心率增加得更高，起到了协同作用，又如胰高血糖素能升高血糖，而胰岛素能降低血糖，两者共同调节血糖时，则起到相互拮抗的作用。

有些激素本身不能直接对某些器官、组织或细胞产生生理效应，但它的存在却使另一种激素的作用明显增强，称为允许作用。例如糖皮质激素本身不引起血管平滑肌收缩，但其存在时，去甲肾上腺素才能充分发挥其收缩血管的作用。

四、激素的作用机制

（一）含氮激素的作用机制——第二信使学说

含氮激素作为第一信使，首先与靶细胞膜上的特异性受体结合，激活细胞膜上的腺苷酸环化酶（AC），在 Mg^{2+} 参与下，AC 催化胞质内 ATP 转变为环磷酸腺苷（cAMP）。cAMP 作为第二信使，激活胞质中无活性的蛋白激酶系统，进一步诱发靶细胞的各种生理效应。如肌细胞收缩，腺细胞分泌等。故该机制也称第二信使学说（图 12-2）。此外，环磷酸鸟苷（cGMP）、三磷酸肌醇（IP3）、二酰甘油（DG）和 Ca^{2+} 等均可作为第二信使。

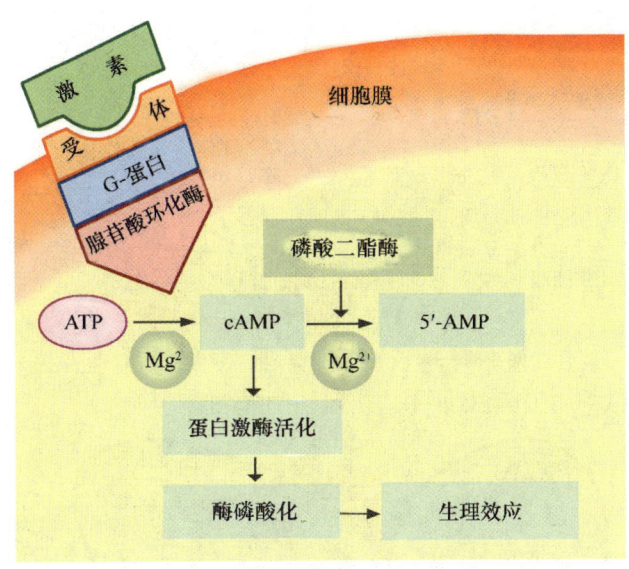

图 12-2　含氮激素的作用机制示意图

(二) 类固醇激素的作用机制——基因表达学说

类固醇激素分子量小，脂溶性高，可透过细胞膜进入细胞与胞浆中的受体结合，形成激素-胞浆受体复合物，该复合物使胞浆受体发生变构从而获得进入细胞核的能力。进入核内的激素与核受体结合形成激素-核受体复合物，启动 DNA 的转录，生成新的 RNA 诱导某种蛋白质酶的合成，产生相应的生理效应。由于类固醇激素的作用是通过调节基因表达的，故称为基因表达学说（图 12-3）。

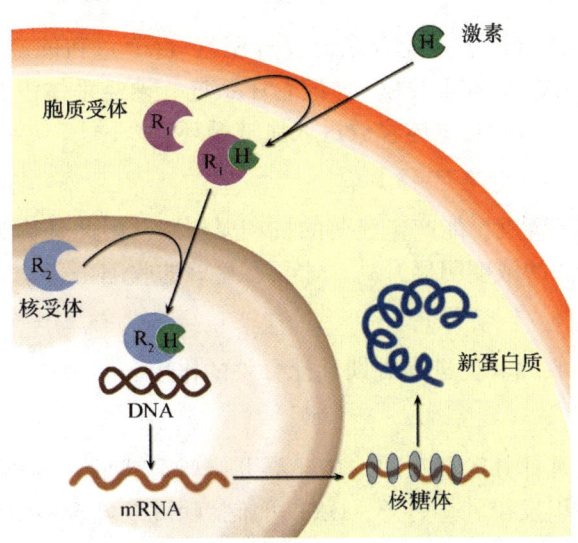

图 12-3　类固醇激素的作用机制示意图

第二节　下丘脑与垂体

下丘脑位于丘脑下方，第三脑室的两侧。垂体借漏斗于下丘脑相连，位于垂体窝内，呈椭圆形，可分为腺垂体和神经垂体两部分。下丘脑与垂体在形态与功能上的联系非常密切，可将其分为下丘脑-神经垂体和下丘脑-腺垂体两个系统（图 12-4）。

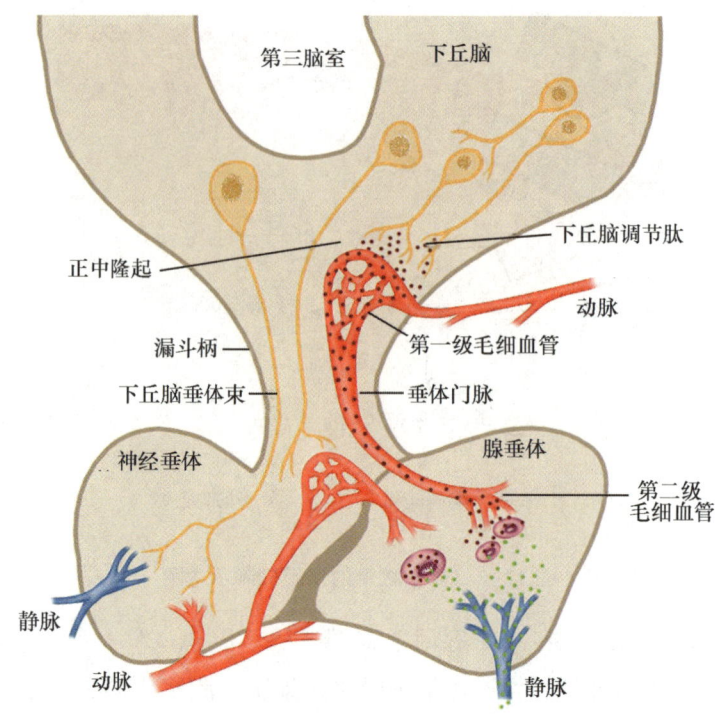

图 12-4 下丘脑与垂体功能联系示意图

一、下丘脑-神经垂体系统及其内分泌功能

位于下丘脑的视上核和室旁核神经元能合成血管升压素（VP）和催产素（OXT），经下丘脑垂体束的轴浆转运并储存在神经垂体中，构成下丘脑-神经垂体系统。神经垂体没有腺细胞，不能合成激素。在适宜的刺激作用下，这两种激素由神经垂体释放进入血液循环。

（一）血管升压素（VP）的生理作用

生理剂量的 VP 主要作用于肾脏，能产生显著的抗利尿作用，因此又称为抗利尿激素。但在机体脱水和大失血等情况下，血液中 VP 的浓度明显升高，才具有显著的收缩全身小血管和升高血压的作用。

（二）催产素（OXT）的生理作用

OXT 具有刺激分娩时子宫收缩和促进哺乳期乳汁分泌的作用。

1. 对乳腺的作用

哺乳期的乳腺可不断分泌乳汁并贮存在腺泡中。婴儿吸吮乳头时，反射性引起 OXT 释放入血，作用于乳腺肌上皮细胞使其收缩并引发排乳。另外，OXT 可维持哺乳期乳腺不致萎缩。

2. 对子宫的作用

OXT 可引起子宫平滑肌收缩，但此作用对非孕子宫较弱。分娩过程中胎儿对子宫、宫颈和阴道的牵拉可反射性引起 OXT 分泌增加，促使子宫收缩加强，有利于分娩过程的进行。

二、下丘脑-腺垂体系统及其内分泌功能

位于下丘脑基底部的促垂体区，能分泌下丘脑调节肽（HRP），由垂体门脉系统运送到腺垂体，调节腺垂体激素的合成和释放，构成下丘脑-腺垂体系统。

（一）下丘脑调节肽（HRP）

HRP 对腺垂体激素的合成和分泌具有兴奋或抑制作用。已知的 HRP 有九种，其化学性质和主要作用

见表 12-1。

表 12-1　下丘脑调节肽的种类、化学性质和主要作用

种类	化学性质	主要作用
促甲状腺激素释放激素（TRH）	3 肽	促进促甲状腺激素的分泌
促肾上腺皮质激素释放激素（CRH）	41 肽	促进促肾上腺皮质激素的分泌
促性腺激素释放激素（GnRH）	10 肽	促进黄体生成素和尿促卵泡素的分泌
生长激素释放激素（GHRH）	44 肽	促进生长素的分泌
生长激素释放抑制激素（GHRIH）	14 肽	抑制生长素的分泌
催乳素释放因子（PRF）	未定	促进催乳素的分泌
催乳素释放抑制因子（PIF）	未定	抑制催乳素的分泌
促黑激素释放因子（MRF）	未定	促进促黑激素的分泌
促黑激素释放抑制因子（MIF）	未定	抑制促黑激素的分泌

（二）腺垂体激素

腺垂体是体内重要的内分泌腺，主要分泌七种激素，分别是生长素（GH）、催乳素（PRL）、促黑激素（MSH）、促甲状腺激素（TSH）、促肾上腺皮质激素（ACTH）和两种促性腺激素：尿促卵泡素（FSH）和黄体生成素（LH）。

1. 生长素（GH）

GH 是腺垂体中含量较多的激素。人的 GH 是由 191 个氨基酸组成的蛋白质激素。

（1）促生长：GH 能促进骨骼、肌肉及其他组织细胞分裂增殖，使其生长。这一作用间接通过生长素介质（SM）实现。GH 对婴幼儿至青春期时期的生长发育至关重要。人幼年时 GH 分泌不足，则生长发育迟缓，身材矮小，但智力正常，称为侏儒症；若分泌过多，则生长发育过度，身材高大，称巨人症。成年后 GH 分泌过多，由于长骨不再生长，只能刺激肢端骨、面骨及其软组织异常增生，出现手足粗大、下颌突出、肝、肾增大，称为肢端肥大症。

（2）对代谢的影响：GH 具有促进蛋白质合成，加速脂肪分解和升高血糖的作用。由 GH 分泌增多引起高血糖所造成的糖尿，称为垂体性糖尿病。

2. 催乳素（PRL）

PRL 可促进乳腺发育，引起并维持分娩后乳腺泌乳。小剂量 PRL 能促进女性排卵和黄体生长，并刺激雌激素、孕激素分泌。在男性，PRL 可促进前列腺和精囊腺的生长，还可增强 LH 对间质细胞的作用，促进睾酮合成。

3. 促黑激素（MSH）

MSH 的主要作用是促进黑素细胞中酪氨酸转变为黑色素，使皮肤、毛发、虹膜等部位颜色加深。

4. 促激素

促激素有四种，即促甲状腺激素（TSH）、促肾上腺皮质激素（ACTH）、黄体生成素（LH）、尿促卵泡素（FSH），它们分别作用于各自靶腺，形成下丘脑-垂体-甲状腺轴、下丘脑-垂体-肾上腺皮质轴和下丘脑-垂体-性腺轴，主要功能是刺激靶腺组织增生、发育，并促进其激素的合成分泌。

第三节 甲状腺及甲状旁腺

一、甲状腺

正常成人的甲状腺重约 25g,是人体最大的内分泌腺。甲状腺位于颈前部,呈"H"形,分左、右两个侧叶和中间的峡部,约 50% 的甲状腺有锥状叶。甲状腺两侧叶分别贴于喉和气管上部的两侧,峡部多位于第 2~4 气管软骨环的前方。吞咽时,甲状腺可随喉上下移动。由于甲状腺与喉、气管、咽、食管及喉返神经相邻,故肿大时可压迫上述结构,导致呼吸困难、吞咽困难及声音嘶哑等症状(图 12-5)。

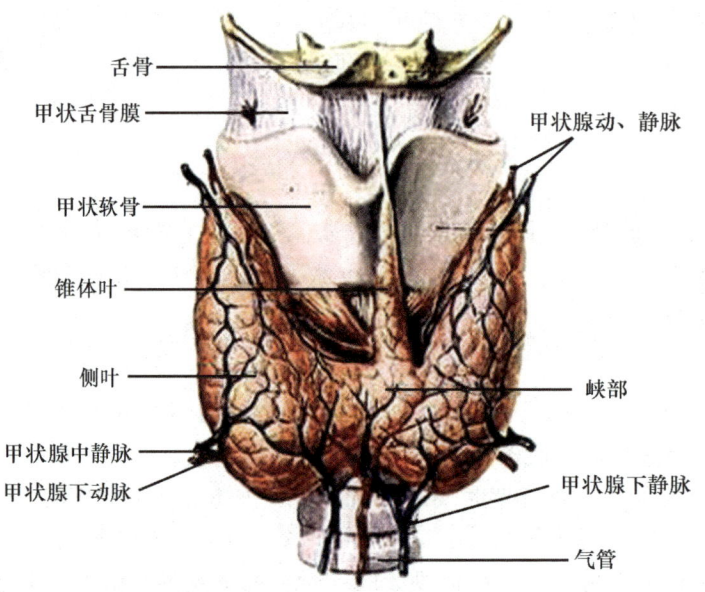

图 12-5 甲状腺的形态

由甲状腺腺泡上皮细胞合成并分泌的甲状腺激素主要有两种:四碘甲腺原氨酸(T_4)和三碘甲腺原氨酸(T_3),它们都是酪氨酸的碘化物。T_4 在腺体或血液中的含量较 T_3 多,但 T_3 的生物学活性较 T_4 强,因此是甲状腺激素发挥生理作用的主要形式。

甲状腺激素的合成包括三个步骤:腺泡聚碘、I^- 的活化、酪氨酸碘化与甲状腺激素的合成。其中 I^- 的活化和酪氨酸碘化均需在过氧化酶的催化下完成,因此,抑制此过氧化酶活性的药物如硫尿嘧啶,可以阻断甲状腺激素的合成,用于治疗甲状腺功能亢进。

(一)甲状腺激素的生理作用

1. 对代谢的作用

(1)对能量代谢的影响:甲状腺激素能增加体内绝大多数组织细胞的耗氧量,增加产热,使基础代谢率增高。甲状腺功能亢进时,产热量增加,患者喜凉怕热,极易出汗;而甲状腺功能低下时,产热量减少,基础代谢率降低,患者喜热畏寒。

(2)对物质代谢的影响

①蛋白质代谢:生理剂量的甲状腺激素促进蛋白质的合成;分泌过多时则加速蛋白质分解;分泌不足时,蛋白质合成减少,但组织间隙中的粘蛋白增多,形成黏液性水肿。

②糖代谢:甲状腺激素可促进小肠对糖的吸收,增强糖原分解,因此能升高血糖。甲状腺功能亢进时,血糖常升高,甚至出现糖尿。

③脂肪代谢:甲状腺激素促进脂肪分解,并增强儿茶酚胺和胰高血糖素对脂肪的分解作用。甲状腺

激素也促进胆固醇的合成，但分解的速度超过合成。

2. 对生长发育的作用

甲状腺激素是维持生长发育不可缺少的激素，特别对婴儿脑和长骨的生长发育影响极大。甲状腺功能低下的婴儿，由于脑和长骨的生长发育障碍而出现智力低下、身材矮小的现象，称为呆小症。此外，甲状腺激素对生长素有允许作用，缺少甲状腺激素，生长素便不能很好地发挥作用。

3. 其他作用

甲状腺激素能提高中枢神经系统的兴奋性，故甲状腺功能亢进时，出现注意力不集中、烦躁不安、失眠、肌肉颤动等；甲状腺功能低下时，出现记忆力减退、言行迟缓、表情淡漠、嗜睡等症状。

另外，甲状腺激素可使心率加快、心肌收缩力增强、心输出量增加。甲状腺功能亢进者，常出现心动过速、心肌肥大，甚至发生心力衰竭。

（二）甲状腺功能的调节

1. 下丘脑-腺垂体-甲状腺轴

下丘脑分泌的促甲状腺激素释放激素（TRH）经垂体门脉系统作用于腺垂体，促进促甲状腺激素（TSH）的合成和释放。TSH能促进甲状腺激素的合成与释放，还能使甲状腺细胞增生，腺体增大。另外，当血液中甲状腺激素增多时，抑制TRH、TSH分泌；当甲状腺激素减少时，TRH、TSH则分泌增多，这种反馈调节机制使得血液中甲状腺激素浓度保持相对稳定（图12-6）。

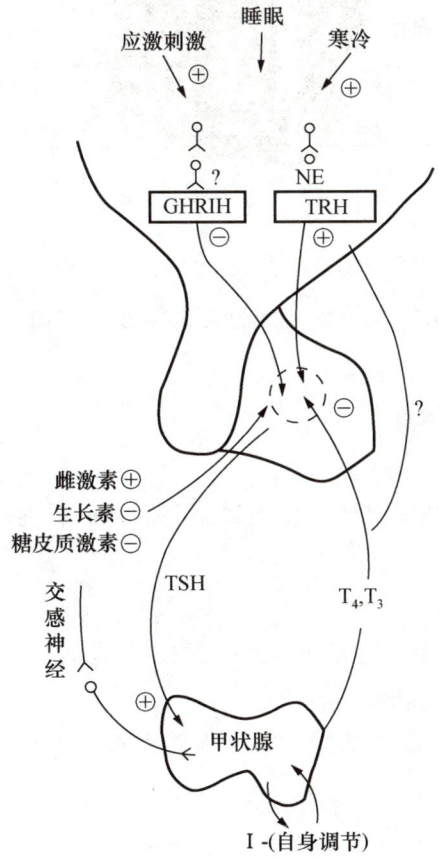

图12-6 甲状腺激素分泌调节示意图

2. 甲状腺的自身调节

甲状腺可根据血中游离碘水平调节自身对碘的摄取以及甲状腺激素的合成，称为甲状腺的自身调节。当食物含碘多时，甲状腺摄取的碘减少，使合成的甲状腺激素不致过多；相反，当食物含碘少时，甲状腺摄取碘增加，使合成的甲状腺激素不致过少，从而保证腺体内甲状腺激素量的相对稳定。

二、甲状旁腺和甲状腺 C 细胞

甲状旁腺是扁椭圆形小体，黄豆大小。位于甲状腺侧叶的后方，上、下各一对，也可埋入甲状腺实质内（图 12-7）。

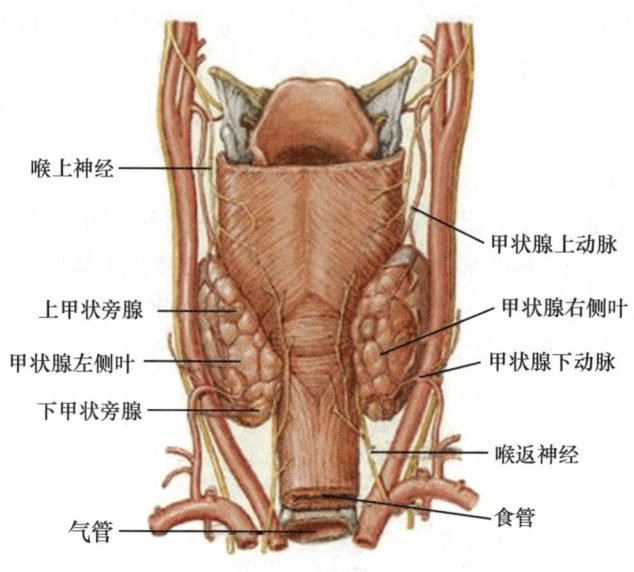

图 12-7 甲状旁腺的形态

（一）甲状旁腺素

甲状旁腺素（PTH）是由甲状旁腺主细胞合成分泌的激素，对血钙和血磷水平的调节起重要的作用。

1. 对骨的作用

PTH 动员骨钙入血，使血 Ca^{2+} 浓度升高。

2. 对肾脏的作用

PTH 抑制肾近球小管对磷酸盐的重吸收，使血磷下降。同时，促进肾远球小管对钙的重吸收，使血钙升高。

3. 对肠道的作用

PTH 可激活肾内的 1，25-羟化酶，后者促使维生素 D_3 变为活性很高的 1，25-二羟维生素 D_3。1，25-二羟维生素 D_3 可促进小肠黏膜对钙和磷的吸收。

血钙浓度是调节 PTH 分泌的最重要的因素。当血钙升高时，PTH 分泌减少；当血钙浓度降低时，PTH 分泌增多。

（二）降钙素

降钙素（CT）主要是由甲状腺 C 细胞合成和分泌的肽类激素，其主要作用是降低血钙和血磷。

1. 对骨的作用

CT 抑制破骨细胞活动，使成骨细胞活动增强，骨盐沉积，导致血钙、血磷浓度下降。

2. 对肾脏的作用

CT 降低肾小管对钙、磷、钠、氯等的重吸收，增加它们在尿中的排出量。此外，还可抑制小肠吸收钙和磷。

降钙素的分泌主要受血钙浓度的调节。血钙浓度增加时，降钙素的分泌增加；反之，则分泌减少。

第四节 肾上腺

肾上腺为成对的实质性器官，左右各一。左肾上腺呈半月形，右肾上腺呈三角形，分别位于肾的内上方，与肾共同包在肾筋膜内（图 12-8）。

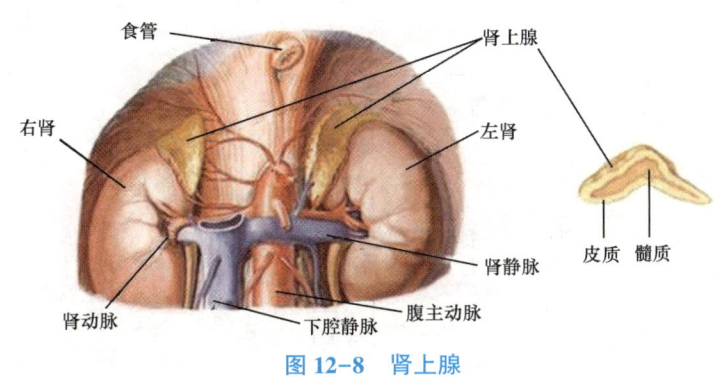

图 12-8 肾上腺

一、肾上腺皮质

肾上腺皮质由外向内可分为球状带、束状带和网状带。其中球状带细胞分泌盐皮质激素，主要是醛固酮；束状带细胞分泌糖皮质激素，主要是皮质醇；网状带细胞分泌少量的性激素和糖皮质激素。

（一）糖皮质激素的生理作用

1. 对物质代谢的影响

（1）糖代谢：糖皮质激素是调节机体糖代谢的重要激素之一，它促进糖异生，减少外周组织对葡萄糖的利用，使血糖升高。

（2）蛋白质代谢：糖皮质激素促进肝外组织，特别是肌肉组织的蛋白质分解，加速氨基酸转移至肝，生成肝糖原。

（3）脂肪代谢：糖皮质激素促进脂肪分解，增强脂肪酸在肝内氧化。但对不同部位的脂肪作用不同，四肢脂肪分解增强，而面部、躯干脂肪合成增多，因此长期大剂量使用皮质醇类药物者可出现满月脸、水牛背、四肢消瘦的特殊体型。

（4）水盐代谢：糖皮质激素有较弱的保钠排钾作用，还可增加肾小球血流量，从而促进水的排泄。

2. 在应激反应中的作用

当机体遇到感染、缺氧、饥饿、创伤、疼痛、手术、寒冷及精神紧张等刺激时，垂体分泌促肾上腺皮质激素（ACTH）增加，导致血中糖皮质激素浓度升高，并产生一系列的非特异性反应，称为应激反应。在应激反应中，下丘脑-腺垂体-肾上腺皮质系统功能增强，提高了机体对应激刺激的耐受能力和生存能力。

药理剂量的糖皮质激素有抗感染、抗过敏、抗中毒、抗休克的作用。

3. 对其他器官组织的作用

（1）对血细胞的影响：糖皮质激素能使血液中红细胞、血小板和中性粒细胞数量增多，淋巴细胞、嗜酸粒细胞和嗜碱粒细胞的数量减少。

（2）对心血管系统的影响：糖皮质激素能增强血管平滑肌对儿茶酚胺的敏感性，有利于维持血压。另外，糖皮质激素可降低毛细血管壁的通透性，减少血浆的滤出，有利于维持血容量。

（3）对消化系统的影响：糖皮质激素能增加胃酸分泌和胃蛋白酶原的生成，因而有加剧和诱发溃疡病的可能。

（4）对神经系统的影响：糖皮质激素有提高中枢神经系统兴奋性的作用。

（二）糖皮质激素分泌的调节

糖皮质激素的分泌主要受下丘脑-腺垂体-肾上腺皮质轴调节。下丘脑释放的 CRH，可促使腺垂体分泌 ACTH，ACTH 可促进肾上腺皮质的生长发育和糖皮质激素的合成（图 12-9）。

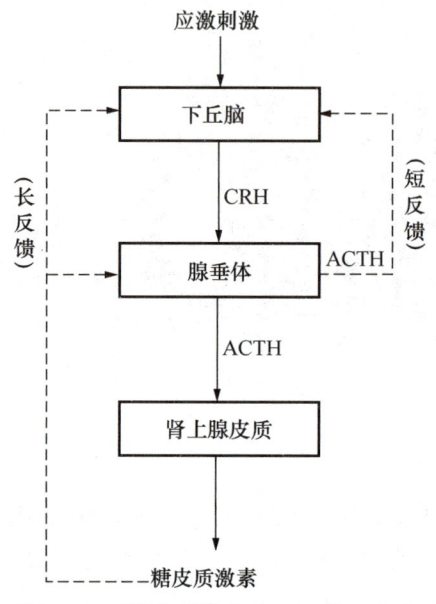

图 12-9　糖皮质激素分泌调节示意图

另外，血液中糖皮质激素水平可反馈调节 CRH 和 ACTH 的分泌。长期使用糖皮质激素的病人，反馈性抑制腺垂体 ACTH 释放，引起肾上腺皮质萎缩，若突然停药，可能出现糖皮质激素分泌不足的症状。因此，停止用药时，应逐渐减量。

二、肾上腺髓质

肾上腺髓质起源于外胚层，细胞内含有嗜铬细胞。嗜铬细胞能合成肾上腺素（E）和去甲肾上腺素（NE），两者统称为儿茶酚胺，其主要生理作用已在有关章节中分别介绍，这里主要讨论其在应急反应中的作用。

肾上腺髓质直接受交感神经节前纤维的支配。交感神经兴奋时，髓质激素分泌增多。通常把交感神经与肾上腺髓质在结构和功能上的联系称为交感-肾上腺髓质系统。当环境剧变，如创伤、寒冷、恐惧等紧急情况，使得交感-肾上腺髓质系统活动明显加强，称之为应急反应。主要表现为肾上腺素和去甲肾上腺素大量分泌，作用于中枢神经系统，提高其兴奋性，使反应灵敏；同时心率加快，心肌收缩力增强，心输出量增加；呼吸加深加快，每分通气量增多；血糖升高，血中游离脂肪酸生成增多，为骨骼肌、心肌等活动提供更多的能源。这些变化，有利于随时调整机体各项功能，以应付环境急变，使机体度过紧急时刻而"脱险"。应急反应和应激反应两者相辅相成，共同提高机体抵抗病害的能力。

第五节 胰 岛

胰岛是胰腺内散在分布的内分泌细胞群的总称,因其分布类似海洋中的一个个岛屿而得名。胰岛细胞可分为以下几种类型:A 细胞,分泌胰高血糖素;B 细胞,分泌胰岛素;D 细胞,分泌生长抑素;PP 细胞,分泌胰多肽。

一、胰岛素

胰岛素为含有 51 个氨基酸残基的小分子蛋白质,具有促进合成代谢、维持血糖正常水平的重要生理作用。

(一) 胰岛素的生理作用

1. 对糖代谢的影响

胰岛素加速全身组织,特别是肝、肌肉和脂肪组织摄取和利用葡萄糖,促进肝糖原和肌糖原的合成,抑制糖异生,从而使血糖降低。

2. 对脂肪代谢的影响

胰岛素可促进脂肪的合成,促进葡萄糖进入脂肪细胞,合成三酰甘油和脂肪酸。胰岛素还抑制脂肪酶的活性,减少脂肪的分解。

3. 对蛋白质代谢的影响

胰岛素可促进氨基酸进入细胞内,促进蛋白质的合成,抑制蛋白质的分解。同时,胰岛素对机体的生长有调节作用,但须与生长素共同作用,促生长效果才显著。

(二) 胰岛素分泌的调节

1. 血糖水平

血糖水平是调节胰岛素分泌的最重要因素。血糖浓度升高时,胰岛素分泌增加,使血糖降低;血糖浓度降低至正常时,胰岛素的分泌也回到基础水平,从而维持血糖浓度相对稳定。此外,血中脂肪酸和氨基酸浓度升高均可促进胰岛素分泌。

2. 激素的作用

生长素、糖皮质激素、甲状腺激素等通过升高血糖浓度而间接促进胰岛素的分泌,肾上腺素则抑制胰岛素的分泌。

3. 神经调节

胰岛受迷走神经和交感神经支配。迷走神经兴奋时,引起胰岛素的分泌。交感神经兴奋则抑制胰岛素的分泌。

二、胰高血糖素

胰高血糖素是含有 29 个氨基酸的多肽,是体内促进分解代谢和能量动员的重要激素之一。

(一) 胰高血糖素的生理作用

胰高血糖素最重要的作用是升高血糖。它能促进肝糖原分解,促进糖异生,使血糖浓度明显升高,并能使氨基酸加快进入细胞转化为葡萄糖。另外,胰高血糖素还能促进脂肪分解,使酮体生成增多。

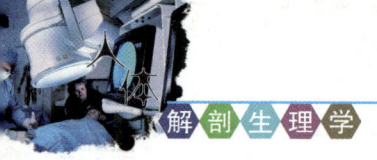

(二) 胰高血糖素分泌的调节

血糖浓度是调节胰高血糖素分泌的最重要因素。血糖浓度升高能抑制胰高血糖素的分泌，其下降则使胰高血糖素分泌增多。氨基酸可促进胰高血糖素的分泌。

胰岛素可直接作用于 A 细胞，抑制胰高血糖素的分泌，也可通过降低血糖间接刺激胰高血糖素的分泌。

交感神经兴奋促进胰高血糖素的分泌，迷走神经兴奋时，则抑制其分泌。

第六节　其他激素

一、前列腺素

前列腺素（PG）是广泛存在于人和动物体内的一组重要的组织激素。根据其分子结构的不同，可把 PG 分为 A、B、D、E、F、H、I 等型。大部分前列腺素不进入血液，主要在局部发挥作用。

PG 的生理作用极为广泛和复杂，几乎对机体各个系统的功能活动均有影响，但各类型的 PG 对不同组织、细胞的作用不同。例如，血小板产生的血栓烷（TXA_2）能使血小板聚集，而由血管内皮细胞产生的前列腺素（PGI_2）则抑制血小板聚集。对非孕子宫，前列腺素 E 抑制其收缩，而前列腺素 F 则促进其收缩。对支气管平滑肌，前列腺素 E 可引起舒张，而前列腺素 F 则引起收缩。

二、褪黑素

褪黑素（MT）是由位于四叠体背面的松果体细胞分泌而来。褪黑素对哺乳动物最明显的作用是抑制下丘脑-腺垂体-性腺轴和下丘脑-腺垂体-甲状腺轴的活动。切除幼年动物的松果体，出现性早熟，性腺的重量增加，功能活动增强。

褪黑素的分泌呈现明显的昼夜节律变化，白天分泌减少，黑夜分泌增加。研究发现，生理剂量的 MT 的昼夜分泌节律与睡眠的昼夜时相完全一致，因此认为 MT 具有促进睡眠的作用，并参与昼夜睡眠节律的调控。

三、瘦素

瘦素是由肥胖基因编码的蛋白质。主要由白色脂肪组织合成和分泌。褐色脂肪组织、胎盘、肌肉和胃黏膜也可合成少量瘦素。

瘦素具有调节体内脂肪贮存量和维持能量平衡的作用。可直接作用于脂肪细胞，抑制脂肪的合成，降低体内脂肪贮存量，并动员脂肪，使脂肪贮存的能量转化和释放。血液中的瘦素可作用于下丘脑的弓状核，使摄食量减少。瘦素的分泌具有昼夜节律，夜间分泌水平高。

四、胸腺激素

胸腺是淋巴器官，能分泌多种肽类物质，如胸腺素、胸腺生长素等，胸腺素能使淋巴干细胞分化成熟为具有免疫功能的 T 淋巴细胞。人的胸腺在 14~16 岁时发育成熟，青春期分泌增多，到老年时分泌降低。因此，免疫缺陷和老年人易患感染性疾病可能与此有关。

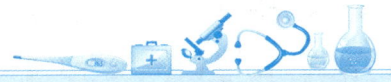

小贴士

"环境激素"

"环境激素"是指从人类的生产和生活活动而释放到环境中，影响人和动物内分泌系统的化学物质，由于具有"类似"雌激素的作用，学术上称之为"外源性内分泌干扰物"。常见的环境激素有：有机锡、二乙基人造雌性激素、多溴联苯醚、六溴环十二烷、二噁英、双酚A及其衍生物、多氯联苯等。另有研究指出环境污染物中的镉、铅和汞等重金属亦为可疑的内分泌干扰物。环境激素不易分解，可在食物链中循环，又可随风飘散。因此，极易形成区域性或全球性的威胁。

近年来，随着工业的发展，大量环境激素在制药、塑料制品添加剂生产和垃圾处理等过程中不断释放，对生态环境造成了巨大危害。含有这类激素成分的物质，如某些食品、生活用品等被人食用或使用进入人体后，会让体内的内分泌系统误认为是天然激素而利用，占据了在细胞中正常激素的位置，从而引发内分泌紊乱。表现为男性精子数下降，儿童性早熟、女性畸胎率增加以及神经系统功能障碍等多个方面的问题。

如何防范环境激素的危害，专家给出了一些建议，比如：尽量减少使用一次性用品；不用泡沫塑料容器泡方便面；不用聚氯乙烯塑料容器在微波炉中加热；多用肥皂，少用洗涤剂；少用室内杀虫剂；简化房屋装修；减少农药的使用量等。另外，多食用谷物和黄绿叶菜有利于化学毒物从体内排出；饮茶有助于将体内的环境激素排出体外。

自我测评

一、单选题

1. 血中激素浓度很低，而生理效应十分明显是因为（　　）。
   A. 激素的半衰期长　　　　　　　　　　B. 激素的特异性强
   C. 激素作用有靶细胞　　　　　　　　　D. 激素间有相互作用
   E. 激素有高效能放大作用

2. 下列激素中，不能口服的是（　　）。
   A. 糖皮质激素　　　B. 盐皮质激素　　　C. 雌激素　　　D. 胰岛素
   E. 孕激素

3. 对脑和长骨的发育最为重要的激素是（　　）。
   A. 生长素　　　B. 性激素　　　C. 甲状腺激素　　　D. 促甲状腺激素
   E. 维生素D

4. 幼年时生长素分泌过少，可导致（　　）。
   A. 侏儒症　　　B. 呆小症　　　C. 巨人症　　　D. 肢端肥大症
   E. 黏液性水肿

5. 幼年时生长素分泌过多，可导致（　　）。
   A. 侏儒症　　　B. 呆小症　　　C. 巨人症　　　D. 肢端肥大症
   E. 黏液性水肿

6. 分泌降钙素的是（　　）。
   A. 甲状腺腺泡细胞　　B. 甲状旁腺细胞　　C. 甲状腺C细胞　　D. 骨细胞
   E. 肾上腺髓质细胞

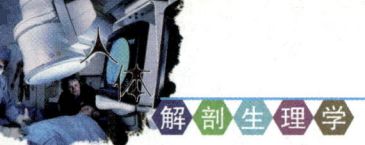

7. 下列哪项不是腺垂体分泌的激素（　　）。
A. 生长素　　　　　　B. 生长素释放激素　　　C. 黄体生成素　　　　D. 尿促卵泡素
E. 催乳素

8. 有关甲状腺激素的功能，不包括（　　）。
A. 促进新陈代谢　　　B. 促进生长发育　　　　C. 降低基础代谢率　　D. 使心跳加快加强
E. 促进蛋白质合成

9. 调节胰岛分泌的最重要因素是（　　）。
A. 血脂水平　　　　　B. 血中氨基酸水平　　　C. 血糖水平　　　　　D. 血钾水平
E. 血钠水平

10. 切除肾上腺不能使动物存活的原因，主要是由于缺乏（　　）。
A. 去甲肾上腺素　　　B. 肾上腺素　　　　　　C. 醛固醇　　　　　　D. 糖皮质激素
E. 性激素

二、名词解释

1. 激素　2. 允许作用　3. 呆小症

三、问答题

1. 试述甲状腺激素的生理功能及其分泌调节。
2. 糖皮质激素的主要作用有哪些？
3. 试述调节和影响机体生长发育的激素有哪些？各有何作用？

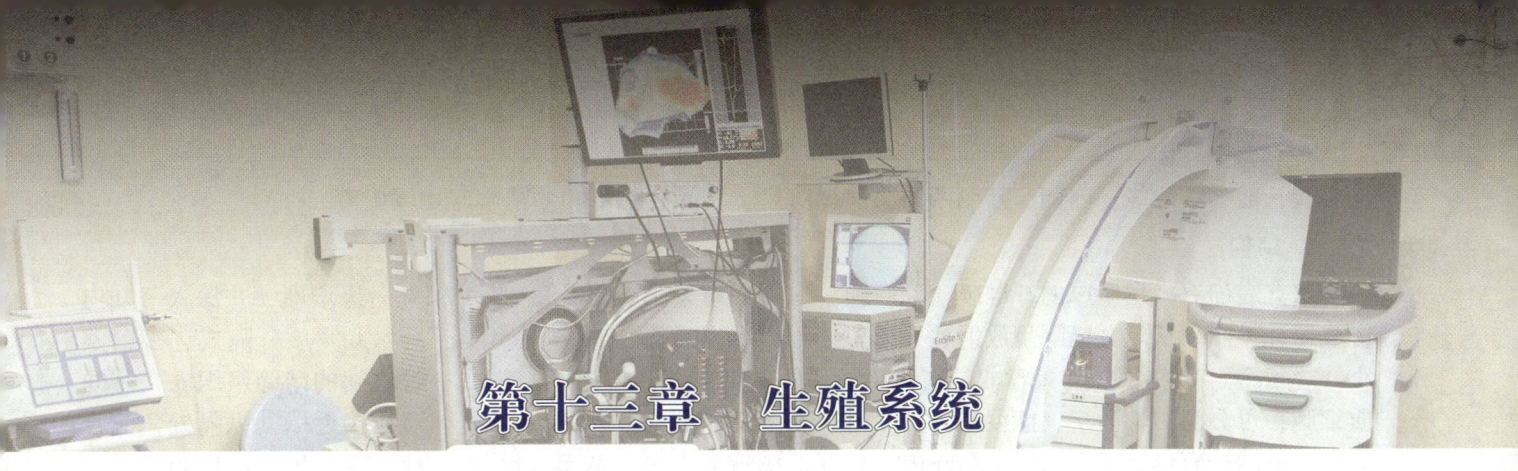

第十三章 生殖系统

❀ 学习目标

> 掌握：雄激素、雌激素和孕激素的生理作用，月经周期的分期以及各期中卵巢和子宫内膜的相应变化。
> 熟悉：男性睾丸和尿道的结构和功能；女性生殖器官的结构和功能；睾丸的生精功能，卵巢功能的调节。
> 了解：生殖系统的组成、输精管道；睾丸功能的调节，妊娠和避孕。

第一节 男性生殖系统

一、男性生殖系统的组成和结构

男性内生殖器包括生殖腺、输精管道和附属腺体。男性生殖腺为睾丸，可产生精子并分泌男性激素。生殖管道即输精管道包括附睾、输精管、射精管和男性尿道，为贮存精子和运送精子排出体外的一系列管道。附属腺体包括精囊、前列腺和尿道球腺，它们的分泌物参与精液的组成，具有营养精子和增强其活动能力的作用。男性外生殖器包括阴囊和阴茎（图13-1）。

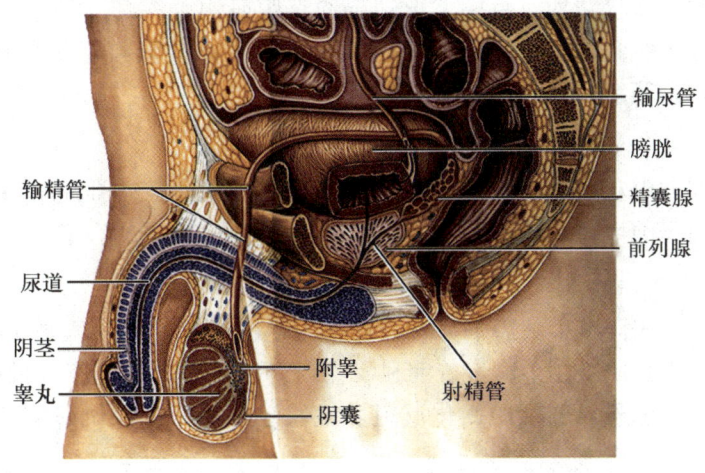

图13-1 男性生殖系统示意图

（一）睾丸

1. 位置和形态

睾丸位于阴囊内，左、右各一，呈内外侧稍扁的椭圆形，表面光滑，包有一层浆膜。睾丸可分为上、下两端，前、后两缘，内侧、外侧两面。前缘游离，后缘有附睾和输精管起始段附着。

2. 结构

睾丸表面有一层坚厚的纤维膜，称白膜（其外面有浆膜被覆）。白膜沿睾丸后缘增厚，并深入睾丸内形成睾丸纵隔。从睾丸纵隔呈放射状发出许多结缔组织小隔，称睾丸小隔，将睾丸实质分隔成许多睾丸小叶。每个小叶内含2~4条盘曲的精曲小管，管的上皮能产生精子。精曲小管之间的结缔组织内含有间质细胞，可分泌男性激素，能促进男性生殖器官和第二性征的发育。精曲小管在接近睾丸纵隔处，汇合成短而直的精直小管，进入睾丸纵隔内，相互交织成睾丸网。从睾丸网发出12~15条睾丸输出小管，出睾丸后缘的上部进入附睾头。

（二）附睾

附睾呈新月形，紧贴于睾丸上端和后缘，并略偏外侧。上端膨大为附睾头，中部为附睾体，下端狭细为附睾尾。睾丸输出小管进入附睾后，弯曲盘绕形成膨大的附睾头，末端汇合成一条附睾管。附睾管迂回盘曲组成附睾体和尾。附睾尾转向后上方移行为输精管。

附睾可贮存精子，其分泌液能营养精子，并促其成熟。附睾是结核的好发部位。

（三）输精管和射精管

输精管是附睾管的直接延续，为一对肌性管道，壁厚腔小，全长约50cm，活体触摸时，呈坚实的圆索状。输精管的行程较长，全程可分为四部：

①睾丸部，起自附睾尾，沿睾丸后缘上行至睾丸上端。

②精索部，是介于睾丸上端与腹股沟管浅环之间的部分，此段位于皮下，又称皮下部。因此部位置表浅，故临床上男性绝育术常选择此部进行输精管结扎。

③腹股沟管部，为位于腹股沟管内的部分。

④盆部，为输精管最长的一段，自腹股沟管深环处起，沿骨盆侧壁向后下行，经输尿管末端的前上方向内侧至膀胱底的后面。在此处两侧输精管逐渐接近并膨大形成输精管壶腹，它恰位于精囊的内侧。输精管壶腹下端逐渐变细，与精囊的排泄管汇合成射精管。射精管长约2cm，穿过前列腺实质，开口于尿道的前列腺部。

精索　为一对柔软的圆索状结构，由睾丸上端延伸至腹股沟管深环。精索主要由三层被膜（即：由外向内的精索外筋膜、提睾肌和精索内筋膜）包裹输精管、睾丸动脉和蔓状静脉丛、输精管动静脉、神经、淋巴管、腹膜鞘突残余等结构构成。

（四）附属腺

附属腺包括精囊、前列腺和尿道球腺，其分泌物与睾丸精曲小管产生的精子共同围成精液。精液呈乳白色，弱碱性，适于精子的生存和活动。正常一次排精量为2~5ml，含精子3亿~5亿个。

（五）阴囊和阴茎

阴囊为一皮肤囊袋，位于阴茎根的后下方。阴囊壁由皮肤和肉膜组成，是腹壁皮肤及浅筋膜的延续。阴囊皮肤薄而柔软，生有少量阴毛，色素沉着明显，富有伸展性。肉膜位于皮肤深面，是阴囊的浅筋膜，内含散在的平滑肌，平滑肌随外界温度的变化反射性地收缩与舒张，以调节阴囊内的温度，有利于精子的生存和发育。

阴茎可分为阴茎头、阴茎体、阴茎根三部。后端为阴茎根，固定于耻骨下支和坐骨支。中部为阴茎体，呈圆柱形，悬垂于耻骨联合的前下方，为可动部。阴茎前端膨大为阴茎头，也称龟头，头的尖端有矢状位的尿道外口。头与体的移行部缩细称阴茎颈。

阴茎由两条阴茎海绵体和一条尿道海绵体构成。尿道海绵体亦呈圆柱形，位于阴茎海绵体的腹侧，尿道贯穿其全长。海绵体为勃起组织，由许多小梁和腔隙组成，这些腔隙直接沟通血管，当腔隙充血时，阴茎则变硬勃起。

阴茎的皮肤薄而柔软，皮肤自阴茎颈游离向前延伸，形成双层皮肤皱襞，包绕阴茎头，称阴茎包皮，包皮游离缘围成包皮口。在成人，如包皮过长，包皮口过小不能上翻露出阴茎头时，称包皮过长或包茎。

（六）男性尿道

男性尿道起自膀胱的尿道内口，终于阴茎头的尿道外口。成人长16~22cm，管径平均5~7mm。按其行程可分为前列腺部、膜部和海绵体部，全长有三个狭窄，分别位于尿道内口、膜部和尿道外口，导尿时应予注意。

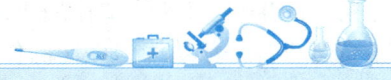

> **小贴士**
>
> **睾丸下降与隐睾症**
>
> 胚胎初期睾丸连同附睾位于腹后壁腰部，肾的内侧，以后逐渐下降，直到出生前不久才经腹股沟管降入阴囊内。出生后，睾丸如仍未降至阴囊，而停留于腹腔、腹股沟管等处，称为隐睾症。由于腹部温度高于阴囊，不宜于精子发育，易造成男性不育。

二、男性生殖功能与调节

男性的主性器官是睾丸，附性器官有附睾、输精管、前列腺、精囊、尿道球腺、阴茎、阴囊等。

（一）睾丸的功能

睾丸位于阴囊内，左右各一。睾丸实质由100~200个睾丸小叶组成，睾丸小叶内有曲细精管和间质细胞，它们分别具有产生精子和分泌雄激素的功能。

1. 睾丸的生精功能

曲细精管是男性生殖细胞发生和发育成熟的场所，其上皮由生精细胞和支持细胞构成。原始的生精细胞为精原细胞，青春期开始后，在卵泡刺激素（FSH）和雄激素的共同作用下，精原细胞开始分裂，依次经过初级精母细胞、次级精母细胞、精子细胞等几个阶段，最后形成精子进入管腔。从精原细胞发育为成熟的精子大致历时两个半月。

在精子生成的过程中，支持细胞对各级生精细胞起支持营养和保护的作用，相邻支持细胞间的紧密连接形成血－睾屏障，可限制血液中的大分子物质进入生精小管，形成有利于精子分化发育的微环境，同时还能防止生精细胞的抗原物质进入血液循环而引起免疫反应。

新生的精子进入曲细精管管腔后不具有运动能力，需要借助于曲细精管肌上皮细胞的收缩和管道上皮细胞纤毛的运动被运送到附睾，在附睾内储存并进一步发育成熟，获得运动能力。在男性性活动过程中，精子被移送到阴茎根部的尿道内，与精囊腺、前列腺和尿道球腺的分泌物混合形成精液，在性高潮时射出体外。正常男性每次射出的精液2~6ml，每毫升精液约含精子两千万至四亿个，精子少于两千万则不易使卵子受精。

2. 睾丸的内分泌功能

睾丸的间质细胞分泌雄激素，支持细胞分泌抑制素。

（1）雄激素：睾丸间质细胞生成的雄激素主要有睾酮、双氢睾酮、脱氢异雄酮几种，其中双氢睾酮的活性最强，睾酮次之，其余雄激素的活性仅及睾酮的1/5。

睾酮的生理作用主要有以下几个方面：①诱导含Y染色体的胚胎向男性分化，促进内生殖器的发育；②维持生精作用。睾酮自间质细胞分泌后，可经支持细胞进入曲细精管，与生精细胞膜上相应的受体结合，促进精子的生成；③刺激附属性器官的生长发育，促进男性第二性征的出现并维持于正常状态；④维持正常的性欲；⑤促进蛋白质的合成，特别是促进肌肉、骨骼和生殖器官的蛋白质合成，还具有促进钠、水潴留的作用；⑥刺激促红细胞生成素的生成，促进骨髓造血功能，使红细胞生成增多。

（2）抑制素：抑制素是由睾丸支持细胞分泌的一种糖蛋白激素，由 α 和 β 两个亚单位组成。抑制素对尿促卵泡素（FSH）的分泌有很强的抑制作用，而生理剂量的抑制素对黄体生成素（LH）分泌却无明显影响。

（二）睾丸功能的调节

睾丸的功能主要接受下丘脑-腺垂体-睾丸轴的调节。下丘脑促垂体区分泌的促性腺激素（GnRH）经垂体门脉系统运输到腺垂体，可促进腺垂体合成和分泌 FSH 和 LH。FSH 主要作用于生精细胞与支持细胞，促进精子的生成。LH 主要作用于间质细胞，刺激间质细胞的发育并分泌睾酮，LH 通过睾酮也能间接调节生精过程。一般认为，FSH 的作用在于启动生精过程，而睾酮则在于维持生精过程。

当血中睾酮达到一定浓度后，便可作用于下丘脑和腺垂体，通过负反馈机制抑制 GnRH 和 LH 的分泌，使血中睾酮浓度维持在一定水平。FSH 能刺激支持细胞分泌抑制素，而抑制素对腺垂体 FSH 的分泌有负反馈调节作用，从而使 FSH 的分泌稳定在一定水平。

第二节 女性生殖系统

一、女性生殖系统的组成和结构

女性内生殖器由生殖腺（卵巢）、生殖管道（输卵管、子宫和阴道）和附属腺体（前庭大腺）组成。卵巢可产生卵子并能分泌性激素。输卵管为输送卵子的管道，同时也是卵子受精的部位。子宫为孕育胎儿的器官。阴道是胎儿产出的通道。外生殖器，即女阴（图 13-2、图 13-3）。

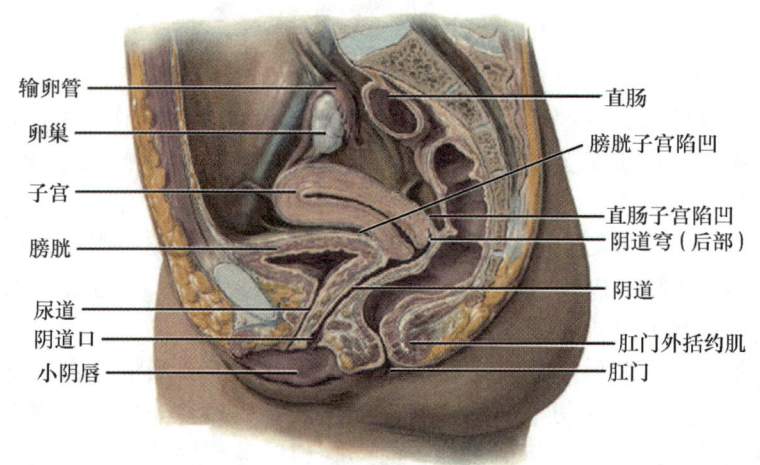

图 13-2 女性盆腔正中矢状切面

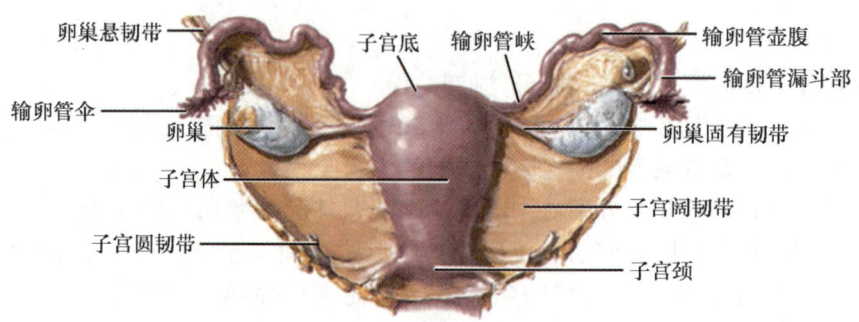

图 13-3 女性生殖系统的组成

(一) 卵巢

卵巢是成对的实质性器官，呈扁卵圆形，位于盆腔侧壁髂内、髂外动脉所形成的夹角内。卵巢分为内、外侧面，前、后缘和上、下端。内侧面朝向盆腔，与小肠相邻。外侧面与盆腔侧壁紧贴。后缘游离。前缘借卵巢系膜附于子宫阔韧带后层。上端钝圆与输卵管伞靠近，借卵巢悬韧带固定于盆壁。卵巢悬韧带内有分布于卵巢的血管、淋巴管、神经等，临床上称此韧带为骨盆漏斗韧带，是寻找卵巢血管的标志。下端尖细借卵巢固有韧带连于子宫底两侧。

卵巢的大小和形态随年龄而变化。在幼女期体积较小，表面光滑；性成熟期体积最大，由于多次排卵，其表面出现瘢痕，变得凹凸不平。35~40岁卵巢开始缩小，50岁左右随着月经停止逐渐萎缩。

> **小贴士**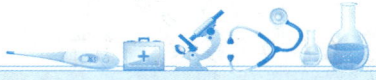
>
> **卵巢**
>
> 既是生殖器官（可产卵和排卵），又含内分泌组织（分泌雄性激素），即使生殖功能减退时，仍然有内分泌功能。因此，临床上切除卵巢时应极为慎重，手术中即使保留一部分卵巢皮质，也可以维持一定程度的内分泌功能。

(二) 输卵管

输卵管为一长而弯曲呈喇叭状的肌性管道，是输送卵子和受精的部位。输卵管位于子宫底的两侧，子宫阔韧带的上缘内。内侧端开口于子宫腔，外侧端开口于腹膜腔。

输卵管全长 10~14cm，由外侧向内侧可分为四部分：

1. 输卵管漏斗

为外侧端的扩大部分，呈漏斗状，口的游离缘有许多指状突起，称输卵管伞，覆盖于卵巢表面。漏斗末端的中央有输卵管腹腔口与腹膜腔相通。

2. 输卵管壶腹

约占输卵管全长的 2/3，管径粗而弯曲。卵子通常在此部受精，受精卵进入子宫着床发育。若受精卵由于某种原因未能到达子宫，而在输卵管内或腹膜腔内发育，称宫外孕。

3. 输卵管峡

细而直，呈水平位，壁厚腔窄。输卵管结扎常在此部进行。

4. 子宫部

为贯穿子宫壁的一段，经输卵管子宫口开口于子宫腔。

卵巢和输卵管统称为子宫附件。

(三) 子宫

子宫为一壁厚腔小的肌性器官，是孕育胎儿和产生月经的场所。成人未孕子宫呈前后稍扁倒置的梨形，长 7~9cm，宽 4~5cm，厚 2~3cm，重 40~50g。子宫可分为子宫底、子宫体和子宫颈三部分，子宫颈为下端的狭窄部分其下 1/3 部伸入阴道内，称子宫颈阴道部，是宫颈癌和宫颈糜烂的好发部位。

子宫的内腔较狭窄，可分为上、下两部：在子宫体内的部分称子宫腔，呈前后略扁的三角形裂隙，其基底向上，两侧通输卵管，尖向下通子宫颈管。在子宫颈内的管腔称子宫颈管，呈梭形，其上口通子宫腔，下口通阴道，下口称子宫口，未产妇子宫口为圆形，边缘光滑整齐，分娩后变成横裂状。

子宫位于盆腔的中央，膀胱与直肠之间，下端接阴道，两侧连有输卵管、子宫阔韧带和卵巢。成年女子，子宫的正常位置为轻度的前倾前屈位。前倾是指子宫与阴道间形成一个向前开放的钝角；前屈是指子宫体与子宫颈之间形成一凹向前的弯曲，亦呈钝角。

(四) 阴道

阴道为一前后稍扁的肌性管道，富有伸展性，上连子宫，下续外生殖器，它是女性的性交器官，也是排出月经和娩出胎儿的通道。

阴道上端较宽阔，环包子宫颈，阴道壁与子宫颈之间形成环状的阴道穹，阴道穹分为相互连通的前部、后部和两个侧部，以后部最深。阴道穹后部与直肠子宫陷凹之间仅隔以阴道后壁和一层腹膜，当腹膜腔积液时，可经阴道穹后部穿刺或引流。

(五) 女阴

女阴包括阴阜、大阴唇、阴蒂、小阴唇、阴道前庭和前庭球等。

二、女性生殖功能与调节

女性的主性器官是卵巢，附性器官包括输卵管、子宫、阴道、外生殖器等。

(一) 卵巢的功能

卵巢具有双重功能，既能生成卵子又能分泌性激素。

1. 卵巢的生卵功能

卵子是由卵巢内的原始卵泡逐渐发育而成。新生儿两侧卵巢中有60多万个卵泡，青春期已降至30万～40万个，但一生中只有300～400个能发育成熟。青春期开始后，在腺垂体分泌的FSH的作用下，卵泡不断增大，经初级卵泡和次级卵泡阶段，最后发育为成熟卵泡。在每个月经周期中，起初有15～20个原始卵泡同时发育，但通常只有一个发育为成熟卵泡，其余卵泡都在发育的不同阶段退化成闭锁卵泡。

卵泡成熟过程中逐渐移向卵巢表面，在腺垂体分泌的LH的作用下，成熟卵泡破裂，卵细胞与透明带、放射冠随同卵泡液被排出卵泡，这一过程称为排卵。排出的卵子随即被输卵管伞摄取，并送入输卵管中。排卵后，残余的卵泡壁内陷，血液进入卵泡腔，凝固后形成血体。随着血液被吸收，卵泡内的颗粒细胞与内膜细胞增生而形成黄体。黄体持续的时间取决于排出的卵子是否受孕。若排出的卵子未受精，此时的黄体为月经黄体，它维持12～15天后退化为白体；若排出的卵子受精，黄体继续发育为妊娠黄体。

2. 卵巢的内分泌功能

卵巢作为女性性腺，主要分泌雌激素和孕激素，此外，还分泌抑制素和少量的雄激素。人类的雌激素包括雌二醇、雌酮和雌三醇三种，其中以雌二醇的活性最强。孕激素主要为孕酮。排卵以前，主要由颗粒细胞和内膜细胞分泌雌激素，排卵后，黄体细胞分泌大量的孕激素和雌激素。

（1）雌激素的主要生理作用

①对生殖器官的作用：促进卵泡发育、成熟和排卵；促进子宫内膜增生，使子宫颈分泌大量稀薄的黏液，利于精子穿行；促进输卵管的运动，有利于精子和卵子的运行；使阴道上皮细胞增生角化，糖原含量增加，在乳酸杆菌作用下，糖原被分解为乳酸，使阴道分泌物呈酸性，增强阴道抗菌能力。

②对乳腺和副性征的影响：促进乳房发育，刺激乳腺导管系统增生，产生乳晕；使脂肪和毛发分布具有女性特征；音调变高、骨盆宽大等，表现出一系列女性副性征，并使之维持成熟状态。

③对代谢的影响：影响钙和磷的代谢，刺激成骨细胞的活动，加速骨骼生长，促进骨骺与骨干的融合；促进生殖器官的细胞增殖分化，加速蛋白质合成，促进生长发育；促进肾小管对水和钠的重吸收，增加细胞外液的量，有利于水和钠在体内保留；促进脂肪的合成，促进胆固醇的降解与排泄，使血液中胆固醇减少，所以雌激素是抗动脉硬化的重要因素之一。

（2）孕激素的主要生理作用：孕激素的主要作用是为胚泡着床做准备和维持妊娠，孕激素通常在雌激素的作用的基础上才能发挥作用。

①对子宫的作用：使子宫内膜在增殖期的基础上呈现分泌期的变化，即子宫内膜进一步增生变厚，并有腺体分泌，为胚泡着床提供适宜的环境；降低子宫平滑肌的兴奋性，从而减少子宫平滑肌的活动，

保证胚胎有一个适宜的生长发育环境，有安胎作用；减少子宫颈黏液的分泌量，使黏液变稠，不利于精子通过，防止再孕。若孕激素缺乏，有导致流产的危险，临床上常用黄体酮治疗先兆流产。

②对乳腺的作用：促进乳腺腺泡的发育，为分娩后泌乳做准备。

③产热作用：孕激素能促进机体产热，使基础体温在排卵后升高 0.5℃左右，直到下次月经来临。临床上常将基础体温的变化作为判断有无排卵的标志之一。

(3) 雄激素的主要生理作用：女子分泌雄激素要比男子分泌水平低的多。适量的雄激素可刺激阴毛的生长，维持性欲。女性体内雄激素分泌过多时，可出现阴蒂肥大、多毛症等男性化特征。

(二) 卵巢功能的调节

卵巢的周期性变化活动受下丘脑-腺垂体的调节，而卵巢分泌激素的周期性变化又使子宫内膜发生周期性的变化，同时对下丘脑-腺垂体进行反馈调节。下丘脑-腺垂体-卵巢轴中三者的相互作用和相互制约表现为正常女性的月经周期及生殖器官形态与功能的周期性变化。

1. 月经周期

女性进入青春期后，在卵巢分泌激素的影响下，子宫内膜发生周期性的剥落，出血并经阴道流出的现象，称为月经。因此，女性的生殖功能有明显的周期性变化，这种生殖周期称为月经周期。月经周期的长短因人而异，平均为 28 天，20～40 天均属正常范围，每个女性的自身月经周期相对稳定。一般女性 12～14 岁左右出现第一次月经，称为月经初潮，初潮后的一段时间内，月经周期可能不规律，一般 1～2 年后逐渐规律起来。50 岁左右，月经周期停止，此后称为绝经期。

2. 月经周期中卵巢和子宫内膜的变化

在月经周期中，卵巢和子宫内膜出现一系列形态和功能的变化。根据子宫内膜的变化，可将月经周期分为三期：

(1) 增殖期：从月经停止到卵巢排卵之日，相当于月经周期的第 5～第 14 天（一般以月经开始的第一天算为月经周期的第一天），这段时间称为增殖期，也称卵泡期或排卵前期。在此期内，卵巢中的卵泡处于发育和成熟阶段，并不断分泌雌激素。雌激素促使子宫内膜增生变厚，其中的血管、腺体增生，但腺体不分泌。因此，增殖期是雌激素作用于子宫内膜的结果。卵泡到此期末发育成熟并排卵。

(2) 分泌期：从排卵后到下次月经前，即月经周期的 15～28 天，该段时间称为分泌期，也称黄体期或排卵后期。此期内，排卵后的残余卵泡形成黄体，并分泌大量的孕激素和雌激素。这两种激素特别是孕激素能促使子宫内膜进一步增生变厚，其中的血管扩张充血，腺体迂曲并分泌。子宫内膜变得松软且富含营养物质，子宫平滑肌活动相对静止，为胚泡着床和发育做好充分准备。

(3) 月经期：从月经开始到出血停止，相当于月经周期的 1～4 天，该段时间称为月经期。在此期内，由于排出的卵子未受精，卵巢内的黄体开始退化萎缩，分泌的雌激素和孕激素迅速减少。子宫内膜突然失去这两种激素的支持，血管痉挛，子宫内膜缺血坏死、剥落出血，进入月经期。月经期的出血量为 50～100ml，经血中除血液外，还有子宫内膜碎片、宫颈黏液及脱落的阴道上皮细胞等。子宫内膜组织中含有较丰富的纤溶酶原激活物，使经血中的纤溶酶原被激活成纤溶酶，故经血不凝固。在月经期，由于子宫内膜脱落形成的创面容易感染，故应注意外阴清洁，避免剧烈运动。

3. 月经周期的形成机制

月经周期的形成主要受下丘脑-腺垂体-卵巢轴的调节（图 13-4）。青春期以前，下丘脑的 GnRH 神经元尚未发育成熟，GnRH 的分泌很少，腺垂体促性腺激素及卵巢的功能处于低水平状态，不足以引起卵巢和子宫内膜的周期性变化，故没有月经周期。进入青春期，GnRH 神经元逐渐发育成熟，GnRH 的分泌增加，FSH 和 LH 分泌增多，继而，卵巢发育成熟，功能活跃，呈现周期性变化，形成了月经周期。

(1) 增殖期的形成：此期开始时，卵泡发育处于未成熟的初级卵泡阶段，分泌雌激素很少，血中雌激素和孕激素浓度均处于低水平，对下丘脑和腺垂体的负反馈作用减弱，下丘脑分泌的 GnRH 增多，腺垂体分泌 FSH 和 LH 也增多。FSH 促使卵泡生长发育并与 LH 共同作用，使卵泡分泌雌激素。在雌激素的作用下，子宫内膜发生增殖期的变化。此期末，相当于排卵前一天左右，雌激素在血中的浓度达到高峰，通过正反馈使 GnRH 分泌进一步增加，进而使 FSH 和 LH 分泌增加，尤其是 LH 分泌显著增加，形成 LH 高峰。在高浓度 LH 作用下，使已发育成熟的卵泡排卵。

（2）分泌期和月经期的形成：卵泡排卵后，在 LH 作用下，其残余部分形成黄体，黄体分泌雌激素和大量的孕激素。这两种激素，特别是孕激素，使子宫内膜发生分泌期的变化。随着黄体的不断增长，雌激素和孕激素的分泌量不断增加，到排卵后的第 8~10 天，孕激素在血中的浓度达到高峰，雌激素则出现第二高峰。高浓度的雌激素和孕激素通过负反馈作用抑制下丘脑和腺垂体的功能，导致 GnRH、FSH 和 LH 的分泌减少，于是黄体开始退化、萎缩，导致血中雌激素和孕激素的分泌减少，在血中浓度下降至最低水平，子宫内膜突然失去这两种激素的支持，发生剥落出血，形成月经。

同时，随着雌激素和孕激素浓度的降低，对下丘脑和腺垂体的抑制作用解除，FSH 和 LH 分泌又开始增加，卵泡又开始生长发育，新的月经周期又开始。到 50 岁左右，卵巢功能退化，卵泡停止发育，雌激素、孕激素分泌减少，子宫内膜不再呈现周期性变化，月经停止，进入绝经期。

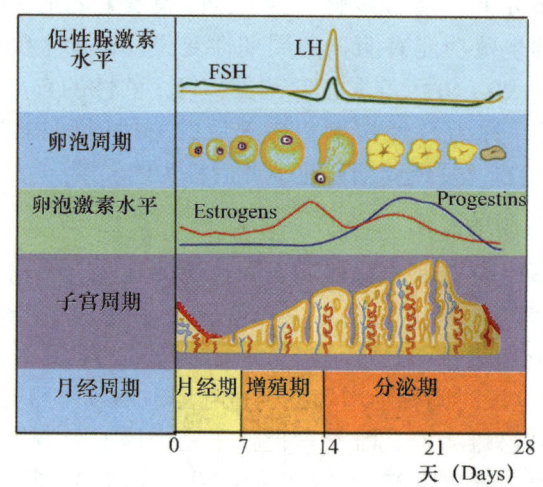

图 13-4　月经周期形成的原理及卵巢和子宫内膜的变化

由此可见，在月经周期的形成过程中，子宫内膜的周期性变化是卵巢分泌激素引起的。其中，增殖期的变化主要是雌激素的作用所致，分泌期的变化是雌激素和孕激素共同作用的结果，月经期的出现是由于子宫内膜失去雌激素和孕激素支持所致。而卵巢的周期性变化，则是在大脑皮层控制下，由下丘脑-腺垂体调节的结果。因此，月经周期较易受心理、社会因素影响，强烈的精神刺激、急剧的环境变化以及体内其他系统的严重疾病，往往能引起月经失调。

第三节　妊娠、分娩与避孕

妊娠是指子代新个体的产生和孕育的过程，包括受精、着床、妊娠的维持及胎儿的生长。分娩是指成熟胎儿及其附属物从母体子宫内产出体外的过程。

一、妊娠

（一）受精与着床

受精是指精子穿入卵子并与卵子相互融合的过程，精子与卵子相融合后称为受精卵。正常情况下，受精的部位是在输卵管壶腹部。只有精子和卵子都适时的到达该部位，受精过程才可能顺利完成。

1. 精子的运行

精子在女性生殖道内运行的过程比较复杂，需要穿过子宫颈和子宫腔，并沿输卵管运行一段距离，才能到达受精部位。精子运行的动力一方面依靠本身尾部鞭毛的摆动，另一方面靠女性生殖道平滑肌的运动和输卵管纤毛的摆动。虽然射精时进入阴道的精子可达2亿~5亿个，但只有极少数（不足200个）活动力强的精子能到达受精部位。因为精子在运行过程中，需要通过数道生理屏障，如阴道内的酶足以杀伤进入阴道的绝大部分精子，宫颈黏液的黏度、阴道内的酸性液体等都对精子的运动有一定的影响。精子从阴道运行到受精部位需要30~90分钟。

2. 精子获能

精子必须在女性生殖道内停留一段时间后，才能获得使卵子受精的能力，称为精子获能。精子获能的主要部位是在子宫和输卵管。精子在附睾移行的过程中，虽已具备了使卵子受精的能力，但由于在附睾和精液中存在一种称为去获能因子的抑制性物质，去获能因子与精子结合后，可使精子失去使卵子受精的能力。当精子进入女性生殖道后，尤其是子宫和输卵管，能解除去获能因子对精子的抑制从而使其恢复受精能力。

3. 受精过程

卵子由卵泡排出后，很快被输卵管伞摄取，依靠输卵管平滑肌的蠕动和上皮细胞纤毛的摆动将卵子运送到受精部位。精子和卵子在女性生殖道内保持受精能力的时间很短，精子为1~2天，卵子仅为6~24h。精子与卵子相遇后，精子头部的顶体会释放出顶体酶，溶解卵子外围的放射冠及透明带，这一过程称顶体反应。顶体反应释放出的酶，可协助精子进入卵细胞。精子进入卵细胞后，卵母细胞立即产生某些物质封锁透明带，使其他的精子难以再进入。因此，到达受精部位的精子虽较多，但一般只有一个精子能与卵子结合。

4. 着床

受精卵在运行至子宫腔的途中，一边移动，一边进行细胞分裂。大约在排卵后的第4天抵达子宫腔，此时，受精卵已经形成胚泡。胚泡进入宫腔后，开始处于游离状态，大约在排卵后的第8天，胚泡吸附在子宫内膜上，并通过与子宫内膜的相互作用逐渐进入子宫内膜，在排卵后的10~13天，胚泡完全植入子宫内膜中。这种胚泡经过定位、黏着和穿透三个阶段植入子宫内膜的过程，称为着床。成功着床的关键在于胚泡与子宫内膜的同步发育。

(二) 妊娠的维持与激素调节

正常妊娠的维持主要依赖垂体、卵巢及胎盘分泌的各种激素的相互配合。胚泡着床以后，其最外层的一部分细胞发育为滋养层，其他大部分细胞则发育为胎儿。滋养层细胞发育很快，不久就形成绒毛膜，其绒毛突起可吸收母体血液中的营养成分以供给胎儿。与此同时，子宫内膜也增生成为蜕膜。这样，属于母体的蜕膜和属于子体的绒毛膜相结合而形成胎盘。通过胎盘，既可以实现母体与胎儿之间的物质交换，又可以起到屏障作用。同时，胎盘是妊娠期重要的内分泌器官，可产生维持妊娠所必须的一些激素，以适应妊娠的需要和促进胎儿的生长发育。胎盘可分泌多种激素，主要有人绒毛膜促性腺激素（hCG）、雌激素、孕激素、人绒毛膜生长素（hCS）等。

1. 人绒毛膜促性腺激素

人绒毛膜促性腺激素是由胎盘绒毛组织的合体滋养层细胞分泌的一种糖蛋白激素。其主要生理作用有：①在妊娠早期促进母体的月经黄体转变为妊娠黄体，并使其分泌大量的雌激素和孕激素，以维持妊娠的顺利进行；②抑制淋巴细胞的活性，防止母体产生对胎儿的排斥反应，具有安胎的效应。

人绒毛膜促性腺激素在受精后的第8~10天就出现在母体血液中，随后其浓度迅速升高，至妊娠8周左右达到顶峰，然后又迅速下降，在妊娠20周左右降至较低水平，并一直维持至分娩。由于hCG在妊娠早期就出现在母体血中，并由尿排出，因此，测定血中或尿中的hCG可作为诊断早孕的准确指标。

2. 雌激素和孕激素

胎盘和卵巢的黄体一样，能够分泌雌激素和孕激素。在妊娠第8周后，随着hCG分泌的减少，妊娠黄体逐渐萎缩，由其分泌的雌激素和孕激素也减少。此时胎盘分泌的雌激素和孕激素逐渐增加，可接替黄体的功能以维持妊娠，直到分娩。

在整个妊娠期间，孕妇血液中的雌激素和孕激素都保持在高水平，对下丘脑-腺垂体系统起着负反馈作用。因此，卵巢内没有卵泡发育和排卵，所以妊娠期间没有月经。

胎盘所分泌的雌激素中，主要成分为雌三醇，其前体大部分来自胎儿。如果在妊娠期间胎儿死于子宫内，孕妇的血液或尿中雌三醇会突然减少，因此，检测孕妇血中或尿中雌三醇的量，有助于判断是否发生死胎。

3. 人绒毛膜生长素

人绒毛膜生长素的主要作用是调节母体与胎儿的物质代谢过程，包括糖、脂肪和蛋白质的代谢；降低母体对胰岛素的敏感性，抑制葡萄糖的利用，为胎儿提供大量葡萄糖，促进胎儿的生长。妊娠第6周母体血中可测出人绒毛膜生长素，以后逐步增多，到第三个月开始维持在高水平，直至分娩。它的分泌量与胎盘的重量成正比，可作为监测胎盘功能的指标。

二、分娩

人类的孕期为265天，但一般从末次月经周期第一天算起，因此可计算为280天。自然分娩的主要动力来源于子宫的节律性收缩，其过程可分为三期，也称为三个产程：第一产程，是从子宫开始规律性收缩到子宫颈口完全扩张，此阶段可长达数小时，称为宫口扩张期；第二产程，是从子宫颈口完全扩张到胎儿娩出，一般需要1~2小时，称为胎儿娩出期；第三产程，胎盘与子宫分离并排出母体，同时子宫肌强烈收缩，压迫血管以防止过量失血，称为胎盘娩出期。

自然分娩的机制极其复杂，目前已知分娩过程中存在正反馈调节，但临产发动的原因及其确切机制尚不清楚。

> **小贴士**
>
> **试管婴儿**
>
> 体外受精与胚胎移植俗称"试管婴儿"，是指将卵子和精子分别从女方和男方体内取出，在体外模拟的输卵管环境中使精子与卵子结合，再将结合后形成的胚胎送回母体子宫腔内的人工助孕技术。由于体外受精早期是在试管中完成的，故俗称"试管婴儿"，但现在主要在培养皿中完成。自1978年世界首例试管婴儿诞生，迄今为止，全世界已有超过500万试管婴儿降临人世。统计资料显示，这些孩子的体格发育、智力水平与普通孩子没有差别。

三、避孕

避孕是指通过一定的技术方法使妇女暂时不受孕。避孕主要通过控制以下环节来实现：①抑制精子与卵子产生：如目前采用的女性全身性避孕药为人工合成的高效能的雌激素和孕激素，造成血液中浓度明显升高，通过负反馈抑制下丘脑-腺垂体-卵巢轴的功能，从而抑制排卵；②阻止精子与卵子结合：如安全期避孕法，使用避孕套、避孕膜、男性输精管或女性输卵管结扎术；③使女性生殖道内环境不适宜受精卵着床和发育：如宫腔内放置避孕环，不利于胚泡着床和存在，达到避孕目的。

避孕方法很多，各有不同的优、缺点，理想的避孕方法应该是安全、简便和经济的。因此，应在医生的指导下，根据男女双方的年龄、健康以及生育等情况选择合适的避孕方法。

四、社会、心理因素对生殖的影响

社会心理因素对生殖功能的影响不可忽视，许多精神因素都可能引起生殖功能紊乱。

女性的月经周期，受下丘脑-腺垂体-卵巢轴的调节。中枢神经系统对外来刺激进行接收、整合，传递至下丘脑，进而影响下丘脑-腺垂体-卵巢轴的功能。情绪过度波动、紧张等因素，可使中枢神经系统与下丘脑-腺垂体之间的功能失调，导致卵泡刺激素和黄体生成素的分泌受到影响，卵泡成熟和排卵功能障碍，引起月经紊乱，甚至不孕。

对于男性，心理压力、忧郁等精神因素可以引起神经系统单胺类、肽类等神经递质的代谢失调，造成下丘脑-腺垂体-睾丸轴和下丘脑-腺垂体-肾上腺轴的功能紊乱，进而影响男性的生殖内分泌功能，导致生殖功能障碍。

因此，生活中要保持心情愉快，尽量避免不良情绪的影响；当环境发生变化，要尽快适应新的环境。

自我测评

一、单选题

1. 男性生殖腺是（   ）。
   A. 前列腺   B. 精囊   C. 睾丸   D. 阴囊
   E. 附睾

2. 产生精子的结构是（   ）。
   A. 阴囊   B. 精曲小管   C. 精直小管   D. 附属腺
   E. 睾丸网

3. 男性尿道第二处狭窄位于（   ）。
   A. 尿道前列腺部   B. 尿道膜部   C. 尿道球部   D. 尿道外口
   E. 舟状窝

4. 女性生殖腺是（   ）。
   A. 前庭大腺   B. 卵巢   C. 输卵管   D. 子宫
   E. 乳腺

5. 子宫口是指（   ）。
   A. 输卵管子宫口   B. 输卵管腹腔口   C. 子宫颈管上口
   D. 子宫颈管下口
   E. 阴道口

6. 受精部位通常在（   ）。
   A. 子宫   B. 阴道   C. 输卵管子宫部   D. 输卵管壶腹部
   E. 输卵管漏斗部

7. 对子宫形态的描述，正确的是（   ）。
   A. 子宫分头、体、尾三部分   B. 子宫与阴道相通，不与输卵管相通
   C. 子宫颈全部被阴道包绕   D. 正常姿势为前倾前屈位
   E. 非妊娠期子宫峡正常约11cm长

8. 关于睾丸功能的叙述，下列哪项是错误的（   ）。
   A. 产生精子   B. 雄激素是由睾丸的间质细胞产生
   C. 产生雄激素   D. 睾丸的内分泌作用不受腺垂体调控
   E. 雄激素的主要成分是睾酮

9. 促进骨骼肌蛋白质合成特别明显的激素是（　　）。
   A. 雌激素　　　　　　B. 孕激素　　　　　　C. 雄激素　　　　　　D. 胰岛素
   E. 生长激素

10. 女性的主性器官为（　　）。
    A. 子宫　　　　　　　B. 卵巢　　　　　　　C. 输卵管　　　　　　D. 阴道
    E. 外阴

11. 在月经周期的增殖期，卵巢主要分泌（　　）。
    A. 雌激素和卵泡刺激素　　　　　　　　B. 孕激素和黄体生成素
    C. 雌激素　　　　　　　　　　　　　　D. 孕激素
    E. 卵泡刺激素和黄体生成素

12. 排卵后，黄体分泌（　　）。
    A. 雌激素　　　　　　B. 孕激素　　　　　　C. 雌激素和孕激素　　D. 黄体生成素
    E. 黄体生成素和孕激素

13. 有关孕激素的作用，下列哪项是错误的（　　）。
    A. 使子宫平滑肌活动减弱　　　　　　　B. 刺激乳腺腺泡发育
    C. 使子宫内膜呈增生期变化　　　　　　D. 抑制母体对胚胎的排斥反应
    E. 提高基础体温

14. 妊娠时维持黄体功能的激素是（　　）。
    A. 黄体生成素　　　　　　　　　　　　B. 黄体生成素与卵泡刺激素
    C. 人绒毛膜促性腺激素　　　　　　　　D. 胎盘分泌的类固醇激素
    E. 雌激素

15. 正常妇女体内的雌激素主要是（　　）。
    A. 雌酮　　　　　　　　B. 雌二醇　　　　　　C. 雌三醇
    D. 人绒毛膜促性腺激素
    E. 孕酮

16. 子宫内膜脱落引起月经的原因是（　　）。
    A. 血中雌激素浓度高　　　　　　　　　B. 血中孕激素浓度高
    C. 血中雌、孕激素浓度都高　　　　　　D. 血中雌、孕激素浓度都低
    E. 血中雌激素、前列腺素浓度增高

17. 在月经周期中，引起排卵的激素是（　　）。
    A. 雌激素　　　　　　B. 孕激素　　　　　　C. 卵泡刺激素　　　　D. 人绒毛膜促性腺激素
    E. 黄体生成素

二、名词解释

1. 精索　2. 子宫峡　3. 阴道穹　4. 排卵　5. 月经周期　6. 精子获能

三、问答题

1. 简述精子产生和排出体外的途径。
2. 简述子宫的位置、分部和姿势。
3. 简述月经周期分为哪三期，各期内卵巢激素和子宫内膜如何变化？

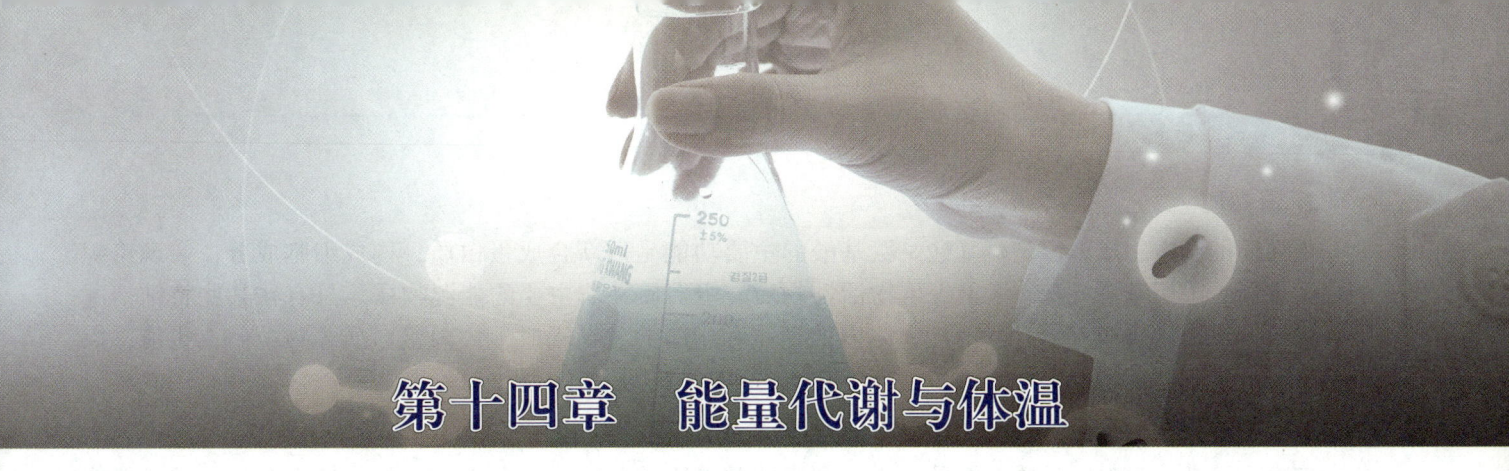

第十四章 能量代谢与体温

❖ 学习目标

> **掌握**：能量代谢、基础代谢率、体温的概念，体温的测量和生理变动，皮肤散热的方式。
> **熟悉**：影响能量代谢的因素，基础代谢率的正常值及临床意义，产热的主要器官。
> **了解**：能量的来源和去路，能量代谢的测定，散热的调节，体温相对稳定的调节机制。

第一节 能量代谢

新陈代谢是生物体生命活动的基本特征之一。生物体一方面不断地从外界摄取营养物质来构筑和更新自身，并储存能量；另一方面利用储存的能量或分解体内自身物质进而转变成能量，用来维持体温、躯体运动、心脏射血、腺体分泌、神经传导等功能性活动。可见生物体内物质的合成和分解必定伴随能量的储存和利用。通常将生物体在物质代谢的同时所伴随的能量释放、转移、储存和利用称为能量代谢。

一、机体能量的来源与去路

（一）能量的来源

生物体每日摄入体内的糖、脂肪和蛋白质分子是构筑机体结构、实现自我更新以及完成生理功能所必需的物质，也是机体获得能量的主要来源。

1. 糖

糖是供给机体生命活动所需能量的主要物质。人体所需能量的 50%~70% 是由糖类物质的氧化分解提供的。体内糖分解供能的形式有两种：①有氧氧化：在氧供应充足的情况下，1mol 葡萄糖完全氧化所释放的能量可合成 38mol ATP；②无氧酵解：在缺氧的情况下，1mol 葡萄糖经无氧酵解释放的能量只能合成 2mol ATP。在一般情况下，大多数组织细胞有足够的氧供应，因此，以糖的有氧氧化供能为主。无氧酵解虽然释放能量较少，但在人体处于缺氧状态时极为重要。然而，正常成年人脑组织则完全依赖葡萄糖的有氧氧化供能，加之脑组织的糖原储存量较少，导致脑组织对缺氧非常敏感，对血糖的依赖性也较高。因此，当机体缺氧或血糖浓度过低时，可引起脑的功能障碍，出现头晕等症状，重者可发生抽搐甚至昏迷。

2. 脂肪

脂肪在体内的主要功能是储存和供给能量。成年人体内糖的储存量约为 150g，储存的脂肪量则可占体重的 20% 左右。每克脂肪在体内氧化所释放的能量约为糖的 2 倍。通常成年人储备的肝糖原在饥饿 24 小时后即被耗尽，而储存的脂肪所提供的能量可供机体使用 10 多天至 2 个月之久。可见饥饿时，机体主要通过氧化体内的脂肪供能。

3. 蛋白质

蛋白质的基本组成单位是氨基酸。氨基酸的主要功能是重新合成蛋白质，构成细胞成分，实现组织的自我更新，或用于合成酶、激素等生物活性物质。蛋白质并非主要的能源物质。只有在某些特殊情况下，如长期不能进食或能量过度消耗，体内的糖原和脂肪储备耗竭时，体内蛋白质才被分解、供能，以维持必要的生理功能。

（二）ATP 在能量代谢中的作用

三磷酸腺苷（ATP）是体内能量转化和利用的关键物质，广泛存在于人体的一切细胞内，是机体能量的直接提供者。ATP 是糖、脂肪和蛋白质在生物氧化过程中合成的一种高能化合物，当 ATP 水解为二磷酸腺苷（ADP）及磷酸时，同时释放出能量供机体利用。ATP 既是体内直接的供能物质，还是体内重要的能量储存形式。体内的高能化合物还有磷酸肌酸（CP）等，CP 由肌酸和磷酸合成，主要存在于肌肉和脑组织中。CP 可以说是体内 ATP 的储存库，与 ATP 之间进行能量的转移和利用。

（三）能量的转移、储存和利用

各种能源物质在体内氧化过程中释放的能量，50%以上转化为热能，其余部分是以化学能的形式储存于 ATP 的高能磷酸键中，供机体完成各种生理功能。除骨骼肌收缩对外界物体做一定量的机械功（简称外功）外，其他用于进行各种功能活动所做的功，最终都转化为热能。热能是最低形式的能量，主要用于维持体温，并最终通过体表散发到体外。

二、能量代谢的测定

根据能量守恒定律，在机体能量代谢过程中，机体所消耗的能量最终都转化成热能和所做的外功。因此，在不做外功的情况下，通过测定单位时间内机体所产生的热量，即可反映整个机体的能量代谢率（即单位时间内所消耗的能量）。

测定机体单位时间产生的总热量有两种方法：直接测热法和间接测热法。

（一）直接测热法

直接测热法是将被测者置于一个特殊的检测环境中，收集其安静状态下在一定时间内散发出的总热量，即可换算出其在单位时间的能量代谢，即能量代谢率。此种方法虽然测量精确，但由于实验装置复杂，操作烦琐，主要用于科学研究。

（二）间接测热法

如前所述，机体产生的热量均来源于各种能源物质在体内的氧化分解。根据定比定律，在一般化学反应中，反应物的量与产物的量之间呈一定比例关系。例如，氧化 1mol 葡萄糖时，需要消耗 6mol 的 O_2，同时产生 6mol 的 CO_2 和 6mol 的 H_2O，并且释放一定的热量。间接测热法就是根据这种定比关系，测定机体一定时间内的 O_2 耗量和 CO_2 生成量，间接推算出同一时间内各类营养物质的氧化量，从而计算出能量代谢率。

1. 与能量代谢测定有关的几个概念

（1）食物的热价：1g 某种食物氧化时所释放的热量，称为该食物的热价。食物的热价包括生物热价和物理热价，分别指食物在体内氧化和在体外燃烧时释放的热量。糖、脂肪和蛋白质三种主要营养物质的热价见表 14-1。如表所见，糖、脂肪的生物热价和物理热价相同；由于蛋白质在体内不能完全被氧化，有一部分能量以尿素、尿酸和肌酐等分子的形式随尿排出体外，故蛋白质的生物热价小于它的物理热价。

（2）食物的氧热价：某种食物氧化时消耗 1L 氧所产生的热量，称为该食物的氧热价（表 14-1）。氧热价在能量代谢的测定中有着重要意义，可以根据机体在一定时间内的耗氧量计算出能量代谢率。

（3）呼吸商：各种营养物质在体内氧化时，在同一时间内 CO_2 的产生量与消耗的 O_2 量的比值，称为呼吸商。葡萄糖氧化时,产生的 CO_2 量与消耗的 O_2 量是相等的,所以葡萄糖的呼吸商为1.00,脂肪和蛋白质的呼吸商分别为0.71和0.80(表14-1)。正常国人混合膳食,呼吸商一般在0.85左右。根据呼吸商,可以计算出对应的氧热价,可见呼吸商是测算机体能量代谢的必要数据。

表14-1 糖、脂肪和蛋白质的热价、氧热价和呼吸商

营养物质	产热量(kJ/g)		耗氧量(L/g)	CO_2产量(L/g)	氧热价(kJ/L)	呼吸商
	物理热价	生物热价				
糖	17.2	17.2	0.83	0.83	21.1	1.00
脂肪	39.8	39.8	2.03	1.43	19.6	0.71
蛋白质	23.4	18.0	0.95	0.76	18.9	0.80

(4)非蛋白呼吸商:在一般情况下,体内能量主要来自糖和脂肪的氧化,蛋白质的因素可忽略不计。根据糖和脂肪按不同比例混合氧化时所产生的 CO_2 量和消耗的 O_2 量计算出的呼吸商,称为非蛋白呼吸商(表14-2)。

表14-2 非蛋白呼吸商和氧热价

非蛋白呼吸商	糖(%)	脂肪(%)	氧热价(kJ/L)
0.707	0.00	100.00	19.62
0.71	1.10	98.90	19.64
0.72	4.75	95.20	19.69
0.73	8.40	91.60	19.74
0.74	12.00	88.00	19.79
0.75	15.60	84.40	19.84
0.76	19.20	80.80	19.89
0.77	22.80	77.20	19.95
0.78	26.30	73.70	19.99
0.79	29.00	70.10	20.05
0.80	33.40	66.60	20.10
0.81	36.90	63.10	20.15
0.82	40.30	59.70	20.20
0.83	43.80	56.20	20.26
0.84	47.20	52.80	20.31
0.85	50.70	49.30	20.36
0.86	54.10	45.90	20.41
0.87	57.50	42.50	20.46
0.88	60.80	39.20	20.51
0.89	64.20	35.80	20.56
0.90	67.50	32.50	20.61
0.91	70.80	29.20	20.67
0.92	74.10	25.90	20.71
0.93	77.40	22.60	20.77
0.94	80.70	19.30	20.82
0.95	84.00	16.00	20.87

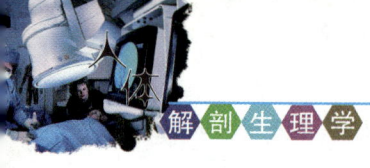

续表

非蛋白呼吸商	糖（%）	脂肪（%）	氧热价（kJ/L）
0.96	87.20	12.80	20.93
0.97	90.40	9.58	20.98
0.98	93.60	6.37	21.03
0.99	96.80	3.18	21.08
1.00	100.00	0.00	21.13

2. 能量代谢率的计算

（1）测定机体在一定时间内的耗氧量与CO_2产生量。

（2）蛋白质在体内氧化不完全，它分解产生的氮在体内不能继续氧化，而是随尿排出体外。可以通过测定同一时间内尿氮含量，计算出蛋白质分解量（1g尿氮相当于6.25g蛋白质分解），再根据表14-1的数据计算出蛋白质的产热量及其分解时的耗氧量与CO_2产生量。

（3）用总的CO_2产生量减去蛋白质的CO_2产生量，除以总的耗氧量减去蛋白质的耗氧量，即可计算出非蛋白呼吸商。

（4）根据表14-2，查出该非蛋白呼吸商对应的氧热价，用该氧热价乘以剩下的耗氧量即为非蛋白食物产热量。

（5）蛋白质食物产热量和非蛋白食物产热量之和，即是总的产热量。

3. 简化测定法

上述间接测热法的测算程序较为烦琐，在临床工作实践中，通常采用简便的计算方法。由于一般情况下，蛋白质并不是主要的供能物质，故可将蛋白质氧化分解的产热量忽略不计。测得一定时间内的耗氧量和CO_2产生量，将计算出的呼吸商认为是非蛋白呼吸商，查表14-2取得对应的氧热价，用该氧热价乘以耗氧量，便得出产热量。

还有一种更加简便的方法，先测定一定时间内的耗氧量，根据国人的统计资料，基础状态下的非蛋白呼吸商约为0.82，与此对应的氧热价为20.20kJ/L，以测定的耗氧量乘以该氧热价，便得出产热量。实践证明，用简化法所得数值与上述经典方法所得数值非常接近。

三、影响能量代谢的因素

（一）肌肉活动

肌肉活动对能量代谢的影响最为显著，机体任何轻微的活动都可提高代谢率。机体耗氧量的增加与肌肉活动的强度呈正比关系。机体持续体育运动或劳动时的耗氧量大大增加，可达安静时的10~20倍。因此，可以把能量代谢率作为评估肌肉活动强度的指标。不同肌肉活动强度时的能量代谢率详见表14-3。

表14-3　机体不同肌肉活动强度时的能量代谢率

机体状态	能量代谢率 kJ/（m²·min）	机体状态	能量代谢率 kJ/（m²·min）
静卧	2.73	扫地	11.37
开会	3.40	打排球	17.50
擦玻璃窗	8.30	打篮球	24.22
洗衣物	9.89	踢足球	24.98

(二) 环境温度

当人安静时，裸体或只穿薄衣的情况下，在20~30℃的环境温度中，能量代谢最为稳定。当环境温度低于20℃时，代谢率便开始增加，主要是由于寒冷刺激反射性地引起寒战以及肌肉紧张度增强所致。环境温度超过30℃时，由于体内化学反应速度加快，发汗功能加强以及呼吸、循环功能增强，代谢率也会增加。而环境温度在20~30℃时，由于肌肉比较松弛，故代谢率较为稳定。

(三) 精神活动

安静状态下，每100g脑组织的耗氧量为3~3.5ml/min，接近安静时肌肉组织耗氧量的20倍。但研究发现，在睡眠时和在精神活动活跃的情况下，脑中葡萄糖的代谢率几乎没有差异。由此可见，在精神活动活跃时，中枢神经系统本身代谢率增加的程度是可以忽略的。但当精神处于紧张状态时，如激动、发怒、恐惧或焦虑时，能量代谢率可显著增高。这是由于精神紧张导致的肌肉紧张性增强以及刺激代谢活动增强的激素（如甲状腺激素、肾上腺素等）释放增多所致。

(四) 食物的特殊动力效应

进食后的一段时间内，机体即使处于安静状态，产热量也要比进食前有所增加。这种由食物引起机体额外消耗能量的作用，称为食物的特殊动力效应。蛋白质食物的特殊动力效应最为显著，可达30%；糖和脂肪的特殊动力效应分别约为6%和4%；混合性食物约为10%。

四、基础代谢

(一) 基础代谢和基础代谢率

基础代谢是指基础状态下的能量代谢。基础代谢率（BMR）是指在基础状态下，单位时间内的能量代谢。所谓基础状态是指人体处在清醒而安静时，不受肌肉活动、环境温度、食物及精神紧张等因素影响的状态。在这种状态下，能量代谢比较稳定，能量消耗主要用以心跳、呼吸等基本生命活动的维持。可见，基础代谢率比一般安静时的代谢率低，是人体在清醒时最低的能量代谢水平。

实验表明，体积大小不等的个体，其能量代谢量有较大的差异。若以每千克体重的产热量进行比较，身材矮小的人该值明显高于身材高大的人。若以单位体表面积的产热量进行比较，则不论身材大小，每小时每平方米体表面积的产热量则非常接近。可见，能量代谢率的高低与体表面积成正比。因此，能量代谢率通常以单位时间内每平方米体表面积的产热量为单位，即用$kJ/(m^2 \cdot h)$来表示。人体的体表面积可应用Stevenson公式进行测算，即：

体表面积(m^2) = 0.0061×身高（cm）+0.0128×体重（kg）-0.1529

(二) 测定基础代谢率的基本条件

临床上基础代谢率的测定，规定在以下条件下进行：①清晨空腹（即进食后12~14h）；②平卧，全身肌肉放松，尽量排除肌肉活动的影响；③排除紧张、焦虑和恐惧等情绪，消除精神活动的影响；④室温保持在20~25℃，以排除环境温度的影响。

(三) 基础代谢率的测定方法及正常值

对基础代谢率的测定，一般采用能量代谢测定的简化方法测算，即将非蛋白呼吸商定为0.82，与之相对应的氧热价为20.20kJ/L。因此，只需在基础状态下测定一定时间内的耗氧量和体表面积，即可计算出基础代谢率。

例如，某女性，30岁，体表面积为$1.5m^2$，在基础状态下测得耗氧量为12L/h，则其基础代谢率为：$20.20kJ/L \times 12L/h \div 1.5m^2 = 161.6kJ/(m^2 \cdot h)$。

基础代谢率随性别、年龄的不同而有差异。我国正常人基础代谢率的平均值见表14-4。当其他情况相同时，男性的基础代谢率平均值比同年龄组的女性高；儿童比成人高；年龄越大，基础代谢率越低。

表 14-4　我国正常人 BMR 的平均值 [kJ/(m²·h)]

年龄（岁）	11~15	16~17	18~19	20~30	31~40	41~50	51 以上
男性	195.5	193.4	166.2	157.8	158.6	154.0	149.0
女性	172.5	181.7	154.0	146.5	146.9	142.4	138.6

（四）基础代谢率测定的临床意义

临床上在评价基础代谢率时，常将实测值和正常平均值（表 14-4）进行比较，计算公式如下：

$$基础代谢率（相对值）=（实测值-正常平均值）/正常平均值×100\%$$

一般来说，如相差在±15%之内，属于正常范围；当差值超过 20%，才有可能是病理性变化。有些疾病常伴有基础代谢率的改变，特别是影响甲状腺功能的疾病。甲状腺功能亢进时，基础代谢率可比正常值高 25%~80%；甲状腺功能低下时，基础代谢率可比正常值低 20%~40%。因此，基础代谢率的测定是临床上诊断甲状腺疾病的重要辅助方法之一。其他如肾上腺皮质和垂体功能低下、肾病综合征等，常出现基础代谢率降低；糖尿病和白血病等，基础代谢率可升高。发热时，基础代谢率也升高，一般情况下，体温每升高 1℃，基础代谢率要增加 13% 左右。

第二节　体　温

人和高等动物由于体内有完善的体温调节机制，所以体温是相对稳定的，称为恒温动物。而低等动物，如爬虫类、两栖类的体温则随环境温度的变化而改变，称为变温动物。恒温动物保持正常的体温是机体新陈代谢和一切生命活动正常进行的必要条件。新陈代谢和生命活动，都是以体内酶催化的生物化学反应为基础，而酶必须在适宜温度下才具有较高的活性，温度过高或过低，都会使酶的活性降低。当体温持续高于 41℃ 时，可出现神经系统功能障碍，发生谵语、神志不清，甚至永久性脑损伤；当体温低于 34℃ 时，意识将丧失，低于 25℃ 则可使呼吸、心跳停止，出现生命危险。

一、体温的概念及其正常值

体温是指机体深部组织的平均温度，即体核温度。机体深部组织的温度不易测量，所以临床上通常用直肠、口腔和腋窝等部位的温度来代表体温。①直肠温度的正常值为 36.9~37.9℃，测量时应将温度计插入直肠 6cm 以上，才能比较接近深部温度；②口腔温度的正常值为 36.7~37.7℃，测量时应将温度计含于舌下，其特点是应用方便，所测温度值较准确。但不适用与不配合的患者，如哭闹的小儿和精神病患者；③腋窝温度的正常值为 36.0~37.4℃，由于腋窝不是密闭体腔，易受环境温度、出汗等因素的影响，测量时被测者要将上臂紧贴胸廓，使机体内部的热量逐渐传导过来，这样腋窝的温度才能逐渐升高，接近于核心温度水平，测量时间一般需要持续 10min 左右，并且腋窝处还应保持干燥。

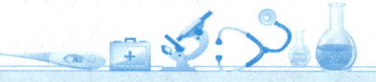

> **小贴士**
>
> **耳温枪**
>
> 人们从 20 世纪 60 年代中期就开始研究把鼓膜温度作为机体核心温度的标准。耳温枪是一种专门用于测量鼓膜温度的温度计，其工作原理是通过红外导波管将主要由鼓膜发射的红外辐射能传送到热电堆等热探测器，将红外辐射能量转换为电能后进行电信号处理得到人体温度信息。目前临床上已将鼓膜温度作为衡量体温的指标之一，尤其是对于婴幼儿的体温测量，耳温枪比水银温度计更加安全、方便和准确。

二、体温的生理变动

在生理情况下,体温可受昼夜、性别、年龄和肌肉活动等因素影响而发生变动,但变动的幅度一般不超过1℃。

1. 昼夜变化

体温在一昼夜之间呈周期性的波动,清晨2~6时最低,午后13~18时最高。体温的这种昼夜周期性波动,称为昼夜节律。除体温外,细胞中酶的活性、激素的分泌、个体的行为等机体功能活动的变化,也都显示出周期性变化的特性,统称为生物节律。动物实验提示,生物节律现象可能受下丘脑视交叉上核的控制。

2. 性别的影响

成年女性的体温平均比男性高约0.3℃。这可能与女性的皮下脂肪较多,出汗少,散热能力差有关。女性的基础体温随月经周期而发生周期性地变动。基础体温是指基础状态下的体温。在排卵前体温较低,排卵日最低,排卵后体温升高0.3~0.6℃,排卵后体温升高是由于孕激素及其代谢产物的作用所致(图14-1)。临床上可通过连续测定基础体温,从而确定月经周期中有无排卵以及排卵日期。

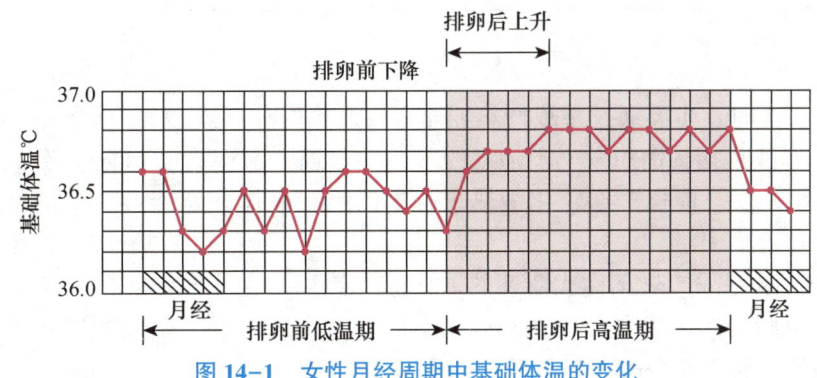

图14-1 女性月经周期中基础体温的变化

3. 年龄的影响

儿童和青少年的体温较高,而老年人因基础代谢率低,体温偏低。新生儿,特别是早产儿,由于体温调节机构发育尚不完善,调节能力较差,体温易受环境因素的影响而变动。因此,对新生儿和老年人,应特别加强保温护理。

4. 肌肉活动的影响

肌肉活动时机体代谢增强,产热量增加,可使体温升高。所以,临床上应让受试者安静一段时间以后再测体温,测量小儿体温时应防止其哭闹。

5. 其他因素的影响

情绪激动、精神紧张、环境温度变化和进食等情况均可对体温产生影响,在测量体温时应考虑到这些因素。此外,麻醉药可抑制温度感受器和体温调节中枢的活动,并且扩张皮肤血管,增加体热散失,故对麻醉手术的病人,术中和术后都应注意保温护理。

三、体热平衡

恒温动物体温的相对稳定,是由于在体温调节机构的控制下,机体的产热和散热这两个生理过程保持动态平衡的结果。一旦由于某种原因导致体热平衡被打破,体温将升高或降低。

(一) 产热器官、形式及其调节

1. 主要产热器官

机体的热量是由体内各器官、组织进行分解代谢产生的。但不同的器官、组织因代谢水平不同,产热量各异。机体安静时以内脏器官产热为主,约占总产热量的56%。其中,肝的代谢最旺盛,产热量最多,其次,脑的产热量也较大。运动或劳动时,骨骼肌则成为主要的产热器官。肌紧张稍有增强,产热量明显增多,运动时,骨骼肌的产热量可增加到总产热量的73%,剧烈运动时,可增加90%。各组织器官产热比例见表14-5。

表14-5 机体不同状态下各组织器官的产热比例

组织器官	占体重的百分比（%）	产热量（占机体总产热量的%）	
		安静状态	运动或劳动
脑	2.5	16	3
内脏	34	56	22
骨骼肌	40	18	73
其他	23.5	10	2

2. 产热的形式

当机体处于寒冷环境时,主要通过寒战产热和非寒战产热两种形式增加产热量,进而维持体温。

（1）寒战产热。寒战是指骨骼肌发生不随意的节律性收缩,节律为9~11次/分。寒战的特点是屈肌和伸肌同时收缩,不做外功,能量全部转化为热量,用以维持机体在寒冷环境中的体热平衡。发生寒战时,代谢率可增加4~5倍。

（2）非寒战产热。非寒战产热又称代谢产热。代谢产热以褐色脂肪组织的产热量最大,约占非寒战产热总量的70%。褐色脂肪组织主要分布在腹股沟、腋窝、肩胛下区,以及颈部大血管的周围等处。由于新生儿不能发生寒战,所以非寒战产热对其尤为重要。

3. 产热活动的调节

（1）体液调节。甲状腺激素是调节产热活动最重要的体液因素。如果机体暴露在寒冷环境中数周,其甲状腺的活动明显增强,分泌大量的甲状腺激素,机体代谢率增加20%~30%。其作用特点是作用缓慢,持续时间长。肾上腺素、去甲肾上腺素和生长激素等也可刺激产热,其特点是起效迅速,但持续时间短。

（2）神经调节。寒冷刺激可兴奋交感神经系统,引起肾上腺髓质活动增强,导致肾上腺素和去甲肾上腺素释放增多,产热增加。

(二) 散热器官、方式及其调节

1. 散热的部位

人体的主要散热部位是皮肤。大部分体热通过皮肤辐射、传导、对流和蒸发等方式向外界散发,小部分则随呼出气、尿、粪等排泄物而排出体外。

2. 散热的方式

（1）辐射散热。辐射散热是人体通过热射线的形式将体热传给外界。在安静状态下,以该方式散发的热量较多,可达总散热量的60%。辐射散热量的多少取决于皮肤与周围环境的温度差以及机体的有效散热面积,温度差越大,有效散热面积越大,散热量越多。

（2）传导散热。传导散热是人体的热量直接传给予之相接触的温度较低的物体。此种方式散热量的多少与皮肤与接触物体之间的温度差、接触面积以及物体的导热性有关。体内脂肪的导热效能较低,因而肥胖者机体深部的热量不易向表层传导,在炎热的天气容易出汗。棉、毛织物是热的不良导体,所以棉衣可以御寒保暖。由于水的导热性较好,临床上对高热患者可利用冰帽、冰袋等进行物理降温。

(3) 对流散热。对流散热是通过气体流动进行热量交换,是一种特殊形式的传导散热。人体周围总是围绕着一薄层与皮肤接触的空气,人体的热量传给这一层空气后,由于空气不断流动将体热散发出去。对流散热量的多少主要受风速影响较大。风速越大,散热量越多。衣服覆盖皮肤表面,在棉毛纤维间的气体不易流动,因此着衣可以起到保温作用。

(4) 蒸发散热。蒸发是人体通过体表的水分汽化时吸收热量而散发体热的一种方式。在常温情况下,蒸发1g水可使机体散发2.43kJ的热量。人体蒸发散热可分为不感蒸发和发汗两种形式。不感蒸发是指体液的水分不断从皮肤和呼吸道渗出,在未形成明显水滴之前便被汽化,从而散发热量。这种蒸发不易为人所察觉,且与汗腺活动无关,因此其中皮肤的蒸发又称为不显汗。人体24h的不感蒸发量一般为1000ml左右,其中通过皮肤蒸发600~800ml。发汗是汗腺主动分泌汗液,在皮肤表面以明显水滴存在而被汽化的一种散热方式。由于发汗是可以感知到的,故又称可感蒸发。影响蒸发的因素主要有空气湿度和风速,空气湿度越小、风速越大,越有利于蒸发散热。可见,蒸发是不受皮肤与环境之间的温度差所限制的一种散热方式,当环境温度等于或高于皮肤温度时,辐射、传导和对流这三种散热方式均受到限制,蒸发便成了唯一有效的散热方式。

3. 散热的调节

(1) 皮肤血流量的调节。如前所述,通过辐射、传导和对流散发的热量,均取决于皮肤和环境之间的温度差,而皮肤温度主要受皮肤血流量的影响。机体可以通过调节皮肤的血流量来控制皮肤温度,从而调节散热量,实现体热平衡。炎热环境时,机体交感神经紧张性降低,皮肤小动脉舒张,动-静脉吻合支开放,皮肤血流量增加,有较多的体热由机体深部被带到体表,皮肤温度升高,散热量增加。寒冷环境时,机体交感神经紧张性增强,皮肤小动脉收缩,动-静脉吻合支关闭,皮肤血流量减少,皮肤温度降低,散热量减少。

(2) 发汗的调节。人体的汗腺主要受交感神经的支配,末梢释放的递质主要是乙酰胆碱。温热性刺激作用于皮肤温度感受器或温度升高的血液流经下丘脑时,均可刺激下丘脑发汗中枢,引起的发汗称为温热性发汗,主要参与体温调节。此外,在精神紧张时,可引起手掌、足跖和前额等处的汗腺分泌,这种发汗称为精神性发汗,与体温调节的关系不大。通常这两种形式的发汗并不是截然分开的,而是常常同时出现。

四、体温的调节

人体体温的相对恒定,有赖于自主性和行为性两种体温调节的活动,使产热和散热达到平衡。自主性体温调节是在下丘脑体温调节中枢的控制下,通过增减皮肤血流量、发汗或寒战等生理反应,调节产热和散热,使体温保持相对恒定。行为性体温调节是指通过一定的意识行为来保持体温的相对恒定。例如,人可增减衣着,改变姿势从而保温或降温。在恒温动物,是以自主性体温调节为基础,行为性体温调节为补充。下面主要讨论自主性体温调节。

自主性体温调节使体温维持相对恒定是依靠负反馈控制系统实现的。下丘脑的体温调节中枢是控制部分,其传出信息控制产热器官(内脏和骨骼肌等)和散热装置(皮肤血管和汗腺等)的活动,从而使体温维持在相对恒定的水平。然而,体温总会受到内、外环境因素的干扰,这些干扰通过温度感受装置,将干扰信息反馈至体温调节中枢。经过中枢分析整合,再调整受控部分的活动,建立起新的体热平衡,使体温保持相对恒定(图14-2)。

(一) 温度感受器

1. 外周温度感受器

是指分布在皮肤、黏膜和内脏中对温度变化敏感的游离神经末梢。分为热感受器和冷感受器两种。当局部温度升高时,热感受器兴奋;反之,冷感受器兴奋。

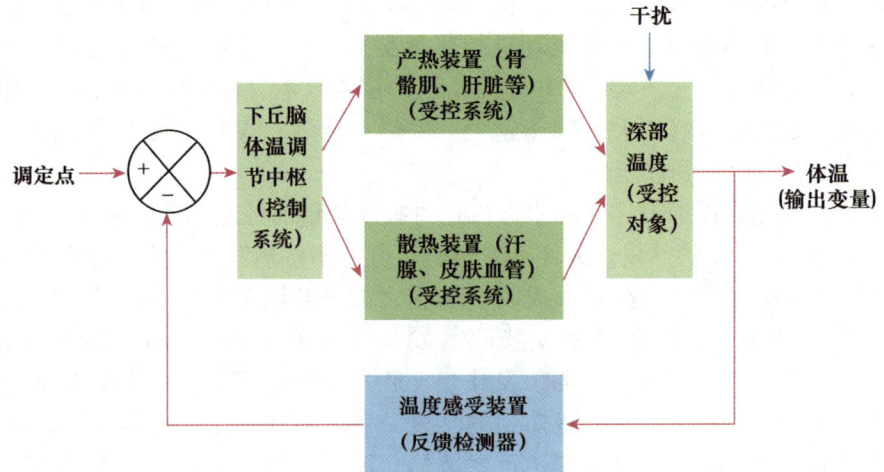

图 14-2 体温调节系统自动控制示意图

2. 中枢温度感受器

是指位于下丘脑、脑干网状结构和脊髓中对温度变化敏感的神经元。分为两种类型：热敏神经元在局部组织温度升高时发放冲动的频率增加；冷敏神经元则在局部组织温度降低时发放冲动的频率增加。实验表明，前者主要存在于视前区-下丘脑前部（PO/AH），后者主要存在于脑干网状结构和下丘脑的弓状核。

（二）体温调节中枢

参与调节体温的神经元，广泛地存在于从脊髓到大脑皮层的整个中枢神经系统，但对多种恒温动物脑分段横断实验发现，只要保持下丘脑及其以下的神经结构完整，动物的体温便可以维持相对恒定，因此认为体温调节的基本中枢在下丘脑。研究表明，PO/AH 在体温调节中枢整合机构中处于核心部位。

（三）体温调节原理

正常体温为何能维持在37℃左右？目前多用"调定点学说"加以解释。该学说认为，体温的调节类似于恒温器的调节。PO/AH 的温度敏感神经元设定了一个规定的温度值（37℃），即体温调定点，体温调节中枢依此调节体温。当体温与调定点的水平一致时，机体的产热与散热取得平衡；当体温高于37℃时，热敏神经元兴奋，加强散热活动，降低产热活动，使散热大于产热，将升高的体温回降至37℃；当体温低于37℃时，冷敏神经元兴奋，加强产热活动，降低散热活动，使降低的体温回升至37℃。

根据调定点学说，由病原体引起的发热，是由于致热原使 PO/AH 热敏神经元兴奋性降低，而冷敏神经元兴奋性升高，从而使调定点上移所致。如上移到39℃，发热初期实际体温（37℃）低于此时的调定点水平，因此发热前先出现皮肤血管收缩、寒战等反应，结果体温升高至上移的调定点水平并维持之。只要致热因素不消除，产热与散热过程就继续在此新的体温水平上保持平衡。可见，发热是由于体温调节中枢调定点上移，体温调节活动的结果。

> **小贴士**
>
> **中暑**
>
> 中暑是指在高温或炎炎烈日下，引起机体的散热能力不足或体温调节中枢功能障碍，致使热量过度蓄积所致的以高热、无汗及中枢神经系统症状为主的综合征。主要表现为体温升高（重者40℃以上）、无汗、头痛、头晕、脉搏细弱、血压下降，甚至意识丧失等症状。通常体弱多病、过度疲劳、睡眠不足、饥饿或患有心、肾和肝等内脏疾病是发病的诱因。故预防中暑的方法主要有躲避烈日、遮光防护、补充水分、常备防暑药、睡眠充足、增强营养和适时体检，等等。

自我测评

一、单选题

1. 食物的氧热价指的是（ ）。
   A. 1g 食物氧化时消耗的氧量
   B. 1g 食物氧化时产生的热量
   C. 某物质氧化时，消耗 1 升氧所氧化的食物克数
   D. 某物质氧化时，消耗 1 升氧所产生的热量
   E. 某物质氧化时，耗氧量与二氧化碳产生量之比

2. 对能量代谢影响最为显著的是（ ）。
   A. 寒冷　　　　　B. 高温　　　　　C. 精神活动　　　　　D. 肌肉运动
   E. 进食

3. 一般情况下，人体生命活动所需能量的 60%～70% 由（ ）提供。
   A. 核酸　　　　　B. 糖蛋白　　　　C. 糖　　　　　　D. 脂肪
   E. 蛋白质

4. 测定某人的基础代谢率相对值为 +60%，你认为该患者可能患有下列哪种疾病（ ）。
   A. 垂体功能低下　　B. 甲状腺功能亢进　　C. 肾病综合征　　D. 阿狄森病
   E. 肾上腺皮质功能不全

5. 高温酷热时，机体的主要散热途径是（ ）。
   A. 辐射　　　　　B. 对流　　　　　C. 传导　　　　　D. 蒸发
   E. 以上都不对

6. 给高热病人用冰袋或冰帽降温属于（ ）。
   A. 增加蒸发散热　　B. 增加传导散热　　C. 增加对流散热　　D. 增加辐射散热
   E. 增加发汗

7. 给高热病人用酒精擦浴降温属于（ ）。
   A. 增加蒸发散热　　B. 增加传导散热　　C. 增加对流散热　　D. 增加辐射散热
   E. 增加发汗

8. 对蒸发散热最有利的条件是（ ）。
   A. 湿度大，风速小　　B. 湿度小，风速小　　C. 湿度小，风速大　　D. 湿度大，风速大
   E. 温度低，风速小

9. 体温调节的基本中枢位于（ ）。
   A. 脊髓　　　　　B. 延髓　　　　　C. 下丘脑　　　　　D. 脑干网状结构
   E. 中脑

10. 关于体温的生理变异的叙述，错误的是（ ）。
    A. 一天中，以清晨时体温最高
    B. 成年女子体温比男子高
    C. 成年女子体温的月周期变化与孕激素的周期性分泌有关
    D. 老年人的体温低于正常成年人
    E. 麻醉手术期间体温易受环境温度影响

11. 下列哪项是正确的（ ）。
    A. 口腔温＜腋窝温＜直肠温　　　　　B. 腋窝温＜口腔温＜直肠温
    C. 直肠温＜腋窝温＜口腔温　　　　　D. 口腔温＜直肠温＜腋窝温

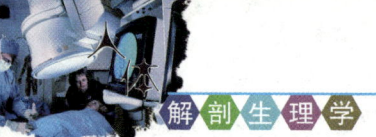

E. 直肠温<口腔温<腋窝温

12. 在寒冷环境中机体维持体热平衡的调节方式，不包括（　　）。

A. 甲状腺激素分泌增加　　　　　　　　B. 肾上腺髓质分泌增加

C. 战栗产热　　　　　　　　　　　　　D. 非战栗产热

E. 皮肤血流量增多

二、名词解释

1. 基础代谢率　2. 体温

三、问答题

1. 体温的正常值及其生理变动如何？

2. 临床常用的体温测量部位有哪些？各个部位的体温测量应注意哪些问题？

3. 皮肤的散热方式主要有哪些？各受哪些因素影响？根据散热原理，如何帮助高热病人进行物理降温？

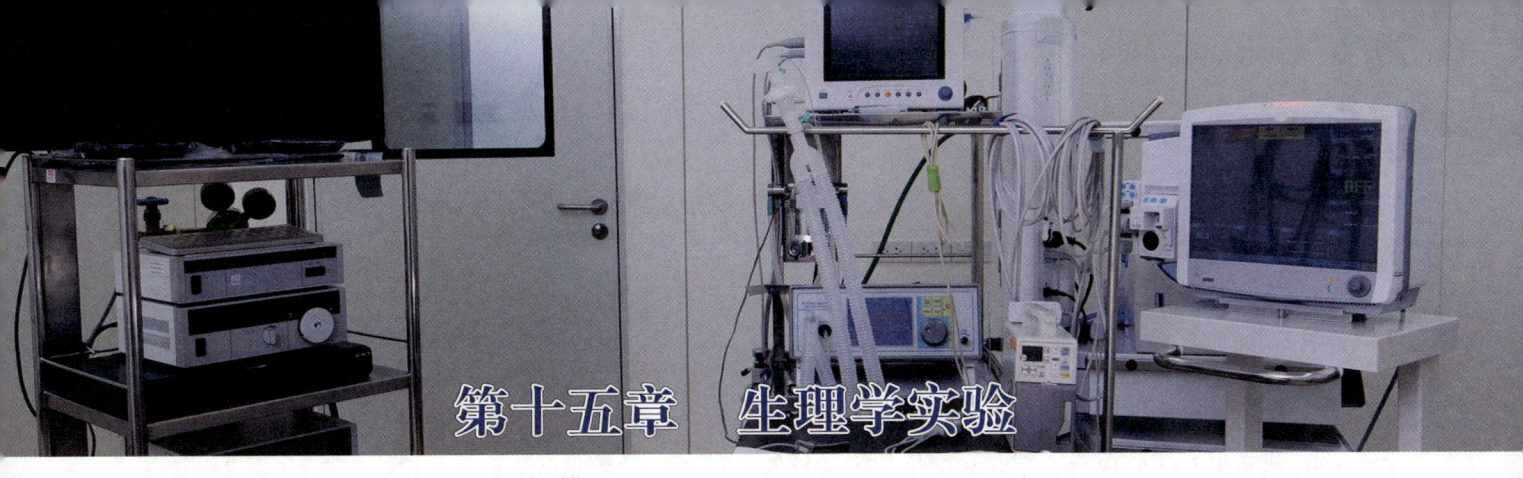

第十五章 生理学实验

总 论

一、生理学实验目的

结合现代高职教育的培养目标——培养学生的综合职业能力，生理学实验教学不能仅仅传授知识、验证理论，更为重要的是对学生能力和综合素质的培养。因此，生理学实验的目的主要包括几个方面：

1. 学生通过实践操作，了解研究生命活动规律的科学方法，培养获取知识的能力。
2. 学生通过实验验证所学的基本理论，加深对知识的理解和认识，进一步认识人体生命活动的规律。
3. 通过实验操作，训练学生的动手能力，使学生能够正确使用生理学实验的基本仪器设备，初步掌握有关的基本操作技能和临床常用的生理指标检查技术。
4. 逐步培养学生客观地观察、记录和分析实验结果的能力以及独立思考、解决实际问题的能力。
5. 通过书写实验报告，学会将实验中的感性认识升华为理性认识，培养科学文体的基本写作能力。
6. 逐步养成严谨认真的工作态度、科学的思维方法和创新能力，以及团结协作的团队精神。

二、生理学实验要求

为了达到实验课的目的，学生在每次参加实验过程中，应努力做到以下几点要求：

（一）实验前

1. 认真预习实验指导中要进行的实验内容，复习相关理论知识，对于本次实验做到心中有数、有备而来，力求提高实验课的学习效果。
2. 尝试预测实验结果，并用已知的理论知识予以解释。
3. 以小组为单位进行实验，实行组长负责制，组长统筹小组成员分工协作，保证每位同学动手机会均等，并组织实验结果的分析讨论。
4. 检查并核对实验器械和试剂是否齐全。

（二）实验期间

1. 认真听取实验指导教师的讲解，仔细观看示教操作，尤其注意教师所指出的实验过程中的注意事项。
2. 实验过程中，组内成员要分工明确、相互配合、各司其职，严格按照教师交代的步骤进行规范操作，不可随意更改，从而保证实验的顺利进行。
3. 仔细观察实验过程中出现的现象并如实记录，同时要思考：发生了什么实验现象？为什么会出现这些现象？这些现象有何意义？结合已知的相关理论对实验结果进行集体分析讨论，得出结论。
4. 对于实验中出现的疑难问题，先在小组内集体讨论解决，若一时解决不了，应及时向指导教师请教。
5. 以人体为对象的实验项目，应格外注意人身安全。对实验动物要十分爱护和尊重，以保证动物能为实验工作做出应有的贡献。节约试剂和消耗品，规范使用各种实验器械，保证实验取得预期效果。
6. 某些实验项目，由于实验条件或技术操作受到客观限制，只能由指导教师予以示教，学生虽然没

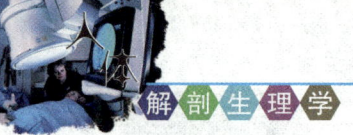

有直接参与实验操作，但同样应认真对待，仔细观看教师示教，努力取得应有的示教效果。

（三）实验后

1. 将实验器械洗净、擦干，由组长清点数目并交还指导教师。如有损坏或缺失，应立即向指导教师报告真实情况，并予以登记备案。
2. 清洁实验台面，将桌椅摆放整齐，将实验动物及标本按规定放到指定地点。
3. 认真整理实验数据和资料，以小组为单位分析讨论实验结果，并做出结论。
4. 独立书写实验报告，按时送交指导教师评阅，并予以考核量分。
5. 值日生负责打扫实验室卫生，倒掉垃圾，关闭水电和门窗。

三、生理学实验报告具体内容及书写要求

（一）具体内容

实验报告是对实验的全面总结，是学生对所做实验的再认识再理解的过程，是生理学实验的训练内容之一，也是综合评价学生能力的重要依据之一。学生通过书写实验报告，不仅是对实验过程和结果进行简单的记录，还要对实验结果进行科学的分析和总结，从而提高学生分析问题和归纳概括的能力。实验报告的具体内容主要包括以下几个方面：

1. 姓名、学号、班级、组别、实验组成员、指导教师、室温、日期
2. 实验题目
3. 实验目的
4. 实验对象
5. 实验用品
6. 实验步骤
7. 实验结果
8. 分析讨论
9. 结论

（二）书写要求

1. 一般要求

（1）对于学生自行操作的实验或示教实验，每位学生均要写出自己的实验报告，要求按时完成，及时送交指导教师审阅，不得拖延上交或不交。

（2）书写实验报告要求态度认真、字迹清楚、内容完整、文笔简洁、观点明确，统一使用学校规定的实验报告册和规范的书写格式。

（3）实验报告写得如何，在某种程度上可以反映学生独立思考和独立解决问题的能力。因此，学生在书写实验报告时，应严肃对待、严禁抄袭他人报告。

2. 具体要求

（1）实验目的：学生通过实验所要达到的学习目标，尽可能简明扼要。

（2）实验步骤：按照实际操作步骤简略描述，不要照抄实验指导。

（3）实验结果：作为实验报告的重要部分，是将在实验过程中实际观察到的现象如实、正确的记录，可用文字、表格、图形、曲线等形式表示，严禁编造杜撰。

（4）分析讨论：运用已知的理论知识或查阅资料所获得的知识，针对实验结果进行客观地分析和讨论。指出实验现象出现的原因，或者是实验现象的出现说明了什么问题等。如果出现与预想结果不一致的地方，应客观地分析其产生的原因及其解决方法，提出在今后的实验中需要注意和改进的地方。

（5）结论：是从对实验结果的分析讨论中归纳出的一般性、概括性的推理，即对本次实验所验证的

概念或理论的简明总结。书写结论应简明扼要，要有实验依据，不要轻易推论和引申。

四、常用实验器械简介

1. 剪刀

包括粗剪（用于剪骨骼等硬组织）、手术剪（用于剪皮肤、肌肉等软组织）和眼科剪（用于剪神经、血管和心包等细软组织）。

2. 手术镊

常用无齿镊和有齿镊两种。有齿镊用于提起皮肤、皮下组织、筋膜、肌腱等较坚韧的组织。无齿镊用于夹持神经、血管、肠壁或其他脏器。

3. 止血钳

主要用于夹血管或止血点，以达止血的目的。也用于分离组织、牵引缝线，把持或拔缝针等。

4. 皮肤钳

其尖端较宽，有齿，可用于牵拉皮肤、骨骼等组织。

5. 探针

用于破坏蛙或蟾蜍的脑、脊髓。

6. 玻璃分针

用于分离神经、血管和肌肉等组织。

7. 气管插管

是Y形管，动物实验时插入气管。

8. 动脉插管

可插入动、静脉管内。

五、常用生理实验溶液配制

生理性溶液为代体液，用以较长时间的维持离体组织、器官及细胞的正常生命活动。因此它必须具备下列条件：①渗透压与组织相等；②应含有组织、器官维持正常机能所必需的比例适宜的各种盐类离子；③酸碱度应与血浆相同，并具有充分的缓冲能力；④应含有氧气和营养物质。动物实验中常用的生理盐溶液有生理盐水、任氏溶液、乐氏溶液和台氏溶液四种，其成分各异。

配制生理溶液的蒸馏水要新鲜，pH中性，常用生理盐溶液的成分见表15-1。

表15-1 常用生理盐溶液的成分

试剂及剂量	任氏液 用于两栖类	乐氏液 用于两栖类	台氏液 用于哺乳类	生理盐水 两栖类	生理盐水 哺乳类
氯化钠（g）	6.50	9.00	8.00	6.50	9.00
氯化钾（g）	0.14	0.42	0.20	-	-
氯化钙（g）	0.12	0.24	0.20	-	-
碳酸氢钠（g）	0.20	0.1~0.3	1.00	-	-
磷酸二氢钠（g）	0.01	-	0.05	-	-
氯化镁（g）	-	-	0.10	-	-
葡萄糖（g）	2.0（可不加）	1.0~2.5	1.00	-	-
蒸馏水加至（ml）	1000	1000	1000	1000	1000

为了便于配制，常将其中所含成分配成一定浓度的贮备液（原液），临用时可按表 15-2 稀释。

表 15-2 常用生理盐溶液的配制

原液成分	任氏液	乐氏液	台氏液
氯化钠（g）	6.5	9.0	8.0
10%氯化钾（ml）	1.4	4.2	2.0
10%氯化钙（ml）	1.2	2.4	2.0
5%碳酸氢钠（ml）	4.0	2.0	20.0
1%磷酸二氢钠（ml）	1.0	–	5.0
5%氯化镁（ml）	–	–	2.0
葡萄糖（g）	2.0（可不加）	1.0~2.5	1.0
蒸馏水加至（ml）	1000	1000	1000

注意：$CaCl_2$ 和 $MgCl_2$ 不能先加，必须在其他基础溶液混合并加蒸馏水稀释之后，方可边搅拌边滴加 $CaCl_2$ 和 $MgCl_2$，否则溶液易产生沉淀。

葡萄糖应在使用时加入，加入葡萄糖的溶液不能久置。

常用生理溶液的用途：

生理盐水：是与血清等渗的氯化钠溶液，冷血动物采用 0.6%~0.65%，温血动物则采用 0.9%。

任氏溶液：用于青蛙和其他冷血动物实验。

实验项目一　反射弧分析

【实验目的】

1. 初步学会用蛙做反射弧分析。
2. 分析反射弧的组成部分并探讨各部分对反射活动的作用。

【实验材料】

1. 试剂：0.5%和1%硫酸溶液。
2. 器材：蛙类手术器械、铁支架、肌夹、双凹夹、小烧杯、培养皿、滤纸片。

【实验原理】

在中枢神经系统的参与下，机体对刺激的应答反应叫反射。反射弧是反射活动的结构基础，包括感受器、传入神经、神经中枢、传出神经和效应器五部分，其中任何一部分遭到破坏，反射活动将不能进行。

【实验对象】

蛙或蟾蜍。

【实验步骤】

1. 将蛙放在实验桌上，观察其自发活动；用镊子来夹其足趾，轻夹或重夹时，观察其反应有何不同。
2. 制备脊蛙　用左手握蛙（蛙背向上），用拇指压住背部，食指下压头部前端，使头前倾。右手持针由头端沿中线向尾端方向划触，触及凹陷处，将探针由此垂直刺入，深度 1~2mm，即进入枕骨大孔（图

15-1）。然后将针放平，针尖折向头方刺入颅骨，左右搅动，捣毁脑组织，保留脊髓。用肌夹夹住蛙下颌，悬挂在铁支架上（图15-2）。

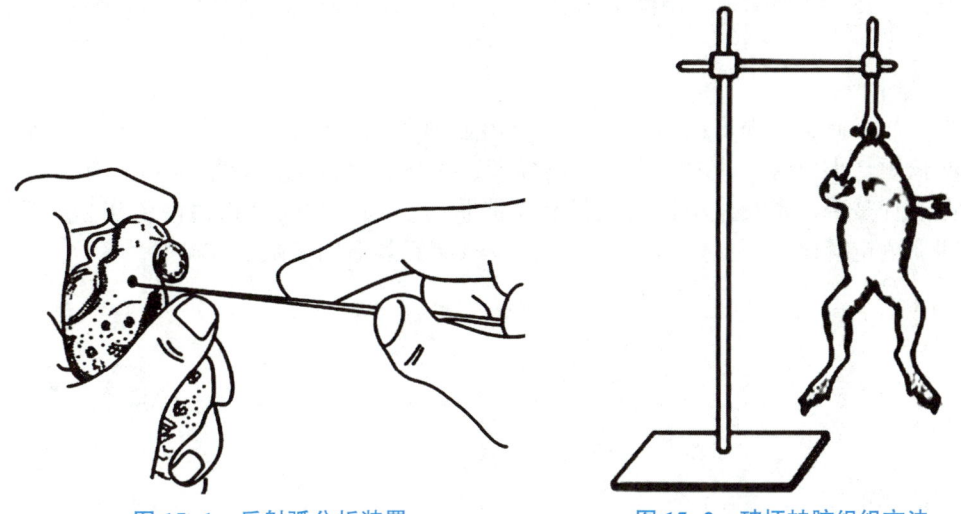

图15-1　反射弧分析装置　　　　　图15-2　破坏蛙脑组织方法

3. 检查屈腿反射　用培养皿盛0.5%硫酸溶液，将蛙的左、右后肢的脚趾尖先后浸入硫酸溶液中，观察有无屈腿反射发生。然后用清水洗去皮肤上的硫酸溶液，再用纱布轻轻擦干水。

4. 剥去一侧小腿皮肤再做屈腿实验　将右后肢膝关节以下的皮肤划一环形切口，剥去切口到趾尖的皮肤，再用0.5%硫酸溶液刺激该后肢足趾，观察有无屈腿反射。

5. 剪断另一侧（未剥皮侧）坐骨神经　取下脊蛙，仰卧于蛙板上。在左侧大腿背面做一纵形切口，用玻璃分针在肱二头肌与半膜肌之间找出坐骨神经，并勾起剪断之。再将蛙悬挂于铁支架上。再用0.5%硫酸溶液刺激该后肢足趾，观察有无屈腿反射发生。

6. 检查搔扒反射　用浸有1%硫酸溶液滤纸片贴在蛙的腹部皮肤上，观察有无搔扒反射发生。

7. 捣毁脊髓　用探针插入脊蛙椎管，捣毁脊髓。再用浸有1%硫酸溶液滤纸片贴在蛙的腹部皮肤上，观察有无反射发生。

【注意事项】

1. 剥皮时必须剥干净，包括足趾皮肤。
2. 刺激足趾皮肤时每次浸入的硫酸溶液面积要一致，且足趾勿触及器皿。
3. 为保护蛙的皮肤，限制酸刺激时间在几秒钟，每次酸刺激出现反应后，立即用清水洗净并擦干。

【实验结果】

用文字记述各项实验结果，并给以分析，做出结论。

实验项目二　出血时间和凝血时间测定

【实验目的】

1. 学习测定出血时间、凝血时间的方法，评价出、凝血时间是否正常。
2. 熟悉测定出血时间、凝血时间的意义。

【实验材料】

一次性采血针、75%酒精棉球、碘酒棉球、无菌干棉球、秒表、小滤纸条、载玻片及大头针。

【实验原理】

出血时间是指从小血管破损出血起至自行停止出血所需的时间，实际是测量微小血管口封闭所需时间。出血时间的长短与小血管的收缩，血小板的黏着、聚集、释放以及收缩等功能有关。出血时间测定，可检查生理止血过程是否正常及血小板的数量和功能状态。凝血时间是指血液流出血管到出现纤维蛋白细丝所需的时间，测定凝血时间主要用于检测血液本身有无凝血因子缺乏或减少。

【实验对象】

人。

【实验步骤】

1. 出血时间的测定

以75%酒精棉球消毒耳垂或末节指端后，用一次性采血针快速刺入皮肤2~3mm深，让血液自然流出。立即记下时间，每隔30s用滤纸条轻触血液，吸去流出的血液，使滤纸上的血点依次排列，直到无血液流出为止，记下开始出血至停止出血的时间，或以滤纸条上血点数除以2即为出血时间。正常人为1~4min。

2. 凝血时间的测定

玻片法：操作同上，刺破耳垂或指端后，用玻片接下自然流出的第一滴血，立即记下时间，其血滴不应小于黄豆粒。然后在室温下自然凝固，每隔30s用针尖挑血一次，直至挑起细纤维血丝为止。记下从开始流血到挑起细纤维血丝的时间，即为凝血时间。正常人为2~8min。

3. 记录实验结果

报告该实验出血时间和凝血时间。并对全班的结果加以统计，用平均值±标准差表示。

【注意事项】

1. 采血前可进行局部按摩。
2. 如出血时间超过15min，应立即终止试验，并进行止血。
3. 采血针应锐利，让血液自然流出，不可挤压。刺入深度要适宜，如果过深，组织受损过重，反而会使凝血时间缩短。
4. 针尖挑血，应朝向一个方向横穿直挑，勿多方向挑动和挑动次数过多，以免破坏纤维蛋白网状结构，造成不凝血假象。
5. 玻片法测定凝血时间时，温度不可以过高或过低，血滴不可以过小。

【实验结果】

1. 讨论血液凝固对机体的生理意义？
2. 分析出、凝血时间延长的原因？

实验项目三　ABO血型的鉴定

【实验目的】

1. 学习ABO血型鉴定的原理以及交叉配血的原理。

2. 通过本实验学会用标准血清抗 A、抗 B 鉴定 ABO 血型系统血型的方法。加深理解血型检验在输血中的重要性。

【实验材料】

1. 试剂：A 型标准血清、B 型标准血清、生理盐水。
2. 器材：载玻片、一次性采血针、75% 酒精棉球、无菌干棉球、滴管、小试管、玻璃棒、记号笔、显微镜、离心机。

【实验原理】

在 ABO 血型系统中，红细胞膜上抗原包括 A 和 B 两种抗原，而血清抗体包括抗 A 和抗 B 两种抗体。依据红细胞膜上抗原（A、B 抗原）的种类和有无，可将 ABO 血型系统分为 A 型、B 型、AB 型和 O 型四类。红细胞膜上的 A 抗原加抗 A 抗体或红细胞膜上的 B 抗原加抗 B 抗体后，则发生免疫反应，从而产生红细胞凝集现象。血型鉴定是将受试者的红细胞加入已知标准血清抗 A、抗 B 中，观察有无红细胞凝集现象，进而测知受试者红细胞膜上有无 A 或（和）B 抗原，从而鉴定其血型。

【实验对象】

人。

【实验步骤】

1. 取载玻片一块，用干净纱布轻拭使之洁净，用记号笔在玻片两端分别标上 A、B，并各滴加一滴相应的 A 型标准血清和 B 型标准血清。
2. 用 75% 酒精棉球消毒耳垂或指端，用一次性采血针刺破皮肤，用玻璃棒一端采血后滴于 A 型标准血清中轻轻搅匀，再用玻璃棒另一端采血后滴于 B 型标准血清中轻轻搅匀。
3. 10~30min 后观察结果，判断血型（图 15-3）。如有凝集反应可见到呈红色点状或小片状凝集块浮起。先用肉眼看有无凝集现象，肉眼不易分辨时，则在低倍显微镜下观察，如有凝集反应，可见红细胞聚集成团。
4. 用无菌干棉球按压采血部位 3~5min 止血。

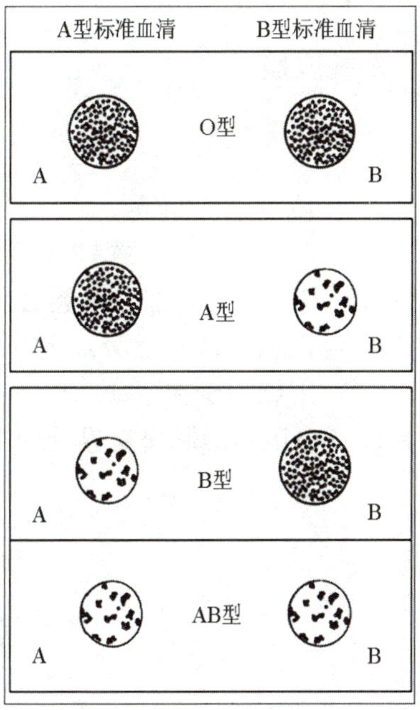

图 15-3　ABO 血型检查结果判定

【注意事项】

1. 试管法较玻片法结果准确。
2. 若结果判断困难时，可借助显微镜。
3. 用玻璃棒蘸血时，都是只蘸一次，避免交叉污染。
4. 红细胞悬液及血清必须新鲜，用标准血清的试管不能交叉使用，否则可能出现假阳性结果。

【实验结果】

讨论已知某人血型为 A 型，是否可用他的血液去鉴定另一个人的血型？为什么？

实验项目四 蛙心起搏点的观察与分析

【实验目的】

用结扎法观察两栖类动物心脏的起搏点和心脏不同部位传导系统的自动节律性高低。

【实验材料】

1. 试剂：任氏液。
2. 器材：蛙类手术器械一套（蛙板、蛙钉、玻璃分针、粗剪刀、手术剪、眼科剪、镊子、金属探针）、棉线、蛙心夹、秒表、玻璃小烧杯、滴管。

【实验原理】

心脏的特殊传导系统具有自动节律性，但各部分的自动节律性高低不同。两栖类动物的心脏起搏点是静脉窦（哺乳动物的是窦房结）。正常情况下，静脉窦（窦房结）的自律性最高，能自动产生节律性兴奋，通过特殊传导系统依次传到心房肌和心室肌，引起整个心脏兴奋。

【实验对象】

蟾蜍或蛙。

【实验步骤】

1. 在体蛙心的制备

（1）取蛙1只，用探针破坏脑和脊髓后呈仰卧位固定在蛙板上，剪开胸骨表面皮肤，沿正中线剪开胸骨，仔细剪开心包膜，暴露心脏。

（2）识别左、右心房，房室沟，心室，动脉圆锥及静脉窦（图15-4）。

（3）用细镊子在主动脉干下穿一线备用。将连有线的蛙心夹夹住心尖，轻提心并翻向头侧，可见静脉窦以及心房与静脉窦交界处的半月形白线，即窦房沟。

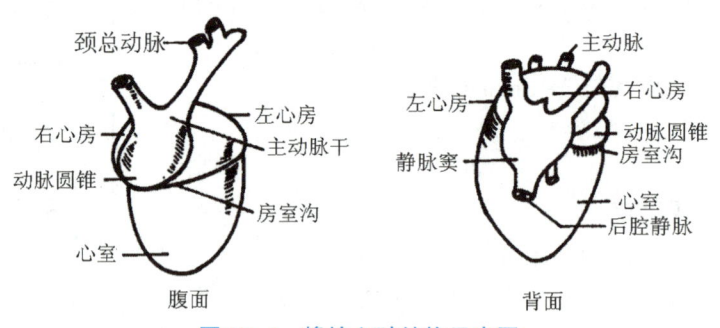

图15-4 蟾蜍心脏结构示意图

2. 观察项目

（1）观察蛙心各部分收缩的顺序：重温蛙心脏的结构，观察静脉窦、心房和心室的跳动，记录每分钟的收缩次数（次/分），注意它们的跳动次序。

（2）斯氏第一结扎：分离主动脉两分支的基部，用眼科镊在主动脉干下引一细线。将蛙心心尖翻向头端，暴露心脏背面，在静脉窦和心房交界处的半月形白线（即窦房沟）处将预先穿入的线作一结扎（即斯氏第一结扎，如图15-5），以阻断静脉窦和心房之间的传导。观察蛙心各部分的搏动节律有何变化，并记录各自的跳动频率（次/分）。待心房、心室复跳后，再分别记录蛙心各部分的搏动频率（次/分）。

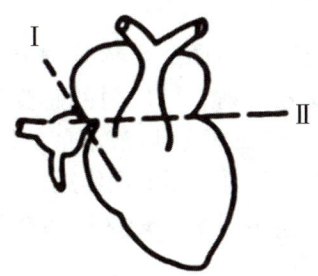

图 15-5　斯氏结扎部位
Ⅰ 第一结扎　Ⅱ 第二结扎

（3）斯氏第二结扎：第一结扎实验项目完成后，再在心房与心室之间即房室沟用线作第二结扎（即斯氏第二结扎，如图15-5）。结扎后，心室停止跳动，而静脉窦和心房继续跳动，记录其各自的跳动频率（次/分）。经过较长时间的间歇后，心室又开始跳动，记录蛙心各部分的跳动频率（次/分）。

【注意事项】

1. 结扎前要认真识别心脏的结构。
2. 结扎部位要准确地落在相邻部位的交界处，结扎时用力逐渐增加，直到心房或心室搏动停止。

【实验结果】

将实验结果填入表15-3，比较结扎前后有何变化，并分析其机制。

表 15-3　斯氏结扎前后蛙心各部分的跳动频率

观察项目	静脉窦	心房	心室	分析
正常				
斯氏第一结扎				
斯氏第二结扎				

实验项目五　家兔动脉血压的调节

【实验目的】

通过动脉血压的变化来反映心血管活动的变化。目的在于间接地观察心血管活动的神经体液性调节和学习哺乳动物动脉血压的直接描记方法。

【实验材料】

1. 试剂：20%氨基甲酸乙酯溶液（或3%戊巴比妥钠溶液）、0.3%肝素溶液（或5%枸橼酸钠溶液）、0.01%酒石酸去甲肾上腺素溶液、0.01%盐酸肾上腺素溶液、生理盐水、1%酚妥拉明溶液、0.01%盐酸普萘洛尔溶液、0.01%硫酸阿托品溶液。
2. 器材：哺乳类动物手术器械一套（皮肤钳、血管钳、组织剪、眼科剪、镊子、动物手术台、纱布、手术线、玻璃分针、注射器等）、动脉插管、玻璃小烧杯、滴管、铁支架、刺激电极、血压换能器、血压换能器夹持器、RM 6240型多道生理信号采集处理系统。

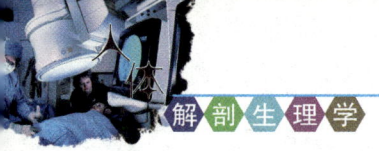

【实验原理】

在整体中，心血管活动受神经与体液因素的调节。神经调节主要通过各种心血管反射来实现，其中较重要的是颈动脉窦和主动脉弓压力感受器反射，该反射的感受器、传入神经、传出神经等任何一部分受到刺激都可通过心脏和血管功能改变而影响血压。体液调节的因素主要有去甲肾上腺素和肾上腺素等，它们通过与心肌、血管平滑肌上相应受体结合而发挥生理作用。

此外，心血管活动还受药物的影响。其作用原理是这些药物均能与心肌、血管平滑肌上相应受体结合而发挥作用。

【实验对象】

家兔。

【实验步骤】

1. 手术操作

（1）麻醉与固定：用20%氨基甲酸乙酯溶液按4~5ml/kg（或3%戊巴比妥钠溶液1ml/kg）通过兔耳缘静脉注射麻醉，然后仰卧位将兔固定于手术台上。

（2）气管插管：剪去颈部的毛，沿颈部正中线切开皮肤5~7cm，分离皮下组织及肌肉，暴露和分离气管，在气管下方穿一条线备用，在甲状软骨下端2~3cm处做一倒"T"形切口，插入气管插管，用线将其结扎固定。

（3）颈部血管、神经分离：分离右减压神经（穿1根线），右颈交感神经（穿1根线），右迷走神经（穿2根线，右颈总动脉（穿1根线），最后分离左颈总动脉3~4cm（穿2根线）备用。本实验使用左颈总动脉作动脉插管，右侧神经及右颈总动脉作刺激用，左侧神经作为备用。

（4）左颈总动脉插管：用动脉夹在左侧颈总动脉的近心端夹闭动脉，再结扎颈总动脉的远心端，结扎部位距动脉夹约3cm。在结扎线与动脉夹之间用眼科剪作一向心方向的斜形剪口，将连于血压换能器并充满抗凝剂（0.3%肝素溶液或5%枸橼酸钠溶液）的动脉插管向心脏方向插入动脉内，然后用线将其结扎固定。松开动脉夹后可见血液冲进动脉插管内，血压换能器连于调试好的生理信号采集处理系统，进入"动脉血压调节"实验模块。

2. 观察项目

（1）描记一段正常动脉血压做对照。

（2）用动脉夹夹闭右侧颈总动脉阻断血流15s，观察兔血压变化的情况。

（3）刺激右减压神经，观察血压有何变化。

（4）刺激右侧迷走神经，观察血压变化，用两条线在该条神经中段分别做结扎，于两结扎线之间剪断神经，分别刺激其中枢端和外周端，观察血压有何变化。

（5）耳缘静脉注射0.01%盐酸肾上腺素0.5ml后，观察血压有何变化。

（6）耳缘静脉注射0.01%酒石酸去甲肾上腺素0.5ml后，观察血压又有何变化。

（7）耳缘静脉注射1%酚妥拉明溶液0.5ml，观察兔血压变化的情况。

（8）耳缘静脉注射0.01%盐酸普萘尔溶液1.0ml，观察血压和心率的变化。

（9）静脉注射0.01%硫酸阿托品0.2ml，观察兔血压变化的情况。

【注意事项】

1. 最好用头皮针做耳缘静脉注射麻醉，麻醉时须缓慢。麻醉后用动脉夹固定建立静脉给药通道。
2. 注意插管后应保持插管与动脉的方向一致，避免插管将动脉壁刺破。
3. 在实验过程中应等待血压恢复到对照血压后再进行下一个项目的实验。

4. 实验过程中要经常观察动物呼吸是否平稳、手术区有无渗血等，如出现问题，应及时处理。

【实验结果】

1. 夹闭一侧颈总动脉，血压发生什么变化？
2. 刺激迷走神经，血压有何变化？为什么？
3. 静脉注射去甲肾上腺素，血压有何变化？为什么？

实验项目六　人体心音听诊

【实验目的】

初步掌握心音听诊的方法，了解正常心音的特点和产生机制，能分辨第一心音和第二心音，为临床心音听诊打下基础。

【实验材料】

听诊器。

【实验原理】

在心动周期中，心肌收缩、瓣膜启闭、血液流速改变形成的湍流以及血流撞击心室壁和大动脉壁引起的振动都可通过周围组织传递到胸壁，用听诊器便可在胸部某些部位听到相应的声音，即为心音。通常情况下，只能听到两个心音，即第一心音和第二心音。第一心音主要是由于房室瓣关闭引起的振动所致，音调较低，持续时间较长，标志着心室收缩期的开始；第二心音主要是由于主动脉瓣和肺动脉瓣关闭引起的振动所致，音调较高，持续时间较短，标志着心室舒张期的开始。

【实验对象】

人。

【实验步骤】

1. 确定听诊部位
（1）受试者安静端坐于检查者对面，露出胸部。
（2）肉眼观察或用手触诊受试者心尖搏动的位置和范围。
（3）参照图15-6，确定心音听诊的各个部位。
①二尖瓣听诊区：左锁骨中线第5肋间稍内侧，即心尖搏动处。
②三尖瓣听诊区：胸骨右缘第4肋间或剑突下。
③主动脉瓣听诊区：胸骨右缘第2肋间。
④肺动脉瓣听诊区：胸骨左缘第2肋间。
2. 心音听诊
（1）检查者戴好听诊器，以右手拇指、示指和中指轻持听诊器的胸件，置于受试者上述听诊部位仔细听取心音。
（2）心音听诊内容
①心率：正常成人60~100次/分。
②心律：正常成人心脏活动节律整齐。

③区分第一心音和第二心音：根据心音的音调、持续时间和时间间隔等特点，仔细区分第一心音和第二心音。如果难以分辨，可在听心音的同时，用手指触诊心尖搏动或颈动脉搏动，与该搏动同时出现的心音为第一心音。

④比较各个听诊部位两个心音的声音强弱。

3. 比较运动前后心率的变化。

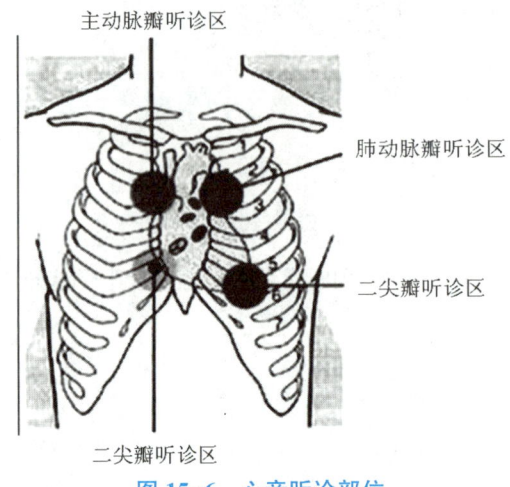

图 15-6　心音听诊部位

【注意事项】

1. 听诊时，室内应保持安静。
2. 听诊器耳件的方向应与外耳道方向一致（向前）。
3. 听诊器的橡皮管不得交叉、扭结，勿与其他物体摩擦，以免产生摩擦音而影响听诊。
4. 如呼吸音影响听诊，可令受试者暂停呼吸，以便听清心音。

【实验结果】

将听诊结果填入表 15-4。

表 15-4　心音听诊结果

听诊内容	听诊结果	
1. 心率		
2. 心律		
3. 区分第一与第二心音	第一心音	第二心音
（1）音调		
（2）持续时间		
（3）与心尖搏动关系		
（4）生理意义		

实验项目七　人体动脉血压的测定

【实验目的】

学习并初步掌握间接测定人体动脉血压的原理及方法，并正确测定人体肱动脉的收缩压和舒张压。

【实验材料】

血压计、听诊器。

【实验原理】

临床工作中，人体动脉血压的测定常用袖带法，即用血压计的袖带在所测动脉外施加压力，根据血管音的变化来测定血压。通常血液在血管内顺畅流动时并没有声音，如果血管受压变窄，血液通过时形成涡流则发出声音（血管音）。测定血压时，将血压计的袖带缚于上臂肱动脉处充气加压，当袖带内压力超过收缩压时，肱动脉血流被完全阻断，此时用听诊器在肱动脉远端处听不到声音，也触不到桡动脉的脉搏；然后徐徐放气降低袖带内压，当其压力略低于收缩压的瞬间，血液迅速通过受压变窄的肱动脉而形成涡流，此时在肱动脉远端听到"嘣"的第一声，此时袖带内压力相当于收缩压；继续放气降压，血液间歇性地通过肱动脉压瘪区的过程中一直能听到声音；当袖带内压力等于或稍低于舒张压时，血管内的血流由断续变为连续，失去了形成涡流的因素而使声音突然变弱或消失，此时袖带内压力相当于舒张压（图15-7）。

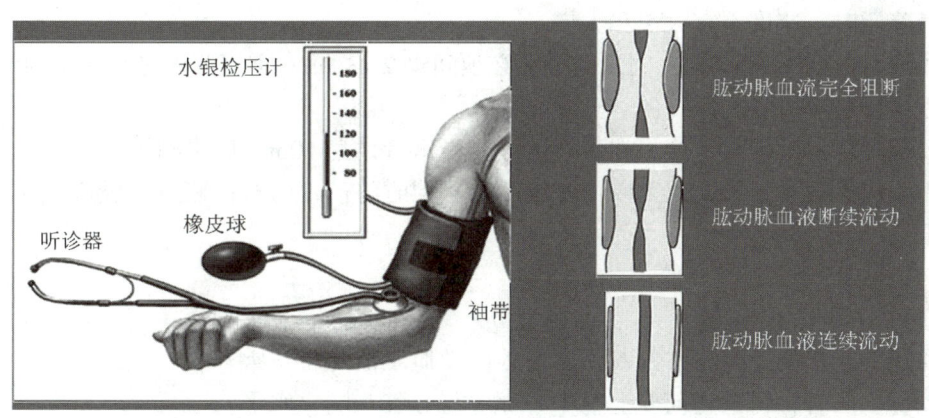

图15-7　人体动脉血压测定原理及方法示意图

【实验对象】

人。

【实验步骤】

1. 熟悉血压计的结构　血压计由水银检压计、袖带和橡皮球三部分组成。水银检压计是一根标有压力刻度的玻璃管，上端与大气相通，下端与水银槽相通。袖带是一个外包布套的长方形橡皮囊，借两根橡皮管分别与检压计的水银槽和橡皮球相通。橡皮球是一个带有螺帽的橡皮球，供充气和放气之用。测压前须检查袖带内橡皮囊与大气相通时，水银柱液面是否在零刻度，打气加压后观察袖带是否漏气。

2. 动脉血压测定

（1）受试者静坐5分钟，脱去一侧衣袖。前臂平放于桌上，手掌向上，使上臂中段与心脏处于同一水平。

（2）打开血压计，松开血压计橡皮球上的螺帽，将袖带内空气排尽后再将螺帽旋紧，开启水银槽开关。

（3）将袖带缠于受试者上臂，袖带下缘应在肘窝上方2cm处，并使其松紧适宜（以能插入一指为宜）。

（4）将听诊器耳件塞入外耳道内，确保耳件的弯曲方向与外耳道一致。在肘窝内侧触及肱动脉搏动

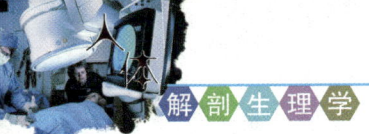

处，将听诊器胸件置于其上。

(5) 测量收缩压：一手轻压听诊器胸件于肱动脉搏动处，一手持橡皮球向袖带内打气加压，同时注意听诊血管声音变化，在声音消失后继续打气使水银柱再上升20mmHg（或升至180mmHg左右），随即松开橡气球螺帽，徐徐放气，以降低袖带内压，在水银柱缓慢下降的同时仔细听诊。当突然听到"嘣"的第一声时，水银柱液面所指示的刻度即代表收缩压。

(6) 测量舒张压：继续缓慢放气，可听到声音逐渐增强，而后由强突然变弱，最后完全消失。在声音突然变弱或消失这一瞬间，水银柱液面所指示的刻度即代表舒张压。

(7) 血压的记录：常以收缩压/舒张压（mmHg）表示。

3. 比较运动前后动脉血压的变化。

【注意事项】

1. 室内应保持安静，以利于听诊。
2. 测量前需嘱受试者静坐放松，以排除体力活动及精神紧张对血压的影响。
3. 听诊器胸件置于肱动脉搏动处，不可用力压迫动脉，更不可将胸件压在袖带下测量。
4. 袖带放气降压时，速度不宜太快和太慢。
5. 动脉血压通常可连续测量2~3次，但每次必须间隔2~3min。重复测量时，袖带内压力必须降到零后才能再打气。
6. 发现血压超过正常范围时，应将袖带解下，让受试者休息10min后再测。
7. 血压计用毕应关上水银槽开关，以免水银溢出。同时将袖带内气体驱尽，整齐地卷好后放入盒内，以免折断玻璃管。

【实验结果】

1. 成年人血压的正常值是多少？判断你测得的同学血压值是否正常？
2. 测量肱动脉血压时，讨论为何要上臂中心部应与心脏在同一水平？
3. 测量血压时，讨论为什么听诊器的胸件不能压在袖带下？

实验项目八　人体心电图描记

【实验目的】

学习人体心电图的记录和分析方法，了解正常人体心电图各波的波形及其生理意义。

【实验材料】

心电图机、检查床、导电膏或生理盐水、75%酒精棉球、分规。

【实验原理】

心脏在收缩之前，首先发生电位变化。心电变化由心脏的起搏点——窦房结开始，经一定的途径，依次传给心房和心室，最终引起整个心脏兴奋。心脏兴奋时发生的综合性电位变化，通过心脏周围的组织和体液传导到体表，在体表的一定部位放置引导电极，将信号输入心电图机，经心电图机的放大和记录，成为心电图。心电图可以反映心脏综合性电位变化的发生、传导和消失过程，但不能说明心脏收缩活动的变化。临床上，心电图对于心脏起搏点的分析、传导功能的判断以及心律失常、心肌缺血和心肌损伤等疾病的辅助诊断具有重要价值。正常心电图包括P波、QRS波群和T波三个波形、P-R和Q-T两个间期以及一个 S-T 段（图 15-8），它们的生理意义为：

P 波：左右两心房的去极化过程；

QRS 波群：左右两心室的去极化过程；

T 波：左右两心室的复极化过程；

P-R 间期：兴奋由心房传导到心室所需要的时间；

Q-T 间期：心室开始去极化到完全复极化至静息电位所需要的时间；

S-T 段：心室各部分细胞均处于动作电位的平台期。

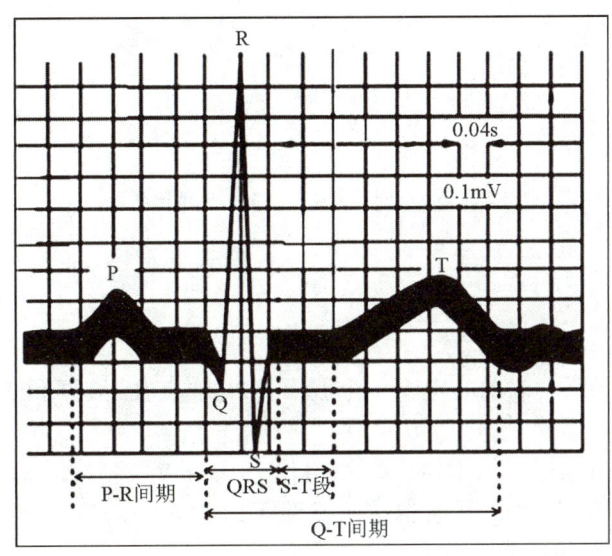

图 15-8　正常人心电模式图

【实验对象】

人。

【实验步骤】

1. 描记心电图

（1）连接好心电图机的电源线、地线和导联线，打开电源，预热 5 分钟。

（2）受试者静卧于检查床上，全身肌肉放松，裸露胸部。

（3）在手腕、脚踝和胸壁皮肤先用 75% 酒精棉球脱脂，再涂上导电膏或生理盐水，然后将引导电极固定在各相应部位。

（4）一般以 5 种不同颜色的导联线插头与身体相应部位的电极连接，红色-右手、黄色-左手、绿色-左足、黑色-右足（接地）、白色-胸导联。

胸导联的电极安放位置如图 15-9 所示：

（5）调节基线：旋动基线调节旋钮，使基线位于适当位置。

（6）校准标准电压：使 1mV 标准电压推动描笔向上移动 10mm。

（7）描记各导联心电图：依次记录标准肢体导联 Ⅰ、Ⅱ、Ⅲ；加压单级导联 aVR、aVL、aVF 和胸导联 V1、V3、V5 等 9 个导联的心电图。

（8）取下心电图记录纸，注明各导联名称、受试者姓名、年龄、性别及记录日期。

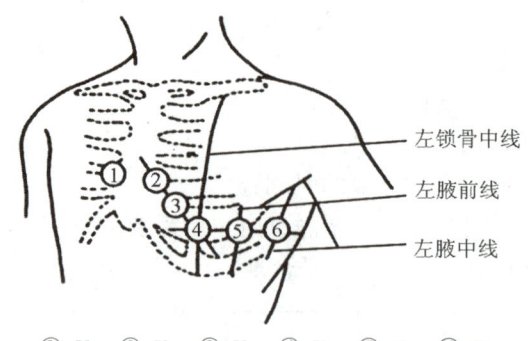

图 15-9 胸导联的电极安放位置

V_1：胸骨右缘第四肋间；
V_2：胸骨左缘第四肋间；
V_3：在胸骨左缘第四肋间（V_2）和左锁骨中线与第五肋间相交处（V_4）连线的中点；
V_4：左锁骨中线与第五肋间相交处；
V_5：左腋前线与 V_4 水平的交点；
V_6：左腋中线与 V_4 水平的交点。

2. 分析心电图

（1）辨认波形：辨认Ⅱ导联记录的心电图各个波形：P 波、QRS 波群和 T 波、P-R 和 Q-T 间期以及 S-T 段。

（2）测量波幅和时间：纵坐标表示电压，每小格代表 0.1mV。测量波幅时，向上的波形，其波幅应从基线上缘量至波峰顶点；向下的波，其波幅应从基线下缘量至波谷底点。横坐标代表时间，走纸速度为 25mm/s，心电图纸上的每小格代表 0.04s。

（3）测量 P 波、QRS 波及 T 波电压幅值和 P-R、Q-T 间期时间。

（4）测定心率：测量相邻两个心动周期的 R-R 间期，代入公式：心率＝60/R-R 间期，求得心率（次/分）。正常成人心率为 60~100 次/分。若 R-R 间期不等，可连续测量 5 个 R-R 间期，求其平均值。如果最大的 R-R 间期和最小的 R-R 间期时间相差在 0.12s 以上时，称为窦性心律不齐。

（5）心律的分析：主要包括主导节律、心率是否规整、有无期前收缩或异位节律。

【注意事项】

1. 描记心电图时，受试者应肌肉放松，气温低时应注意保暖，避免受到肌电干扰。
2. 电极与皮肤要接触严紧，接地良好，以防干扰与基线飘移。
3. 记录心电图时，先将基线调至中央。如基线不稳定或有干扰存在，须在调整或排除后再行记录。
4. 在变换导联时，须先关上输入开关，再操作导联选择开关。
5. 记录完毕，要取下电极擦净，并将心电图机面板各控制按钮复原，最后切断电源。

【实验结果】

1. 正常人体心电图有哪些波段和间期？各有何生理意义？
2. 讨论如果 P-R 间期延长而超过正常值，说明什么问题？

实验项目九　人体肺通气功能的测定

【实验目的】

1. 初步学会人体肺容量和肺通气量的测量方法。

2. 了解肺容量和肺通气量的正常值及其测定的意义。

【实验材料】

1. 试剂：75%乙醇、钠石灰。
2. 器材：肺量计、鼻夹、橡胶接口。

【实验原理】

肺通气是指肺与外界环境之间进行气体交换过程。衡量人体肺通气功能的指标主要是肺容量（呼吸过程中某一阶段的肺内气体的容积）和肺通气量（单位时间内通过肺的气体流通量）。肺容量和肺通气量的简单测量方法是用肺量计记录进出肺的气体流量。

【实验对象】

人。

【实验步骤】

1. 肺量计的准备　肺量计主要由外筒和浮筒组成（图15-10）。外筒为一盛水的圆筒，浮筒倒扣于盛水筒中，在浮筒内部形成一个密闭的空间。浮筒顶端缆索通过滑轮与平衡锤相连。随着呼吸运动，浮筒因内部气体容积变化而上下移动，并带动固定于缆索的描记笔移动，描记出呼吸曲线。连接浮筒的两个管道，呼气管道与吸气管道共同与测试口连接。将盛有钠石灰的筒与呼气管道相连，以吸收呼出气体中的CO_2。向水桶内加水至刻度线。吸气管道与呼气管道的另一端与三通阀连接，用三通阀连接橡胶接口。用75%酒精消毒橡胶接口，受检者用鼻夹夹鼻，用口衔橡胶接口，使接口的橡皮圈位于口腔前庭的位置，练习用口呼吸1~2min，避免从鼻孔或口角漏气。根据实验项目开始进行测量。

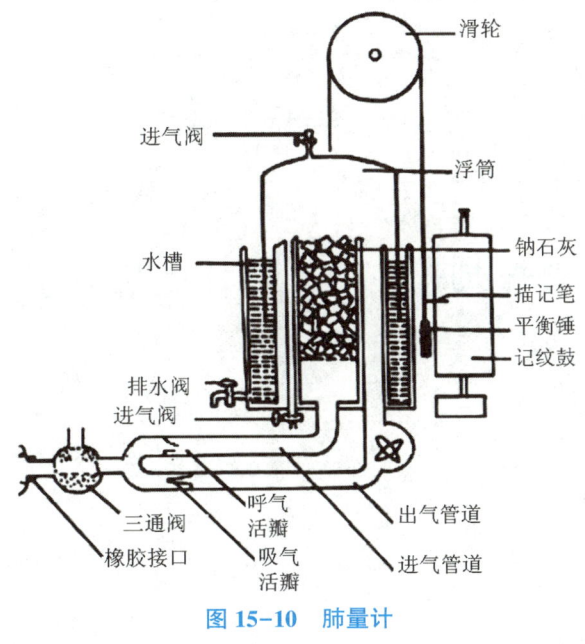

图15-10　肺量计

2. 测量项目

（1）潮气量：放下记录笔，调整走纸速度（1.67mm/s）记录平静呼吸曲线，受检者平静呼吸约15s，每次呼气量以及吸气量的平均值，即为潮气量。

（2）补吸气量：让受检者在平静吸气末再继续吸气直至到达极限，不能再吸入气体为止，平静吸气末以后的曲线增加幅度就为补吸气量。

(3) 补呼气量：恢复平静呼吸后，让受检者在平静呼气末再继续呼气直至到达极限，不能再呼出气体为止，平静呼气末以后的曲线幅度增加就为补呼气量。

(4) 肺活量：恢复平静呼吸后，让受检者在进行一次最大限度的吸气后，再进行一次最大限度的呼气，所呼出的气量，即为肺活量。重复3次以后，取最大值记录。

(5) 用力肺活量：恢复平静呼吸后，受检者做最大限度的吸气，然后屏住呼吸1~2s，提高走纸速度至25mm/s，让受检者再用最快的速度呼气，直到不能呼出为止。关闭记录按钮，记录第一秒末、第二秒末、第三秒末的呼出气量，并计算其占肺活量的百分比。

(6) 最大通气量测定：受检者尽力做最深最快的呼吸，控制走纸速度（25mm/s），记录15s内吸入或呼出的气量总量，乘以4，即为最大通气量。

【注意事项】

1. 检查肺量计是否漏气、漏水。
2. 套筒内水不宜过多，应保持在水平线刻度，防止溢水。

【实验结果】

将实验结果填入表15-5中，并记录姓名、性别和年龄。

表15-5 人体肺通气功能的测定结果

顺序	项目		结果
1	潮气量		
2	补吸气量		
3	补呼气量		
4	肺活量		
5	时间肺活量	第一秒末	
		第二秒末	
		第三秒末	
6	最大通气量		

实验项目十　人体体温的测定

【实验目的】

1. 学会体温的测定方法。
2. 学会温度计的使用方法。
3. 了解体温的影响因素。

【实验材料】

口腔体温表、纱布、1%过氧乙酸溶液、器械盘。

【实验原理】

体温是指机体深部的平均温度。恒定的体温是保证新陈代谢和生命活动正常进行的必要条件，体温可随性别、年龄、昼夜、运动和情绪变化等因素的影响而有生理性波动。机体深部组织的温度相对稳定而均匀，但由于深部温度不易测量，所以临床上通常用直肠、口腔和腋窝等部位的温度来代表体温。测量直肠温度较为准确，但不方便，常在昏迷病人和小儿用。常用的方法是口腔温度测定法和腋窝温度测定法，腋窝不是自然体腔，可通过上臂贴近胸部形成人工体腔进行测量。直肠温度的正常值为36.9~37.9℃，口腔温度的正常值36.7~37.7℃，腋窝温度的正常值为36.0~37.4℃。

【实验对象】

人。

【实验步骤】

1. 熟悉体温计的结构

体温计是由一根有刻度的真空玻璃毛细管构成。它一端是盛有水银的贮液槽，水银遇热上升的刻度就是体温度数。体温计的毛细管下端和水银槽之间有一狭窄处，防止水银柱遇冷下降，方便测出正确的体温。体温计的刻度范围为35~42℃，37℃处往往有特殊标记。查看度数时，一手横拿体温表的上端，使表与眼平行，轻轻转动体温表，就可清晰地看到水银柱上升到的度数。使用前用拇指、示指紧握体温表上端，手腕用力向下向外甩动，将水银柱甩到35℃以下。

2. 口腔温度测量法

（1）将消毒过的体温计用纱布擦干，将水银柱甩至35℃以下，体温计的水银端向着口腔斜放于舌下，紧闭口唇，勿用牙咬，用鼻呼吸，放置5min后取出读数。

（2）让被试者口含热水或凉水30s后吐出，立即重复测量口腔温度，记录测量的数值，并与前面测量的数值相比较。

3. 腋窝温度测量法

（1）被测者腋窝干燥，将已甩好的体温计的水银端置于腋窝深处，上臂紧贴胸廓，屈臂夹紧体温计，10min后取出读数。

（2）同一被测者快速爬楼梯至微微出汗，立即重复测定腋窝体温，与前面测量的数值相比较。

4. 将测量结果记入表15-6中。

5. 体温计的消毒

每次测量后，要对体温计进行清洗和消毒。先将体温计用肥皂水和清水冲洗干净，浸泡于盛有1%过氧乙酸溶液的器械盘中，5min后取出，再放入另一盛1%过氧乙酸溶液的器械盘中浸泡30min，然后以冷开水洗干净后，用消毒纱布擦干，放入容器内备用。

【注意事项】

1. 甩体温计时，勿触及它物，防止撞碎。
2. 测量体温时，一定保证时间足够。
3. 切忌把体温计放在热水中清洗，防止爆破。

【实验结果】

表15-6 体温测量记录表

测量方法		温度（℃）
口腔测量法	正常	
	含水后	
腋窝测量法	正常	
	运动后	

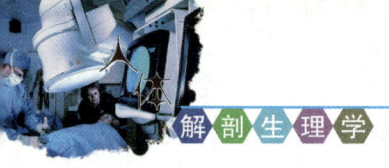

实验项目十一 影响尿生成的因素

【实验目的】

1. 初步学会膀胱插管或输尿管插管引流尿液的方法。
2. 观察神经、体液因素对尿生成的影响，通过分析其作用机制，进一步理解尿生成过程及其调节机制。

【实验材料】

1. 试剂：20%氨基甲酸乙酯、生理盐水、1∶10000的去甲肾上腺素、20%葡萄糖、呋塞米、垂体后叶素、班氏糖定性试剂。
2. 器材：手术剪、镊子、皮肤钳、止血钳、玻璃分针、兔手术台、棉线、气管插管、膀胱插管或细输尿管插管、记滴器、压力换能器、注射器及针头、RM6240生物信号采集处理系统、婴儿秤、酒精灯、试管、试管夹。

【实验原理】

血液流经肾时，经过三个基本步骤：肾小球的滤过、肾小管和集合管的重吸收以及分泌形成尿液。任何影响上述过程的因素，都可影响尿的生成，进而引起尿量和尿的成分的改变。

【实验对象】

家兔。

【实验步骤】

1. 麻醉与固定

20%氨基甲酸乙酯 5ml/kg 兔耳缘静脉缓慢注射。待家兔麻醉后，将其仰卧位固定于兔手术台上，剪去颈部和下腹部的毛。

2. 手术

（1）颈部手术：沿家兔颈部正中切开皮肤 5~7cm，切开皮下组织，钝性分离肌肉，暴露气管并行气管插管。用玻璃分针分离出右侧迷走神经和左侧颈总动脉，并穿线备用。将充满肝素盐水溶液的动脉插管插入左侧颈总动脉内，插管另一端连接压力换能器，描记血压。

（2）腹部手术：自耻骨联合起向上切开下腹部正中皮肤 4~5cm，沿腹白线打开腹腔，找到膀胱并将其向下翻出至腹外，暴露膀胱三角，仔细辨认输尿管解剖部位，结扎膀胱颈部。

①输尿管插管：钝性分离双侧输尿管，并将近膀胱端用线结扎。把分离好的双侧输尿管依次置左手食指上，右手用眼科剪于结扎线上方不远处仔细剪开输尿管壁，将充满生理盐水的细输尿管插管向肾脏方向小心顺势插入，用线结扎固定，插管另一端连接记滴器。

②膀胱插管：在膀胱顶部选择血管较少处，行荷包缝合，荷包中央剪口，插入膀胱插管，收紧并结扎荷包缝合线，插管另一端连接记滴器。

（3）手术完毕，封闭腹腔，覆盖温热纱布，手术灯照烤，保持家兔体温。

3. 观察项目

（1）启动记录装置，描记正常血压曲线和尿液滴数（滴/分）。

（2）耳缘静脉快速注射37℃生理盐水20ml，观察血压和尿量的变化。

(3) 耳缘静脉注射 1∶10000 的去甲肾上腺素 0.5ml，观察血压和尿量的变化。

(4) 取尿液 2 滴，用班氏糖定性试剂进行尿糖定性试验。然后耳缘静脉注射 20% 的葡萄糖溶液 5ml，观察血压和尿量的变化。待尿量明显增多时，再取尿液 2 滴做尿糖定性试验。

(5) 结扎并剪断颈部右侧迷走神经，用保护电极以中等强度电刺激反复刺激其外周端 20~30s，使血压降至 50mmHg 左右，观察尿量的变化。

(6) 耳缘静脉注射呋塞米 5mg/kg，观察血压和尿量的变化。

(7) 耳缘静脉注射垂体后叶素 2U，观察血压和尿量的变化。

【注意事项】

1. 实验前给家兔多喂水和蔬菜，以增加基础尿量。
2. 麻醉速度不能太快，否则容易引起动物因呼吸抑制而死亡。
3. 实验中需多次进行静脉给药，应注意保护耳缘静脉，注射部位应从耳尖开始，逐步移向耳根。
4. 手术操作仔细轻柔，腹部手术刀口不能太大，否则易引起血压下降而导致无尿。
5. 输尿管插管动作要轻柔，避免出血而堵塞插管口。
6. 各项实验必须等血压和尿量恢复稳定后，才能继续进行下一项。
7. 尿糖定性试验方法：在试管内加 1ml 班氏试剂，加入尿液 2 滴，在酒精灯上加热至煮沸。冷却后观察试剂和沉淀的颜色，如试剂由蓝绿变黄或砖红色则表示尿糖试验阳性。

【实验结果】

1. 将实验结果填入表 15-7 中。

表 15-7　各种因素对家兔尿量和血压的影响

影响因素	尿量（滴/分）		血压（mmHg）	
	影响前	影响后	影响前	影响后
1. 生理盐水				
2. 去甲肾上腺素				
3. 尿糖定性试验 1	阴性 or 阳性：			
4. 葡萄糖				
5. 尿糖定性试验 2	阴性 or 阳性：			
6. 刺激迷走神经				
7. 呋塞米				
8. 垂体后叶素				

2. 根据实验结果，逐项分析各因素对尿量的影响及其作用机制，并填入表 15-8 中。

表 15-8　各种因素对家兔尿量的影响及其机制分析

影响因素	尿量（滴/分）		分析
	影响前	影响后	
1. 生理盐水			
2. 去甲肾上腺素			
3. 尿糖定性试验 1			
4. 葡萄糖			
5. 尿糖定性试验 2			
6. 刺激迷走神经			

续表

影响因素	尿量（滴/分）		分析
	影响前	影响后	
7. 呋塞米			
8. 垂体后叶素			

实验项目十二　去大脑僵直

【实验目的】

1. 学习去大脑手术。
2. 观察去大脑僵直现象，理解脑干在姿势反射中的作用。

【实验材料】

1. 试剂：20%氨基甲酸乙酯、生理盐水、液体石蜡。
2. 器材：动物手术器械一套、兔手术台、颅骨钻、小咬骨钳、骨蜡（或止血海绵）。

【实验原理】

脑干网状结构是调节肌紧张的重要部位，通过该部位的易化区和抑制区分别发放下行冲动，对肌紧张起加强或减弱的作用，两者共同维持正常的肌紧张，维持机体的正常姿势。如果将动物中脑四叠体上、下丘之间切断，则动物出现去大脑僵直现象。去大脑僵直发生的原因是因为抑制区失去高位脑中枢的始动作用，使易化作用相对增强，动物表现出四肢僵直、头尾昂起、脊柱硬挺的角弓反张现象。

【实验对象】

家兔。

【实验步骤】

1. 麻醉与固定

20%氨基甲酸乙酯 5ml/kg 耳缘静脉缓慢注射。待家兔麻醉后，将其俯卧位固定于兔手术台上。

2. 手术

（1）开颅手术：剪去头顶部的毛，自两眉弓至枕部沿矢状缝将头皮切开，剥离肌肉，暴露出颅骨。然后用颅骨钻在一侧顶骨开洞，再用小咬骨钳逐渐扩大创口至枕骨结节。暴露两侧大脑半球后缘，注意勿损伤矢状窦与横窦，随时用骨蜡或止血海绵止血。用小镊子夹起硬脑膜，仔细剪除，暴露出大脑皮层并滴少许石蜡油以防脑表面干燥。

（2）切断脑干：松开家兔四肢，用左手将家兔头部托起，右手用手术刀柄从大脑后缘与小脑之间，轻轻翻开大脑半球，暴露四叠体（上丘较粗大，下丘较小），用手术刀背在上下丘之间略向前倾斜切向颅底，同时向两边拨，将脑干完全切断。将家兔侧卧，观察。

3. 观察项目

（1）观察家兔变化。
（2）检查家兔肌张力。

【注意事项】

1. 麻醉速度不能太快，否则容易引起动物因呼吸抑制而死亡。
2. 麻醉宜浅，若麻醉过深，动物不易出现去大脑僵直。
3. 横断脑干的部位不能太低，以免损伤延髓呼吸中枢，引起呼吸停止。
4. 如横断脑干的部位过高，不出现去大脑僵直，则15~20分钟后可再将刀背稍向尾侧端斜切一刀，观察反应。

【实验结果】

讨论何谓去大脑僵直？其产生机制如何？

选择题参考答案

第一章
1. D 2. B 3. C 4. C 5. C 6. C 7. E 8. E 9. E 10. A

第二章
1. C 2. C 3. B 4. B 5. D 6. B 7. A 8. C 9. C 10. E 11. A 12. D 13. D 14. B 15. B 16. D 17. B 18. C 19. B 20. C

第三章
1. A 2. B 3. B 4. D 5. E 6. A 7. D 8. C 9. C 10. B 11. C 12. A 13. C 14. E 15. B 16. B 17. D 18. B 19. C 20. A

第四章
1. C 2. E 3. B 4. D 5. A 6. C 7. B 8. A

第五章
1. A 2. C 3. B 4. B 5. D 6. C 7. C 8. A

第六章
1. C 2. C 3. A 4. A 5. D 6. D 7. A 8. C 9. B 10. C 11. B 12. E 13. C 14. E 15. A 16. C 17. D 18. B 19. E 20. B 21. D 22. C 23. D 24. E 25. D 26. A 27. A 28. C 29. C 30. A 31. B 32. A 33. C 34. D 35. E 36. B 37. B 38. C 39. A 40. C 41. C 42. E 43. C 44. C 45. B 46. C 47. B 48. C 49. D

第七章
1. D 2. B 3. D 4. A 5. B 6. C 7. B 8. D 9. D 10. C 11. A 12. C 13. C 14. C 15. C 16. A 17. B 18. C 19. B 20. D 21. B 22. A 23. A 24. C 25. A 26. D

第八章
1. D 2. B 3. C 4. B 5. B 6. E 7. E 8. B 9. B 10. D 11. B 12. E 13. D 14. B 15. C 16. C 17. C 18. D 19. D

第九章
1. C 2. C 3. D 4. E 5. C 6. D 7. B 8. A 9. C 10. A 11. A 12. C 13. A 14. D 15. B 16. C 17. D

第十章
1. B 2. C 3. C 4. D 5. D 6. A 7. A 8. D 9. C 10. B 11. C 12. E 13. A 14. E 15. E 16. B 17. E

第十一章
1. B 2. C 3. E 4. B 5. B 6. D 7. A 8. D 9. D 10. D 11. B 12. B 13. D 14. B 15. B 16. B 17. D 18. D

选择题参考答案

第十二章

1. E 2. D 3. C 4. A 5. C 6. C 7. B 8. C 9. C 10. D

第十三章

1. C 2. B 3. B 4. B 5. D 6. D 7. D 8. D 9. C 10. B 11. C 12. C 13. C 14. C 15. B 16. D 17. E

第十四章

1. D 2. D 3. C 4. B 5. D 6. B 7. A 8. C 9. C 10. A 11. B 12. E

参考文献

[1] 刘荣志. 人体解剖学 [M]. 北京：中国科学技术出版社，2013.
[2] 杨状来. 人体结构学 [M]. 北京：人民卫生出版社，2011.
[3] 岳利民. 人体解剖生理学 [M]. 北京：人民卫生出版社，2008.
[4] 季常新. 人体解剖生理学 [M]. 北京：科学出版社，2011.
[5] 姚泰. 生理学 [M]. 北京：人民卫生出版社，2001.
[6] 张镜如. 生理学 [M]. 北京：人民卫生出版社，2000.
[7] 朱大年. 生理学 [M]. 长沙：湖南科学技术出版社，2000.
[8] 田仁. 生理学 [M]. 西安：第四军医大学出版社，2006.